Histoire de la surveillance et du contrôle des maladies animales transmissibles

Jean Blancou

12, rue de Prony, 75017 Paris, France
ISBN 92-9044-506-8

Couverture

Les chiens de chasse ou de berger ont parfois fait l'objet d'autant d'attention et de soins que le bétail
Enluminure du *Livre de la Chasse* de Gaston de Foix, 1390
(*Bibl. nat. de Fr. – Paris*)

Table des matières

Préface

Tout comme les maladies transmissibles humaines, celles des animaux domestiques et sauvages ont leur histoire.

Elles étaient en effet bien connues et décrites dès la plus haute Antiquité et principalement dans le monde gréco-romain.

Les animaux de compagnie (chiens, chats, etc.) étaient déjà hébergés chez les particuliers et le cheval fut pour l'homme l'unique moyen de transport jusqu'à la fin du siècle dernier.

Il n'est donc pas étonnant de trouver dans les œuvres des médecins et naturalistes grecs (Hippocrate, Démocrite, Aristote, Galien, Dioscoride), byzantins (Oribase, Aetios d'Amida) et romains (Pline l'Ancien, Celse) des allusions à des maladies infectieuses (rage, morve) ou parasitaires (gale, helminthiases) animales.

Celles affectant les chevaux firent l'objet d'ouvrages spécialisés dus aux hippiatres byzantins (Apsyrte, Eumèle, Hiéroclès, Pélagone, etc.) et à Végèce, auteur d'un *Ars veterinariæ.*

On trouve également des allusions à la pathologie animale dans des ouvrages, publiés en Extrême-Orient (Chine principalement), Inde, Proche- et Moyen-Orient (Égypte, Mésopotamie, Perse), pouvant remonter au IIIe millénaire avant J.-C.

Au Moyen Âge, c'est surtout chez les médecins orientaux, qu'ils soient arabes (Abou Bekr, Averroès), persans (Avicenne, Rhazès) ou juifs (Maïmonide) que l'on rencontre des allusions aux maladies animales.

Il faut aussi mentionner les traités de fauconnerie rédigés en Occident (tel celui de l'empereur Frédéric II de Hohenstaufen) où les maladies et parasites de ces oiseaux étaient pris en considération.

Au XVIe siècle, Jérôme Fracastor fut le premier à émettre l'hypothèse de l'existence de germes (*seminaria*) comme cause de diverses maladies contagieuses humaines (théorie du *contagium vivum*) et pour ce qui est de celles des animaux, il donne une description magistrale de la fièvre aphteuse du bétail.

Au XVIIe siècle, Jacques de Solleysel publia *Le Parfait Mareschal* tandis qu'au siècle suivant, sévirent en Europe plusieurs maladies épidémiques (épizooties) du bétail : peste et péripneumonie contagieuse bovines, fièvre charbonneuse et charbon symptomatique qui étaient alors souvent confondues.

La création des écoles vétérinaires (Lyon, 1762 ; Alfort, 1766 ; Londres, 1791) permit de mieux connaître ces diverses maladies et de tenter de les combattre.

C'est également au XVIIIe siècle que Félix Vicq d'Azyr, secrétaire de la Société royale de médecine, et Philibert Chabert posèrent les premiers jalons de la pathologie comparée, c'est-à-dire l'étude des maladies communes à l'homme et aux animaux (zoonoses) et qu'Edward Jenner fit, en 1798, sa découverte mémorable de la vaccination antivariolique.

Le XIXe siècle va être marqué par l'avènement de la microbiologie qui permettra la découverte de la bactéridie charbonneuse par Pierre Rayer et Casimir Davaine (1850) et la mise au point d'un vaccin contre la fièvre charbonneuse par le vétérinaire Henry Toussaint, qui sera utilisé avec succès par Louis Pasteur et ses collaborateurs à Pouilly-le-Fort (1881).

Il faut également rappeler les importants travaux de Rayer sur la morve et diverses autres maladies animales et le fait qu'il fut le premier titulaire de l'éphémère chaire de pathologie comparée à la Faculté de médecine de Paris (1862-1864).

C'est à la fin du siècle dernier que fut réalisée, grâce au vétérinaire Pierre Galtier et à Louis Pasteur, la première vaccination humaine contre la rage (1885).

Au XXe siècle l'étude des maladies communes à l'homme et aux animaux connaîtra un nouvel essor, notamment avec l'émergence des encéphalopathies spongiformes transmissibles – dont la fameuse « maladie de la vache folle ».

Cette longue histoire de la pathologie animale méritait qu'un ouvrage détaillé lui soit consacré.

Cet ouvrage devrait, notamment, offrir aux vétérinaires, aux médecins et aux biologistes, une vision scientifique documentée et ordonnée des faits historiques qui leur permette de juger, par eux-mêmes, des progrès accomplis dans les domaines du diagnostic, de la prophylaxie et du traitement des maladies animales.

Nul n'était mieux qualifié pour le rédiger que le Docteur vétérinaire Jean Blancou, Directeur général de l'Office international des épizooties et auteur d'importants travaux sur la rage vulpine, qui avait en outre publié ces dernières années plusieurs études très documentées sur l'histoire de la surveillance et du contrôle de diverses maladies animales (rage, morve, tuberculose, charbon, etc.). Il a eu l'heureuse idée de les reprendre en les amplifiant dans le présent ouvrage auquel il faut souhaiter tout le succès qu'il mérite.

Paris, le 17 novembre 1999

Jean Théodoridès
Ancien Président de la
Société française d'histoire
de la médecine

Introduction

Ce livre a été écrit pour tous ceux qui sont curieux de savoir comment furent, jadis, reconnues et combattues les diverses maladies des animaux.

Vétérinaire microbiologiste de formation, je ne me suis aventuré sur le terrain historique qu'enhardi par l'exemple des quelques illustres confrères qui m'ont précédé dans cette voie. Je pourrais d'ailleurs reprendre en partie à mon compte ce qu'écrivait Léon Moulé, en 1897, dans la préface de son *Histoire de la médecine vétérinaire en Europe* :

> « Je n'ai pas la prétention de faire l'historique de la médecine vétérinaire (...). Il m'eut fallu pour cela, non seulement posséder une connaissance approfondie des idiomes étrangers, mais être à même surtout de consulter les nombreux documents, tant manuscrits qu'imprimés, disséminés dans les bibliothèques et les dépôts d'archives... »

Cependant, contrairement au véritable érudit qu'était Léon Moulé, j'ai surtout puisé ma documentation à des sources secondaires. Mon ouvrage décevra donc les historiens, car il se réfère rarement à des documents originaux anciens et beaucoup plus souvent à des ouvrages ou articles de synthèse rédigés par des vétérinaires, des médecins ou des biologistes.

Son seul mérite, s'il en a, est de rapprocher de manière ordonnée et raisonnée la très riche documentation éparse dans toutes ces publications.

Ce rapprochement s'est fait en suivant à peu près le plan d'un cours de pathologie animale. Il envisage donc successivement la symptomatologie, les lésions, l'étiologie, la pathogénie, l'épidémiologie, la prophylaxie et le traitement de chacune des maladies, puis présente quelques rappels sur l'évolution des réglementations sanitaires.

Mon but n'était pas, en effet, de récrire l'histoire de chacune de ces maladies, mais d'analyser les méthodes utilisées par les différents peuples au cours du temps, d'une part pour reconnaître les animaux malades et d'autre part, pour prévenir le développement et la diffusion de leurs maladies. Cette analyse ne concernera donc que les anciennes méthodes de surveillance et de contrôle des maladies et s'arrêtera au début du XXe siècle, où toutes ces méthodes ont été progressivement harmonisées. Elle sera nécessairement centrée sur l'Europe et l'Orient, dépositaires des documents les plus connus : puisse cette regrettable lacune susciter de nouvelles recherches sur l'apport d'autres civilisations à la médecine vétérinaire...

J'espère que cette approche moderne des faits, dont certains remontent à près de quarante siècles, permettra aux lecteurs de mieux apprécier quelle a pu être, par le passé, la qualité de la surveillance de certaines maladies. Ils pourront notamment constater qu'elle était déjà fondée sur une bonne connaissance de leurs modes de transmission, des espèces sensibles, des matières virulentes, et parfois même de l'agent causal.

Elle leur permettra aussi de réaliser que, même si des recherches approfondies sur l'étiologie de la plupart des maladies animales n'ont pu débuter avant l'avènement de la microbiologie, rien n'interdisait, à quelque époque que ce fût, de proposer et d'appliquer une prophylaxie sanitaire efficace.

L'analyse logique et scientifique de tant de faits historiques pourrait paraître un exercice aride ou insipide. Il n'en est rien, et je souhaite que le lecteur éprouve autant d'intérêt que moi à découvrir comment la science médicale vétérinaire a progressé, mais parfois aussi tristement piétiné, voire reculé, en plus de quatre mille ans d'Histoire.

Paris, le 14 avril 2000

Jean Blancou
Directeur général
de l'Office international des épizooties

Rappels sur les principaux auteurs et ouvrages cités

Les témoignages antiques les plus complets et les plus cohérents sur les notions de contagion et de contamination proviennent des traités de médecine vétérinaire.
Liliane Bodson (1991)

Les sources d'information sur l'histoire des maladies animales sont d'importance et de valeur très inégales selon les régions, les époques et les auteurs. Les références rassemblées ici devraient permettre au lecteur peu familier de l'histoire ou de la médecine vétérinaires de mieux apprécier cette diversité et de resituer dans un contexte historique général les principaux ouvrages ou auteurs le plus souvent cités dans ce livre[1].

Chine

La médecine chinoise, humaine ou vétérinaire, est restée traditionnelle durant des milliers d'années. Elle était basée sur le principe de l'équilibre entre le *yang* (actif) et le *ying* (passif), et elle faisait très largement appel à l'acupuncture. Les traitements des animaux par cette dernière méthode (utilisant des aiguilles en pierre ou en os), auraient été appliqués il y a plus de sept mille ans...

▪ Ouvrages

Huang Di Nei Jing : traité d'acupuncture et de parasitologie, écrit peu avant le début de notre ère. Il est composé de divers textes (dont le *Suwen*), dans lesquels il est question de gale (humaine) et de vers oculaires des chevaux.

Ma King : le plus important traité vétérinaire, qui date de la dynastie des Ming (1368-1644). Il comprend trois livres sur le traitement des chevaux, des bovidés et des chameaux.

---

1 *Remarques* : Ces rappels ont été rédigés à partir de quelques documents de base sur l'histoire de la médecine vétérinaire notamment ceux de Bodson, Doyen, Fisher, Georgoudi, Kameya, Karasszon, Leclainche, Moulé, Poulle-Drieux, Sevilla, Rieck... Ils restent certainement très imparfaits, malgré les corrections que Mesdames Liliane Bosdon et Lise Wilkinson, ainsi que Messieurs F. Bourdy, A. Finet, Jen-Hsou Lin, A.H.H.M. Mathijsen, G. Mazars, H. Taddjbakhsh, G. Thèves et J. Théodoridès ont aimablement tenté d'y apporter. Les ouvrages et auteurs sont regroupés par grandes régions géographiques et, au sein de ces régions, présentés par ordre alphabétique au cours des différentes périodes, mais sans références à l'Afrique subsaharienne ou à l'Amérique précolombienne qui n'ont, malheureusement, livré aucun écrit ancien.

■ Auteurs

Ma shi huang (« le roi des hippiatres ») : il était au service de « l'Empereur jaune » (*Huang hi*) vers le début de notre ère. Il a décrit quelques maladies des chevaux (atteints de parafilariose ?) « qui suent le sang ».

Ch'ao yuan fang : il a décrit et traité la gale au VIIe siècle

Li-shi : 783-845, hippiatre, auteur d'un traité d'hygiène et de pathologie des chevaux intitulé *Si Mu An Ji Ji*, il a décrit des sétaires dans l'œil des chevaux.

Yu Ben-Yuan et *Yu Ben-Heng* (frères) : ils ont écrit un traité sur les chevaux en 1608, dans lequel sont notamment décrites certaines maladies parasitaires des équidés.

Japon

Gyuka Satsuyo : titre d'un ouvrage de buiatrie, publié à Kyoto en 1720, décrivant en particulier, les symptômes d'une affection dénommée *tachi* (peste bovine ?).

Inde

Le *Veda* : recueil d'hymnes, chants liturgiques, formules sacrificielles ou magiques, généralement en vers, contenus dans 4 livres écrits entre 1500 et 1000 avant J.-C.

L'*Āyurveda* : série de traités en sanskrit concernant le savoir (*veda*) sur la longévité (*āyur*), publiés à la fin de la période védique et au début de l'ère chrétienne. Certains traités contiennent des informations sur la médecine vétérinaire et ont été traduits en arabe, en persan et en tibétain. Le plus ancien de ces traités est la *Suśrutasamhitā* qui évoque la rage canine, et qui daterait du début de l'ère chrétienne.

La *Carakasamhitā* : traite des maladies des éléphants, chameaux, bovins, etc. L'*Atharvaveda* traite des remèdes pour les hommes et les animaux. D'autres traités concernent les faucons, les éléphants et les chevaux *(Asvāyurveda-siddhānta)*. Ce dernier ouvrage, le plus ancien texte vétérinaire sanskrit antérieur au Xe siècle, est attribué à un certain Sālihotra. L'ouvrage a été traduit en tibétain (XIe siècle) et en persan (XIVe siècle).

Le traité des maladies des éléphants, ou *Hastyāyurveda*, est un traité que la tradition attribue à Pālakāpya, un personnage légendaire qui a été aussi identifié à Dhanvantari, le père de la chirurgie indienne. L'ouvrage ne peut remonter au-delà du Moyen Âge.

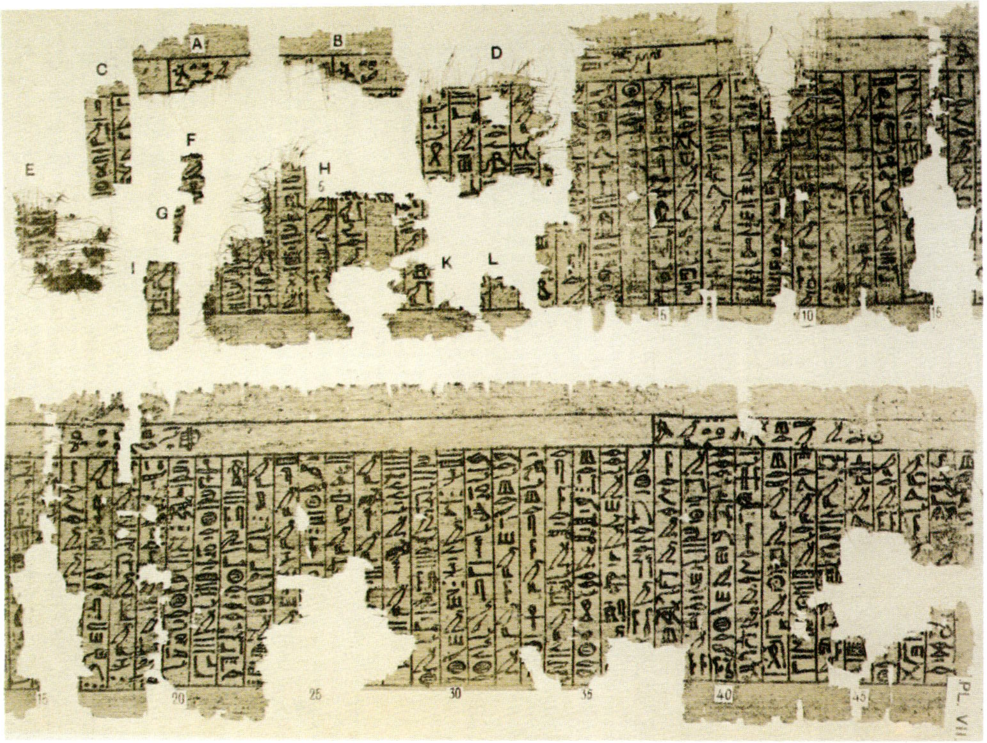

Le *Papyrus hiératique de Kahun*, l'un des plus anciens textes connus sur les maladies animales et leur traitement
Photographie du papyrus vétérinaire, LV.2., présenté dans l'ouvrage intitulé *The Petrie Papyri. Hieratic papyri from Kahun and Gurob (principally of the middle kingdom)* édité par F.L. Griffith en 1898, planche n° VII
(The Wellcome Library, Londres)

Mésopotamie

Le *Code Eshunna* : vers 2300 avant J.-C. Il contient des remèdes contre la rage et d'autres maladies animales.

Le *Code d'Hammourabi* : code civil édicté par ce roi de Mésopotamie, qui aurait vécu de 1792 à 1750 avant J.-C. Texte gravé dans un bloc de diorite (conservé au musée du Louvre à Paris) découvert à Suse en 1901, où il avait été apporté de Babylone en 1120 avant J.-C. Ce code contient des règles de bonne pratique d'agriculture et d'élevage : échanges, ventes, punition des vols, rédhibitions, etc. Les prescriptions relatives à la médecine de l'homme (*A-Sou*) ressemblent à celles de la médecine des animaux (*Mounai-Sou*). Ces prescriptions auraient, en fait, été reprises du roi sumérien Dungi qui aurait vécu deux mille ans environ avant J.-C.

Égypte

Le *Papyrus vétérinaire de Kahun* : traité de médecine vétérinaire et d'obstétrique, écrit vers 1850 avant J.-C. (XIIe dynastie des pharaons égyptiens). Une copie très endommagée de ce papyrus est conservée à Londres.

Grèce et Byzance

L'apport des Grecs à l'étude des maladies animales est extrêmement important. D'une part, ils ont recueilli et transmis une bonne partie des connaissances médicales et vétérinaires du monde oriental, et d'autre part, ils ont eux-mêmes constitué une abondante somme d'observations et d'informations, source d'inspiration ultérieure pour de nombreux auteurs d'Europe et du Moyen-Orient : voir Rome et Byzance. Les ouvrages et les auteurs sont présentés par ordre alphabétique.

▪ Ouvrages

Les *Géoponiques* : sont adaptées d'un ouvrage intitulé *Extraits d'Agriculture*, écrit au VIe siècle par Cassianus Bassus Scholasticus (voir cet auteur). Le texte original de C. Bassus a disparu. Au Xe siècle, un auteur inconnu l'aurait repris sur l'ordre de Constantin VII Porphyrogénète, et présenté, assorti de préambules, sous le nom de *Géoponiques.*

Les *Hippiatriques* : comportent trois *codices* d'écrits vétérinaires, collationnés au Xe siècle par un inconnu. Ils contiennent 420 articles produits entre le IVe et le Ve siècle par 25 auteurs dont Anatolios, Apsyrte, Eumèle, Hiéroclès, Hippocrate le vétérinaire, Pélagone, Théomneste, etc. La première étude détaillée de cet ouvrage et sa traduction en latin datent de 1530. Elle fut l'œuvre de Ruel de

Soissons, médecin du roi François Ier. Une autre édition complète, intitulée *Corpus Hippiatricum Græcorum* a été publiée par Oder et Hoppe en 1924 et 1927.

Digestorum artis mulomedicina libri : voir Végèce.

Mulomedicina Chironis : voir Chiron le vétérinaire. Végèce s'est beaucoup inspiré de cet ouvrage.

■ Auteurs

Aetios d'Amida : vers 502-575, l'un des représentants les plus importants de la médecine byzantine, avec *Alexandre de Tralles*. Il a beaucoup emprunté à Rufus d'Éphèse.

Apsyrte : vétérinaire militaire, le principal auteur des *Hippiatriques*. Son activité culmina entre les années 150 et 250. Il a distingué les diverses variétés de *malleus*. Smith le considère comme le père de l'art vétérinaire actuel.

Aristophane : 445-386 avant J.-C. Dans les pièces de théâtre de ce poète comique, il est question d'animaux (porcs, insectes...).

Aristote : 384(Stagire, Grèce)-322 avant J.-C. Philosophe et naturaliste, il a écrit l'*Histoire des animaux* ainsi que d'autres traités sur la biologie des animaux (*Parties des animaux, Génération des animaux, Marche des animaux, Mouvements des animaux*, ...).

Bolos de Mendès : vécut à Alexandrie vers 200 avant J.-C. Adepte du néo-pythagorisme, il publia toute son œuvre sous le pseudonyme de Démocrite en référence à l'omniscience du philosophe abdéritain (voir *infra*).

Cassianus Bassus Scholasticus : cet auteur a élaboré, probablement au VIe siècle, un traité intitulé *Extraits d'Agriculture* (*Eclogæ*) en compilant pour cela deux ouvrages antérieurs : le *Recueil de pratiques agricoles* écrit au IVe siècle par Vindanios Anatolios de Bèrytos, et les *Géorgiques* écrites au IVe ou Ve siècle par Didymos. Ce traité rassemblait des textes écrits par 19 auteurs différents (grecs essentiellement), assortis des commentaires personnels de C. Bassus lui-même. Le traité de C. Bassus a servi, au Xe siècle, à écrire les *Géoponiques* (voir cet ouvrage).

Chiron le vétérinaire : il fut contemporain d'Apsyrte. C'est le nom (ou pseudonyme) d'un médecin vétérinaire grec dont l'œuvre survit dans un abrégé en latin datant de 400 environ après J.-C. et intitulé *Mulomedicina*, une compilation tirée de différents auteurs, de Columelle à Apsyrte. Il existe deux manuscrits de cet ouvrage, l'un à Munich (découvert en 1885), l'autre à Bâle, découvert près d'un siècle plus tard. À ne pas confondre avec Chiron le Centaure, personnage mythique qui aurait vécu à l'époque de la guerre de Troie.

Démocrite : né à Abdère (Thrace) vers 460 avant J.-C. L'œuvre de ce philosophe, qui contenait des traités relatifs à tous les champs du savoir, y compris la médecine, est perdue.

Dioscoride (Pedanos) : Ier siècle, médecin grec. Il a écrit un traité *De materia medica.*

Elien : 170-230, il est l'auteur de *De natura animalium.*

Eumèle : fin du IIIe siècle (Thèbes). C'est l'un des plus anciens auteurs des *Hippiatriques.*

Hiéroclès : début du Ve siècle. Ce juriste a écrit 107 des articles des *Hippiatriques*, les plus détaillés après ceux d'Apsyrte.

Hippocrate : aurait vécu entre 460 et 377 avant J.-C. Considéré comme le père fondateur de la médecine humaine, il a livré quelques écrits sur les zoonoses (hydatidose, rage).

Hippocrate (« l'hippiatre » ou le « vétérinaire ») : un auteur contemporain d'Apsyrte. Il a décrit plusieurs parasites des animaux.

Homère : traditionnellement considéré comme l'auteur de *L'Iliade* (guerre de Troie), et de *L'Odyssée*, entre le IXe et le VIIIe siècle avant J.-C. Il est question d'animaux dans ces ouvrages.

Oribase : 325-403. Médecin grec au service de l'empereur Julien, auteur de *Synopsis.*

Pélagone : seconde moitié du IVe siècle. Médecin vétérinaire romain, il a écrit *Ars veterinariæ,* une collection de conseils et de remèdes et il aurait rédigé 48 des 420 articles des *Hippiatriques.*

Philumenos : IIIe siècle. Il a traité de la rage.

Rufus d'Éphèse : vers 50 avant J.-C. Médecin grec, il a bien décrit la rage du chien.

Soranos d'Éphèse : il a écrit au début du IIe siècle, en s'inspirant des textes de Démocrite. Ses écrits ont été repris, en latin, par Cælius Aurelianus, au Ve siècle (voir *infra*).

Théomneste : originaire de Magnésie, vétérinaire militaire sous l'empereur d'Orient Licinius, auteur d'un ouvrage publié vers 313-324 et de plusieurs articles des *Hippiatriques.*

Perse

■ Ouvrages

L'*Avesta* : code de la doctrine de Zoroastre (Zarathoustra), réformateur du mazdéisme. L'ouvrage comporte 2 millions de vers, écrits sur 2 250 peaux de vache entre le VIIe et le Ve siècle avant J.-C. La quatrième partie de l'*Avesta* (livre XII) est appelée *Vandidad* et traite des maladies de l'homme et des animaux.

Al Canoun (le Code, le Canon) : achevé vers l'an 1036, par Avicenne.

Zakhireh Kharazmshahi : une encyclopédie de 500 000 mots écrite vers l'an 1110 par Jorjani, en persan.

■ Auteurs

Avicenne : voir Proche-Orient, auteurs en arabe.

Jorjani (Gorgani, Sayid Ismaël Jorjani) : 1042-1135. Il fut l'un des plus grands médecins persans. Il a écrit sur la tuberculose, la variole, la rage, etc., dans le *Zakhireh Kharazmshahi.*

Rhazès : voir Proche-Orient, auteurs en arabe.

Rome et Byzance

■ Auteurs

Andromaque : 37-68 après J.-C. Médecin de Néron, inventeur de la « Thériaque » ou « Triaque », une potion à base de chair de vipère.

Arétée : 120-200 après J.-C. Il a traité de la rage animale.

Cælius Aurelianus : médecin latin de la secte des méthodistes. Il aurait écrit au Ve siècle, en s'inspirant beaucoup de Soranos d'Éphèse.

Caton le Censeur ou *l'Ancien* (Marcus Porcius Cato) : 234-149 avant J.-C. Ce soldat-agronome a écrit *De agricultura,* dans lequel il est question d'élevage et de soins aux animaux.

Celse (Aulus Cornelius Celsus) : 63 avant J.-C.-18 après J.-C. (ou peut-être plus tard). Il a écrit *De arte medica* et de *De medicina, liber VIII,* dans lequel il évoque les maladies animales.

Columelle (Lucius Junius Moderatus Columella) : Gadès (Espagne), Ier siècle de notre ère. Auteur de traités d'agronomie dont *De re rustica, libri XII,* dans lequel apparaît pour la première fois le mot « vétérinaire » (celui qui s'occupe de « veterini » : équidés et autres animaux de la ferme). Il a écrit sur la peste bovine (*pestilentia boum*), la rage et d'autres maladies animales.

Épicharme de Syracuse : Ve siècle avant J.-C. Poète grec comique, il s'est intéressé à la médecine vétérinaire (cité par Columelle).

Galien (Claudius Galienus) : 131-200. Souvent surnommé l'Hippocrate romain. Il a écrit sur quelques maladies animales (rage...) et sur le traitement des maladies selon le principe *contraria contraris.*

Gratius Faliscus : contemporain d'Ovide. Auteur du poème *Cynegeticon,* dans lequel sont mentionnées certaines maladies du chien.

Mago de Carthage : vers 250 avant J.-C. Il a écrit un traité d'agriculture de 28 volumes qui a été repris et résumé par Varron. Il fut considéré comme le père de l'agriculture par Columelle, qui conseillait même aux éleveurs d'emporter le manuel de Magon aux pâturages, pour pouvoir le consulter en cas de besoin.

Marcellus Empiricus : médecin gallo-romain, auteur du traité *De medicamentis empiricis physicis ac. rationalibus.*

Oppien de Cilicie : IIe siècle de notre ère. Il a écrit un poème sur la pêche dans lequel sont décrits certains ectoparasites des poissons, mais aussi des bovins.

Ovide (Publius Ovidius Naso) : 43 avant J.-C.-18 après J.-C. ; auteur de l'ouvrage *Métamorphoses* dans lequel sont décrites de nombreuses épizooties.

Palladius : Ve siècle. Il a écrit *Opus agriculturæ* entre 460 et 480, fortement inspiré par l'œuvre de Columelle.

Paul d'Égine : 625-690. Il a traité de la rage animale.

Pline l'Ancien (Gaius Plinius Secundus) : naturaliste 23(Rome)-79(lors de l'éruption du Vésuve). Il a écrit 37 livres de l'*Histoire naturelle.*

Quintus Serenus (Serenus Sammonicus) : vers 200 après J.-C. Auteur romain, il composa un poème didactique intitulé *Liber medicinalis,* recueil de 63 recettes incluant de nombreuses substances d'origine animale. L'*Histoire naturelle* de Pline l'Ancien est sa principale source.

Tite-Live (Titus Livius) : vers 60 avant J.-C. (Padoue)-18 après J.-C. Auteur des 142 livres de l'*Histoire romaine,* de ses origines (Romulus et Rémus, 753 avant J.-C.) à l'an 9. Il a mentionné certaines épizooties.

Varron (Marcus Terentius Varro) : 116-27 avant J.-C. Soldat-agronome, philosophe et historien, il a écrit, vers l'âge de 80 ans, un traité d'agriculture intitulé *De re rustica.* Cet ouvrage évoque l'existence de miasmes invisibles, affirme le caractère contagieux de certaines maladies et préconise l'isolement des malades qui en sont atteints. Selon Cicéron, Varron était le plus savant des Romains.

Végèce (Publius Vegetius Renatus) : Il a écrit *Digestorum artis mulomedicina libri* (généralement abrégé en *Mulomedicina*), en 4 titres, très probablement entre les années 380 et 410 de notre ère. C'est le seul ouvrage complet de l'ancienne Rome. Végèce a traité des divers *malleus* (maladie des chevaux ou des bovins, la morve) et du *morbus alienatus* (fièvre charbonneuse ou peste bovine ?). Il a sans doute aussi écrit, vers la même époque, un ouvrage intitulé *Epitome rei militariæ* sous le nom de Flavius Vegetius Renatus.

Virgile (Publius Vergilius Maro) : 71/70-19 avant J.-C. Il est question d'élevage et de maladies des animaux dans les *Bucoliques* ainsi que dans son poème didactique les *Géorgiques.*

Proche-Orient[2]

▪ Ouvrages en hébreu

La *Bible* (Torah) : décrit les plaies d'Égypte envoyées au secours des Hébreux vers l'an 1450 avant J.-C., dans le *Livre de l'Exode* (texte latin dans la *Vulgate*).

Le *Talmud* (« études », en hébreu) : compilation des commentaires de la loi de Moïse (1500 avant J.-C.). Comporte les *Mishna* (compilés par Jehuda Hanasi, en 189) qui codifient la loi, et les *Gemara* (commentaire de l'ouvrage précédent) qui comprennent le *Livre de Jérusalem*, lequel date de la fin du IVe siècle et le *Livre de Babylone*, qui date de la fin de Ve siècle.

▪ Auteurs en arabe

Abou Bekr (Abū Bekr Ibn El Bedr) : XIVe siècle. Il fut écuyer en chef à la cour du souverain d'Égypte Al Malek Nacere mort en 1340. Il a écrit *Al Kamel al Sanaatiin fi al Kheil va Beytara* (parfois dénommé *El Naceri*), l'ouvrage le plus remarquable du Moyen Âge, selon Moulé. Il aurait aussi écrit le *Kitāb al-Akouāl,* en 1327.

Avenzoar (Abū Morwān Ibn Zohr) : vers 1091-1162. Médecin arabe, il a traité des zoonoses infectieuses et parasitaires, notamment dans le *Teyssīr* (livre de thérapeutique et de diététique).

---

2 Voir aussi *supra* les paragraphes *Mésopotamie* et *Perse.*

Avicenne (Ibn Sina) : 980(Afchana près de Boukhara, Ouzbékistan actuel)-1037. Médecin et philosophe (voir Perse). Auteur des *Canons de la médecine* (*Al Canoun*). Il a écrit sur les maladies humaines et les zoonoses (peste bubonique, variole, fièvre charbonneuse, rage,...) et réalisé des expériences sur le psychisme des animaux.

Ibn al-Awan (Abū-Zakaria – Aouam) : Séville, vers le XIIe siècle. Il aurait écrit un traité intitulé *Kitāb al-Felahah.*

Kabus (le roi Kabous, El Maali) : vers l'an 1080, il a écrit un traité général *Al Kabous*, dont le chapitre XXV est consacré au cheval.

Maïmonide (Moïse Maïmonide) : 1135(Cordoue)-1204(Fustat, près du Caire), théologien et philosophe juif. Il vécut en Égypte et devint médecin à la cour de Saladin. Il a publié un *Traité des poisons* et étudié les lésions tuberculeuses chez l'animal.

Rhazès (Razi) : 860(environs de Téhéran)-923. Parfois dénommé le Galien arabe. Hygiéniste et spécialiste des maladies infectieuses, il a présenté la théorie des fermentations. Auteur du *Kitāb al-Mansouri* et de *Al Havi.*

Sérapion (Yahia Ibn Ibrahim Sérapion) : mort vers 864, médecin et philosophe persan. Auteur de deux encyclopédies médicales *Konnache Kabir* et *Saghir.* Il a traité de la rage humaine et animale.

Europe du VIIe au XIXe siècles

▪ VIIe siècle

Isidore de Séville (Isodoro de Sevilla) : vers 560(Carthagène)-636(Séville). Évêque de Séville, il a écrit deux encyclopédies, *Étymologies* et *Origines*, et traité de la rage.

▪ Xe siècle

Anonyme : les lois du pays de Galles, édictées par *Howel Dda* (Howel le Bon, en gallois). La dernière édition de ces lois parut en l'an 984. Elle donne des détails précis sur les conditions de vente des animaux et, notamment, sur les délais d'annulation de ces ventes selon les différentes maladies.

▪ XIe siècle

Gariopontus : il a écrit un ouvrage intitulé *Passionarius* traitant notamment du diagnostic et de la prévention de la rage.

▪ XIIe siècle

Constantin l'Africain : il a décrit la rage animale et humaine.

Hildegarde : 1098-1179. Abbesse de Bingen, fondatrice du monastère des sœurs bénédictines. Elle a écrit un traité de l'histoire naturelle de la médecine, *Physica,* et *Causæ et curæ* dans lequel il est question, entre autres, de maladies humaines et animales (dont la gale).

▪ XIIIe siècle

Albert le Grand (Magnus Albertus, Albert de Cologne, Albert de Bollstadt) : 1205-1280. Évêque de Ratisbonne et naturaliste, auteur d'*Opus de animalibus*, un livre essentiellement copié des Anciens et des Arabes.

Arnauld de Villeneuve (Arnau de Vilanova) : vers 1240-1311. Médecin catalan, il fut l'un des premiers à introduire le concept de parasitisme et il décrivit *Tænia solium.* L'ensemble de ses travaux fut imprimé à Lyon en 1504.

Démétrios Pépagoménos : il a écrit le *Kynosophion*, traduit en latin, dans lequel il est question des maladies des chiens.

Frédéric II (de Hohenstaufen) : 1194-1250, roi de Sicile de 1212 à 1250. Il était intéressé par toutes les sciences de la nature, la médecine humaine et vétérinaire ainsi que par l'art de la fauconnerie sur lequel il a publié *De arte venandi cum avibus* en 1247.

Glanville (Bartholomew) dit « l'Anglais » : moine franciscain. Il a publié, entre 1231 et 1281, un traité inspiré des Anciens et intitulé *De proprietatibus rerum* dont le 18e livre traite des animaux.

Rufus (Jordanus Ruffus, Giordano Rufo) : grand écuyer (*marescallus*) de l'empereur Frédéric II. Il a publié vers 1250, le *Livre de Maréchalerie* en six parties.

Salamiella (Juan Álvarez de) : il a écrit le *Libro de Menescalcia et de Albeyteria et Física de las bestias* comportant de nombreuses illustrations sur les maladies des chevaux.

▪ XIVe siècle

Chauliac (Guy de) : médecin des papes d'Avignon. Il est question de peste bubonique et de fièvre charbonneuse dans sa *Grande Chirurgie* (1363).

Crescenzi (Pietro, Petrus de Crescentius) : il a publié en 1366 un ouvrage de 12 volumes intitulé : *De opus ruralium commodorum,* dans lequel il est question de parasitisme (douve).

De Brie (Jehan) : vers 1340-1379. Berger de son métier, il écrivit à la demande du roi de France Charles V un *Traité de l'Estat, science et pratique de l'art de la Bergerie.* L'original de cet ouvrage n'a pas été retrouvé, mais il fut édité à nouveau au XVIe siècle, puis en 1879. C'est dans ce *Traité* qu'est décrite, pour la première fois, la fasciolose des ovins.

Phébus (Gaston III, comte de Foix) : 1331-1390. Il écrit en 1387 un *Traité de vénerie et de fauconnerie* en 85 chapitres.

Rusius (Laurentius Rusius, Russo) : 1288-1347. Il a publié, en 1340, *La Marescalcia.* Ne pas confondre avec Jordanus Rufus (voir *supra*), dont il s'est très largement inspiré. Il a travaillé comme vétérinaire au service du cardinal Orsini.

▪ XVe siècle

Tardif (Guillaume) : né vers 1440. Il a écrit plusieurs ouvrages de synthèse sur la fauconnerie et la vénerie, par ordre du roi de France Charles VIII.

▪ XVIe siècle

Aldrovandi (Ulisse) : 1522-1605, médecin et naturaliste italien. Il a publié l'une des premières pharmacopées et traité des maladies animales dans *Opera de quadrupedibus folipedibus* et *De quadrupedibus bifulscis.*

Blundeville (Thomas) : mort en 1605, il a publié, en 1565, une encyclopédie en 4 volumes sur l'hippologie dans laquelle il décrit le *mourning of the chine* qui est la déformation anglaise des mots français « mort de l'échine » (lésion de la moelle épinière que les Byzantins croyaient à l'origine du jetage nasal et de la morve).

Estienne (Charles) : 1504-1564. Il écrivit *Prædium Rusticum* en 1564. Il a affirmé la contagiosité de la péripneumonie contagieuse bovine.

Fiztherbert (John) : il a publié en 1523 *The boke of husbandrie* dans lequel la *murrain* est citée pour la première fois (fièvre charbonneuse ou peste bovine).

Fracastor (Girolamo Fracastoro, Hieronimus Fracastorus) : vers 1480(Vérone)-1553, médecin. Il a écrit, en 1530, un poème sur la syphilis intitulé : *Syphilis sive morbus gallicus*, puis, en 1546, *De contagione et contagiosis morbis et eorum curatione, Libri III.* Il a pressenti que l'essence de la contagion était une matière infectieuse « transmise *per contactum, per fomitem* ou *per distans* ».

Gallo (Agostino) : 1499-1570, agronome. Il a traité de la fièvre aphteuse et de la péripneumonie contagieuse bovine en Italie.

Gesner (Konrad) : 1516-1565. Parfois surnommé « le Pline allemand ». Il a publié *Historiæ animalium, Liber primus, de quadripedibus viviparis* en 1551.

Moufet (Thomas) : 1553-1604, naturaliste anglais. Son ouvrage intitulé *Insectorum sive minimorum animalium theatrum* dans lequel il décrit avec précision la localisation du sarcopte de la gale humaine, fut publié à titre posthume en 1634.

Paracelse (Philippus Aureolus Theophrastus Bombastus von Hohenheim) : 1493(Suisse)-1541. Il est l'auteur du célèbre aphorisme « c'est la dose qui fait le poison ». Il a traité de quelques maladies animales.

Paré (Ambroise) : 1515-1590, médecin et chirurgien français. Il a étudié les causes des maladies (théorie des similitudes) et traité des zoonoses infectieuses et parasitaires.

Salius Diversus (Salio Diverso) : médecin italien, auteur de plusieurs ouvrages sur Avicenne et Hippocrate.

Tusser (Thomas) : il a écrit, en 1557, un ouvrage en vers (*Five hundred points of good husbandry*), qui traite de l'élevage et des maladies animales.

▪ XVIIe siècle

Andry (Nicolas) : 1658-1742, médecin d'origine lyonnaise. Il a publié, en 1699, un ouvrage intitulé *De la génération des vers dans le corps de l'homme* où il décrit les « vers ronds » et les « vers plats » (avec le premier dessin du ténia, de son scolex et de ses œufs).

Barrett (Robert) : il écrit à Londres, en 1660, *The perfect and experienced farrier.*

Harward (Michael) : il a publié à Dublin en 1673 *The herdsman's mate,* qui serait l'ouvrage le plus original du siècle, selon certains historiens vétérinaires. Il a décrit également la *murrain* et l'hydatidose.

Kircher (Athanasius) : 1602-1680, père jésuite allemand, biologiste, il a étudié les maladies infectieuses et parasitaires.

Lancisi (Giovanni Maria) : 1656(Rome)-1720, médecin italien, camérier secret des papes. Célèbre par ses méthodes de lutte contre la peste bovine dans sa *Dissertatio historica de bovilla peste* (1715).

Lister (Martin) : vers 1638-1712, médecin anglais, qui a écrit sur la rage animale et humaine.

Lower (Richard) : il a publié à Londres, en 1667-1668, *A blemish in a horse's eye.*

Markham (Gervase) : vers 1568-1637, écrivain anglais féru d'agronomie et d'élevage. Il a publié de nombreux ouvrages, dont le *Markham's Maisterpeece,* publié en 1610.

Ramazzini (Bernardo) : 1633 (Capri)-1714, médecin. Il a écrit, en 1713, *De contagiosa epidemica* et il a beaucoup étudié la peste bovine.

Redi (Francesco) : 1626-1698, l'un des fondateurs de la parasitologie moderne. Il a publié un dessin de la douve du foie, en 1668.

Spackman (Thomas) : il a publié à Londres, en 1613, *A declaration of such grevious accidents as commonly follow the biting of mad dogs* dans lequel il est question de rage animale et humaine.

Solleysel (Jacques Labessie de) : 1617-1680. Il a publié en 1664, à Paris, *Le Parfait Mareschal* qui traite des maladies des chevaux.

Syndenham (Thomas) : 1624-1689, médecin anglais. Il a étudié la rage, dont il soutenait l'origine spontanée chez le chien.

Vallisnieri (Antoine) : 1661-1730, professeur à Padoue. Il a étudié les maladies infectieuses animales, dont il a précisé la spécificité.

▪ XVIIIe siècle

Abildgaard (Pierre Christian) : 1740-1801. Élève de l'École vétérinaire de Lyon, il a créé la première école vétérinaire danoise en 1773 et publié de nombreuses études sur les maladies infectieuses ou parasitaires.

Adámi (Paul) : médecin né en 1739 à Bellus (Hongrie). Il a proposé plusieurs méthodes de prophylaxie sanitaire des maladies animales.

Bardsley (Samuel Argent) : 1764-1851, médecin britannique. Il a beaucoup étudié la rage.

Bates (Thomas) : mort en 1760, médecin anglais. Il a écrit *A brief account of the contagious disease which raged among the milk cows near London in the year 1714.*

Boerhaave (Hermann) : 1668-1738, médecin hollandais. Il a traité de la rage dans ses *Aphorismes*, publiés en 1709.

Bourgelat (Claude) : 1712-1779. Hippiatre écuyer du roi de France. Fondateur et directeur de la première école vétérinaire du monde en 1761 à Lyon, puis de celle d'Alfort en 1766. Il a publié de très nombreux écrits sur les maladies animales, et le premier précis d'helminthologie des équidés.

Brugnone (Carlo Giovanni) : 1741-1818, élève de l'École vétérinaire de Lyon, puis professeur à Turin. Il a travaillé sur la peste bovine et la péripneumonie contagieuse bovine.

Buniva (Michele Francesco) : 1761-1834, médecin italien, il a effectué des recherches sur les épizooties, notamment chez les chats.

Camper (Petrus) : 1722-1789, professeur d'anatomie et de médecine aux Pays-Bas. Il a étudié les maladies infectieuses animales et notamment la peste bovine, pour laquelle il recommandait une inoculation préventive de matières virulentes.

Chabert (Philibert) : 1737-1814. Successeur de Bourgelat à la direction de l'École vétérinaire d'Alfort. Il a beaucoup publié sur les maladies infectieuses ou parasitaires des animaux.

Cogrossi (Carlo Francesco) : 1682-1769, médecin italien, élève de Ramazzini. Il a assidûment étudié la peste bovine sur laquelle il a publié, en 1714, un ouvrage intitulé *Nuova idea del male contagioso de' buoi.*

Garsault (A. de) : écuyer du roi de France Louis XIV, il a écrit *Le Nouveau Parfait Maréchal* en 1764 et bien étudié la morve des équidés.

Gilbert (François-Hilaire) : 1757-1800, vétérinaire microbiologiste français, il a remarquablement étudié la clavelée et la fièvre charbonneuse.

Haller (Albrecht von) : 1708-1777, poète et botaniste suisse. Il a particulièrement étudié la péripneumonie contagieuse bovine.

Hunter (John) : 1728-1793, chirurgien anglais. Il a étudié le tétanos et la rage.

Huzard (Jean-Baptiste) : 1755-1838. Inspecteur général des écoles vétérinaires françaises, il a copublié, avec Chabert et Flandrin, des *Instructions et observations sur les maladies des animaux domestiques* (1782-1790). Il possédait une bibliothèque vétérinaire personnelle de 40 000 ouvrages...

Jenner (Edward) : 1749-1823, médecin britannique, il a découvert l'immunisation contre la variole par le virus du *cow-pox* et publié ses résultats en 1798. Il a également étudié la maladie de Carré du chien et proposé une vaccination contre cette maladie.

Lafosse (Philippe Étienne) : 1738-1820. Il a publié de nombreux ouvrages sur les maladies des chevaux, dont son *Cours d'Hippiatrique ou Traité complet de la médecine des chevaux*. Son père, Étienne Guillaume Lafosse était maréchal-ferrant.

Layard (Daniel Peter) : médecin anglais. Il a écrit *An essay on the bite of a mad dog* en 1762. Il a proposé des méthodes de prévention de la rage.

Magendie (François) : 1788-1855, médecin français, neurophysiologiste. Il a fait des expériences sur la rage animale.

Valli (Eusebio) : 1755-1816, biologiste italien. Il a proposé un traitement préventif de la rage.

Viborg (Erik Nyssen) :1759-1822, vétérinaire danois. Il a beaucoup étudié la morve des équidés.

Vicq d'Azyr (Félix) : 1748-1794, médecin français, fervent promoteur de la pathologie infectieuse comparée. Il fut secrétaire de la Société royale de médecine et conseilla les gouvernements européens lors des épizooties de peste bovine des années 1770.

Vitet (Louis) : médecin français. Il a publié, en 1771, un ouvrage intitulé *Médecine vétérinaire* en trois volumes.

Von Sind (Baron J.-B.) : hippologue allemand. Il a publié des livres sur la médecine vétérinaire de 1761 à 1770.

Youatt (William) : 1776-1846, vétérinaire anglais. Il a beaucoup écrit sur la rage.

- **XIXe siècle**[3]

Bouley (Henri) : 1814-1885, professeur à l'École vétérinaire d'Alfort et inspecteur général des écoles vétérinaires. Il a étudié plusieurs maladies infectieuses animales.

Chauveau (Jean-Baptiste Auguste) : 1827-1917, professeur à l'École vétérinaire d'Alfort, il a fait d'importants travaux en microbiologie comparée (variole, fièvre charbonneuse, tuberculose).

Davaine (Casimir-Joseph) : 1812-1882, médecin et biologiste français. Il est surtout connu pour ses travaux sur la fièvre charbonneuse, mais il fit d'autres découvertes importantes en microbiologie animale et végétale, ainsi qu'en parasitologie comparée.

Delafond (Henri Mamer Onésime) : 1805-1861, professeur à l'École vétérinaire d'Alfort. Il a beaucoup étudié les maladies infectieuses (notamment la péripneumonie contagieuse bovine ainsi que les gales humaine et animale).

Ercolani (Giovanni Battista) : 1817-1833, directeur de l'École vétérinaire de Turin, microbiologiste et helminthologiste.

Galtier (Pierre-Victor) : 1846-1908, professeur à l'École vétérinaire de Lyon. Il a beaucoup étudié la rage et publié en 1886 un ouvrage intitulé : *La Rage, envisagée chez les animaux et chez l'homme.*

---

[3] Ne sont cités ici que les auteurs ayant publié l'essentiel de leurs travaux de recherche avant le XXe siècle.

Koch (Robert) : 1843-1910, médecin allemand. Il a étudié certaines maladies animales et contribué de façon décisive à la découverte du bacille de la tuberculose, pour laquelle il reçut le prix Nobel en 1905.

Leuckart (Rudolph) : 1822-1898, parasitologiste allemand. Il identifia *Echinococcus multilocularis* en 1863.

Loeffler (Friedrich August Johannes) : 1852-1915, médecin allemand. Il a étudié la diphtérie humaine (dont le bacille porte son nom), ainsi que la morve, le rouget du porc et la fièvre aphteuse (dont il a découvert les agents).

Nocard (Edmond) : 1850-1903, professeur à l'École nationale vétérinaire d'Alfort, auteur de nombreux ouvrages sur les maladies infectieuses des animaux.

Pasteur (Louis) : 1822-1895, chimiste français. Il a apporté des contributions décisives à l'étude et la prévention de nombreuses maladies, notamment la fièvre charbonneuse, le choléra aviaire, le rouget du porc et la rage.

Raspail (François Vincent) : 1794-1878, philosophe et biologiste. Il s'est beaucoup intéressé à la parasitologie (notamment la gale) et aux intoxications par l'arsenic.

Rayer (Pierre-François-Olive) : 1793-1867, médecin français, célèbre par ses travaux en pathologie et anatomopathologie humaine et comparée, et notamment par ses recherches sur la fièvre charbonneuse.

Simonds (James Beart) : 1810-1904, professeur de pathologie bovine à Londres. Il a particulièrement étudié les maladies infectieuses des ruminants.

Toussaint (Jean-Joseph-Henry) : 1847-1890, professeur à l'École vétérinaire de Toulouse. Il a préparé l'un des premiers vaccins contre la fièvre charbonneuse.

Villemin (Jean-Antoine) : 1827-1891, médecin militaire français. Il a effectué d'importantes recherches sur la tuberculose.

Virchow (Rudolf) : 1821-1902, médecin et anatomopathologiste allemand. Il a fait des recherches approfondies sur les lésions de la tuberculose.

Quelques auteurs et *documents* importants cités dans les différentes régions géographiques : chronologie comparée du XVIIIe siècle avant J.-C. au XVe siècle de notre ère

Siècles	Chine Japon	Mésopotamie	Égypte	Inde	Grèce (et Byzance)	Perse	Rome (et Byzance)	Proche-Orient	Europe à partir du VIIe siècle
-XVIII		*Code Eshunna* *Code d'Hammourabi*	*Papyrus de Kahun*						
-XV								*La Bible*	
-XII				*Veda*	Homère,				
-V					Hippocrate, Démocrite	*Avesta*			
-IV	*Ma shi huang*				Aristote				
-III	*Huangdi neijing*						Mago de Carthage		
-II							Epicharme		
-I					Rufus d'Ephèse		Celse, Varron, Ovide, Virgile		
+I				*Ayurveda*			Columelle, Pline		
+II							Galien, Arétée		
+III					Apsyrte, Chiron, Eumèle, Philumenos		Quintus Serenus		
+IV					*Hippiatriques**		Végèce	*Le Talmud*	
+V					Hiéroclès			*Le Talmud*	
+VI					Aetios d'Amida		*Géoponiques*		
+VII									Isidore de Séville
+IX						Rhazès (Razi)			
+X						Avicenne (Ibn Sina)			*Lois du pays de Galles*
+XI						Jorjani			Gariopontus
+XII								Ibn-Al-Awan, Maïmonide	Hildegarde de Bingen
+XIII								*El Naceri,* Abou Bekr, Averroès	Albert le Grand, (...), Salamiella (voir texte)
+XIV	*Ma King*								Chauliac, Crescenzi, Phébus, Rusius

A partir du XVe siècle les auteurs et documents cités sont pratiquement tous européens : se reporter au texte pour une liste complète.

* Plusieurs auteurs des *Hippiatriques* ont vécu à cette époque : Apsyrte, Chiron, Hippocrate le vétérinaire, Pélagone, Théomneste, etc.

Échantillon bibliographique

Bodson L. – « Le vocabulaire latin des maladies pestilentielles épizootiques ». *In Le Latin médical. La constitution d'un langage scientifique.* Publication de l'Université de St Étienne, 1991, 215-241.

Georgoudi S. – *Des chevaux et des bœufs dans le monde grec. Réalités et représentations animalières à partir des livres XVI et XVII des* Géoponiques. Daedalus, édit., Paris-Athènes, 1990, 391 pp.

Karasszon D. – *A concise history of veterinary medicine.* Akadémiai Kiadó, Budapest 1988, 458 pp.

Leclainche E. – *Histoire illustrée de la médecine vétérinaire.* Tome I, Albin Michel, édit., 1955, 250 pp. ; Tome II, Albin Michel, édit., 1955, 245 pp.

Moulé L. – *Histoire de la médecine vétérinaire.* Première et deuxième période. Imprimerie A. Maulde, Doumenc et Cie, Paris, 1891, 200 pp. ; 1896, 125 pp. ; 1900, 178 pp.

Tableau récapitulatif des principales maladies citées

F : autres noms français (anciens) - A : nom anglais actuel - E : nom espagnol actuel

1. Maladies infectieuses

Maladie	Autres noms de la maladie	Agent causal (date de sa caractérisation)	Principales espèces sensibles	Principales lésions	Prophylaxie	Traitement
Clavelée	F : claveau, clavel, tac... A : *sheep pox* E : *viruela ovina*	Poxviridé, virus à acide désoxyribonucléique (1902)	Ovins	Cutanées, muqueuses, ganglionnaires et pulmonaires	Isolement, abattage. Inoculation préventive (sans doute dès le XVe siècle), puis vaccination par virus modifiés	Aucun traitement spécifique
Fièvre aphteuse	F : claudication et surlangue (en Suisse), picotte... A : *foot and mouth disease* E : *fiebre aftosa*	Picornaviridé, virus à acide ribonucléique (1897)	Ruminants	Muqueuses (langue, museau), cutanées (pieds)	Abattage. Inoculation préventive (début du XIXe siècle), puis vaccination par virus inactivés	Aucun traitement spécifique
Fièvre charbonneuse	F : anthrax, charbon bactéridien, sang de rate A : *anthrax* E : *carbunco bacteridiano*	*Bacillus anthracis*, bactérie aérobie sporulée (1863)	Herbivores (mais tous les mammifères sont sensibles, y compris l'homme)	Sanguines, spléniques, ganglionnaires, intestinales, musculaires (tumeurs)	Désinfection, quarantaine. Vaccination (1880)	Antibiothérapie

Tableau récapitulatif des principales maladies citées (suite)

F : autres noms français (anciens) - A : nom anglais actuel - E : nom espagnol actuel

1. Maladies infectieuses (suite)

Maladie	Autres noms de la maladie	Agent causal (date de sa caractérisation)	Principales espèces sensibles	Principales lésions	Prophylaxie	Traitement
Maladie de Carré	F : maladie du jeune âge du chien A : *distemper* E : *enfermedad de la joven edad*	Paramyxoviridé, virus à acide ribonucléique (1905)	Canidés	Muqueuses (intestinales, pulmonaires et nerveuses)	Isolement, désinfection. Vaccination (1927)	Aucun traitement spécifique
Morve	F : farcin (corde, morveux, volant, etc.) A : *glanders* E : *muermo*	*Burkholderia mallei*, bactérie aérobie (1882)	Équidés (l'homme est également réceptif)	Cutanées, muqueuses, ganglionnaires et pulmonaires	Isolement, abattage. Vaccination possible, mais déconseillée, avec des souches modifiées (1882)	Sufamidothérapie (déconseillée chez l'animal)
Péripneumonie contagieuse bovine	F : fièvre gangreneuse, gangrène volante des poumons (en Suisse), péripneumonie maligne A : *contagious pleuropneumonia* E : *perineumonía contagiosa bovina*	*Mycoplasma mycoides mycoides*, mycoplasme (1898)	Bovidés	Pulmonaires et pleurales	Isolement, abattage. Inoculation préventive (sans doute bien avant le XIXe siècle), puis vaccination avec des souches modifiées	Antibiothérapie peu efficace (déconseillée chez l'animal)

Tableau récapitulatif des principales maladies citées (suite)

F : autres noms français (anciens) - A : nom anglais actuel - E : nom espagnol actuel

1. Maladies infectieuses (suite)

Maladie	Autres noms de la maladie	Agent causal (date de sa caractérisation)	Principales espèces sensibles	Principales lésions	Prophylaxie	Traitement
Peste bovine	F : dysenterie contagieuse, peste morveuse, typhus contagieux, variole du boeuf.. A : *rinderpest* E : *peste bovina*	Paramyxoviridé, virus à acide ribonucléique (1902)	Ruminants et suidés	Muqueuses (buccales, intestinales) et ganglionnaires	Isolement, abattage. Inoculation préventive (dès 1744), puis vaccination par virus modifiés	Aucun traitement spécifique
Peste équine	A : *African horse sickness* E : *peste equina*	Réoviridé, virus à acide ribonucléique (1900)	Équidés	Pulmonaires, cardiaques, ganglionnaires, gastriques	Lutte contre les vecteurs et abattage. Vaccination (1900)	Aucun traitement spécifique
Rage	F : hydrophobie A : *rabies* E : *rabia*	Rhabdoviridé, virus à acide ribonucléique (1903)	Carnivores et chauves-souris (mais tous les mammifères sont sensibles, y compris l'homme)	Nerveuses (microscopiques)	Isolement, abattage. Vaccination possible par voie parentérale (1895) et orale (1970)	Aucun traitement spécifique

Tableau récapitulatif des principales maladies citées (suite)

F : autres noms français (anciens) - A : nom anglais actuel - E : nom espagnol actuel

1. Maladies infectieuses (suite)

Maladie	Autres noms de la maladie	Agent causal (date de sa caractérisation)	Principales espèces sensibles	Principales lésions	Prophylaxie	Traitement
Tétanos	A : *tetanus* E : *tétanos*	*Clostridium tetani*, bactérie anaérobie sporulée (1884)	Chevaux (mais tous les autres mammifères sont réceptifs, y compris l'homme)	Musculaires	Hygiène des locaux. Vaccination (1890)	Antibiothérapie et sérothérapie
Tuberculose	F : esquinancie gangreneuse, fil, phtisie pulmonaire, pommelière, etc. A : *tuberculosis* E : *tuberculosis*	*Mycobacterium sp.*, mycobactérie (1882)	Grands ruminants, carnivores, primates (y compris l'homme), oiseaux	Pulmonaires, ganglionnaires, intestinales, hépatiques, osseuses, etc.	Abattage, désinfection. Vaccination possible avec des bactéries vivantes d'origine humaine (1891) ou bovine (1921), rarement utilisée chez l'animal	Antibiothérapie et chimiothérapie (déconseillées chez l'animal)

Tableau récapitulatif des principales maladies citées (suite)

F : autres noms français (anciens) - A : nom anglais actuel - E : nom espagnol actuel

2. Maladies parasitaires

Maladie	Autres noms de la maladie	Agent causal (date de sa caractérisation)	Principales espèces sensibles	Principales lésions	Prophylaxie	Traitement
Cysticercose	F : ladrerie, teniasis A : *cysticercosis* E : *cisticercosis*	Larves de *Taenia solium* (1852)	Porcins (quelques cas humains)	Musculaires (langue, masséters), cérébrales (rares)	Hygiène des locaux, contrôle des aliments, chimioprophylaxie	Antihelmintiques
Dourine	F : exanthème coïtal, maladie vénérienne du cheval A : *dourine* E : *durina*	*Trypanosoma equiperdum* (1798)	Équidés	Génitales	Isolement, quarantaine, abattage	Chimiothérapie
Fasciolose	F : douve du foie A : *fasciolosis* E : *fasciolasis*	Trématodes des genres *Fasciola* ou *Dicrocœlium* (1684)	Bovins, ovins (quelques cas humains)	Hépatiques	Destruction des hôtes intermédiaires des parasites, chimioprophylaxie	Antihelmintiques
Gales	F : poacre, rogne A : *mange, scabies* E : *sarna*	Acariens (à partir de 1809)	Herbivores, carnivores (mais nombreuses autres espèces réceptives, dont l'homme)	Cutanées	Isolement, abattage, chimioprophylaxie	Acaricides

AVANT-PROPOS

Pour en faciliter la lecture les conventions suivantes ont été adoptées dans cet ouvrage :

1. Les différents chapitres sont classés par **ordre alphabétique** dans le cas des principales maladies infectieuses. Un chapitre intitulé « autres maladies infectieuses » rassemble celles pour lesquelles l'information disponible ne permettait pas de rédiger un chapitre suffisamment documenté. Les affections parasitaires et les maladies des animaux sauvages sont traitées après les maladies infectieuses.

2. Des informations plus complètes sur des points qui n'ont pu être développés dans le corps du chapitre (notamment les traductions, les citations originales, les commentaires, les questions relevant de la médecine humaine, etc.), sont rassemblées dans une annexe intitulée **notes complémentaires** appelées dans le chapitre par des lettres : (a), (b), (c), (d), etc.

3. À la fin de certains chapitres figurent des **notes de rappels**[1] qui résument nos connaissances actuelles sur les maladies traitées dans chacun de ces chapitres. Ces résumés devraient permettre au lecteur d'apprécier *a posteriori* la valeur des découvertes ou affirmations faites au fil de l'Histoire.

4. Dans le corps des différents chapitres, chaque assertion est suivie d'un numéro qui renvoie à une liste de **références citées**, mais ce numéro n'indique pas nécessairement l'auteur de cette assertion. Il désigne beaucoup plus souvent celui qui a rapporté l'information et précise les pages où cette information peut être retrouvée *in extenso* dans l'un des ouvrages cités dans la **bibliographie** qui précède. Cette dernière est elle-même suivie d'une **bibliographie complémentaire** rassemblant les références d'ouvrages ou d'articles que nous n'avons pu consulter personnellement. Ces références peuvent donc permettre aux lecteurs intéressés d'approfondir leurs recherches sur un sujet particulier.

5. Sont exclues des références citées celles des articles antérieurement publiés par l'auteur lui-même sur certaines maladies, car ces dernières sont traitées avec beaucoup plus de détails dans le présent ouvrage.

---

[1] *Ces notes de rappel ont été rédigées sur la base des documents de l'Office international des épizooties et de certains ouvrages complémentaires, notamment ceux publiés par les écoles nationales vétérinaires françaises sous la direction du Professeur B. Toma*

Clavelée

Tout pays peut protéger son élevage de la clavelée en évitant d'importer des animaux de territoires infectés, ou en vaccinant régulièrement contre cette maladie, et les autorités nationales craignent souvent plus les pertes liées à l'interdiction de leurs exportations en cas de déclaration d'infection que celles dues à la maladie elle-même.

Mais l'application de ces simples mesures n'a pas toujours été possible. Lorsque la maladie était pratiquement répandue dans toute l'Eurasie et que les vaccins modernes n'existaient pas, la clavelée était, au même titre que la gale, l'un des fléaux de l'élevage ovin. De l'Antiquité à nos jours, de multiples auteurs en ont rapporté les méfaits et ont recherché les meilleurs moyens de s'en préserver.

Symptomatologie

Descriptions cliniques

Si l'on en croit de nombreux auteurs, et notamment Gourdon, Leclainche, Moulé ou Trasbot (1), la clavelée serait une maladie ovine très anciennement connue, rapportée par l'agronome Columelle dès le premier siècle de notre ère, dans son ouvrage *De re rustica*, Livre VII, chap. II et V (2).

En effet, pour Moulé, suivi par Belitz (3), les cas de « feu sacré » (*ignis sacer*) que signale Columelle chez les moutons ne pouvaient pas correspondre à la fièvre charbonneuse, que les Romains désignaient parfois sous le nom d'*ignis sacer* chez les bovins. La maladie était caractérisée par des pustules cutanées (*pusula :* nom sous lequel les pâtres désignaient également la maladie) qui apparaissaient sur le dos des moutons (4).

Par la suite, aucune autre description clinique de la maladie ne semble avoir été donnée avant le XVe siècle, même si une charte du Hainaut (1265) mentionne des brebis « clavereleuses » et si Jehan de Brie (1379), parle de « clavel », sans toutefois détailler les symptômes de l'affection (5).

Fleming, Heusinger et Leclainche pensent aussi qu'une maladie qui tua presque tous les moutons anglais, de 1275 à 1300 (à la suite de l'importation de France d'une brebis mérinos d'origine espagnole), et une autre observée en France en 1515, serait la clavelée, éventuellement associée à la gale (6).

Les descriptions de la maladie resteront cependant rares ou confuses durant cette période et il est bien difficile aux historiens vétérinaires de reconnaître celles qui concernent la clavelée authentique de celles qui concernent le « tac ». Selon Paulet (7), cette dernière affection devait son nom soit aux taches (tacs) pourpres observées sur la peau des moutons, soit à la facilité avec laquelle ces derniers pouvaient être contaminés par un simple attouchement (tac). Mais le mot « tac » pouvait aussi désigner la fièvre charbonneuse : voir chapitre correspondant.

Quoi qu'il en soit, le tac désignait alors plutôt la gale ovine (ou « rogne ») que la clavelée (ou « petite vérole » des brebis) et les auteurs de l'époque étaient, de toute façon, affirmatifs sur la dualité de ces deux affections. C'est ainsi que Rabelais (1494-1553) fait une allusion distincte « au tac et à la clavelée » et que le poète Ronsard évoque tout aussi distinctement les deux maladies dans son hymne dédié à saint Blaise en 1560 (8) :

Garde nos petits troupeaux
Laines entières et peaux
De la ronce dentelée
De tac et de clavelée
De morfonture et de tous.

Durant toute cette période il semble même y avoir eu, selon Paulet, une confusion supplémentaire avec le piétin ou « pourriture des bestiaux » (9). Le diagnostic différentiel, faute de description clinique précise, apparaîtra encore plus difficile ultérieurement. Leclainche lui-même semble hésiter considérant d'abord l'épidémie de tac de 1411, rapportée par Pasquier, comme « une forme maligne de clavelée », puis l'épidémie de tac de 1515, décrite par Gesner, comme « une forme de gale maligne » ! (10).

Le nom de la maladie avait été également mentionné au XVe siècle dans la *Farce de maître Pathelin* écrite entre 1461 et 1469 (11) :

Il est vray et vérité, sire,
que je les lui ay assommées
Et puis je luy fesoie entendre
Afin qu'ils ne m'en peust reprendre
Qu'ils mouroient de la clavelée.

En 1567, Joubert dans son *Traité de la peste* signale une maladie qui sévit dans les environs de Montpellier, sous le nom de picotte : *Monspelienses pestem pecoribus familiarem picottam appellabant.* Tous les historiens vétérinaires (Heusinger, Leclainche, Paulet, etc.) pensent qu'il s'agissait de la clavelée, même si Joubert n'en décrit pas clairement les signes cliniques (12). Ramazzini, en 1691, observe la même affection dans les environs de Modène.

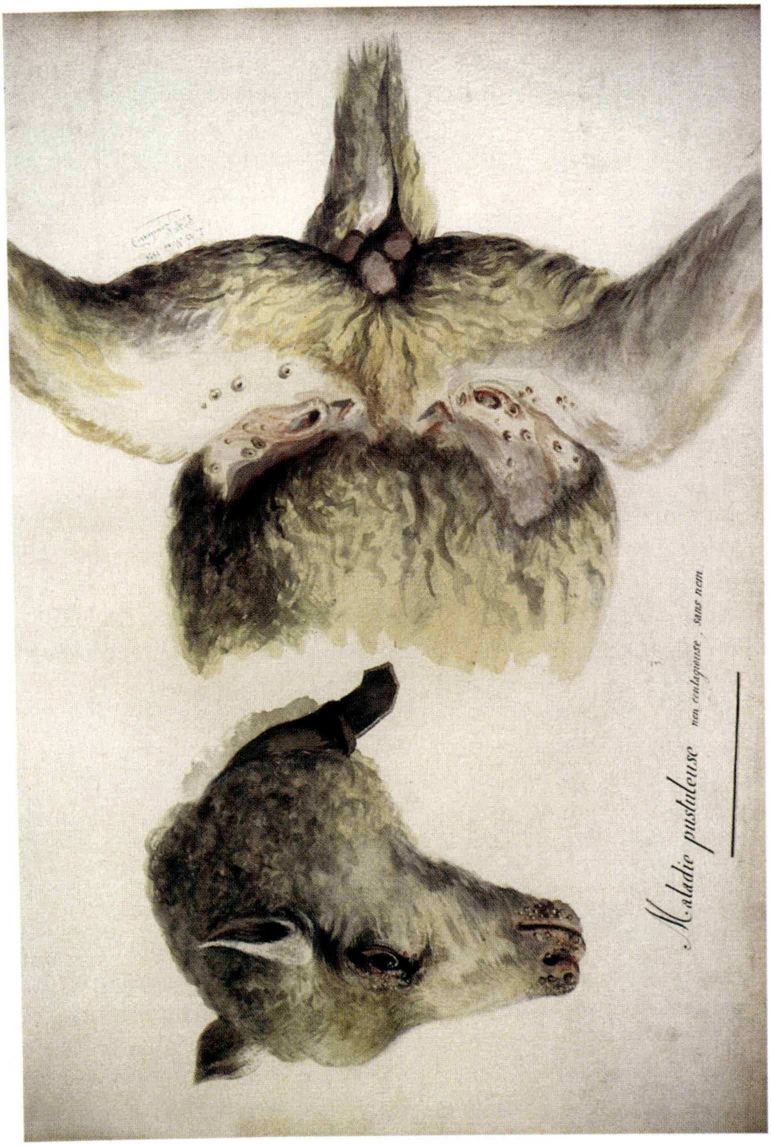

La clavelée, fléau de l'élevage ovin jusqu'au XIXe siècle
Extrait de l'ouvrage de François Saint-Cyr (1824-1892) intitulé *Album des maladies cutanées des animaux domestiques.* Fascicule 2, Lyon, 1875-1891, planche 17, aquarelle de A. Lombard (1877)
Photographie : B. Lanneluc

En 1712, Gensel décrit une épizootie de clavelée survenue chez les moutons hongrois, qui se manifestait par une éruption de pustules cutanées blanchâtres et malodorantes ainsi que par une respiration difficile et une « haleine infecte », perceptible à plusieurs pas de distance (13). Cette dernière remarque sera reprise par tous les auteurs qui décriront la maladie ultérieurement.

En 1714, les médecins de Genève observent une « clavilière » ovine caractérisée par les mêmes pustules sur le museau et le ventre. Ces pustules se transforment, en neuf jours, en croûtes qui se dessèchent et tombent en laissant place à une cicatrice blanche, à moins que les animaux (environ 5 %) ne meurent des suites de la maladie. Un des moutons guéris paraissait « assez gai, et se porter assez bien » selon l'un des médecins de Genève (14).

En 1746, Barberet puis Borel (1765) décrivent l'évolution de la maladie chez des moutons de la région de Beauvais : anorexie, abattement, avortements, conjonctivite puis éruptions de pustules de diverses formes et couleurs, observées principalement sur la tête « et toutes les parties dénuées de laine ». Selon Barberet, l'éruption de pustules à l'intérieur de la bouche aggrave le pronostic (15).

En 1775, Paulet rapproche ces descriptions de clavelée de celle du « feu des brebis » qui se manifeste par les mêmes signes : « une rougeur qui se répand généralement sur toute la peau (...) que l'on aperçoit aisément en écartant la laine » et qui s'accompagne d'abattement, d'une fièvre intense et d'inrumination (16).

En 1798, Gilbert publie une *Instruction sur le claveau du mouton* dans laquelle il distingue pour la première fois le « claveau régulier, qui parcourra tous ses temps sans aucun symptôme fâcheux » du « claveau irrégulier, dont le cours sera dérangé par des accidents plus ou moins graves ». Il divise également l'évolution de la clavelée en quatre étapes : l'invasion, l'éruption, la suppuration et l'exsication (17).

En 1799, Heurtrault-Lamerville parle de « clous de couleur de pourpre, desquels il sort un pus infectant dans leur maturité (...) dont la laine est tachée » (18). Les bêtes les plus faibles, selon l'auteur, meurent de cette clavelée, qu'il appelle aussi rougeole.

C'est incontestablement Hurtrel d'Arboval, dans son *Traité de la clavelée* (1822), puis dans douze pages de son *Dictionnaire de médecine, de chirurgie et d'hygiène vétérinaire* (1838), qui décrit le plus minutieusement les signes de la maladie et les différentes étapes de son évolution (19). Reprenant et complétant les propositions de Gilbert, il distingue une forme régulière et une forme irrégulière de la maladie, dont il divise l'évolution en cinq phases : incubatoire, invasive, éruptive, suppurative (ou « sécrétive ») et exsicative[a]. En 1886, Trasbot récuse le terme de « clavelée volante » qui désigne une forme fugace et bénigne de la maladie. Elle avait été empruntée par analogie avec les formes de « variole volante » (« varioloïde ») décrites chez l'homme [20]. Les publications ultérieures n'apporteront aucun complément significatif à ces descriptions.

Incubation

La plupart des virologistes estiment actuellement la durée d'incubation maximale de la clavelée à vingt et un jours. Ce délai correspond bien à celui qui avait été observé par les anciens auteurs. C'est ainsi que Paulet rapporte l'histoire « d'un laboureur du village de Bobigny, près de Paris » qui, en 1774, voit la maladie se déclarer dans un troupeau de 1 068 moutons adultes qu'il avait achetés sains dix jours auparavant [21]. Au début du siècle suivant, Girard note une incubation « de six à huit jours par temps chaud, et plus tard quand la saison est froide » [22]. Et Hurtrel d'Arboval estime qu'elle varie selon la virulence de l'inoculum et qu'elle est généralement de dix à douze jours en été et du double en hiver [23], durée que retient également Simonds [24]. Mais, ultérieurement, des durées plus courtes seront observées par Renault (trois à six jours en été, six à douze en hiver) ou plus longues par Simonds (un à deux mois), ce qui amène Reynal à conclure, simplement en 1873, « que la durée d'incubation est très variable... » [25].

Diagnostic expérimental et reproduction de la maladie

Les premiers essais d'inoculation de matières virulentes aux ovins ont été faits dans un but prophylactique (« clavelisation ») plus que diagnostique. Ces essais sont probablement anciens puisque, selon la plupart des historiens, la variolisation se pratiquait chez l'homme de temps immémorial. Mais, curieusement, il n'en existe aucune preuve écrite, ni dans les textes des médecins arabes, ni dans ceux de Rhazès [26]. Les premiers rapports à ce sujet n'apparaissent en fait qu'au milieu du XVIIIe siècle, mais les expériences se succédèrent alors rapidement, chez différentes espèces (voir *infra*).

Chez le mouton, les essais les plus complets furent réalisés à la fin du XIXe siècle et au début du siècle suivant, démontrant la possibilité de reproduire la maladie par cohabitation, mais surtout par inoculation sous-cutanée. D'autres voies furent cependant utilisées à titre expérimental : intra-testiculaire, intra-cérébrale, intra-oculaire, intra-péritonéale, etc. [27].

Chez la chèvre, les essais de reproduction eurent des résultats variables : échec de Nocard (1898), mais succès d'autres chercheurs (Valentin et Numan) qui font écrire à Curasson que « l'état réfractaire de la chèvre peut être vaincu par inoculation » [28]. Galtier, puis Nocard, (1891) démontrent que la variole de la chèvre est difficilement transmissible au mouton et *vice versa.* Chez les autres espèces animales, les résultats sont très variables, mais la plupart résistent aux inoculations expérimentales de Bourgelat, Bozelli, Blanc, Martin, etc. Le virus survit, au mieux, au point d'inoculation sous-cutanée. Les animaux de laboratoire (lapin, rat, souris) résistent également aux essais de Galtier (1891) et Galli-Valerio (1802) (29).

Chez l'homme, Sacco (1804) pense avoir réussi à inoculer le virus à des enfants et ainsi l'avoir atténué au point d'en faire un vaccin antivariolique, mais ses détracteurs pensent qu'il avait mélangé, par erreur, les deux virus (30).

Lésions

Les lésions les plus caractéristiques de la clavelée sont, bien entendu, les « claveaux » eux-mêmes (pustules cutanées), mais également les pustules observées dans le parenchyme pulmonaire et les réactions ganglionnaires et cutanées (congestion et hémorragies).

Les rapports précis sur ces lésions font défaut avant le XVIIIe siècle. En 1712, Gensel décrit bien la pustule cutanée et précise « qu'il s'en exhale une odeur des plus fortes » à la coupe, mais il associe par erreur la présence d'égagropiles, dans l'estomac des animaux autopsiés, à l'atteinte de la clavelée (31). En 1714, les médecins de Genève insistent sur l'aspect « varioleux » et le siège des lésions cutanées, au museau et sur l'abdomen (32).

En 1765, Borel donne également une très bonne description des « boutons de plusieurs formes et de plusieurs couleurs » qu'il observe sur les animaux atteints et il mentionne l'existence de lésions oculaires (conjonctivite, ophtalmie purulente) et de perte de laine, etc. Borel fut également le premier à présenter un rapport d'autopsie complet d'une brebis morte de clavelée dans lequel il relève des lésions externes (boutons sur la peau et la langue, kératite unilatérale) et internes (foie « cuit », congestion des poumons, dont le parenchyme contient « de petites tumeurs semblables à celles de l'extérieur ») (33).

En 1838, Hurtrel d'Arboval décrit par le menu les paupières tuméfiées, couvertes de pustules (...), la peau parsemée des mêmes pustules (...), le tissu sous-cutané infiltré (...), les méninges ecchymosées (...), la trachée artère ulcérée (...), les poumons flasques et lardés de grains blanchâtres (...), le cœur molasse et pâle (...), le foie et la rate congestionnés, etc. (34).

Étiologie et pathogénie

L'étiologie purement microbienne de la clavelée ne fut vraiment reconnue qu'au début du XXe siècle. Auparavant, les cas primitifs de la maladie avaient été attribués à des causes très diverses.

Si les auteurs de l'Antiquité ne disent rien de ces causes, Jehan de Brie (1379) résume son opinion dans un très court chapitre de l'ouvrage qui fut abrégé, en 1542, sous le titre *Le Bon Berger*. Pour Jehan de Brie, « le clavel est une maladie qui vient aux brebis, aux agneaux et autres bêtes portant laine, par trop boire et autres excès de mauvaise garde » (35).

En 1690, Ramazzini, qui observe une épizootie de clavelée dans les environs de Modène, l'attribue à la consommation de fourrages contaminés par la rouille (*rubigo*) (36). En 1775, Paulet résume ainsi les connaissances de son temps : « rien de si peu connu que les causes de la clavelée du mouton... M. Borel la regarde comme une dépuration du sang... M. Barberet la considère comme un effet des variations de l'air et des mauvaises exhalations... M. Hastfer comme une surabondance d'humeurs qui se portent à la peau... » Et Paulet conclut par un raisonnement remarquable : « sans nous arrêter à l'examen de toutes ces hypothèses qui se détruisent toutes l'une par l'autre, nous dirons seulement qu'il n'y a de positif et de certain que la contagion et la présence d'un virus ou d'un ferment quelconque dans le corps animal, de nature inflammatoire et capable de produire dans l'économie animale un dérangement de fonctions notable, suivi de la mort ou d'une infection phlegmoneuse... » (37).

Paulet, puis Heusinger, Fleming et Hurtrel d'Arboval feront également justice d'une autre hypothèse fort ancienne : celle de la contamination des moutons par... les dindons. Certains auteurs allemands, puis italiens (Brugnone, Toggia...) et français (Buffon) avaient en effet soutenu que la clavelée des moutons était apparue au contact des « poules d'Inde » atteintes de variole. L'hypothèse sera réfutée du fait que la clavelée existait en Europe bien avant l'importation des premiers dindons d'Amérique (39).

Hurtrel d'Arboval rappelle aussi l'idée de Carlier selon laquelle la clavelée serait due à la malpropreté des locaux, aux mauvaises nourritures et... à l'ennui qu'éprouvent les moutons dépaysés ! [b] (38).

Cependant, au siècle suivant, les auteurs resteront très hésitants sur les causes de la maladie. Hurtrel d'Arboval, après avoir précisé que l'origine de la clavelée est « jusqu'actuellement couverte d'une profonde obscurité », rappelle que « l'impossibilité de la génération spontanée de la clavelée n'est pas rigoureusement démontrée ». Il écarte l'hypothèse de la contamination par le dindon, mais pas celle de la contamination par les équidés. Il recommande, en effet, de vérifier expérimentalement la théorie de Voisin selon laquelle les moutons contracteraient la clavelée au contact de chevaux atteints d'une maladie de peau appelée « eaux-aux-jambes » (40). Les médecins italiens tentent également, à cette époque, d'établir un lien entre variole humaine et clavelée, mais sans réussir vraiment (sauf Godine ?) à contaminer le mouton par des pustules varioliques humaines (41).

En 1840, Henle classe la clavelée (avec la fièvre charbonneuse et la peste bovine) dans un groupe de maladies « d'origine miasmatique, devenant contagieuses au cours de leur évolution » (42). En 1854, Raspail attribue la maladie « soit à l'action sous-cutanée d'insectes analogues à l'insecte de la gale, soit à l'action mercurielle ou arsenicale amenée, sous la peau, par le torrent de la circulation ou par les brouillards chargés d'hydrogène hydrarginé ou arseniqué » (43).

À la fin du XIXe siècle, Reynal confessait donc encore : « il vaut mieux déclarer tout de suite que la cause (positive) de la clavelée nous échappe complètement. » (44).

Ce n'est qu'en 1902 que Borrel démontra le caractère ultrafiltrable de l'agent causal, ce qui n'empêcha pas Bosc, l'année suivante, de le classer parmi les sporozoaires avec d'autres « microbes à inclusions cellulaires » responsables de la vaccine, de la variole ou... du cancer (45).

Épidémiologie

Contagiosité et modes de contagion

Si l'incertitude a longtemps régné sur l'origine des premiers cas de clavelée apparus dans un troupeau, le caractère contagieux de la maladie, une fois établie dans ce troupeau, ne semble pas avoir été contesté. Il s'agit même, à notre connaissance, de l'une des rares affections pour lesquelles un tel consensus fut établi et maintenu à toutes les époques de l'Histoire.

Dès le Ier siècle de notre ère, Columelle décrit « l'*ignis sacer* » des ovins comme contagieux et très dangereux, et il est suivi par Varron, puis Végèce au IVe siècle, qui recommandent tous deux d'isoler les malades (46). Au XIIe siècle, Ibn-al-Awan considère toutes les maladies ovines comme contagieuses (47) et, une fois identifiée au XVIe siècle, la clavelée restera classée parmi les maladies contagieuses dans tous les ouvrages médicaux ou vétérinaires. La plupart des auteurs s'accordent également à penser que le mode de contagion le plus courant est le contact direct d'un animal malade avec un animal sain, malgré quelques exceptions [c].

La contagion sera cependant observée, ou suspectée, par d'autres voies. En 1774, Paulet rapporte à l'Académie royale des sciences de France les résultats d'essais de contamination conduits en Dauphiné. Selon cet auteur, « la voie de la déglutition est celle par laquelle les moutons prennent ordinairement la clavelée, puisque lorsqu'ils avalent les croûtes, les symptômes de la maladie se déclarent » (48). Cette hypothèse était inutilement compliquée, puisque l'on savait déjà transmettre la maladie par clavelisation transcutanée. Elle fut d'ailleurs infirmée par les expériences ultérieures de Renault (49).

En 1838, Hurtrel d'Arboval explique la marche de la contagion en trois vagues successives, appelées « clavelées de première, de seconde ou de troisième lunée ». Selon lui, ce phénomène tiendrait au fait que les moutons malades ne sont contagieux que durant la très courte phase de dessiccation des claveaux et que tous les individus réceptifs ne peuvent donc y être exposés en même temps (50).

En 1842, Gilow signale la contamination *in utero* de plusieurs agneaux nés de mères inoculées préventivement durant leur gestation (51). Simonds, interrogé sur la clavelée par la Chambre des communes britannique, affirme le danger des contacts directs avec des animaux infectés, vivants ou morts (52).

En 1896, Nocard et Leclainche complètent ces observations en signalant la possibilité de contagion à l'occasion d'un contact avec les litières, les fourrages, les eaux, les êtres humains, les chiens, les oiseaux, les insectes, etc. Ils appellent aussi l'attention sur la persistance possible de matières virulentes dans la toison des moutons vivants ou de leurs cadavres (53). En 1897, Galtier confirme l'opinion de ces auteurs et cite le vétérinaire Rossignol qui avait observé qu'un vol d'étourneaux, ayant picoré sur le dos de moutons séquestrés, avait transmis la clavelée à un troupeau sain (54).

Espèces sensibles

Jusqu'au XVIIIe siècle, aucun auteur n'a mentionné la transmission possible de la clavelée à d'autres espèces que les ovins. Mais, en 1712, Gensel, qui décrit une épidémie de clavelée en Hongrie, fait l'étonnante observation que « si les chiens touchaient à leur chair (des moutons morts de clavelée) ils devenaient enragés » ! (55).

En 1724, Astruc écrit, tout aussi curieusement, que « la clavelée des moutons se communique d'un troupeau à l'autre et, de ces derniers animaux, aux lapins (...) qui viennent brouter l'herbe, la nuit, dans un endroit où le troupeau a pacagé le jour » (56).

En 1791, plusieurs auteurs prétendent que les moutons sont infectés par les poules et les dindons (voir *supra*).

Au début du XIXe siècle, d'autres espèces animales sont considérées comme sensibles à la clavelée (par Huzard, Odoardi, Sacco...) : bovins, chiens, chèvres, singes, etc. (57). Mais, en 1838, Hurtrel d'Arboval écarte toutes ces considérations en rappelant : « on a essayé d'inoculer la clavelée à différentes volailles, à des bœufs, des chevaux, des lapins, des chiens et même des singes ; mais la clavelisation n'a produit aucun effet ni sur les uns ni sur les autres de ces animaux. » (58). Et il pense que l'on a confondu sous une même dénomination des maladies éruptives différentes. Pour Hurtrel d'Arboval le mouton reste donc le seul animal réellement réceptif à la clavelée, et il s'en explique ainsi : « la clavelée est d'autant plus redoutable qu'elle frappe un animal faible, timide jusqu'à la stupidité, incapable de se soutenir dans la série des êtres sans les soins et la protection de l'homme, (...) de constitution molle et lâche, (...) très sensible à l'ardeur du soleil et aux grandes chaleurs, à l'humidité et au froid. » (59) Il vérifie, expérimentalement, que la maladie est plus dangereuse chez les jeunes agneaux en « clavelisant » trois jumeaux respectivement âgés de deux, trois et quatre jours, qui tous moururent de cette inoculation (60).

La justesse des affirmations d'Hurtrel d'Arboval sur l'absence de réceptivité à la clavelée des espèces autres que les ovins sera confirmée par d'autres auteurs, notamment Simonds, Nocard et Leclainche qui démontrent que la chèvre ne peut contracter la clavelée. Ils démontrent également que les moutons bretons sont très résistants à l'inoculation expérimentale (61).

Curasson a remarquablement résumé l'ensemble des expériences d'inoculation faites chez les différentes espèces. Il confirme l'état réfractaire de la chèvre (d), des bovidés, du buffle, du porc, du chien et du chat (rappelant l'échec de Galtier en 1886), du lapin, de la souris, du rat et des oiseaux. Il considère comme douteuse la réceptivité des équidés, mais comme réelle celle des mouflons et des gazelles (62).

La transmission à l'homme de la clavelée a d'abord été soutenue par les médecins italiens, puis reprise par plusieurs auteurs, notamment par Villain (1884) et par Bosc et Pourquier (1897). Ces derniers avaient observé une « éruption claveleuse » sur les mains et les bras d'une femme employée à la préparation des pieds de moutons en abattoir, et auraient transmis la clavelée à des agneaux, avec le liquide exsudé de cette éruption (63). Mais ces observations ne furent pas confirmées et contredisaient Hurtrel d'Arboval qui rappelait, dès 1822, que les nombreuses tentatives d'inoculation de la clavelée à l'homme (Bourgelat, Brugnone, Sacco, Voisin...) avaient donné des résultats constamment négatifs (64). Dans les années 1890, pour en être parfaitement sûr, Nocard s'inocule lui-même, à plusieurs reprises, et inocule nombre de ses élèves, avec un claveau de virulence démontrée chez des moutons témoins (65).

En 1873, Reynal donne deux exemples de l'innocuité pour l'homme de la viande de mouton atteint de clavelée. Le premier est celui d'un troupeau souffrant de cette maladie et sacrifié à l'École d'Alfort, en 1837, « dont les élèves firent plusieurs repas sans qu'aucun n'en fût le moins du monde incommodé », et le second est celui du grand nombre de moutons malades vendus en boucherie durant le blocus de Paris par les armées allemandes, en 1870, « sans qu'on ait rien observé dans la santé publique qui puisse être attribué à leur influence » (66).

Matières virulentes

En 1838, Hurtrel d'Arboval résumait les connaissances de son temps en écrivant : « La seule matière capable de transmettre la clavelée (...) est le produit d'une véritable sécrétion qui s'établit à la surface des boutons claveleux. » [67].

Ce n'est que cinquante ans plus tard que des recherches furent entreprises sur la virulence éventuelle d'autres matières que la sécrétion du claveau. En 1857, Simonds indique que la laine des moutons peut être virulente [68]. En 1888, Peuch affirme avoir contaminé trois brebis en leur inoculant sous la peau 15 à 20 ml de lait d'une autre brebis infectée. Mais Nocard et Leclainche pensent que ce lait avait été contaminé lors de la traite et Bozelli (1925) tente sans succès de reproduire l'expérience de Peuch. Leclainche ne parvient pas non plus à démontrer la virulence de la lymphe recueillie aseptiquement [69].

En 1889, Nocard et Roux démontrent l'absence de virulence du sang, quelle que soit la phase de la maladie au cours de laquelle il est recueilli [70], mais Bosc réussira, treize ans plus tard, à contaminer un mouton en lui inoculant 120 ml de sang d'un sujet infecté [71].

D'autres expériences ou observations seront faites ultérieurement sur la virulence d'autres tissus (notamment le muscle), mais avec des succès mitigés . Elles amèneront Curasson à écrire : « On peut, somme toute, conclure que le virus existe dans les tissus dérivant de l'ectoderme, et qu'il peut être en faible quantité, et de manière éphémère, dans les autres tissus. » [72].

Prophylaxie sanitaire

Hygiène générale

Parmi les recommandations faites aux IVe et Ve siècles pour combattre la « pestilence » des moutons en général, on peut rappeler les textes des *Géoponiques* (XVIII, 2, 11 et 13). Ces textes préconisaient une rotation des pâturages, l'éclatement des troupeaux, la protection contre le soleil (les animaux doivent tourner le dos aux rayons solaires) et une boisson fortifiante à base de sauge, accompagnée d'une cuillerée à soupe d'un bouillon... d'estomac de cigogne ! [73]. Chiron conseille, quant à lui, de faire avaler aux moutons leur propre laine brûlée, mélangée à de l'huile [74]. Plusieurs de ces recommandations sont reprises de Varron et Columelle.

En fait, dans l'Antiquité, peu de mesures d'hygiène générale ont été décrites avec l'intention particulière de protéger les moutons de la clavelée, sauf peut-être la recommandation faite par Bolos de Mendès (cité par Columelle) de surveiller chaque jour l'apparition des pustules sur le dos des moutons [75]. Parmi les recommandations générales (et fantaisistes) il faut citer celle de

Chaucer, l'auteur de *Canterbury Tales* au XIVe siècle : « pour protéger les moutons de la clavelée (*pocks*) et de la gale, leur laver la langue avec l'eau d'un puits dans lequel aura trempé l'omoplate d'un mouton consacré » (76). Ce n'est qu'aux XVIIIe et XIXe siècles que certains auteurs ont donné des conseils spécifiques : aérer et assécher les bergeries (77), éviter les aliments trop riches (78), sortir les animaux tard le matin et les rentrer tôt le soir (79), nettoyer et désinfecter les locaux (80), faire boire de l'eau nitrée et salée, saigner les sujets pléthoriques (81), etc.

Isolement

Le principe général de séparer les animaux sains des animaux malades était celui de Columelle dès le Ier siècle : *segregandi a sanis morbidi* (82).

Au Ve siècle, Cassianus et Kastos (*Géoponiques,* XVIII, 13) conseillent à nouveau « d'isoler les brebis malades de celles qui sont saines parce que les maladies (des ovins) sont toujours contagieuses » et Ibn-al-Awan (XIIe siècle) reprend cette recommandation à son compte (83).

En 1499, les lois et ordonnances de la *Mesta general de Castilla y León* (voir *infra*) faisaient obligation aux maires d'interdire tout mouvement des troupeaux atteints de clavelée : « *déles el alcalde tierra en el mismo lugar donde la dolencia se les mostró (y que) estos ganados dolientes no salgan de la tierra que les fuera señalada.* »[(c)] (84).

Un arrêt du Parlement français de 1778, déjà cité, oblige les propriétaires « des bêtes ovines atteintes de clavelée à isoler les premiers malades dans des habitations ou cantonnements indiqués par l'autorité. » (85).

Ces mesures d'isolement seront reprises dans la plupart des textes zoosanitaires ultérieurs, tous ces documents ne faisant, d'ailleurs, que réglementer des dispositions déjà prises par les éleveurs les plus avertis (86). En 1838, Hurtrel d'Arboval dresse à leur intention une liste exhaustive des mesures d'isolement propres à prévenir la clavelée : écarter les troupeaux suspects, chasser les chiens, éviter les passages sur des terrains infectés, n'acheter que des aliments non contaminés, etc. (87). Cependant, en 1898, Nocard et Leclainche considéraient que « théoriquement suffisantes, (ces dispositions) étaient difficilement applicables dans la pratique [et que] les habitudes acquises, et parfois d'inéluctables exigences économiques, rendaient la contagion inévitable. » (88).

Lorsque l'isolement s'applique à des animaux importés dans un troupeau ou un pays, il s'agit d'une véritable quarantaine. Dans le cas de la clavelée, la durée de cette quarantaine a été définie en France par un arrêt du Parlement de 1778 (voir *infra*) qui interdisait aux propriétaires de troupeaux atteints de mêler « même leurs bêtes saines, avec celles des autres troupeaux avant un isolement de huit jours au moins » (89). En 1857 Simonds recommande aux parlementaires britanniques d'interdire les marchés à tout animal provenant d'un troupeau où le dernier cas de clavelée remonte à moins d'un mois (90). En 1898, Nocard et Leclainche précisent « qu'en aucun cas les moutons ne seront introduits dans un élevage sain sans avoir subi une quarantaine de vingt à trente jours. » (91).

Abattage

Columelle aurait été le premier à recommander, dès le Ier siècle, l'abattage des ovins atteints de clavelée pour arrêter le progrès de cette maladie (92).

Dans son ouvrage *The sheep*, paru en 1867, Armatage écrit : « we believe it to be a sound policy to slaughter at once all that are affected and thus to effectually nip the disease in the bud... » (f) (93) Quelques pays européens firent effectivement obligation d'abattre les moutons atteints de clavelée, notamment la Grande-Bretagne en 1883 (avec indemnisation de 50 à 100 % de la valeur de l'animal selon qu'il était malade ou suspect), la Belgique en 1890 (indemnisation de 1/3) et le Danemark en 1893 (indemnisation des 4/5).

Mais tel ne fut pas le cas d'autres pays, et notamment de la France, dont la loi de juillet 1881 prévoyait seulement l'abattage des malades présentés à ses frontières maritimes (94). En 1898, Nocard et Leclainche tentent de concilier ces deux politiques européennes contradictoires : « l'abattage des malades et des contaminés, prévu par certaines législations, ne saurait être recommandé que dans les pays habituellement indemnes et peu menacés par la maladie. » (95).

Destruction des matières virulentes

Au IVe siècle Végèce conseille, pour toute maladie contagieuse du bétail, d'éloigner les cadavres de la localité infectée et de les enfouir profondément (96).

En 1746, l'auteur des *Notes ajoutées au mémoire de M. Barberet sur les maladies épidémiques des bestiaux* rapporte que les propriétaires « dont le troupeau était attaqué du claveau (...) cherchaient à parer la contagion par des parfums convenables, propres à purifier les bergeries, (...) et nettoyaient les lieux de toutes les ordures qui pouvaient y perpétuer l'infection... ». Paulet rapporte aussi que les bergers arrêtent la marche de leurs troupeaux, lorsqu'ils ont été précédés par ceux d'animaux infectés, « au moins une nuit dont la fraîcheur jointe à la rosée, détruit les particules pestilentielles » (97). L'arrêt spécial du Parlement français de 1778 impose aux propriétaires des bêtes ovines atteintes de clavelée « d'en enfouir les cadavres, avec leur peau, dans des fosses de 2 mètres de profondeur situées hors de l'enceinte des villes, bourgs et villages. » (98).

Tous les textes ultérieurs concernant la clavelée insisteront sur la nécessité de détruire les cadavres d'animaux malades et de désinfecter soigneusement les locaux (99). À la fin des années 1880, Galtier, Grünwald, Nocard et Peuch entreprennent des recherches sur l'action des différents produits désinfectants, démontrant la sensibilité de l'agent de la clavelée à la chaleur (il est détruit en trois minutes à 58°C), aux acides phénique et arsénique dilués, à l'eau oxygénée, etc. (100).

Prophylaxie médicale

Le virus de la clavelée, comme beaucoup d'agents de la famille des *Poxviridæ*, se prête assez bien à une inoculation préventive. À ce titre, la clavelée a dû être, comme la variole humaine, l'une des maladies contre lesquelles des méthodes de prophylaxie médicale ont été tentées depuis des temps assez reculés. Nous distinguerons trois types de méthodes préventives, parmi celles qui ont été ainsi décrites :

L'inoculation préventive de matières claveleuses

L'inoculation préventive de matières claveleuses, dénommée « clavelisation » par Odier en 1820, ne protégeait pas tous les animaux et comportait quelques risques. Mais elle présentait, pour l'éleveur, un certain nombre d'avantages qu'Hurtrel d'Arboval résumait ainsi en 1838 : « La clavelisation a pour but de développer une affection semblable à la clavelée et de la suppléer sur une bête ovine qui n'en a jamais été atteinte, de donner ainsi lieu au développement d'une maladie douce et régulière au lieu d'une autre trop souvent violente, irrégulière et fâcheuse dans ses suites. » (101).

L'origine de cette pratique est difficile à dater. Elle ne semble pas avoir été adoptée par les Grecs, les Romains[g], les Perses ou les Arabes (voir *supra*). Elle devait, cependant, être connue des médecins byzantins puisque, en Serbie, d'anciennes chartes, inspirées pour la plupart de ces médecins, décrivent la « variolisation du mouton » dès le XVe siècle (102). En 1755, Zuinger écrit, dans les *Acta Helvetica*, que les moutons du canton de Bâle sont protégés de la clavelée par inoculation préventive « comme les hommes le sont de la variole par la vaccination » (103). Cette méthode de prévention aurait également été employée « de temps immémorial » dans le sud de la France : selon Gasparin, la peau d'une brebis morte de clavelée était pendue dans la bergerie pour que tous les agneaux viennent s'y frotter et s'autovaccinent (104). Les nomades d'Afrique occidentale pratiquaient la clavelisation à l'oreille bien avant la colonisation française (105). Le procédé connaît ensuite, selon Hurtrel d'Arboval, « une sorte d'abandon » en Europe et cet auteur ajoute « qu'elle serait encore dans l'oubli sans la découverte de la vaccine, car c'est à cette occasion qu'on a fait revivre la clavelisation » (106).

En France, cette renaissance du procédé d'inoculation préventive aura quelques détracteurs (Carlier, Vitet) mais beaucoup plus d'ardents défenseurs au premier rang desquels Chalette (dès 1762), Bourgelat (1765), Coste (1792),... Cela explique qu'au cours du XIXe siècle la clavelisation ait été bien acceptée et parfaitement décrite[h]. Elle est même « normalisée » dans les traités professionnels et prévue par les lois adoptées dans la majorité des pays d'Europe continentale de 1880 à 1890. Les éleveurs anglais y resteront, cependant, hostiles arguant du fait que la clavelée « continentale » serait plus bénigne que celle qui sévit en Angleterre et que la clavelisation l'entretiendrait dangereusement. Armatage écrit, à ce propos, en 1894 : « *The false practice of inoculation serves to keep the disease alive in many countries abroad* »[i]. Et il déconseille, de ce fait, l'importation de moutons du continent.

Les opérations de clavelisation ont été effectuées selon de multiples variantes, mais généralement chez des sujets adultes, au plat de la cuisse, avec un instrument tranchant (ou avec une aiguille cannelée), en insérant sous la peau la sérosité des boutons claveleux d'un sujet donneur. Duclert, en 1898, démontre que les agneaux nés de mères atteintes de clavelée sont protégés jusqu'à leur quatrième mois mais, en 1853, la clavelisation des brebis gestantes avait été déconseillée par Heusinger car la maladie se transmettrait au fœtus [(107)].

L'inoculation d'autres matières virulentes

De nombreux auteurs du XVIIIe siècle pensaient que variole humaine et variole animale étaient les mêmes maladies et qu'il existait une protection croisée entre leurs atteintes. Cette opinion uniciste était ainsi résumée par Sacco, en 1809 : « La variole, la clavelée et la vaccine ne sont qu'une seule et même maladie. Il n'y a pas à faire intervenir un virus fort et un virus faible. Il s'agit d'une maladie unique adaptée à des animaux différents et réagissant un peu différemment selon les espèces animales. Prenez de la variole, vous pouvez en faire du vaccin, vous pourriez en faire de la clavelée ; prenez du vaccin, vous pourriez en faire de la variole ou de la clavelée ; prenez de la clavelée, vous en faites facilement du vaccin ; vous pourriez en faire de la variole. » [(108)].

Mais les expériences faites ultérieurement, notamment par Voisin, Campe et l'École de médecine de Paris conduisent Hurtrel d'Arboval à corriger cette opinion, et il écrit en 1838 : « Toutes les tentatives faites pour donner, par l'inoculation, la clavelée à l'homme et la variole aux moutons, ont complètement échoué, et les moutons auxquels on a inoculé la variole avec une apparence de succès n'en ont pas moins été pris de la clavelée par la simple cohabitation avec d'autres bêtes à laine en proie à la maladie. Ainsi, le préservatif de la variole n'est pas celui de la clavelée. » [(109)].

Aucun autre produit que le virus claveleux « sauvage » ne fut donc inoculé aux moutons pour lutter contre la clavelée avant l'invention des vaccins modernes, constitués de virus atténués, inactivés ou non, produits en culture cellulaire.

Les autres inoculations préventives

À la fin du XIXe siècle, plusieurs tentatives seront donc faites pour obtenir un virus-vaccin atténué. Les premières furent celles de Pourquier (1885) qui proposa d'utiliser un virus fixé par passages successifs sur le mouton. Il employait pour cela les pustules récoltées au 11e-12e jour « avec lequel on peut inoculer le mouton sans lui faire contracter la clavelée » (110). En 1898, Duclert proposa un vaccin constitué par un virus chauffé à 25°C durant douze jours (111). Il proposa aussi d'utiliser, à titre préventif chez l'agneau, du sérum de moutons (du sud de la France) guéris de la clavelée, mais Nocard ne put reproduire ces résultats sur des moutons mérinos du nord de la France (112). En 1903, Borrel semblait bien avoir confirmé les résultats de Duclert, et il proposa la séro-clavelisation (113).

Traitement

Columelle considère l'*ignis sacer* (la clavelée, selon Moulé) comme incurable (114), mais il préconise, cependant, dans d'autres passages de son œuvre, de traiter les pustules avec de la poix fondue (115) ou avec du lait de chèvre (116).

Au Xe siècle, les éleveurs anglais traitaient les *pocks* (les claveaux, selon Fleming) avec plusieurs plantes, dont le lupin, mélangées à du miel et à de l'eau bénite (117).

Au XIIe siècle, les auteurs Arabes (Ibn al-Awan) recommandaient de traiter le *girdān* des brebis (la clavelée, selon Mullet) par des frictions d'urine de mouton mêlée à du soufre (118).

En 1277, les moutons anglais atteints de *clausick* (la clavelée, selon Fleming) étaient traités avec succès par du mercure mélangé à de la graisse de porc (119).

En 1379, dans le chapitre XXXVI de son ouvrage précité *Le Bon Berger*, Jehan de Brie propose un traitement qui tient plus de la magie que de la phytothérapie : « Le remède contre le clavel, tant pour aigneaux que pour aultres bestes à laine, est tel. Le berger doit cueillir, la veille de la nativité de Sainct Jehan-Baptiste une herbe, laquelle est appelée tume, aultrement juscarime ou henvebonne, et est assez commune : on la trouve en plusieurs lieux ou en plusieurs places. Icelle herbe est de telle nature que elle est mise et reposée secrettement aux estables, affin qu'on ne la voye, et en révérence et honneur de monseigneur sainct Jehan-Baptiste : et ne doit pas chascun veoir ne savoir le secret et les grans biens que sont en l'estat de bergerie. » (120).

Au XVIe siècle Bélon, cité par Gesner, dans son ouvrage *De medicamentis fervandi cadaveris vim obtinentibus* conseille l'huile de cade (huile de genièvre) contre la clavelée. Il la dénomme *oleum tacum* (huile de tac) et indique qu'elle était déjà en usage en Gaule celtique [(121)].

En 1756, Hastfer traite les moutons atteints de clavelée en les serrant les uns contre les autres (« pour les faire suer ») et en ouvrant leurs boutons avec une épingle. Il adapte ses traitements aux saisons : une infusion de feuille de tabac pour la « petite vérole de printemps » , une friction à la bière pour l'été, de la livèche et de la racine d'eupatoire pour l'automne [(122)].

En 1769, l'auteur anonyme de *La Médecine des bêtes à laine* recommande le soufre en poudre fine (une cuillerée par jour « pour procurer la fonte de l'humeur morbifique ») et du salpêtre ou du sel marin comme diurétique [(123)]. De la poudre de rue mélangée à de l'extrait de genièvre était utilisée, à la même époque, pour traiter les troupeaux des moutons attaqués par la clavelée [(124)].

Pour sa part, Paulet fait grand cas d'un remède inventé en 1773 « par le sieur Charlemagne », qui était composé de vinaigre, de sel marin, d'une trentaine de diverses plantes aromatiques, de cordiaux et de sudorifiques ; cet éleveur aurait guéri 362 moutons en leur faisant avaler trois cuillerées à soupe de ce breuvage matin et soir, pendant six jours [(125)].

En 1799, Heurtault-Lamerville lave les pustules avec une infusion de romarin dans du vinaigre et fait avaler aux moutons 4 onces de thériaque et deux poignées de bétoine [(126)].

De multiples autres traitements seront proposés, notamment par Bourgelat, puis Chabert, mais ils étaient trop compliqués pour les éleveurs et Gilbert se gaussa de leurs auteurs « qui croient avoir à traiter de la petite vérole de quelque enfant précieux. » [(127)].

En fait, le nombre et la diversité des traitements proposés illustrent bien leur inefficacité, et ils seront progressivement abandonnés, voire interdits, au XIXe siècle. Girard, Gilbert, Bouley et Reynal se refusent à les énumérer et les critiquent : « outre qu'ils sont très coûteux et impossibles à mettre en pratique, ils ont le grave inconvénient d'obliger le berger à déranger et fatiguer les bêtes malades et d'aggraver le mal au lieu de le soulager. » [(128)]. En 1832, Hurtrel d'Arboval rejoint ces auteurs : il ne prescrit plus que des mesures d'hygiène générale, des infusions dépuratives, ou quelques sétons ; et il proscrit formellement purgatifs, saignées et vésicatoires [(129)]. En 1894, Armatage va plus loin encore : « *The treatment of small-pox in whatever part of the world it may have been undertaken, has hitherto proved alike dangerous and abortive (...) like cattle plague, contagious pleuropneumonia and epizootic aphta, it can not be cured* » [(j)] [(130)].

Réglementation sanitaire

Systèmes de déclaration et d'alerte

Le premier texte officiel prévoyant une déclaration de la clavelée semble bien être une loi promulguée le 7 septembre 1499 par la *Mesta general de Castilla y León*. Dans le chapitre intitulé « *De los ganados dolientes* » des lois et ordonnances « *del Honrado Consejo de la Mesta* », obligation est faite aux bergers de déclarer les lieux où ils savent que des animaux sont atteints de « *viruela o sanguijuela* », c'est-à-dire, de clavelée ou de fièvre charbonneuse (*sanguiñuelo*) (131).

Le 23 décembre 1778, l'arrêt du Parlement français déjà cité impose aux propriétaires d'ovins atteints de clavelée de la déclarer aux autorités, sous peine de 100 francs d'amende (132).

Le 16 juillet 1784, un arrêt du Conseil du roi de France rappelle que « toutes les personnes (...) qui auront des bestiaux atteints de (...) maladies contagieuses telles que (...) la clavelée sont tenus, à peine de 500 francs d'amende, d'en faire sur-le-champ la déclaration aux maires, échevins et syndicats des villes, bourgs et paroisses de leur résidence ». En 1881, enfin, la loi du 21 juillet prévoit que la clavelée doit faire l'objet d'une déclaration immédiate au maire de la commune où se trouvent les animaux (133). En 1857, Simonds avait proposé la même précaution en Angleterre, mais sans punir les contrevenants (134).

La plupart des autres pays européens adoptèrent, à peu près à la même époque, des réglementations complètes sur la maladie qui prévoyaient, notamment, la déclaration des foyers (voir *infra*).

Interdiction de vente et rédhibition

Selon Moulé, Varron aurait jeté les bases de la jurisprudence en matière de transactions commerciales des ovins dès l'Antiquité [k]. Mais la première réglementation nationale interdisant formellement la vente des animaux atteints de clavelée a été prise en France par l'arrêté royal du 16 juillet 1784, dans son article 7 (135).

En France, la clavelée était considérée comme un vice rédhibitoire, à l'instar de toutes les maladies contagieuses (136). Mais, en 1822, Hurtrel d'Arboval s'interroge sur le bien-fondé de cette considération lorsqu'il écrit : « il est bien difficile de placer dans les cas de rédhibition une maladie dont les signes extérieurs sont si apercevables. » En revanche, Huzard considère que la clavelée pourrait être cachée au moment de la vente (éruption cutanée discrète, animaux en incubation...) et qu'elle pourrait donc se trouver, quelquefois, sujette à rédhibition (137). En France, la loi du 20 mai 1838 tranchera dans ce sens puisque, parmi les maladies contagieuses déclarées vices rédhibitoires, elle ne retiendra que la morve, le farcin et la clavelée [138].

Conclusion

Malgré les incertitudes qui persistent sur la nature exacte des affections décrites chez le mouton dans l'Antiquité, la clavelée semble bien avoir été décrite depuis au moins deux millénaires.

Même si cette affection a pu être confondue avec d'autres maladies infectieuses ovines (notamment la fièvre charbonneuse et le piétin), elle constituait certainement l'une des préoccupations majeures des éleveurs de moutons d'Asie, d'Europe et, sans doute, d'Afrique.

La maladie ne fut jamais réellement maîtrisée, dans ces régions, avant l'avènement des vaccins modernes et, durant une seule année, plus d'un million de moutons en seraient morts en Allemagne (1804), puis en France (1819) [139]. Seuls quelques territoires insulaires réussirent à se protéger de l'épizootie par de simples mesures d'isolement et d'abattage. Ce fut, notamment, le cas de l'Angleterre qui, en 1847, éradiqua en quatre mois un foyer lié à l'importation de moutons mérinos d'Espagne [140].

La parenté existant entre l'agent de la clavelée ovine et celui de la variole humaine, reconnue depuis très longtemps par des observateurs attentifs, fut à la fois une chance et un handicap dans la lutte contre cette maladie. Elle eut, en effet, l'avantage de promouvoir l'usage de la clavelisation (inspirée de la vaccination contre la variole humaine) et de limiter ainsi les conséquences économiques de l'épizootie, mais elle eut l'inconvénient de pérenniser, voire de répandre, la maladie alors qu'il eut été souvent préférable d'éviter son introduction ou son extension par des mesures de prophylaxie sanitaire rigoureuses.

Notes complémentaires

(a) Hurtrel d'Arboval conclut ses très longues descriptions cliniques en rappelant que les différents symptômes « ne se retrouvent pas toujours à la fois sur le même sujet. Les phénomènes les moins variables, ceux qui, concurremment avec l'éruption boutonneuse, rarement sans elle, paraissent constituer la clavelée, sont d'abord la fièvre et peu après l'enflure de la tête et le flux nasal. Ces derniers signes, qui paraissent inhérents au renouvellement fébrile et à la plus grande partie des accidents qui rendent la clavelée funeste, n'apparaissent guère que lorsque le claveau est bien formé dans les boutons, que lorsque la sécrétion séreuse est commencée » (141).

(b) Hurtrel d'Arboval donne par ailleurs une explication extrêmement confuse de l'étiologie de la clavelée. Selon lui, cette maladie « doit son développement à la présence ou à l'action d'un principe spécial que nous nommons *claveau*, dont il ne faut qu'une bien légère particule pour exciter, dans des corps même très sains, des mouvements morbifiques susceptibles de déterminer une éruption plus ou moins générale. Ce claveau (...) consiste en un liquide particulier qui n'est autre chose que la sérosité exsudée par les boutons claveleux : voir *claveau* ». On tourne en rond...

(c) C'est ainsi que l'auteur de *La Médecine des bêtes à laine* (1756) rapporte le cas de « béliers forts et vigoureux (...) qui couvrent plusieurs brebis infectées sans ressentir les atteintes [du mal] » ou celui « d'agneaux nés avant l'établissement de la suppuration, lorsque la mère en est attaquée, et qui n'en sont point infectés ». Cet auteur ajoute que « dans toutes les brebis mortes du claveau, on n'a trouvé aucun fœtus qui en porte les marques, soit extérieures, soit intérieures », ce qui sera contredit par les expériences de Gilow un siècle plus tard (142).

(d) Curasson (p. 239) rappelle que la variole de la chèvre est très voisine de la clavelée des moutons, mais qu'elle en est différente comme l'ont montré les tentatives infructueuses d'inoculation de la variole caprine aux ovins faites par Brémond (1887), Galtier (1891) ou Nocard (1897).

(e) Traduction : « Que le maire leur accorde un lieu de pacage sur le territoire même où a été observée la maladie (et que) les troupeaux atteints ne sortent pas de ce lieu qui leur a été réservé. »

(f) Traduction : « Nous pensons qu'une bonne stratégie consiste à tuer d'un seul coup tous les animaux atteints, étouffant ainsi la maladie dans l'œuf. »

(g) Il existe, toutefois, un curieux passage du livre VII, chapitre V, du *De re rustica* de Columelle où l'auteur, citant Bolos de Mendès, recommande d'enfouir vivant, les pattes en l'air, un mouton atteint d'*ignis sacer* à la porte de la bergerie, puis de faire passer tout le troupeau par-dessus pour éloigner la maladie ! (143). Aurait-il inventé la clavelisation par aérosols ? Selon Fleming, Columelle aurait aussi été le premier à croiser des mouflons sauvages d'Afrique avec des ovins domestiques espagnols. Ces derniers auraient, ainsi, pu contracter la clavelée qui se répandit ensuite vers le nord de l'Europe (144).

(h) Les éleveurs hésitent cependant devant la difficulté des inoculations et Heurtrault-Lamerville écrit en 1799 : « La rougeole – autrement dit la clavelée – a beaucoup de ressemblance avec la petite vérole des hommes. L'inoculation serait le seul moyen de la rendre moins destructive : mais comment inoculer tant d'animaux en même temps dans un domaine ? Mon avis serait de les faire séjourner pendant trois jours et trois nuits dans une même grange, en les y réunissant tous. » (145).

(i) Traduction : « La fausse pratique de l'inoculation contribue à perpétuer la maladie dans de nombreux pays étrangers. »

(j) Traduction : « Le traitement de la clavelée, quelle que soit la région du monde où il ait été entrepris, s'est jusqu'ici avéré dangereux et abortif. Comme la peste bovine, la péripneumonie contagieuse et la fièvre aphteuse, la clavelée est incurable. »

(k) Dans *De re rustica*, Varron indique les formules qui conviennent le mieux pour que la vente des moutons soit considérée comme définitive. L'acheteur doit dire au vendeur : « *Me les vendez-vous pour tant ?* » Et après réponse affirmative : « *Me garantissez-vous loyalement que ces brebis sont saines, selon les conditions requises pour cette espèce de bétail, qu'il n'en est aucune de borgne, de pelée sous le ventre ou qui provienne de troupeaux malades, et que j'en serai bien et dûment propriétaire ?* » Selon Moulé, c'est bien là une stipulation de garantie (146).

Rappels sur la clavelée

La clavelée est une grave maladie virale des ovins qui sévit actuellement à l'état enzootique dans la plus grande partie de l'Afrique, du Moyen-Orient et de l'Asie, avec quelques incursions en Europe orientale.

Dates des principales épizooties de clavelée : la maladie aurait été enzootique en région méditerranéenne dans l'Antiquité. La première épizootie bien identifiée en Europe serait survenue en Angleterre (1277-1300). Autres épizooties importantes en France (1567, 1819), Hongrie (1712), Suisse (1714), Allemagne (1804), etc.

Classification et caractéristiques de l'agent causal : virus de la famille des Poxviridés, du genre *Capripoxvirus.* Ce virus peut être inactivé par la chaleur (en 30 mn à 65°C). Il est sensible aux pH fortement basiques ou fortement acides, à l'éther (20 %), au chloroforme, au formol (1 %), au phénol (2 %) et aux détergents. Il peut résister pendant des années dans les croûtes desséchées, à température ambiante.

Espèces sensibles : ovins et caprins (prédisposition liée à la race et dépendant de la souche virale).

Transmission : par contact direct ou indirect avec du matériel ou des produits contaminés (litières, aliments). Transmission indirecte possible par des insectes piqueurs. Contamination par inhalation, inoculation intradermique ou sous-cutanée ou par voie respiratoire, transcutanée et transmuqueuse.

Sources de virus : lésions cutanées (croûtes, nodules à partir desquels se forment des aérosols), salive, sécrétions nasales ou matières fécales.

Diagnostic clinique : la période d'incubation peut atteindre 21 jours. Elle est de 12 jours environ en cas de contact avec du matériel contaminé, et plus courte encore après inoculation intradermique par des insectes. Les principaux symptômes sont : hyperthermie, dépression, polypnée, conjonctivite, larmoiement, rhinite. L'éruption cutanée caractéristique débute par des zones érythémateuses, puis des papules surtout visibles sur les parties non recouvertes de poils ou de laine. Dans la *forme papulo-vésiculaire* les papules deviennent blanc-gris, se dessèchent et forment des vésicules, puis des croûtes, alors que dans la *forme nodulaire* les papules donnent naissance à des nodules dont la nécrose, puis la chute, laissent la place à une cicatrice glabre.

Dans les deux formes, des nodules se développent dans les poumons, provoquant une broncho-pneumonie avec toux, jetage nasal abondant, dépression, anorexie et amaigrissement.

Les animaux peuvent guérir en 20 à 30 jours, mais la mort est fréquente en cas de complication (ex. : avortement). La morbidité est de 70 à 90 % en zones d'enzootie et la mortalité de 5 à 10 %, mais peut atteindre 100 % chez les animaux importés.

Diagnostic différentiel : confusion possible avec la fièvre catarrhale du mouton, la peste des petits ruminants, l'ecthyma contagieux, la photosensibilisation, la dermatophilose, les piqûres d'insectes, la pneumonie parasitaire, la lymphadénite caséeuse et les gales.

Diagnostic biologique : *identification de l'agent* par inoculation en culture et détection de l'antigène, et par *tests sérologiques* : neutralisation virale, immunofluorescence indirecte, immunodiffusion en gélose ou ELISA.

Lésions : lésions **cutanées** accompagnées de congestion, hémorragie, œdème, vasculite et nécrose, et tuméfaction des nœuds lymphatiques. Lésions **papuleuses** sur les muqueuses des yeux, de la bouche, du nez, du pharynx, de la panse et de la caillette, ainsi que sur la vulve, le prépuce, les testicules et les trayons. Lésions **pulmonaires** papuleuses sévères et étendues, congestion, œdème et hémorragies des nœuds lymphatiques médiastinaux.

Prophylaxie sanitaire : isolement des troupeaux infectés et des animaux malades pendant au moins 45 jours suivant la guérison. Abattage des animaux infectés. Élimination des cadavres et des produits infectés. Désinfection. Mise en quarantaine. Contrôle des déplacements des animaux et des véhicules.

Prophylaxie médicale : il existe de nombreux vaccins à virus atténué, à administrer par voie sous-cutanée ou intradermique. L'immunité conférée peut atteindre deux ans.

Traitement : il n'existe pas de traitement de la clavelée.

Bibliographie

Agard J.L. – *Contribution à l'histoire des médicaments vétérinaires.* Thèse de médecine vétérinaire, Imprimerie Bosc, Lyon, 1968, 159 pp.

Anonyme – *La médecine des bêtes à laine.* extraits publiés *In Médecine vétérinaire* par M. Vitet, 1771, Tome III, Périsse, édit., Lyon, 1769, 269 pp.

Armatage G. – *The sheep. Its variety and management in health and disease.* F. Warne & Co., édit., Londres et New York, 1894, 220 pp.

Belitz W. – « *Wiederkäuer und ihre Krankheiten im Altertum* ». *Veterinärhistorisches Jahrbuch*, 1927, **3** : 1-128.

Conte A. – *Police sanitaire des animaux.* Baillière & fils, édit., Paris, 1906, 532 pp.

Cordero del Campillo M. – *Desarrollo histórico de la medicina preventiva.* Crin Ediciones S.L., León, 1996, 62 pp.

Curasson G. – *Traité de pathologie exotique vétérinaire et comparée.* Tome I : *Maladies à ultra virus*, seconde édition, Vigot Frères, édit., Paris, 1942, 367 pp.

de Brie J. – *Le bon bergier, ou le vray régime et gouvernement des bergiers* (1542). Réimpression de l'édition originale par I. Lisieux, édit., Paris, 1879, 160 pp.

Fleming G. – *Animal plagues: their history, nature and prevention.* Chapman & Hall, édit., Londres, 1871, 548 pp.

Galtier P.V. – *Traité des maladies contagieuses et de la police sanitaire des animaux domestiques.* Troisième édition, Asselin et Houzeau, édit., Paris, 1897, 1 280 pp.

Hastfer F. – *Instructions sur la manière d'élever et de perfectionner les bêtes à laine.* (Traduit du suédois, *In* Vitet, *Médecine vétérinaire*, Tome III, Périsse, édit., Lyon, 1771, p. 145).

Heurtrault-Lamerville – *Observations pratiques sur les bêtes à laine dans le département du Cher.* Imprimerie Buisson, Paris, An VIII (1799), 288 pp.

Heusinger C.F. – **(a)** *Recherches de pathologie comparée.* Cassel chez H. Hotop, édit. ; vol. I, 1853, 674 pp. ; **(b)** *Recherches de pathologie comparée.* Cassel chez H. Hotop, édit. ; vol. II, 1853, DXLIX pp.

House of Commons – « *Select committee on the sheep. Contagious disease prevention bill* ». *The Veterinarian*, 1857, **30** : 653-657 et 710-714.

Hurtrel d'Arboval L.H.J. – *Dictionnaire de médecine, de chirurgie et d'hygiène vétérinaires.* Tome I, Seconde édition, Baillière & fils, édit., Paris, 1838, 696 pp.

Katić R.V. – « La médecine vétérinaire en Serbie au Moyen Âge ». *Rec. Méd. vét.*, 1955, **131** (3) : 188-196.

Leclainche E. – **(a)** *Histoire illustrée de la médecine vétérinaire.* Tome I, Albin Michel, édit., 1955, 250 pp. ; **(b)** *Histoire illustrée de la médecine vétérinaire.* Tome II, Albin Michel, édit., 1955, 245 pp.

Mammerickx M. – « Histoire de la médecine vétérinaire belge ». *Mémoire de l'Académie Royale de Médecine de Belgique*, 1967, Sér. 2, **5** (4) : 261-708.

Moulé L. – **(a)** *Histoire de la médecine vétérinaire.* Première période : « Histoire de la médecine vétérinaire dans l'Antiquité ». Extraits du *Bulletin de la Société centrale de médecine vétérinaire.* Imprimerie A. Maulde, Doumenc et Cie, Paris, 1891, 200 pp. ; **(b)** *Histoire de la médecine vétérinaire.* Deuxième période : « Histoire de la médecine vétérinaire au Moyen Âge ». Première partie : « La médecine vétérinaire arabe ». Extraits du *Bulletin de la Société centrale de médecine vétérinaire.* Imprimerie A. Maulde, Doumenc et Cie, Paris, 1896, 125 pp. ; **(c)** *Histoire de la médecine vétérinaire.* Deuxième période, Deuxième partie : « La médecine en Europe ». Extrait du *Bulletin de la Société centrale de médecine vétérinaire.* Imprimerie A. Maulde, Doumenc et Cie, Paris, 1900, 178 pp.

Nocard E. et Leclainche E. – *Les maladies microbiennes des animaux.* Tome I, Seconde édition, E. Masson & Cie, édit., Paris, 1898, 956 pp.

Paulet J.-J. – **(a)** *Recherches historiques et physiques sur les maladies épizootiques avec les moyens d'y remédier, dans tous les cas.* Première partie. Ruault, édit., Paris, 1775, 416 pp. ; **(b)** *Recherches historiques et physiques sur les maladies épizootiques avec les moyens d'y remédier, dans tous les cas.* Seconde partie. Ruault, édit., Paris, 1775, 501 pp.

Raspail F.V. – *Le fermier-vétérinaire ou méthode aussi économique que facile de préserver et de guérir les animaux domestiques et même les végétaux cultivés, du plus grand nombre de leurs maladies.* Raspail, édit., 1854, Paris, 288 pp.

Reynal J. – *Traité de police sanitaire des animaux domestiques.* Asselin, édit., Paris, 1873, 1 012 pp.

Smith F. – *The early history of veterinary literature and its British development* (originally published in *Journal of Comparative Pathology and Therapeutics* 1912-1918). J.A. Allen & Co., édit., Londres 1976, vol. I, 373 pp.

Tadjbakhsh H. – *Traditional methods used for controlling animal diseases in Iran. Rev. sci. tech. Off. int. Epiz.*, 1994, **13** (2) : 599-614.

Wilkinson L. – *Animals and disease. An introduction to the history of comparative medicine.* Cambridge University Press, 1992, 272 pp.

Bibliographie complémentaire

Cette liste rassemble les références de quelques travaux antérieurs au XXe siècle analysés par les auteurs figurant sur la liste précédente, mais dont nous n'avons pu consulter le texte original intégral.

Delafond H.M.O. – « De la clavelisation des troupeaux de bêtes à laine ». *Rec. Med. vét.*, 1847, 276 et 931 pp. ; 1848, 18, 121 et 322 pp.

Duclert – « De l'immunité congénitale dans la variole ovine ». *C.R. Soc. Biol.*, Paris, 1872, 272 pp.

Gilbert F.H. – *Instructions sur le claveau des moutons.* Paris, 1798.

Girard J. – *Mémoire sur le claveau et sur les avantages de son inoculation.* Paris, 1818.

Gründwald G. – « *Experimentelle Beitrag zur Lehre über einige contagien* ». *Deutsch. Zeitschrs. für Thiermed.*, Tome IX, 1883.

Gunther F.A. – *Uebertragung der Schafpocken auf andere Thiere. Jahresb der K. Thierazneischule zu Hannover*, Tome IX, 1872.

Joubert L. – *De peste Libellus.* Lugdunum, 1567.

Références citées

(1) Curasson, p. 225; Leclainche (b), p. 118
(2) Moulé (a), p. 125
(3) Belitz, p. 110
(4) Moulé (a), p. 125
(5) de Brie, chap. XXIV ; Moulé (c), p. 115
(6) Fleming, p. 80 ; Heusinger (a), p. 666 ; Leclainche (a), p. 175 ; Moulé (c), p. 145
(7) Paulet (a), p. 90
(8) Paulet (a), p. 89 ; Curasson, p. 225
(9) Paulet (a), p. 91
(10) Leclainche (b), pp. 49-50
(11) Moulé (c), p. 115
(12) Leclainche (b), p. 50 ; Mammerickx, p. 294 ;. Paulet (a), p. 91
(13) Paulet (a), p. 151
(14) Heusinger (b), p. CXCIX ; Paulet (a), p. 152
(15) Paulet (a), p. 270
(16) Paulet (b), p. 261
(17) Nocard et Leclainche, p. 447
(18) Heurtrault-Lamerville, p. 156
(19) Hurtrel d'Arboval, p. 463
(20) Curasson, p. 227
(21) Paulet (b), pp. 79-80
(22) Hurtrel d'Arboval, p. 458
(23) Hurtrel d'Arboval, p. 459
(24) House of Commons, p. 656
(25) Reynal, p. 503
(26) Nocard et Leclainche, p. 469 ; Hurtrel d'Arboval, p. 451 ; Tadjbakhsh, p. 608
(27) Curasson, p. 238
(28) Curasson, p. 242
(29) Curasson, pp. 236-239
(30) Curasson, p. 237
(31) Paulet (a), p. 151
(32) Paulet (a), p. 152
(33) Paulet (a), pp. 268 , 273 à 275
(34) Hurtrel d'Arboval, pp. 470-474
(35) de Brie, chapitre XXIV ; Moulé (c), p. 115
(36) Fleming, p. 158 ; Nocard et Leclainche, p. 447
(37) Paulet (a), pp. 276-277
(38) Hurtrel d'Arboval, p. 454
(39) Fleming, p. 84 ; Heusinger (b), p. CXII ; Paulet (b), p. 81
(40) Hurtrel d'Arboval, pp. 450, 451 et 454
(41) Heusinger (a), p. 105
(42) Wilkinson, p. 137
(43) Raspail, p. 142
(44) Reynal, p. 517
(45) Curasson, p. 234
(46) Moulé (a), p. 125
(47) Moulé (b), p. 95
(48) Paulet (b), p. 469
(49) Reynal, p. 521
(50) Hurtrel d'Arboval, p. 457
(51) Heusinger (a), p. 174
(52) House of Commons, p. 657
(53) Nocard et Leclainche, p. 459
(54) Curasson, p. 246 ; Nocard et Leclainche, p. 455
(55) Paulet (a), p. 151
(56) Paulet (a), p. 153
(57) Heusinger (a), p. 104 ; Hurtrel d'Arboval, p. 481
(58) Hurtrel d'Arboval, pp. 481 et 500
(59) Hurtrel d'Arboval, p. 452
(60) Hurtrel d'Arboval, p. 487
(61) Nocard et Leclainche, pp. 448 et 458
(62) Curasson, p. 242
(63) Curasson, pp. 243-244 ; Nocard et Leclainche, p. 475
(64) Curasson, p. 236 ; Nocard et Leclainche, p. 475
(65) Nocard et Leclainche, p. 475
(66) Reynal, p. 522
(67) Hurtrel d'Arboval, p. 443
(68) House of Commons, p. 657
(69) Curasson, p. 244 ; Nocard et Leclainche, p. 457
(70) Nocard et Leclainche, p. 457
(71) Curasson, p. 244
(72) Curasson, p. 245
(73) Belitz, pp. 74-75
(74) Belitz, p. 108
(75) Moulé (a), p. 125
(76) Fleming, p. 82
(77) Anonyme, p. 257 ; Nocard et Leclainche, p. 466
(78) Hurtrel d'Arboval, p. 476
(79) Nocard et Leclainche, p. 466
(80) Armatage, p. 120
(81) Anonyme, p. 257
(82) Fleming, p. 26
(83) Moulé (b), p. 95
(84) Cordero del Campillo, p. 24
(85) Reynal, p. 524
(86) Heurtrault-Lamerville, pp. 157-158
(87) Hurtrel d'Arboval, p. 480
(88) Nocard et Leclainche, p. 469
(89) Reynal, p. 525
(90) House of Commons, p. 657
(91) Nocard et Leclainche, p. 468
(92) Moulé (a), p. 146

(93) Armatage, p. 119
(94) Nocard et Leclainche, p. 475
(95) Nocard et Leclainche, p. 468
(96) Belitz, p. 90
(97) Paulet (a), p. 154
(98) Reynal, p. 525
(99) Armatage, p. 120 ; Curasson, p. 259
(100) Nocard et Leclainche, p. 462
(101) Hurtrel d'Arboval, p. 482
(102) Katić, p. 196
(103) Fleming, p. 390
(104) Fleming, p. 390
(105) Curasson, p. 248
(106) Hurtrel d'Arboval, p. 483
(107) Heusinger (a), p. 174
(108) Curasson, p. 236
(109) Hurtrel d'Arboval, p. 481
(110) Nocard et Leclainche, p. 464
(111) Nocard et Leclainche, p. 463
(112) Nocard et Leclainche, pp. 465-466
(113) Curasson, p. 226
(114) Moulé (a), p. 125
(115) Curasson, p. 259
(116) Fleming, p. 25
(117) Fleming, p. 81
(118) Moulé (b), p. 95
(119) Fleming, p. 80
(120) de Brie, chapitre XXXVI
(121) Paulet (a), p. 89
(122) Hastfer, in Vitet, p. 145
(123) Paulet (a), p. 280
(124) Agard, p. 114
(125) Paulet (b), p. 82
(126) Heurtrault-Lamerville, p. 157
(127) Curasson, p. 259
(128) Curasson, p. 259
(129) Hurtrel d'Arboval, p. 476
(130) Armatage, p. 119
(131) Cordero del Campillo, p. 24
(132) Reynal, p. 524
(133) Conte, p. 8
(134) House of Commons, p. 711
(135) Conte, p. 2
(136) Reynal, p. 133
(137) Hurtrel d'Arboval, p. 482
(138) Reynal, p. 133
(139) Leclainche (b), p. 118
(140) Curasson, p. 226
(141) Hurtrel d'Arboval, p.463
(142) Paulet (a), p. 177 et Heusinger (a), p. 174
(143) Moulé (a), p. 126 et (c), p. 146 ; Belitz p. 110
(144) Fleming, p. 87
(145) Heurtrault-Lamerville, p. 158
(146) Moulé (a), p. 25

Fièvre aphteuse

La fièvre aphteuse est considérée, de nos jours, comme l'une des maladies animales les plus redoutées. À ce titre, elle fait l'objet d'une surveillance attentive et d'une réglementation très sévère des échanges d'animaux sensibles à cette maladie et de leurs produits.

Cette fâcheuse réputation tient à la facilité et à la rapidité avec lesquelles la maladie se répand d'un troupeau à l'autre puis au-delà des frontières, et aux conséquences économiques très graves qu'entraîne cette diffusion. La gravité de ces conséquences tient, certes, aux pertes directes liées à la maladie dans les élevages intensifs (vaches laitières, porcheries industrielles,...), mais surtout au manque à gagner qui découle de la fermeture immédiate des frontières aux exportations d'animaux ou de certains produits animaux venant d'un pays infecté.

Tel ne fut pas le cas dans le passé, lorsque l'élevage était encore de type familial ou extensif, et que les échanges internationaux d'animaux étaient rares. Ce chapitre apportera donc un éclairage intéressant sur l'évolution des idées en matière d'économie de l'élevage.

Symptomatologie

Descriptions cliniques

Selon la majorité des auteurs, la première et seule description fiable de fièvre aphteuse remonte à l'an 1546, où le célèbre médecin Girolamo Fracastoro (Fracastor) en fait une à propos d'une épizootie survenue en Italie. Il serait donc présomptueux de vouloir faire remonter en deçà l'histoire de cette maladie, que Mammerickx classe « parmi les affections contagieuses dont les origines resteront à jamais obscures » (1).

Cependant, plusieurs descriptions très anciennes pourraient évoquer le tableau clinique de cette maladie. Smith, en particulier, pense qu'il s'agit de fièvre aphteuse lorsqu'Aristote (323 avant J.-C.) parle de « maladie du pied des bovins » et Smith pense aussi que le *branchos* des porcs (inflammation de la gorge, du pied et des oreilles), toujours signalé par Aristote, pourrait correspondre soit à la fièvre charbonneuse, soit à la fièvre aphteuse (2).

Fleming considère comme très probable que la maladie des chevreaux et des cabris, décrite au Ier siècle par Columelle sous le nom de *mentigo* (ou *ostigo*), ait été la fièvre aphteuse. Cette affection, fatale aux jeunes à la mamelle (*labes mortifera lactantibus*), se caractérisait par d'importants « ulcères » autour des lèvres et dans la bouche (3).

Certains autres passages de l'œuvre de Columelle, relevés par Mammerickx, « pourraient permettre de dresser un tableau clinique susceptible de faire reconnaître la fièvre aphteuse » du gros bétail (4) : *febricitanti bovi* (fièvre des bovins), *fluidum salivas os* (sialorrhée), *claudicationem* (boiterie), etc. Mais Mammerickx hésite encore à identifier avec certitude la maladie et « refuse de laisser son imagination s'égarer dans ce subtil jeu de reconstitution ». Il réfute aussi, catégoriquement, les assertions de Heusinger et de Hurtrel d'Arboval selon lesquelles les descriptions données aux IVe et Ve siècles dans les *Hippiatriques*[(a)], puis dans l'*Ars veterinariæ* de Végèce, concernaient la fièvre aphteuse (5). Il leur oppose plusieurs arguments, notamment l'absence de lésions linguales ou podales et l'atteinte simultanée des chevaux (réfractaires à la fièvre aphteuse...). Selon Shoshan, deux passages du *Talmud* où sont décrits des bovins « qui salivent » pourraient concerner la fièvre aphteuse (6).

C'est l'atteinte des chevaux mentionnée par les auteurs du Moyen Âge qui fait penser à Mammerickx que le virus de la fièvre aphteuse n'a joué aucun rôle dans l'étiologie du *malum oris* décrit au XIIIe siècle par Rufus ou du *malum pinzanese* décrit par Albert le Grand. Il en serait de même, toujours selon Mammerickx, du texte de Rusius (XIVe siècle) qui traitait d'une maladie équine (*de foncellis)* : c'est à tort, selon lui, que le mot *foncellæ* aurait été rapproché du mot italien *fonzetto*, qui désignera la fièvre aphteuse au XVIIIe siècle (7). À la même époque, selon Moulé, les Arabes auraient reconnu la fièvre aphteuse du dromadaire, une affection « caractérisée par une éruption ulcéreuse des lèvres et des pieds », qu'ils dénommaient *orr* (8).

Plus tard, en revanche, les doutes ne seront plus permis aux historiens vétérinaires (sauf Fleming et Lorinser) sur la nature de l'épizootie survenue, en 1514, dans la région du Frioul. Cette épizootie sera ainsi décrite, trente-deux ans plus tard, par Fracastor dans son ouvrage *De Contagione et Contagiosis Morbis et eorum curatione* (9) : « *Referemus insolitam anni 1514 contagionem quæ in boves solum irrepsit, visa primo circa foroiuliensem tractum mox sensim et ad Euganeos delata atque inde in agrum nostrum (Veronese). Abstinebat primo bos a cibo sine causa alia manifesta ; spectantibus autem in ore eorum bulbucis asperitas quædam, et parvæ pustulæ percipiebantur in palato et ore toto : separare protinus infectum oportet a reliquo armento, alioquim totum inficiabatur, paulatim labes illa descendebat in armos et inde ad pedes ; ac quibus ea permutatio fiebat, sanabantur fere omnes, quibus autem non fiebat, plurima pars interibat.* »[(b)] .

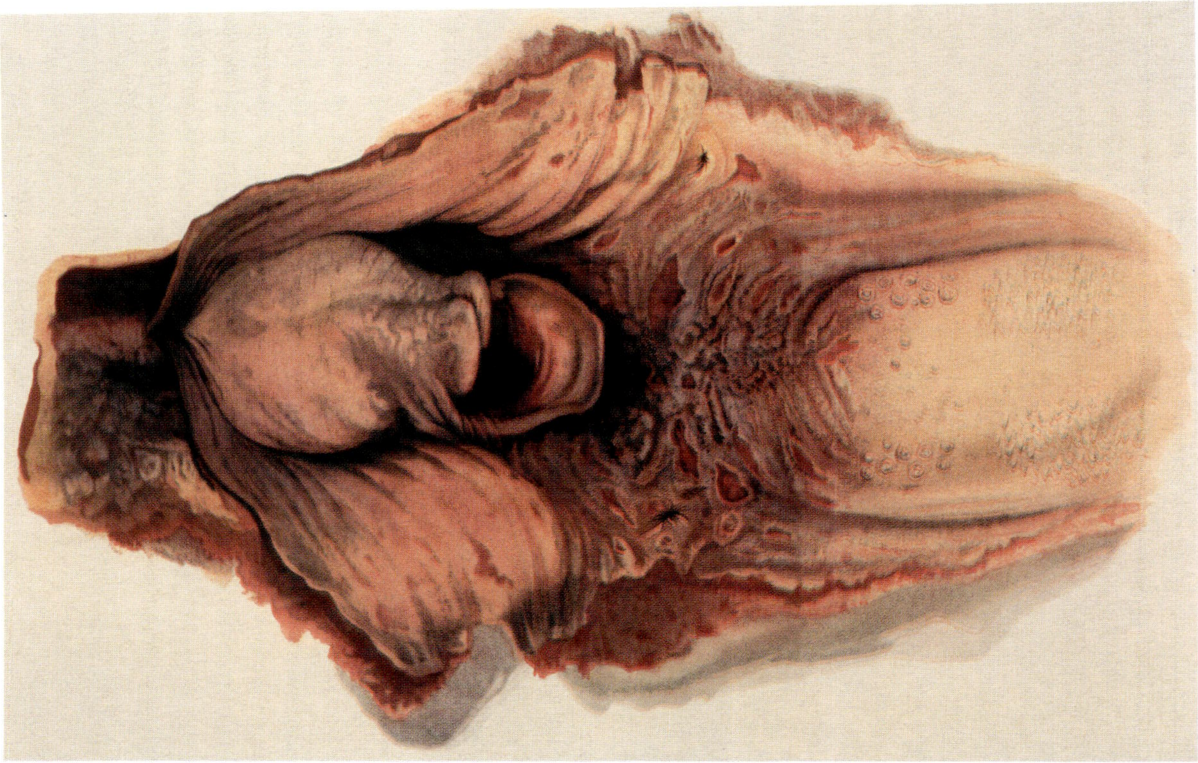

Lésions buccales de fièvre aphteuse, longtemps confondues avec celles de la peste bovine

Lithographie du *Report on the cattle plague in Great Britain during the years 1865, 1866 and 1867, prepared by the Veterinary Department of the Privy Council Office*, Londres (1868), planche n° X (Vincent Brooks, Day and Son, Imp.)

G.T. Brown, del.

C'est dans d'autres chapitres de cet ouvrage en trois volumes que Fracastor développe son point de vue sur la spécificité des maladies (pour les plantes, les animaux, les hommes, ou pour les sujets d'âges différents). Il analyse aussi avec une rare perspicacité les différents modes de contagion : direct (*per contactum*), passif (*per fomitem*) ou à distance (*per distans*) et incrimine un *contagium animatum* (10).

Ultérieurement, d'autres descriptions cliniques, tout aussi précises, seront données par d'autres Européens. En 1683 Wincler, premier médecin du prince palatin, parle « d'une vessie noire ou violette qui forme eschare en quatre ou cinq heures de temps » et que Leclainche identifie à un aphte. De même Leclainche pense que c'est la fièvre aphteuse que Diderich a observée en Allemagne en 1686 lorsqu'il décrit des bovins « bavant abondamment comme les syphilitiques que les vieilles femmes de Hambourg traitent avec du mercure » [(c)] (11).

En 1765, un médecin de Moravie, Jean-Baptiste Michel Sagar, rapporte les symptômes qu'il a observés chez des bovins, des petits ruminants et des porcs dans une monographie intitulée *Libellus de aphtis pecorinis anni 1764*. En voici les passages les plus significatifs : « le symptôme le plus essentiel était des aphtes (...). Cette maladie s'annonçait d'abord par la tristesse et la chaleur du corps : les yeux étaient plus ou moins rouges ; l'intérieur de la bouche offrait une couleur d'un rouge plus vif que dans l'état naturel (...). Le second, le troisième et le quatrième jour survenaient des pustules dans la bouche, le gosier et le nez qui rendaient la déglutition si difficile que les malades pouvaient à peine avaler les substances liquides (...). Les aphtes étaient si multiples que souvent elles occupaient toute la face intérieure de la bouche et du gosier (...). Le septième jour elles tombaient en croûtes. » « Il faut remarquer que le jour même où les aphtes commençaient à se dissiper il se formait des tumeurs plus ou moins grandes sur les parties postérieures de l'un ou l'autre ongle (...). Le même jour que les tumeurs critiques du pied arrivaient, les symptômes diminuaient (...), la fièvre disparaissait, l'appétit revenait. » etc. (12). Chez le porc, Sagar remarque surtout les lésions ongulaires : « La plupart de ceux qui échappèrent à la maladie perdirent leurs ongles (...) ou attendirent, en boitant, leur régénération. » (13).

Selon Paulet, les mêmes symptômes auraient été observés en 1696 en Hesse et décrits, plus sommairement, en 1764 dans le Holstein où « l'on voyait sortir une matière putride et purulente de dessous les ongles des bêtes à cornes » et où « le groin des cochons et la surface de leur corps se pelaient en même temps ». Mais, ajoute Paulet, « aucun de ces animaux n'en mourut » (14).

Au début du siècle suivant, Toggia décrit une nouvelle épizootie de fièvre aphteuse survenue dans le Piémont en 1799 et 1800 (15). Cette description est restée fameuse parce que le mot de fièvre aphteuse y fut employé pour la première fois dans l'Histoire : « *Anzi che il nome di* fonzetto, *di* vaiuolo, *di* mal del rospo, *ho giudicato doversi dare a questa malattia quello di* febbre aftosa, *cui volli aggiunto l'epiteto di* epizootica, *perchè cosi marcata tostamente si vedesse la prontezza con cui essa largamente si è vista a diffondersi e communicarsi.* »[(d)]. Toggia décrit avec précision les symptômes qu'il a observés : « *Rilevai che questa malattia (...) andando accompagnata de febbre lenta, lasciava vedere delle pustulette occupanti la faccia esterna delle labra, le fauci, il palato ed in particolare la lingua e rare volte le mammelle, degeneranti prontamente in ulcerette, emulanti le afte.* »[(e)] [(16)]. Dans les États de Venise et en Lombardie la même maladie était observée la même année et désignée sous le nom de « chancre volant » ou *cancro volante* [(17)].

Incubation

Il existe relativement peu de données sur la durée d'incubation de la maladie naturelle, puisque son caractère contagieux fut mal connu, voire nié par de nombreux auteurs, jusqu'au milieu du XIXe siècle. Nocard et Leclainche relèvent seulement, en 1898, les durées extrêmes d'incubation notées chez les bovins adultes par Harms (trente-six heures) ou Schrader et Lies (quatorze jours).

En revanche, des données assez précises ont pu être fournies à l'occasion des opérations d'aphtisation pratiquées à partir de 1810 et jusqu'en 1940 en vue de lutter contre l'épizootie [(18)]. Les essais de Lehwess, puis Brandes, sur plus de 500 moutons montrèrent que la fièvre apparaissait vingt-quatre à quarante-huit heures après l'inoculation de matériel virulent à la face interne de l'oreille, les vésicules après soixante-douze heures et les boiteries au cours des huit jours suivants [(19)].

En 1894, Schuetz, directeur de l'École vétérinaire de Berlin, place entre les incisives des bovins des fils de laine imprégnés de contenu d'aphtes : il observe chez eux de la fièvre après quarante-huit heures, et les premières lésions gingivales après soixante-douze heures [(20)]. Chez le veau, les travaux de la Commission allemande de l'Institut pour les maladies infectieuses établissent, en 1897, que le sang de sujets inoculés expérimentalement est déjà infectieux douze à vingt-huit heures après leur inoculation [(21)].

À la même époque, Leistikoff constate, après inoculation de salive virulente, des périodes d'incubation de trois jours chez les bovins, de cinq jours chez les porcins et de six jours chez les ovins [(22)].

Chez l'homme, les essais d'inoculation expérimentale eurent peu de succès (voir *supra*) mais, dans l'un des cas positifs, la fièvre et l'éruption de vésicules furent observées au troisième jour suivant l'inoculation à un enfant [(23)].

Diagnostic expérimental et reproduction de la maladie

Le diagnostic expérimental de la fièvre aphteuse ne se développera qu'après la découverte du virus (1897) puis l'identification de ses différents sérotypes (1922). Cependant, dès 1810, les vétérinaires essaieront de reproduire la maladie dans le but de prémunir l'animal contre une atteinte ultérieure, comme cela avait été réussi pour la variole et tenté pour la peste bovine et la péripneumonie contagieuse bovine (voir chapitres ultérieurs). C'est Buniva en Italie, puis Saloz en Suisse, qui auraient reproduit les premiers la maladie en 1810 par frottement de la muqueuse buccale avec des aphtes, puis Cavalli et Clerc par insertion de sétons au fanon, aux oreilles et à la queue, puis Lehwess et Brandes par piqûres dans le pavillon auriculaire (24). Ces essais réussissaient trois fois sur quatre, mais l'infection expérimentale s'étendait rarement aux onglons et n'entraînait qu'une résistance postinfectieuse transitoire (voir *infra*). En 1896, Albrecht échoue dans sa tentative d'inoculation au cheval, aux carnivores ou aux oiseaux, de même que Loeffler et Frosch. Ces derniers ne parviennent pas non plus à contaminer le lapin, la souris ou le cobaye. Mais en 1899 Hecker réussit à contaminer cette dernière espèce dont la sensibilité sera largement utilisée, ensuite, par Waldmann et Pape (25).

Lésions

La plupart des lésions de la fièvre aphteuse sont visibles du vivant de l'animal, et l'autopsie ne permet guère d'observations complémentaires à l'exception d'une inflammation des piliers du rumen et d'une myocardite chez le veau (« cœur tigré ») qui n'ont été signalées qu'à la fin du XIXe siècle.

Que ce soit *ante* ou *post mortem*, les lésions buccales ou podales caractéristiques de la fièvre aphteuse ont (peut-être) été observées dès l'Antiquité par Aristote, Columelle ou Végèce (26). Le mot aphte (ἄφθα = brûlures) est mentionné dans les aphorismes d'Hippocrate (Ve siècle avant J.-C.) et plus tard (*aphtæ*) par Marcellus Empiricus, au IVe siècle, mais peut-être ne s'agissait-t-il pas des lésions spécifiques de la fièvre aphteuse (27). C'est à partir de l'épizootie de 1514, rapportée par Fracastor que ces lésions seront décrites avec plus de précisions (« aspérités et pustules dans la bouche »). Les auteurs suivants ajouteront d'autres observations sur les lésions des onglons des ruminants et du groin des cochons (Paulet, 1764) ou sur celles du trayon des vaches « qu'il faut distinguer de celles de la vaccine » (Rayer, 1843). C'est la description de Sagar (1765) qui restera la plus détaillée : « Les aphtes étaient si multiples que souvent ils occupaient toute la face interne de la bouche. Leur figure approchait celle d'une demi-sphère, quelques fois d'un polygone : leur grandeur variait ; les uns étaient grands comme un grain de froment, les autres comme un grain de millet et d'autres comme un pois. Ils contenaient une humeur ordinairement transparente, rarement opaque ou rougeâtre et jamais livide ou noirâtre. » (28).

Étiologie et pathogénie

L'agent causal de la fièvre aphteuse ne fut isolé et identifié qu'en 1897 par Loeffler et Frosch. Il est bien entendu impossible de savoir quelles étaient les causes invoquées, avant le XVIe, pour expliquer une maladie non encore précisément identifiée. Comme l'écrivait Reynal en 1873 : « toutes les causes banales ont été indiquées pour expliquer l'apparition de la fièvre aphteuse : le froid, le chaud, le sec, l'humide, la mauvaise qualité des aliments, etc., comme pour toutes les maladies du même genre dont les conditions déterminantes nous restent inconnues. » (29).

Fracastor, en 1546, ne se prononcera pas sur les causes de l'épizootie dont il décrit si bien la marche en Italie. En 1745, les médecins de Genève seront plus imaginatifs et se demanderont si la maladie décrite par Fracastor n'était pas une forme atténuée de la peste bovine (qui sévissait alors en Europe), ou une nouvelle manifestation du « levain » qui cause la petite vérole humaine. Ils écrivaient alors : « peut-être que la maladie des bœufs est aussi nouvelle ; peut-être encore que le sang des hommes étant très facile à mettre en mouvement et à fermenter, il ne faut dans l'air qu'un léger ferment pour exciter la petite vérole. Mais le sang des bœufs étant plus grossier, plus épais et plus lent (...), il faut un temps considérable pour qu'il se ramasse dans l'air un levain capable, soit par la quantité, soit par la qualité, de produire dans les bœufs ses funestes effets. » (30) En revanche, Sagar attribue l'origine de l'épizootie de 1764, en Moravie, à l'ingestion de plantes atteintes de nielle, une maladie produite par une anguillule (31). Il évoque aussi l'effet néfaste de « l'intempérie de l'air » et... d'une éclipse de soleil ! (32).

En 1838, des médecins prussiens et saxons affirment que la fièvre aphteuse est une affection « primitive » qui se développe spontanément sur le pied des porcs à l'occasion de leur migration à partir des pays voisins. Heusinger réfute cette hypothèse en 1853 et, employant le mot « virus » dans le sens de poison, il écrit : « Je ne crois pas correcte cette opinion (...), dans les grandes épizooties (...) la propagation se fait par un virus (...) et dans ce cas l'expansion est aidée par la disposition, par des influences favorables concomitantes... » (33). En 1839, Levrat, de Lausanne, concilie de façon élégante (mais un peu obscure !) les deux points de vue : « les causes de cette maladie peuvent être groupées en deux ordres : les unes, présumables, tendent à la développer, à lui donner naissance ; les autres, mieux appréciables, la développent et la propagent. » (34).

En 1843, Rayer la rapproche du *cow-pox* (35) et, en 1854, Raspail attribue les aphtes observés sur la langue et les parois buccales des ovins « à l'invasion de ces régions par les acares ou autres insectes fouisseurs et infiniment petits. Chez les ovins et les porcins les aphtes se montrent en même temps entre les deux ongles du pied car, là, les acares sont également à l'abri des moyens que pourraient employer les bestiaux pour se débarrasser de leurs vampires » (36).

Le caractère contagieux de la maladie ayant été définitivement accepté dans les années 1880, plusieurs chercheurs tenteront d'en découvrir l'agent causal et incrimineront, à tort, champignons ou bactéries, notamment le « bacille de Siegel-Bussenius » ou le « microcoque de Klein » (37). En 1896, Piana et Fiorentini décrivent la morphologie et la biologie d'un *protozoo patogeno dell'afta epizootica* (38).

Mais, en 1897, Loeffler et Frosch démontrent que l'agent causal de la fièvre aphteuse est un microbe filtrable (virus), ce qui sera confirmé en 1899 par Hecker : ce sera le premier virus isolé chez l'animal (39). Vingt-cinq ans plus tard Frosch reviendra sur sa publication et penchera, à nouveau, pour une étiologie bactérienne : il avait isolé, avec Dahmen, un bacille contaminant qu'ils dénommèrent *Löffleria nevermanii* (40). Cela est d'autant plus étonnant que, dès 1922, Vallée et Carré avaient annoncé à l'Académie des sciences de Paris leur découverte de deux variants antigéniques du virus de la fièvre aphteuse : les types O et A identifiés par les initiales des deux départements français (Oise et Ardennes) où ils avaient été isolés.

Épidémiologie

Contagiosité et modes de contagion

Fracastor reconnaît, dès 1546, le caractère contagieux de la fièvre aphteuse puisqu'il affirme qu'un animal peut la transmettre au reste du troupeau. Il reconnaît également le caractère épizootique de l'affection car il observe qu'elle peut s'étendre d'une province à l'autre. En 1683, Wincler souligne lui aussi l'extrême contagiosité d'une maladie (la fièvre aphteuse selon Leclainche) « qui a une marche réglée, faisant environ 2 milles d'Allemagne en vingt-quatre heures, sans épargner une seule paroisse » (41). En 1764, Sagar constate que la maladie des bovins se transmet entre animaux de cette espèce mais aussi aux moutons et aux chèvres : « la maladie était réellement épidémique : il n'en est pas ainsi de certaines maladies... » (42). Et, en 1810, Toggia confirme que la maladie est bien épizootique (43).

Mais il faut s'entendre sur le terme « épizootique » car, comme le rappelle Mammerickx, ce qualificatif sera pris dans un sens différent au XIXe siècle. On entendra, alors, par « voie purement épizootique » la diffusion d'une maladie par des mécanismes inconnus ne nécessitant pas de contact entre les animaux (44). On pouvait alors se dire « non-contagioniste » tout en affirmant, paradoxalement, que la fièvre aphteuse était épizootique...

Parmi ces non-contagionistes se trouvaient beaucoup de vétérinaires (Huzard, Girard, Imlin, Tisserant...) qui avaient fort justement observé que des foyers secondaires de fièvre aphteuse pouvaient éclater très loin du foyer primitif. Mais, ne soupçonnant pas la possibilité d'un transfert passif du virus, ils concluaient à tort à la non-contagiosité de la maladie. C'est ainsi qu'en 1857 Simonds affirme que les premiers cas de fièvre aphteuse étaient survenus spontanément en Grande-Bretagne, en 1839, faute d'avoir trouvé trace d'animaux importés à cette date (45). Au rang des non-contagionistes on trouvait aussi des expérimentateurs qui avaient échoué dans leurs tentatives d'infecter des espèces naturellement réfractaires à la maladie (46). Ce sont eux qu'invoque Hurtrel d'Arboval en 1838 (« On a même inoculé des aphtes à des chiens et à des chevaux, mais sans obtenir aucun résultat satisfaisant ») pour conclure : « toutes les preuves, ou prétendues telles, qu'on a rapportées sur ce sujet (...) ne nous paraissaient pas suffisantes pour constater la contagion. » (47).

En revanche, d'autres vétérinaires (Charlier, Fabre, Magne, Maret...) et tous les expérimentateurs qui pratiquaient l'inoculation de la maladie (voir *supra*) reconnaissaient évidemment son pouvoir contagieux, de même que les auteurs qui recommandaient l'isolement des malades, comme Delafond (1838).

Le mode de contagion lui-même était bien connu dès 1546 (contact entre animaux malades et animaux sains) et il fut exploité dès le début du XIXe siècle par les tenants de « l'aphtisation » préventive (voir *infra*). En 1839, Levrat explique que, dans le canton de Vaud, la maladie a pu se propager « de façon médiate (par les émanations du corps des malades, leur bave, l'humeur des ampoules) ou immédiate (par les personnes soignantes, les porcs, les moutons, les chèvres ou même par l'air à petite distance) » (48). L'éventualité de ce transport passif de l'agent causal est rappelé par Heusinger en 1853 lorsqu'il écrit : « Encore dans ces derniers temps on s'est aperçu que [...] dans la maladie aphtongulaire le virus a été transporté par des hommes, des chiens et par d'autres animaux sans que ceux-ci en souffrent... » (49). En 1873, Reynal soulignait le risque de contagion dans les wagons contaminés et accusait l'administration des chemins de fer français de « peu de bonne volonté et de beaucoup de négligence » dans leur désinfection (50).

Les partisans de la contagion et de la non-contagion s'affronteront encore longtemps en Europe et notamment en France, où Garreau ne prendra définitivement parti pour la contagion qu'en 1858 (51).

Espèces sensibles

Les espèces artiodactyles (ruminants et suidés) sont pratiquement les seules réceptives à la fièvre aphteuse naturelle. Si certains cas de cette maladie ont pu être exceptionnellement observés chez d'autres espèces (y compris l'homme), les solipèdes et les carnivores y sont, naturellement et expérimentalement, résistants. Les cas de stomatite vésiculeuse qui peuvent survenir chez les chevaux sont dus à un *aphtovirus* (rhabdoviridé), bien différent du *picornavirus* de la fièvre aphteuse (52).

Toutes ces notions ont été longues à établir et la réceptivité des différentes espèces a donné lieu à de multiples confusions au cours du temps. Selon Mammerickx, les rapports des auteurs de l'Antiquité au sujet d'aphtes observés simultanément chez les bovins et les chevaux ne pouvaient, de ce fait, concerner la fièvre aphteuse (53). Selon Moulé, la fièvre aphteuse aurait été décrite au XIIe siècle chez le dromadaire par les Arabes (voir *supra*). Heusinger signale un épisode de « maladie aphtongulaire » survenu en 1755 en Franconie chez des oiseaux de basse-cour et coïncidant avec la même maladie chez les bovins (54). En 1758, les rennes de Laponie (*Rangifer tarandus*) furent victimes d'une sévère épizootie de fièvre aphteuse et nombre d'entre eux, ne pouvant plus se déplacer, moururent dévorés par les loups (55). En 1765, Sagar nota des manifestations de la maladie chez d'autres espèces que les bovins (les ovins, les porcs, les chiens, les chats, les poulets et même l'homme). Il pensait que la maladie était transmissible par le lait (56).

En 1898, Nocard et Leclainche reconnaissaient la grande susceptibilité des bovidés, des porcs, des ovins et des caprins et la possibilité de contamination naturelle du buffle, du chameau, du renne, du cerf, du chevreuil, du chamois, du lama, de la girafe, de l'auroch, du yack et de diverses antilopes. Cependant, ils mettaient en doute la réceptivité du cheval, affirmée, entre autres, par Braüer et Lorenz. Cette réceptivité était également contredite par les essais d'Albrecht, en 1896, qui n'avaient pu contaminer les chevaux (ni d'ailleurs les chiens, les chats ou les poules) avec de la salive « encore chaude ». Les échecs de Loeffler et Frosch sur les lapins, les cobayes, les souris, les mulots et les oiseaux sont aussi rapportés par Nocard et Leclainche (57). Ces derniers signalent que certaines espèces auraient pu être contaminées par l'ingestion de lait infecté, notamment le chien (Schäfer) et le chat (Wachenfeld), et ils rappellent que la lymphe aphteuse peut conserver sa virulence après filtration (58). Hecker (1898) obtient l'infection du chaton par inoculation intramusculaire ou intramuqueuse, mais échoue avec les animaux adultes (59). En 1923, Arkwright démontre la réceptivité particulière du hérisson, qui sera longtemps soupçonné d'être vecteur de la maladie (60).

La réceptivité des êtres humains à la fièvre aphteuse a été, et reste, un sujet très controversé. Nocard, Leclainche, Rayer, Balassa et d'autres auteurs ont rappelé les différents épisodes de fièvre aphteuse humaine qui auraient été observés en 1695 (dans la Hesse [f]), en 1707 (en Franconie [g]), en 1778 (dans une prison de Rouen) et entre 1872 et 1887 (dans plusieurs pays européens...). La liste la plus complète des épisodes impliquant une contamination humaine survenus avant 1853 est, une fois de plus, donnée par Heusinger (61).

De 1810 à 1840, des chercheurs allemands et français inoculèrent des volontaires avec des produits de lésions de la mamelle de vaches atteintes de fièvre aphteuse afin de distinguer les pouvoirs infectieux respectifs des virus de la fièvre aphteuse, du *cow-pox* et du « faux *cow-pox* ». Cette inoculation ne réussit que chez un enfant (essai de Rayer et Bousquet en 1839), qui guérit rapidement (62). D'autres essais furent tentés avec du lait : voir *infra.*

De nos jours, les virus sont rarement incriminés dans les cas d'aphtose muqueuse humaine (63). Dans certains cas, cependant, le virus de la fièvre aphteuse a pu être isolé et typé à partir de lésions observées chez l'homme (64).

Matières virulentes

La question de la virulence des lésions observées chez les animaux atteints de fièvre aphteuse, ou de celle des produits dérivés de ces animaux, s'est posée dès le XVIIIe siècle.

Les expériences et les discussions sur cette question ont été nombreuses, et souvent confuses. Elles peuvent être regroupées en trois points principaux : la virulence des aphtes (et de la salive), celle du lait, celle de la viande (et du sang).

Les aphtes et la salive : les aphtes ont été reconnus assez rapidement comme la principale matière virulente et ils ont été largement utilisés dans les opérations « d'aphtisation » pratiquées au début du XIXe siècle. Bartels décrira à cette occasion (1842) comment choisir les aphtes les plus virulents (voir *infra*). Après Levrat, qui avait déjà observé la virulence de la bave, Bartels recommandera, d'ailleurs, de suspendre le produit des aphtes dans la salive même de l'animal, source des matières virulentes (65).

Le lait : Sagar signala la virulence du lait des vaches infectées dès 1765 (66). Mais, par la suite, cette affirmation fut contestée et donna lieu à des expériences contradictoires. En faveur de la virulence militaient plusieurs essais concluants de contamination de chats (Wachenfeld, Uhlich, Esser), ou de chiens (Steffens, Schneider, Adam, Lukas, Schäfer,...), réalisés dans les années 1890 avec du lait de vaches atteintes de fièvre aphteuse (67).

Les mêmes essais auraient été concluants chez l'homme : le plus connu est celui tenté, en 1834, par trois vétérinaires prussiens (Hertwig, Mann et Villain) qui burent, chacun pendant trois jours, 1 pinte de lait d'une vache malade : tous trois présentèrent des éruptions aphteuses localisées à la bouche, ou étendues aux mains et Hertwig éprouva de la fièvre et un prurit cutané dès le lendemain [h] (68). À ces résultats expérimentaux s'ajoutèrent des observations de contamination naturelle de l'homme. En 1840, Hildebrandt signale la contamination d'enfants par ingestion de lait, et Chauveau celle de plusieurs élèves d'un pensionnat de Lyon qui avaient bu du lait contaminé.

Consécutivement à la consommation de lait de vaches atteintes de fièvre aphteuse, 100 personnes présentèrent des aphtes buccaux ou pharyngés à Beccles, en Angleterre et 250 autres à Douvres, en France, etc. (69). Mais des observations contraires ont été aussi publiées par Toggia (1800), Simonds (1857) [(i)], Levrat, Rayer, Tisserant (années 1870) et Reynal (1873). Ce dernier cite le cas des vingt élèves d'Alfort, de garde lors de l'exposition universelle des animaux reproducteurs organisée à Paris en 1856 : ils burent sans incident le lait des vaches exposées, « dont le plus grand nombre étaient atteintes de fièvre aphteuse » ! (70).

En 1898, Nocard et Leclainche résument bien les conclusions de toutes les « dissidences observées sur la virulence du lait des animaux aphteux » qu'ils expliquaient ainsi : « le lait recueilli purement dans la mamelle n'est jamais virulent, mais il le devient, comme le jetage et la salive, par son mélange avec le contenu des aphtes (...) La souillure est presque inévitable en cas d'aphtes sur les mamelles (...) et certaine alors que ces aphtes occupent l'extrémité du trayon et qu'ils pénètrent dans le canal excréteur. » (71).

La viande et le sang: en 1840 Hildebrand établit que la viande des animaux atteints de fièvre aphteuse peut être consommée sans danger (72). En 1873, Reynal rappelle les preuves de non-infectiosité de cette viande pour l'homme : les habitants de la région parisienne en consommèrent de grandes quantités sans accident durant l'année 1839, deux escadrons d'un régiment français en mangèrent pendant trois mois, et lui-même fit l'expérience sans contracter la maladie ! Il écrit alors : « on peut hardiment conclure sur ce point que la consommation de la viande des animaux atteints de maladies aphteuses ne présente absolument aucun inconvénient. » (73). La virulence du sang, qui avait été affirmée par Spinola en 1857, sera contestée par la suite et, dans les années 1890, les Allemands obtiennent des résultats tantôt négatifs, tantôt positifs chez des veaux, douze à vingt-huit heures après inoculation du sang de bovins affectés (74).

Prophylaxie sanitaire

Hygiène générale

Aucune des nombreuses recommandations faites durant l'Antiquité et concernant l'hygiène générale de l'élevage bovin ne semble avoir concerné la fièvre aphteuse en particulier. En 1765, Sagar recommande saignées, sétons et purgatifs, ainsi que la fumigation des étables aux plantes aromatiques (75). En 1777, Bourgelat déconseille la saignée. En 1838, Hurtrel d'Arboval conseille « pour éloigner les causes connues ou présumées de la maladie » un régime convenable (voire la diète), des aliments verts ainsi qu'un logement sain et aéré (76). Ces recommandations seront reprises par le « Conseil de salubrité » de France en 1839 (77).

Isolement

La première recommandation concernant l'isolement des animaux atteints de fièvre aphteuse est certainement celle de Fracastor (1546) : « séparer la bête infectée du reste du troupeau. » (voir *supra*)

L'interdiction des mouvements d'animaux en cas d'épizootie fut édictée, en Europe, à partir de 1739 (arrêté du roi de France), puis étendue à partir des années 1840 (78). Mais elle concernait essentiellement la peste bovine, à laquelle s'ajoutèrent ultérieurement la péripneumonie contagieuse et la fièvre charbonneuse chez les bovins (79). La première mesure réglementaire visant la fièvre aphteuse en particulier semble avoir été l'interdiction de tout déplacement d'animaux, en cas de foyer de cette maladie, décidée en Grande-Bretagne en 1869, et reprise en 1878, puis 1892 dans les *Contagious Disease [Animals] Act* (80). Des mesures similaires auraient été proposées en France par Delafond dès 1838, et en 1840 par le gouverneur de Teruel en Espagne (81). En 1873 Reynal, bien que persuadé « que cela ne soit à peu près d'aucune efficacité », recommande de fermer les étables et d'empêcher les bouviers, bergers et « tous ces individus qui hantent ces étables » de communiquer avec des élevages sains (82). L'isolement des bovins, ovins, caprins et porcins atteints de fièvre aphteuse était prévu par la loi française du 21 juillet 1881 (83).

Lorsque l'isolement s'applique à des animaux importés dans un pays, il s'agit d'une véritable quarantaine. En 1857, Simonds propose à des parlementaires britanniques (fort sceptiques) de ne pas imposer une telle mesure aux animaux importés en Grande-Bretagne, mais plutôt de punir les éleveurs qui ne déclareraient pas la maladie (si elle survenait ultérieurement) et de mettre alors leur élevage en quarantaine ! (84). En Suisse (1872), les bovins, moutons, chèvres et porcins provenant de pays infectés subissent une quarantaine de huit jours à la frontière, aux frais de leurs propriétaires (85). La quarantaine est imposée aux animaux importés en France par voie maritime en 1882 (86).

Abattage

Jusqu'au milieu du XIXe siècle, la fièvre aphteuse n'étant pas considérée comme économiquement grave et sa contagiosité restant controversée, aucune mesure d'abattage n'était prévue pour les animaux malades.

Ce n'est qu'en 1869 qu'une ordonnance royale britannique du 10 août impose que le bétail amené au marché de Londres et reconnu atteint de fièvre aphteuse soit aussitôt conduit à l'abattoir (87). En 1878, le *Contagious Disease [Animals] Act* ordonne l'abattage des bovins infectés et l'indemnisation de leur propriétaire [j]. Le *Foot and Mouth Disease [Slaughter] Order* de 1884 étend les mesures d'abattage aux bovins ayant été en contact avec les malades et, en 1892, ces mesures vont s'appliquer à tous les ruminants et aux porcins (88). En 1886, il est accordé une indemnité d'abattage égale à la valeur totale des animaux sacrifiés, quelle que soit l'espèce (89). Le Danemark (loi du 14 avril 1893) prévoit également l'abattage assorti d'une indemnisation égale aux 4/5 de la valeur de l'animal (90). On notera que la stratégie choisie par le Royaume-Uni et le Danemark il y a plus d'un siècle sera progressivement adoptée par la plupart des pays d'Europe, et deviendra la règle dans les pays de l'Union européenne... en 1991.

Destruction des matières virulentes

En 1777, Bourgelat, le fondateur des écoles vétérinaires, conseille de faire évaporer du vinaigre sur des charbons ardents dans les étables contaminées pour les assainir (91). Delafond (1838) recommande de nettoyer à l'eau bouillante les ustensiles imprégnés de la salive des malades (92). En 1840, le gouverneur de Teruel ordonne la saisie des têtes, des pattes et des viscères des bovins atteints pour éviter une possible contamination humaine (93). En 1869, la désinfection des locaux occupés par des animaux infectés est rendue obligatoire par la réglementation britannique (94).

Dès 1898, Nocard et Leclainche font le bilan de l'action des agents physiques ou chimiques sur le virus isolé, l'année précédente, par Loeffler et Frosch : le virus serait détruit par la dessiccation (en dix-huit heures à 22°C), le chauffage (en quinze minutes à 50°C, ou immédiatement à 100°C), les acides (1 %), le formol (2 %) ou la soude (3 %) en une heure, etc. (95).

Prophylaxie médicale

C'est au début du XIXe siècle que furent tentés les premiers essais de vaccination contre la fièvre aphteuse, certainement inspirés par les résultats obtenus dans la lutte contre la variole humaine (« variolisation » puis « vaccination » de Jenner...), ou contre certaines maladies contagieuses animales.

On peut distinguer deux périodes dans ces essais : celle où ne furent employées que des matières virulentes recueillies sur des animaux infectés (« aphtisation »), puis celle où furent utilisés, séparément ou simultanément, du virus purifié et du sérum spécifique[k].

L'aphtisation

Les objectifs et le résultat de l'aphtisation ont été très bien résumés par Ercolani en 1858 : « On voit donc que par l'inoculation de la matière aphteuse, en employant différentes méthodes, on n'a jamais à craindre de conséquences graves, et que par toutes on obtient généralement des avantages ; que ces avantages, par la nature même de la maladie, sont moins apparents, il est vrai, que ceux que l'on obtient de l'inoculation de la variole du mouton, mais que cependant ils sont encore assez considérables (...). En résumé, la maladie inoculée a un cours plus bref ; elle est exempte de ces complications graves qui, outre les dépenses qu'elles nécessitent, détériorent notablement les bêtes affectées et diminuent, par conséquent, le capital. En circonscrivant dans une période courte et déterminée le cours de la maladie dans tout le troupeau, la perte de temps est minime, il y a moins de dépenses à faire pour les soins à donner aux animaux. » (96). On remarquera que le but de l'opération était plus d'uniformiser les inconvénients de la maladie que de protéger les animaux contre une atteinte ultérieure : ce n'est qu'en 1812 que Raynard, dans les comptes rendus de l'École vétérinaire de Lyon, fera observer (en partie à tort) que la fièvre aphteuse n'attaque qu'une seule fois le même animal (97).

Quelles étaient les « différentes méthodes » employées pour l'aphtisation ? Elles varièrent beaucoup de 1810 jusqu'aux années 1930 où elles étaient encore employées (98). En 1810, Buniva (en Italie), puis Saloz (en Suisse) pratiquent les premiers essais en infectant des bovins par transfert de matières virulentes d'une bouche à l'autre. En 1816, Brauell (à Weimar) et Renner (à Iéna) répètent les essais de Buniva. Peu après, Clerc (canton de Vaud) pratique l'aphtisation par insertion de matières virulentes dans une incision cutanée et Levrat par transfert de la salive infectée. En 1842, Bartels décrit sa méthode en détail : prendre à la main de la salive enrichie du contenu des aphtes rompus et la passer sur la langue des animaux sains. En 1842, puis en 1843, Lehwes et Brandes inoculent des moutons par insertion du contenu des aphtes dans une incision pratiquée à la face interne de l'oreille. En 1850, Chibellini inocule les bovins sous la peau du fanon pour assurer une généralisation des aphtes à la bouche et aux pieds (99).

D'autres méthodes furent proposées par la suite : inoculation à l'aide d'une brosse dure trempée de salive, inoculation à la queue, arrosage des fourrages avec de la salive, etc. (100). En 1858, Ercolani propose de normaliser la méthode afin de la rendre plus efficace et moins dangereuse : il recommande de frotter la face interne de la lèvre supérieure avec une toile imprégnée de salive, et d'abandonner l'usage des sétons (proposé par Cavalli) ou celui de l'inoculation à l'oreille ou au fanon (101).

En 1847, Spinola invente la première vaccination associée ; il inocule simultanément, à la face interne de chaque oreille des agneaux, de la sérosité claveleuse et aphteuse : « L'inoculation de la variole ne trouble point le cours des aphtes inoculés, et *vice versa.* » (102).

En 1851, Lafosse ayant cru observer, à l'École vétérinaire de Toulouse, que des bovins atteints de fièvre aphteuse résistaient ultérieurement à la péripneumonie contagieuse bovine, suggère l'aphtisation comme procédé de vaccination contre cette dernière maladie (103).

L'immunisation passive et la vaccination

Dès 1892, Kitt suggère d'utiliser du sang d'animaux malades ou convalescents pour protéger les animaux sains (104).

Les premiers essais pratiques d'immunisation, par injection de sang ou de sérum, furent ceux de Siegel puis de Loeffler, qui venait d'isoler le virus. En 1897, Siegel démontre que le sang défibriné des malades recueilli au moment de l'éruption vésiculeuse immunise les animaux auxquels il est administré par voie sous-cutanée, et que ce sang (mélangé à de la glycérine) peut être conservé plusieurs semaines (105).

La même année, Loeffler et Frosch affirment avoir immunisé 30 à 50 % des animaux inoculés par voie intraveineuse avec de la lymphe virulente chauffée à 37°C durant douze heures, les résultats étant meilleurs avec de la lymphe non chauffée mélangée au sang défibriné du sujet convalescent (106).

La séro prévention, bien qu'imparfaite, fut utilisée à très grande échelle dans certains pays européens : le Danemark utilisa 112 000 litres de sérum d'animaux convalescents entre 1925 et 1933 (107). La méthode fut cependant abandonnée car elle pouvait être dangereuse, et protégeait mal ou pendant un temps trop court. Quant à l'emploi simultané de sérum et de virus, il était plus efficace mais donnait encore des résultats inconstants et restait dangereux. Cependant, cette technique fut exploitée par les laboratoires Hoechst qui commercialisèrent longtemps la « séraphtine », un mélange titré de sérum et de lymphe virulente (108).

En 1925, Vallée, Carré et Rinjard publièrent les premiers résultats positifs de vaccination à l'aide d'un virus purifié obtenu *in vivo* et formolé. Depuis cette date, les vaccins ne cessèrent de s'améliorer, notamment grâce à l'addition d'adjuvants de l'immunité (hydroxyde d'aluminium, par Schmidt en 1936 et en 1938 par Waldmann et Kobe), la production de virus *in vitro* et la sélection des sérotypes de virus utilisés pour les vaccinations.

Traitement

Bien que les descriptions de lésions buccales faites par les auteurs de l'Antiquité n'aient pu être rattachées avec une totale certitude à celles de la fièvre aphteuse, il est intéressant de noter que ces auteurs proposaient déjà un traitement de ces lésions. C'est ainsi que Columelle indique quel était le traitement utilisé à son époque pour soigner les jeunes ovins ou caprins atteints de *mentigo* : frotter les lésions labiales et buccales avec un mélange d'hysope et de sel, rincer au vinaigre et enduire de lard mélangé à de la moelle osseuse (109).

Dans les *Géoponiques* (Ve siècle), Moulé pense que c'est de fièvre aphteuse (plutôt que de ladrerie) qu'il s'agit dans le passage qui recommande de « renverser le bœuf sur le dos et regarder si la langue n'a pas de vésicules : s'il y en a, les brûler avec un cautère en pointe » (110). Les *Hippiatriques* recommandent également de cautériser les vésicules buccales, puis de les enduire de beurre salé (111). Toujours à la même époque, Hiéroclès parle de lésions buccales chez le bœuf, dont le traitement consiste à « enduire la bouche de grenade, la langue étant maintenue une demi-heure à l'extérieur pour laisser le temps à la drogue d'agir » (112).

En 1765, Sagar recommandait « d'ouvrir avec une lancette les tumeurs plus ou moins grandes qui se formaient sur la partie postérieure de l'un ou l'autre ongle (des bovins atteints de fièvre aphteuse), dès que la suppuration y était bien établie » (113). Il rapporte aussi les traitements employés « par les maréchaux et certains laboureurs » à base de thériaque diluée dans du vinaigre, de miel nitré ou de raves salées (114).

En 1777, Adámi, qui avait essayé plusieurs traitements préconisés en Europe centrale, ne leur reconnaissait aucune efficacité (115). Mais la même année Bourgelat tente de traiter 330 bovins avec la « méthode ancienne » : ratisser la portion malade de la langue avec une cuillère ou une pièce d'argent jusqu'à effusion de sang et bassiner deux fois par jour cette même partie avec un mélange de vinaigre, de sel, de poivre, d'ail et de poirée bien pilés. Il complète ce traitement par des lotions fréquentes sur la langue à l'aide de boissons acidulées et nitrées (116). Il est curieux de noter que ce traitement avait été en fait préconisé pour traiter la peste bovine, aux Pays-Bas, en 1714 (voir chapitre correspondant).

Dans son *Dictionnaire de médecine, de chirurgie et d'hygiène vétérinaire* (1838), Hurtrel d'Arboval décrit quelques mesures d'hygiène générale qu'il conseille d'appliquer aux herbivores et... aux carnivores, pour lesquels il recommande du bouillon de veau ! En cas d'échec de ces méthodes, il suggère d'attacher des sangsues aux gencives, d'administrer des gargarismes à la racine de guimauve, au lait ou au miel (additionnés, si nécessaire, d'acide sulfurique ou acétique), d'ouvrir les lésions buccales ou podales, de pratiquer des fumigations émollientes pour les lésions de la mamelle, etc. (117).

En revanche, Armatage (1894) déconseille formellement tout traitement en cas de fièvre aphteuse du mouton : « There is no remedy known that has the power of destroying the blood poison of contagious diseases ; unless we know of such an agent, it is useless to speak of them. » [1] (118).

Malgré la découverte de l'agent causal, et les progrès de la virologie, de nombreux auteurs continueront à tenter des traitements, souvent fantaisistes, contre la fièvre aphteuse : lors de l'épizootie allemande de 1933-39, il existait sur le marché plus de 700 préparations différentes ! (119).

Réglementation sanitaire

Systèmes de déclaration et d'alerte

La fièvre aphteuse ayant été longtemps considérée comme peu grave sur le plan économique, et certains doutant de surcroît de sa contagion, il est compréhensible que la déclaration de la maladie n'ait été imposée que tardivement au niveau national.

Parmi les premières mesures suggérées on peut citer celles proposées en Hongrie par Paul Adámi, « le père de la prophylaxie sanitaire » selon Karasszon (120). En 1771, Adámi avait préparé un projet de décret obligeant tout médecin ou vétérinaire informé d'un cas d'épizootie à le signaler aux autorités responsables, ces dernières ayant en retour obligation d'organiser, à leur intention, des cours de recyclage. Mais ce texte, qui visait entre autres la fièvre aphteuse, ne fut pas appliqué.

En 1839, le Conseil de salubrité de France recommande que les cas de fièvre aphteuse soient déclarés aux autorités et qu'il soit « fait appel immédiat à l'homme de l'art » (121). En 1844, en 1860, puis en 1867, le professeur Simonds demande aux vétérinaires praticiens de ne pas confondre fièvre aphteuse et... péripneumonie contagieuse bovine, et de l'informer de tout cas de ces maladies, ou autres, survenant dans leur clientèle. En 1869, la fièvre aphteuse devient une maladie à déclaration obligatoire au Royaume-Uni (122). En 1872, la Confédération suisse considère aussi la fièvre aphteuse comme l'une des trois maladies bovines (avec la peste et la péripneumonie contagieuse) dont la déclaration doit être faite immédiatement et obligatoirement par les éleveurs, les vétérinaires et les officiers de police : la loi fédérale du 8 février concernant cette maladie prévoit une amende de 10 à 100 francs en cas de non-déclaration, par le propriétaire, des cas de « surlangue et claudication » survenant chez leurs animaux (123). Mais il faut attendre les années 1880 pour que les autres gouvernements européens adoptent des mesures officielles de déclaration de la fièvre aphteuse : Autriche (1880), France (1881) [m], Roumanie (1881), Belgique (1883), etc. (124).

Interdiction de vente et rédhibition

En France, la première interdiction de vente visant spécifiquement les animaux atteints de fièvre aphteuse est celle prévue dans l'article 63 du code rural (loi du 21 juillet 1881) (125). Mais la fièvre aphteuse ne semble jamais avoir été inscrite nommément sur la liste des vices rédhibitoires dans aucun pays, sans doute compte tenu des caractéristiques de la maladie (courte incubation, symptômes évidents, déclaration obligatoire, etc.).

Conclusion

Contrairement à la peste bovine ou à la péripneumonie contagieuse bovine (voir chapitres correspondants), la fièvre aphteuse n'a pas fait l'objet de mesures de surveillance ou de contrôle très sévères avant le XXe siècle. Cela pourrait s'expliquer pour trois raisons :

- la fièvre aphteuse est une maladie *généralement bénigne* par rapport aux deux autres maladies citées, même si elle peut entraîner une mortalité non négligeable parmi les jeunes sujets et gêner passagèrement le déplacement ou le travail des animaux ;

- les *pertes indirectes* (chute de la production laitière, retard de croissance...) ne sont pas négligeables non plus, mais transitoires : elles sont surtout sensibles dans les élevages modernes à haut rendement. N'oublions pas, écrit Mammerickx à propos des cas survenus en Belgique, « qu'au début du XIXe siècle les bovins étaient élevés principalement comme animaux de trait et producteurs de fumier» ;

- la *contagiosité* de la maladie est tellement subtile qu'elle a longtemps été mise en doute.

En conséquence, aucune mesure de prophylaxie spécifique n'a été mise en œuvre, au niveau national, avant les années 1850 et, au niveau international, avant le début du XXe siècle.

Lorsque les modalités d'une prophylaxie spécifique ont été, finalement, arrêtées, elles se sont vite heurtées à de grandes difficultés d'application, qu'il s'agisse des mesures de prophylaxie sanitaire (isolement, abattage, désinfection...) ou médicale (« aphtisation »), puis d'immunisation avec des vaccins encore peu immunogènes. Ces difficultés ont entraîné un découragement général très bien résumé, en 1873, par Reynal qui écrit : « Dans les localités rurales où règne la fièvre aphteuse, rien, jusqu'à présent du moins, ne saurait être efficacement opposé à sa marche. C'est dire assez que, parmi les mesures de police sanitaire applicables aux maladies contagieuses en général, aucune, si ce n'est l'obligation de déclarer à l'autorité l'existence de la maladie, ne saurait être raisonnablement appliquée à celle-ci : si bénigne qu'elle fût, elle dépasserait à coup sûr le but, ou serait impuissante à l'atteindre, tout en jetant une perturbation inutile dans les habitudes et les intérêts des propriétaires de bestiaux, en arrêtant les transactions commerciales. » [126].

De nos jours, surveillance et contrôle de la fièvre aphteuse constituent encore un problème zoosanitaire crucial pour tous les pays, compte tenu de la valeur accrue des productions animales et de la mondialisation des échanges d'animaux ou de leurs produits dérivés. Ce problème ne sera résolu que si le système de surveillance de la maladie existant au niveau international est renforcé, et si un équilibre raisonnable est trouvé entre les stratégies d'abattage et de vaccination, en fonction des conditions de l'élevage et de l'économie des pays intéressés.

Notes complémentaires

(a) « *Hieroclis de ulceribus oris manantibus quas vocant aphtas* », cité également par Huzard en 1793 (127).

(b) Voici la traduction de ce texte par Prangé (128) : « Nous rappellerons la contagion extraordinaire de l'année 1514, qui attaqua les bœufs seulement et qui fut d'abord observée dans la contrée de Frioul, d'où elle passa ensuite dans celle de Padoue et de là dans notre pays (Véronais). D'abord, le bœuf s'abstenait de manger sans cause apparente ; les bouviers en regardant dans la bouche voyaient d'abord quelques aspérités, puis de petites pustules sur le palais et dans toute la bouche. Il fallait aussitôt séparer la bête infectée du reste du troupeau, autrement la contagion gagnait tout le troupeau ; peu à peu, la maladie descendait dans les membres et dans le pied ; ceux chez lesquels ce changement se faisait étaient presque tous guéris, la plupart de ceux chez lesquels elle ne suivait point cette marche, périssaient. »

D'autres traductions diffèrent légèrement. C'est ainsi que Paulet parle de « boutons » au lieu de « pustules » et que les médecins de Genève parlent « d'épaules » au lieu de « membres ».

(c) Moulé a traduit Diderich de façon erronée : « Comme lorsque toutes les vieilles femmes de Hambourg avaient été traitées par les Français avec du vif argent ! » (129). En fait, Diderich parlait bien des Français, mais c'était pour désigner la syphilis, alors connue sous le nom « maladie des Français ».

(d) Traduction : « Au lieu d'appeler cette maladie « *fonzetto* », « variole », « mal de crapaud », j'ai estimé qu'on devrait plutôt lui donner le nom de « fièvre aphteuse », auquel il convient d'ajouter le qualificatif d'épizootique pour insister sur la rapidité avec laquelle elle se répand et se transmet. » Cité par Heusinger (b), p. CCLXXVII de l'ouvrage de Toggia (1810) *Istoria e cura delle malattie piu famigliari de' buoi*, 2e éd., Turin, Tome I, p. 200.

(e) Traduction : « J'ai observé que cette maladie (...) évoluait accompagnée d'un état fébrile, se manifestait par de petites pustules occupant la face interne des lèvres, la bouche, le palais et surtout la langue, rarement la mamelle, dégénérant rapidement en petits ulcères qui ressemblent à des aphtes. »

(f) Valentini décrit des aphtes chez l'homme : « *inflamatio gingivarum, linguæ et oris in hominibus* » (130) et Sydenham décrit les inflammations podales observées simultanément chez les animaux : « *In brutis verum pedum inflammationes.* » (131).

(g) Steurlin associe la maladie des bovins à celle des hommes : « *idem malum affecit (...) juniores homines, quosdam cum deliriis...* » (132).

(h) Cette expérience sera contestée par Reynal en 1873, qui pense que la vache laitière était en fait atteinte de « faux *cow-pox* » (133).

(i) On peut toutefois s'interroger sur la valeur des affirmations de Simonds. Il prétendra, en effet, en 1894, avoir fait (en 1839) une expérience au cours de laquelle il aurait contaminé une vache avec de la salive virulente, puis un cochon avec le lait de cette vache ! (134).

(j) En France, la loi du 21 juillet 1881 prescrit bien l'abattage des animaux reconnus atteints de fièvre aphteuse à la frontière du territoire national, mais sans indemnisation des propriétaires (135).

(k) Des traitements préventifs non spécifiques (saignée, bains, boissons d'eau salée nitrée ou acidulée) avaient été préconisés depuis longtemps, sans succès, selon Hurtrel d'Arboval. Ce dernier en conclut donc « que la meilleure précaution à prendre est d'examiner souvent la bouche des animaux et dès qu'on y découvre des apparences d'aphtes, de s'occuper de les traiter » (136). Ce funeste conseil ne pouvait qu'assurer la diffusion de la maladie (137).

(l) Traduction : « On ne connaît pas de remède qui ait le pouvoir de détruire le poison des maladies contagieuses qui se trouve dans le sang ; tant qu'on ne le connaîtra pas, il est inutile d'en parler. »

(m) En 1881, la loi française du 21 juillet inscrit la fièvre aphteuse des bovins, ovins, caprins et porcins sur la liste des maladies réputées contagieuses avec trois autres maladies bovines (peste, péripneumonie contagieuse bovine et fièvre charbonneuse). À ce titre, la déclaration de la fièvre aphteuse chez ces espèces devient obligatoire pour le propriétaire et les vétérinaires (article 3 de la loi).

Rappels sur la fièvre aphteuse

L'une des maladies animales les plus contagieuses, pouvant entraîner des pertes économiques, directes ou indirectes, importantes. La mortalité est faible chez les adultes mais souvent élevée chez les jeunes par suite d'une myocardite. La fièvre aphteuse est endémique dans certaines parties de l'Asie, de l'Afrique, du Moyen-Orient et du nord de l'Amérique du Sud.

Dates des principales épizooties de fièvre aphteuse : probablement plusieurs épizooties dans l'Antiquité, notamment dans le bassin méditerranéen (ex. : Rome en l'an 69), puis certainement d'autres en Europe, dont certaines bien documentées en Italie (1514) puis dans de nombreux pays d'Europe occidentale (1662 – années 1680 – 1695 – 1707 – 1758 – années 1760 à 1790, puis 1800 à 1890 : voir dates précises *in* Mammerickx p. 281).

Classification et caractéristiques de l'agent causal : virus de la famille des picornaviridés, du genre *Aphthovirus*. Il existe 7 sérotypes distincts : A, O, C, SAT1, SAT2, SAT3, Asia1. Ce virus peut être progressivement inactivé au-dessus de 50°C ainsi que par l'exposition à pH <6,0 ou >9,0, à l'hydroxyde de sodium (2%), au carbonate de sodium (4%) et à l'acide citrique (0,2%). Sa virulence peut persister dans les nœuds lymphatiques ou la moelle osseuse, et jusqu'à un mois dans les viandes ou dans l'environnement.

Espèces sensibles : bovidés, ovins, caprins, porcins, domestiques ou sauvages. Les camélidés sont peu réceptifs.

Transmission : par contact direct ou indirect, par des vecteurs vivants ou inanimés. Les virus peuvent être véhiculés par l'air (jusqu'à 60 km sur la terre et 300 km en mer).

Sources de virus : animaux malades en période d'incubation (air expiré, salive, fèces et urine). Lait et semence, viande et produits dérivés (si le pH est resté supérieur à 6,0). Les animaux convalescents et vaccinés exposés peuvent être porteurs de virus.

Diagnostic clinique : chez les *bovins*, la période d'incubation varie entre 2 et 14 jours. Les principaux symptômes sont : hyperthermie, anorexie, tremblements, diminution de la production de lait, puis grincement de dents, ptyalisme, boiterie, piétinement, provoqués par les vésicules (aphtes) qui se développent sur la muqueuse buccale et nasale et/ou sur la mamelle ou dans les espaces interdigitaux. Rupture des vésicules au bout de 24 heures, guérison en 8 à 15 jours. Des complications sont possibles : surinfection des lésions, déformation des sabots, mammite, myocardite, avortement, mort des jeunes animaux, etc. Chez les *ovins* et *caprins*, les lésions sont moins prononcées et les lésions podales peuvent passer inaperçues. Agalaxie. Mortalité chez les jeunes. Chez les *porcs*, des lésions podales sévères peuvent apparaître, notamment chez les animaux élevés sur sols durs. La mortalité est souvent élevée chez les porcelets.

Diagnostic différentiel : la confusion est possible avec la stomatite vésiculeuse, la maladie vésiculeuse du porc et l'exanthème vésiculeux du porc essentiellement (trois affections cliniquement identiques à la fièvre aphteuse), mais également avec la peste bovine, la maladie des muqueuses, la rhinotrachéite infectieuse bovine, la fièvre catarrhale du mouton, la thélite bovine, la stomatite papuleuse bovine et la diarrhée virale bovine.

Diagnostic biologique : par *identification de l'agent* par test ELISA, fixation du complément, isolement du virus en culture cellulaire et/ou inoculation à la souris, et par *tests sérologiques* : ELISA ou neutralisation virale.

Lésions : vésicules ou ampoules sur la langue, les gencives, les joues, le palais, les lèvres, le museau, les trayons, le bourrelet podal, les espaces interdigités et sur le groin chez les porcs. Lésions nécrotiques sur les piliers du rumen et sur le myocarde, notamment chez les jeunes animaux (« cœur tigré »).

Prophylaxie sanitaire : protection des zones indemnes par contrôle des déplacements d'animaux. Abattage des animaux infectés et contaminés. Désinfection des locaux et du matériel infecté. Destruction des cadavres, des litières, des produits animaux, etc. Mesures de quarantaine.

Prophylaxie médicale : vaccination par un virus inactivé de sérotype approprié, contenant un adjuvant. L'immunité s'installe six mois après les deux premières vaccinations, pratiquées à un mois d'intervalle.

Traitement : il n'existe pas de traitement de la fièvre aphteuse.

Bibliographie

Acha P.N. et Szyfres B. – *Zoonoses et maladies transmissibles communes à l'homme et aux animaux.* Office international des épizooties, Seconde édition, Paris, 1989, 1 063 pp.

Armatage G. – *The sheep. Its variety and management in health and disease.* F. Warne & Co., édit., Londres et New York, 1894, 220 pp.

Conte A. – *Police sanitaire des animaux.* Baillière & fils, édit., Paris, 1906, 532 pp.

Dhennin L. – *Recherches biologiques sur la culture du virus de la fièvre aphteuse.* Thèse doctorat ès sciences naturelles, Paris, 1952, 472 pp.

Ercolani J.B. – « Sur l'inoculation des aphtes. » Traduit et analysé par M.L. Prangé, vétérinaire à Paris. *Revue Méd. vét.,* 1858, **35** : 475-478.

Fleming G. – *Animal plagues: their history, nature and prevention.* Chapman & Hall, édit., Londres, 1871, 548 pp.

Henderson W.M. – *« An historical review of the control of foot and mouth disease ». Br. vet. J.*, 1978, **134** (3) : 3-9.

Heusinger C.F. – **(a)** *Recherches de pathologie comparée.* Cassel chez H. Hotop, édit. ; vol. I, 1853, 674 pp. ; **(b)** *Recherches de pathologie comparée.* Cassel chez H. Hotop, édit. ; vol. II, 1853, DXLIX pp.

Hurtrel d'Arboval L.H.J. – *Dictionnaire de médecine, de chirurgie et d'hygiène vétérinaires.* Tome I, Seconde édition, Baillière & fils, édit., Paris, 1838, 696 pp.

Joubert L. et Mackowiak C. – *La fièvre aphteuse.* Vol. I : *Le virus aphteux* ; Vol. II : *La lutte anti-aphteuse.* Expansion scientifique française, 1968, 521 pp.

Karasszon D. – *A concise history of veterinary medicine.* Akadémiai Kiadó, Budapest, 1988, 458 pp.

Leclainche E. – *Histoire illustrée de la médecine vétérinaire.* Tome II, Albin Michel, édit., Paris, 1955, 245 pp.

Libro Conmemorativo del Bicentenario de la Facultad de Veterinaria 1793-1993 – Facultad de Veterinaria, Universidad de Madrid, 1994, 160 pp.

Loeffler F. et Frosch P. – « *Summarischer Bericht über die Ergebnisse der Untersuchungen der Kommission zur Erforschung der Maul und Klauenseuche bei dem Institut für Infektions-Krankheiten in Berlin* ». *Zentbl. Bakt. Parasit.,* Abt. I, 1897, **22** : 257-259.

Mammerickx M. – « Historique de la fièvre aphteuse du bétail en Europe avant un changement important des méthodes prophylactiques ». *Ann. Méd. vét.*, 1990, **134** : 277-286.

Moulé L. – **(a)** *Histoire de la médecine vétérinaire.* Première période : « Histoire de la médecine vétérinaire dans l'Antiquité » Extrait du *Bulletin de la Société centrale de médecine vétérinaire*, Imprimerie A. Maulde, Doumenc et Cie, Paris, 1891, 200 pp. ; **(b)** *Histoire de la médecine vétérinaire.* Deuxième période : « Histoire de la médecine vétérinaire au Moyen Âge ». première partie : « La médecine vétérinaire arabe ». Extrait du *Bulletin de la Société centrale de médecine vétérinaire*, Imprimerie A. Maulde, Doumenc et Cie, Paris, 1896, 125 pp. ; **(c)** *Histoire de la médecine vétérinaire.* Deuxième partie : « Maladies contagieuses ». *Bull. Soc. centr. Méd. vét.*, 1923, 363-396.

Nocard E. et Leclainche E. – *Les maladies microbiennes des animaux.* Tome I, Seconde édition, E. Masson & Cie, édit., Paris, 1898, 956 pp.

Paulet J.-J. – *Recherches historiques et physiques sur les maladies épizootiques avec les moyens d'y remédier, dans tous les cas.* Première partie. Ruault, édit., Paris, 1775, 416 pp.

Raspail F.V. – *Le fermier-vétérinaire ou méthode aussi économique que facile de préserver et de guérir les animaux domestiques et même les végétaux cultivés, du plus grand nombre de leurs maladies.* Raspail, édit., 1854, Paris, 288 pp.

Rayer P.F.O. – « Sur l'épizootie (maladie aphteuse, cocotte des nourrisseurs, *fonzetto* des Italiens, *hitzige Klauenseuche* ou *Maulweh* des Allemands) qui a régné à Paris dans les derniers mois de 1838 et pendant le premier semestre de 1839 ». *Arch. Méd. comp.*, 1843, **1** : 155-171.

Reynal J. – *Traité de police sanitaire des animaux domestiques.* Asselin, édit., Paris, 1873, 1 012 pp.

Sagar M. – « *Libellus de aphtis pecorinis* ». Anni MDCCLXIV, Vienne, 1765. *In Médecine vétérinaire*, M. Vitet, Tome III, Seconde partie, Perisse, édit., Lyon, 1771, 196-199.

Shoshan A. – *Animals in Jewish literature. The Jew and his animal.* Shoshanim, édit., Rehovot, 1971, 372 pp.

Smith F. – **(a)** *The early history of veterinary literature and its British development* (originally published in *Journal of Comparative Pathology and Therapeutics* 1912-1918). J.A. Allen & Co., édit., Londres, 1976, vol. I, 373 pp. ; **(b)** *The early history of veterinary literature and its British development* (originally published in *Journal of Comparative Pathology and Therapeutics* 1912-1918). J.A. Allen & Co., édit., Londres, 1976, vol. IV, 161 pp.

Société des médecins de Genève – *Réflexions sur la maladie qui a commencé depuis quelques années à attaquer le gros bétail en divers endroits de l'Europe.* Imprimerie Piget, Paris, 1745, 292 pp.

Théodoridès J. – « Considérations historiques sur la fièvre aphteuse ». *Bull. Soc. vét. prat. France*, 1992, **76** (3) : 157-172.

Touraine R. et Revuz J. – « L'aphtose ». *Gazette méd. France,* 1975, **82** (11) : 1261-1269.

Wilkinson L. – *Animals and disease. An introduction to the history of comparative medicine.* Cambridge University Press, 1992, 272 pp.

Winslow C.E.A. – *The conquest of epidemic disease. A chapter in the history of ideas.* Wisconsin University Press, Princeton University, 1980, 411 pp.

Bibliographie complémentaire

Cette liste rassemble les références de quelques travaux antérieurs au XXe siècle analysés par les auteurs figurant sur la liste précédente, mais dont nous n'avons pu consulter le texte original intégral.

Albrecht A. – « *Uebertragbarkeit der Maul-und-Klauenseuche auf andere Hausthierarten* ». *Berl. Thierärztl. Wachensche*, 1896, 270 pp.

Hertwig K.H. – « *Uebertragung thierischer Ansteckungsstoffe auf Menschen* ». *Berl. Med. Zeitung*, 1834, 225.

Löffler F. et Frosch P. – « *Berichte der Kommission zur Erforschung der Maul-und-Klauenseuche bei dem Institut für Infecktionskrankheiten in Berlin* ». *Zentbl. Bakt Parasitkde,* Abt 1, 1898, **29** : 371-391.

Piana et Fiorentini – « *Morfologia e biologia del protozoo patogeno dell afta epizootica* ». *Il moderno Zooiatro,* 1896.

Sagar M. – *Libellus de aphtis pecorinis,* Kraus, Vienne, 1765 (2 volumes).

Schuetz – « *Impfversuche zum Schutze gegen die Maul-und-Klauenseuche* ». *Arch. für Thierheilk.,* 1894, **20** : 1.

Toggia F. – *Storia e cura delle piu familiare malattie dei buoi analoghe a quelle del cavallo.* Tome I, Seconde édition, Turin, 1810, 200 pp.

Références citées

(1) Mammerickx, p. 279
(2) Smith (a), p. 11
(3) Fleming, p. 24
(4) Mammerickx, p. 279
(5) Mammerickx, p. 279
(6) Shoshan, p. 113
(7) Mammerickx, p. 279
(8) Moulé (b), p. 94
(9) Fleming, p. 128 ; Mammerickx, p. 280 ; Paulet, p. 87 ; Société des médecins de Genève, p. 123 ; Théodoridès, p. 158
(10) Wilkinson, p. 26 ; Winslow, p. 127
(11) Fleming, p. 155 ; Leclainche, p. 52
(12) Sagar, in Vitet, p. 116
(13) Sagar, in Vitet, p. 197
(14) Paulet, p. 397
(15) Nocard et Leclainche, p. 385
(16) Heusinger (b), p. CCLXXVII
(17) Heusinger (b), p. CCLXXVII
(18) Mammerickx, p. 282
(19) Ercolani, p. 475
(20) Nocard et Leclainche, p. 403
(21) Nocard et Leclainche, p. 400
(22) Nocard et Leclainche, p. 403
(23) Nocard et Leclainche, p. 403 ; Reynal, p. 469
(24) Ercolani, pp. 474 et 475
(25) Joubert et Mackowiak, pp. 15-16
(26) Mammerickx, p. 279 ; Smith (a), p. 11 et 26
(27) Théodoridès, p. 157
(28) Sagar, in Vitet, p. 196
(29) Reynal, p. 476
(30) Société des médecins de Genève, pp. 126-127
(31) Nocard et Leclainche, p. 385
(32) Sagar in Vitet, p. 198 ; Paulet, p. 401
(33) Heusinger (a), pp. 617-646
(34) Heusinger (b), p. DXII
(35) Rayer, pp. 155-171
(36) Raspail, p. 116
(37) Wilkinson, p. 197
(38) Nocard et Leclainche, p. 386
(39) Loeffler et Frosch, pp. 257-259 ; Théodoridès, p. 162
(40) Henderson, p. 5
(41) Leclainche, p. 52
(42) Sagar, in Vitet, p. 197
(43) Heusinger (b), p. CCLXXVII
(44) Mammerickx, p. 282
(45) Smith (b), p. 96
(46) Mammerickx, p. 282
(47) Hurtrel d'Arboval, p. 117
(48) Heusinger (b), p. DXII
(49) Heusinger (a), p. 615
(50) Reynal, p. 485
(51) Dhennin, p. 13 bis
(52) Mammerickx, p. 278
(53) Mammerickx, p. 279
(54) Heusinger (b), p. CCXXVIII
(55) Heusinger (a), p. 653 et (b), p. CCXXXIII ; Mammerickx, p. 281
(56) Paulet, p. 400
(57) Nocard et Leclainche, pp. 386-401
(58) Nocard et Leclainche, p. 386-387
(59) Nocard et Leclainche, p. 401
(60) Wilkinson, p. 204
(61) Heusinger (a), pp. 648-653
(62) Reynal, p. 469
(63) Touraine et Revuz, p. 1269
(64) Acha et Szyfres, p. 395
(65) Ercolani, p. 475
(66) Paulet, p. 400
(67) Nocard et Leclainche, p. 387

(68) Nocard et Leclainche, pp. 403 et 410 ; Reynal, p. 487
(69) Nocard et Leclainche, pp. 410-411
(70) Reynal, p. 489
(71) Nocard et Leclainche, p. 400
(72) Nocard et Leclainche, p. 410
(73) Reynal, p.495
(74) Nocard et Leclainche, p. 400
(75) Sagar, in Vitet, p. 198
(76) Hurtrel d'Arboval, p. 119
(77) Reynal, p. 499
(78) Reynal, pp. 496-500
(79) Reynal, p. 910
(80) Henderson, pp. 3-4
(81) *Libro Comm. Bic. Fac. Vet.*, 1793-1993, p. 73
(82) Reynal, p. 497
(83) Conte, p. 8
(84) Smith (b), p. 95
(85) Reynal, p. 954
(86) Nocard et Leclainche, p. 413
(87) Reynal, p. 1007
(88) Henderson, pp. 3-4
(89) Nocard et Leclainche, p. 413
(90) Nocard et Leclainche, p. 413
(91) Dhennin, p. 13
(92) Mammerickx, p. 282 ; Théodoridès, p. 160
(93) *Libro Comm. Bic. Fac. Vet.*, 1793-1993, p. 73
(94) Henderson, p. 3
(95) Nocard et Leclainche, p. 404
(96) Ercolani, p. 478
(97) Reynal, p. 471
(98) Mammerickx, p. 282
(99) Ercolani, pp. 474-476
(100) Mammerickx, p. 282
(101) Ercolani, p. 477
(102) Ercolani, p. 477
(103) Reynal, p. 472
(104) Joubert et Mackowiak, p. 430
(105) Nocard et Leclainche, p. 405
(106) Nocard et Leclainche, p. 405
(107) Joubert et Mackowiak, p. 430
(108) Mammerickx, p. 283
(109) Fleming, p. 24
(110) Moulé (a), p. 120
(111) Smith (a), p. 55
(112) Mammerickx, p. 279
(113) Paulet, p. 399
(114) Sagar, *in* Vitet, vol. III, p. 197
(115) Karasszon, p. 324
(116) Dhennin, p. 13
(117) Hurtrel d'Arboval, pp. 119-121
(118) Armatage, p. 117
(119) Mammerickx, p. 282
(120) Karasszon, p. 324
(121) Reynal, p. 499
(122) Henderson, p. 3
(123) Reynal, p. 953
(124) Nocard et Leclainche, pp. 412-413
(125) Conte, p. 44
(126) Reynal, p. 499
(127) Dhennin, p. 11 bis
(128) Ercolani, p. 473
(129 Moulé (c), p. 379
(130) Heusinger, vol. II , p. CLXXXIII
(131) Fleming, p. 168
(132) Heusinger, vol. II , p. CLXXXVI
(133) Reynal, p. 487
(134) Smith, vol. IV, p. 96
(135) Conte, p. 13
(136) Hurtrel d'Arboval, p. 121
(137) Mammerickx, p. 282

FIÈVRE CHARBONNEUSE

S'il est communément admis que la fièvre charbonneuse (charbon bactéridien) est connue de temps immémorial dans toute l'Europe et dans beaucoup d'autres régions du monde, son histoire est relativement difficile à reconstituer.

En effet, jusqu'à la création des écoles vétérinaires, une certaine confusion a régné quant au diagnostic de la maladie qui était difficile à distinguer, chez l'animal, d'autres affections fébriles ou « tumorales » et, chez l'homme, d'autres infections furonculeuses, ulcéreuses, ou gangreneuses de la peau.

Le caractère zoonosique de la maladie (transmission possible de l'animal à l'homme) et son caractère tellurique (conservation possible de l'agent causal dans des terres contaminées) resteront longtemps méconnus. De nos jours encore, ces caractéristiques sont parfois oubliées, ou négligées, expliquant que la maladie persiste pratiquement dans le monde entier et qu'elle puisse entraîner, de temps à autre, des épisodes assez graves, aussi bien chez les animaux que chez les êtres humains.

Symptomatologie

Descriptions cliniques

Les descriptions cliniques de la fièvre charbonneuse faites avant le XVIIIe siècle sont sujettes à caution dans la mesure où elles peuvent confondre des maladies d'étiologie très différente.

Cependant, plusieurs descriptions fort anciennes pourraient évoquer le tableau clinique de la fièvre charbonneuse chez l'animal. C'est ainsi que certains auteurs (Bressou, Hurtrel d'Arboval, Jahn, Kreutzer, Mammerickx...) pensent que la sixième plaie envoyée par Dieu aux Égyptiens vers l'an 1750 avant J.-C. et rapportée dans l'*Exode* (9-3.6) était une forme cutanée de charbon bactéridien (1). Cela pourrait effectivement concorder avec la description de ces « éruptions bourgeonnant en pustules » (*ulcera et vesicæ turgentes*) qui apparaissaient aussi bien chez les hommes que chez les bêtes.

Selon plusieurs auteurs, la fièvre charbonneuse serait la maladie qui attaqua les chiens, les mulets, puis les hommes durant la guerre de Troie et qui fut décrite par Homère dans *L'Iliade* (I. 49-50) en 1228 avant J.-C. (2). D'après Jahn, l'épidémie décrite par Livius, qui aurait sévi à Rome en 461 avant J.-C. et « détruisit bêtes et gens durant trois ans » serait également la fièvre charbonneuse (3). Il en serait de même, selon Gilbert, de la mortalité générale que Plutarque rapporte à l'an 753 avant J.-C. et qui frappait bêtes et gens à la suite d'une sécheresse, puis d'une humidité excessive (4).

Guardia et Smith pensent que la maladie qu'Aristote décrit chez les porcs, sous le nom de *branchos* (βράγκος), dans son *Histoire des animaux* (333 avant J.-C.) pourrait être la fièvre charbonneuse : enflure de la gorge, des maxillaires, des pattes et des oreilles aboutissant à une gangrène et se terminant par une pneumonie mortelle (5).

À la même époque, semble-t-il, les guérisseurs du sud de l'Inde décrivaient certaines maladies bovines qu'ils soignaient avec des plantes (voir *infra*). Parmi les quatre affections mortelles rapportées dans les textes tamouls découverts en 1893, le *Pinnadapan* (« apoplexie splénique », c'est-à-dire splénomégalie) qui était caractérisé par de la dyspnée, une toux douloureuse, de la constipation et une dysurie aurait bien pu être dû à *Bacillus anthracis*, selon Wills (6).

Virgile rapporte, dans les *Géorgiques,* une importante mortalité qui vers l'an 32 avant J.-C. frappa toutes les espèces animales, y compris les oiseaux et les reptiles en Noricie (l'actuelle Bavière). Plusieurs symptômes décrits par Virgile (sang noir, entérite, mort subite) font penser à Jahn, Arloing, Billiard et Dirckx, qu'il s'agissait de fièvre charbonneuse [a] (7).

Végèce, dans le troisième livre de sa *Mulomedicina*, décrit une maladie contagieuse et subitement mortelle des bovins, le *morbus alienatus* (de *alienari* : rendre insensible). Elle est caractérisée par une ophtalmie, un œdème du mufle, de la dyspnée et un abattement général auxquels plusieurs auteurs reconnaissent le charbon (8). Végèce, puis Hiéroclès, décrivent aussi l'*ignis sacer* du cheval (fièvre charbonneuse, selon Fleming), caractérisé par des éruptions et des croûtes visibles sur la ligne du dos (9).

Selon Moulé, les auteurs arabes des XIIe et XIIIe siècles, Ibn al-Awan dans le *Kitāb al-Fellahah* et Abou Bekr dans *El Nāceri*, reconnaissaient deux formes mortelles de charbon : le charbon essentiel ou « mal de vache » (*Dā el-Bakar*) caractérisé par une diarrhée noire et fétide et le charbon tumoral ou *Zībah*, caractérisé par un œdème généralisé débutant à la gorge et au poitrail (10).

En 1250, le vétérinaire en chef de l'empereur germanique Frédéric II, Jordanus Rufus, décrit longuement dans *De medicinæ equorum* une maladie de chevaux, l'*anticore*, que Moulé puis Smith identifient au charbon bactéridien compte tenu de la rapidité de son évolution. Le terme d'*anticore* (ou *anti-cœur*) était également utilisé par Rufus (puis Rusius) pour désigner les réactions ganglionnaires liées à l'infection par le bacille de la morve (voir chapitre sur cette maladie). Il se justifie par la localisation thoracique des lésions : œdème du poitrail gagnant l'encolure, puis engorgement et suppuration des nœuds lymphatiques de la

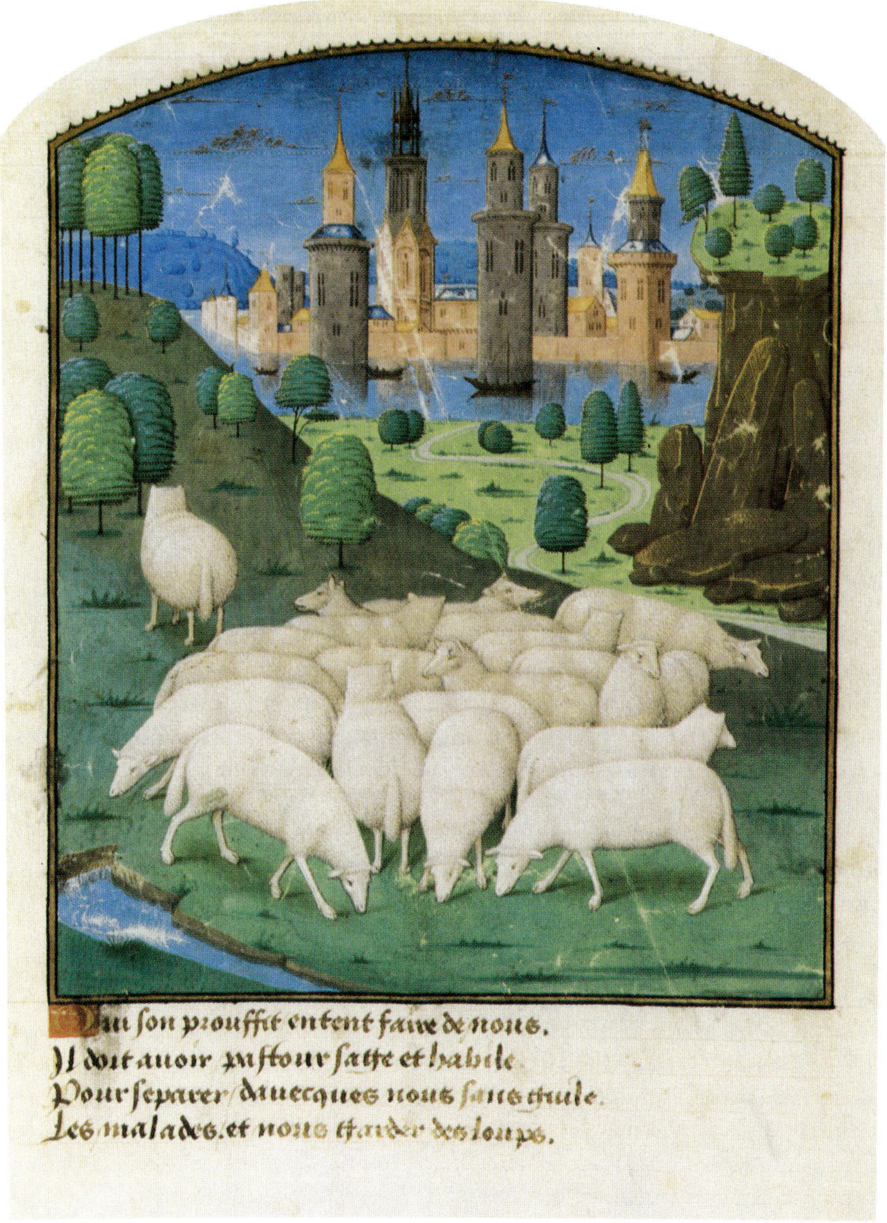

Avant la découverte d'un vaccin efficace contre la fièvre charbonneuse, cette maladie « des champs maudits » était la hantise de certains bergers

Illustration extraite du *Livre des trois âges,* intitulée *Le troupeau*, par Pierre Choisnet, Rouen, circa 1480

(Bibl. nat. de Fr. – Paris)

région [11]. À la fin de ce même siècle, Pietro di Crescenzi décrit une maladie du mouton « due à une abondance de gros sang, dont il advient souvent que la mort arrive subitement » [12].

Les nombreux cas de dysenterie mortelle rapportés en Angleterre chez les hommes et les animaux durant l'année 1316 seraient dus à la fièvre charbonneuse, selon Gilbert [13].

En 1523, dans son ouvrage *The boke of husbandrie*, Fiztherbert décrit une maladie mortelle des bovins appelée *murrain*, caractérisée par un œdème de la tête, de la mydriase, du larmoiement et une salivation mousseuse. Associée à la présence d'œdèmes sous-cutanés (voir *infra*), cette description conduit Smith à reconnaître là le tableau clinique de la fièvre charbonneuse, plutôt que celui de la peste bovine suggéré par d'autres auteurs [14].

Harward, dans son ouvrage intitulé *The Herdsman's Mate* publié en 1673, complète les descriptions des symptômes de la *murrain* en y rajoutant sialorrhée, dyspnée, toux rauque, œdèmes de la trachée, du fanon, de la mamelle, des testicules, etc. [15].

En 1745, la Société des médecins de Genève dans ses *Réflexions sur les maladies du gros bétail* cite une maladie « appelée charbon par les paysans, (...) : elle frappe les chevaux et les bestiaux d'une espèce de bouton de farcin de la grosseur d'une noix qui pend au flanc et s'augmente insensiblement en se communiquant par des fusées jusqu'aux bourses qui grossissent prodigieusement » [16].

Mais toutes ces descriptions restent, on le voit, sujettes à controverse, car elles confondent parfois les symptômes d'autres maladies, ou ceux des complications cliniques de la fièvre charbonneuse. Cette confusion est encore accrue du fait que la forme bucco-pharyngée (*glossanthrax*) semble avoir été beaucoup plus répandue jadis qu'elle ne l'est de nos jours, entraînant une confusion avec la fièvre aphteuse ou la peste bovine.

Ce n'est qu'en 1790 que Chabert, dans son traité *Du charbon ou anthrax dans les animaux domestiques*, étudie toutes les affections n'ayant d'autres caractères communs que la gangrène ou la tendance à la coloration foncée du sang ou des tissus. Jusque-là ces affections étaient indifféremment qualifiées de « charbon », du fait de cette couleur noire des tissus. Chabert propose le distinguo suivant : la *fièvre charbonneuse* (ou charbon interne) est caractérisée par l'absence des tumeurs alors que, dans le cas du *charbon symptomatique*, la fièvre précède l'apparition plus tardive des tumeurs [17]. Plus tard, la découverte de *Bacillus anthracis*, bactérie aérobie, responsable des deux premières affections décrites par Chabert, puis celle de *Clostridium chauvœi*, bactérie anaérobie, responsable du charbon symptomatique, clarifieront définitivement la question (voir chapitre *Autres maladies infectieuses*).

Incubation

Il existe peu d'indications historiques concernant la durée d'incubation de la fièvre charbonneuse, peut-être parce qu'elle fut longtemps confondue avec d'autres maladies. La loi française du 21 juillet 1881 ne précise d'ailleurs pas quelle est la durée de la séquestration des animaux exposés à la contagion, et laisse cette responsabilité au « vétérinaire délégué par l'administration » (18).

Des données sûres ne seront obtenues qu'avec les expériences de Pasteur, Roux et Chamberland. Ils font ingérer du trèfle arrosé de spores de *Bacillus anthracis* à trois espèces d'animaux différentes, qui expriment les premiers signes de la maladie respectivement dix jours après dans le cas des moutons et trois jours après dans le cas des chevaux ou des bovins (19).

Diagnostic expérimental et reproduction de la maladie

Avant la découverte du bacille de charbon par Davaine et Rayer, en 1850, la seule méthode pouvant être considérée comme un diagnostic expérimental consistait à transmettre la maladie d'un animal atteint à un animal sain[(b)] .

Cette méthode semble avoir été employée pour la première fois, en 1823, par Barthélemy à l'École vétérinaire d'Alfort. Il reproduit le charbon chez le cheval et le mouton en leur inoculant (ou leur faisant avaler) du sang d'un cheval mort de cette maladie et Leuret, l'année suivante, transmet la maladie à un cheval sain par inoculation intraveineuse du sang d'un autre animal atteint de charbon (20). Ces essais seront suivis par de nombreux autres (Œilert en 1836, Gerlach en 1845, etc.). C'est Brauell, de l'École vétérinaire de Dorpat (Tartu) , en Estonie, qui affirme, en 1857, que l'observation des petits bâtonnets microscopiques dans le sang des animaux ou des hommes signe leur atteinte par le charbon et leur mort prochaine (21). La démonstration directe du pouvoir pathogène de *Bacillus anthracis,* inoculé à l'animal de laboratoire, ne sera apportée qu'en 1876, par Koch et Pasteur (22).

Lésions

À l'autopsie, plusieurs lésions ou altérations tissulaires caractérisent bien la fièvre charbonneuse chez l'animal : la « tumeur charbonneuse » (œdème gélatineux, de couleur ambrée, entourant les nœuds lymphatiques des régions atteintes), l'aspect du sang (noirâtre, incoagulable), l'engorgement de la rate (qui peut quintupler de volume), l'entérite (parfois hémorragique) et l'hématurie. Elles vont être utilisées à diverses époques pour identifier la maladie.

Virgile fut le premier à décrire les lésions les plus caractéristiques : le sang qui s'écoule des naseaux, la langue qui obstrue le pharynx, les viscères qui se dissolvent spontanément et sont de ce fait « inutilisables pour les augures » ou la peau sèche et rugueuse des chevaux, etc. (23).

D'autres détails concernant les lésions observées chez l'animal seront donnés par Rufus (1250) qui décrit les ganglions thoraciques du cheval engorgés, puis suppurants (24) et cinquante ans plus tard par Pietro di Crescenzi [c] qui parle « d'enflure de la rate » des moutons (25).

Fiztherbert, dans son ouvrage précédemment cité, *The boke of husbandrie* (1523), écrit à propos des bovins autopsiés : « *when the best is slain, the murrain doth appear between the flesh and the skin, it will rise up like a jelly and froth an inch deep or more.* » [d] (26). Harward, en 1673, complète cette description de l'œdème sous-cutané en précisant « qu'il est jaune et d'une odeur désagréable ». Dans les deux cas, Smith pense qu'il s'agit bien là de la description des lésions de la fièvre charbonneuse (27).

Les médecins de Genève décrivent, en 1745, les « vaisseaux voisins de la tumeur charbonneuse qui deviennent comme des cordes », et « la tumeur noirâtre qui ne contient point de pus » (28). En 1757, de Chaignebrun autopsie de très nombreux bovins morts dans la région du Crécy en France : il note bien l'absence de lésions oculaires, nasales et intestinales contrairement à la peste bovine (qu'il connaissait également) et il insiste sur la présence de tumeurs charbonneuses dont la glaire jaune « ressemble à du lard rance » ainsi que sur la viscosité anormale du sang (29).

En 1782, le vétérinaire hongrois Adámi précise les règles du diagnostic nécropsique différentiel du charbon bactéridien et de la peste bovine [b] (30).

Étiologie et pathogénie

L'origine de la fièvre charbonneuse, comme celle de la plupart des maladies infectieuses, fut l'objet de multiples théories avant la découverte de son agent causal.

La plus ancienne de ces théories serait celle d'Aristote, si l'on en croit Smith et Wilkinson (31). Ces deux auteurs pensent, en effet, que les cas d'empoisonnement du cheval décrits par Aristote pourraient être des cas de fièvre charbonneuse, la mort des animaux atteints étant si brutale qu'on pouvait les croire victimes d'une bête venimeuse. Dans le chapitre VIII du livre IV de son *Histoire des animaux* précédemment cité, Aristote attribue cette atteinte venimeuse soit à des scarabées (ingérés par accident), soit à la morsure de « petits lézards », soit à celle de musaraignes. Dans ce cas, la morsure est d'autant plus grave que la musaraigne est gestante ! (32). Cette suspicion jetée sur les morsures des musaraignes durera, d'ailleurs, jusqu'au XVIIIe siècle (Solleysel), et ne fut définitivement écartée que par Lafosse (33). Mais l'on a encore longtemps appelé « musaraignes » les tumeurs dues au charbon symptomatique (34). Cela tient sans doute au fait que les éleveurs, faute d'une cause visible de l'empoisonnement, accusaient les petits « nuisibles » que rencontraient leur bétail au pâturage : l'aspect, le cri, et l'odeur peu engageants de la musaraigne en faisaient le bouc émissaire idéal...

Aristote pense aussi que les cas de *branchos* porcins sont la conséquence d'un été prospère et fécond favorable à l'engraissement des animaux (35). Végèce (IVe siècle) attribue le *morbus alienatus* du bétail précédemment cité à l'action spoliatrice des vers intestinaux, « dont la morsure perfore l'estomac et détruit les viscères » (36). Végèce parle aussi parfois d'une maladie contagieuse appelée *mannia* qui frappe les bœufs gras et bien portants, et qui pourrait être le charbon selon Moulé. Il l'attribue, comme Columelle dans le cas de beaucoup d'autres *pestilencia* ou *malleus* des bovins, à l'ingestion de crottes de porc (37). Rufus (1250) pense que l'*anticore* des chevaux est dû à un excès alimentaire. D'après lui, l'excès d'humeurs collectées dans le péricarde s'épanche dans la cavité thoracique et « crée les tumeurs », puis se putréfie et entraîne la mort par suffocation cardiaque, d'où le nom d'anti-cœur [e] (38). Harward (1673) accuse la pollution de l'air (associée aux brouillards) d'être à l'origine de la *murrain* bovine (39). En 1731, les autorités du canton de Berne suspectent le contact avec des chenilles processionnaires d'être à l'origine d'un cas humain mortel et ils le vérifient expérimentalement en exposant un chien au même contact (40). Chambon (en 1781) et Thomassin (en 1782) attribuent le « charbon malin » observé en Bourgogne à l'action d'un « virus ou venin », sécrété par des animaux malades ou fatigués, ou à l'action de substances « âcres et irritantes », ou à la morsure d'animaux venimeux (41). En 1785, Enaux et Chaussier affirment que « la cause de la pustule maligne (...) est un principe délétère et putride provenant d'animaux attaqués de fièvres malignes et charbonneuses » (42). En 1818, les vétérinaires suisses pensaient que l'action d'un agent infectieux ne pouvait s'exercer que sous certaines conditions : chaleur, sécheresse, excès de boisson, gelées, etc. (43). En 1830, Marchand incriminait l'effet nocif de cryptogammes des genres *Uredo* et *Puccinia*, ingérés avec le fourrage (44). En 1838, Hurtrel d'Arboval attribue le charbon à « tout rapport de sujets bien portants avec le principe contagieux de la maladie », mais il énumère surtout les causes favorables au développement spontané du charbon : brouillard, émanation des égouts, longs voyages, travaux excessifs, etc. (45).

Tous ces auteurs prennent donc bien en compte la contagiosité des cas déclarés, mais ne peuvent expliquer de façon convaincante l'origine des cas primaires. Ce n'est qu'à la fin du XIXe siècle que la cause réelle de ces cas primaires est éclaircie, en trois étapes principales : 1849, 1863 et 1876.

En 1849, Pollender observe pour la première fois des bâtonnets microscopiques (*Stabförmiger Körperchen*) dans le sang d'un animal mort de charbon ; mais il ne fait pas le rapprochement entre leur présence et la mort de l'animal et ne publiera son observation... qu'en 1855 (46). En 1850, un médecin français, Rayer, refait la même observation qu'il présente en ces termes à la Société de biologie : « il y avait dans le sang (du mouton) de petits corps filiformes ayant environ le double en longueur d'un globule sanguin. Ces petits corps n'offraient point de mouvements spontanés. » (47). En fait, c'est son assistant, Davaine, qui avait attiré son attention sur ces « petits corps », mais il ne fut pas associé à la publication de Rayer. Ni Rayer ni Davaine (du moins en 1850) ne pensèrent cependant à attribuer la mort des moutons à la présence de ces corpuscules (48). En 1857, Brauell retrouve ces « petits corps », mais pense qu'ils ne sont que des témoins de l'infection (voir *supra*) et qu'ils se transforment, ensuite, en vibrions mobiles de la putréfaction (49). En 1860, Delafond, à l'École vétérinaire d'Alfort, réussit à cultiver dans de « petits vases à large ouverture », des « filaments de nature végétale » qu'il essaie ensuite de faire sporuler. Mais il n'ose décider si ces « baguettes charbonneuses » sont la cause ou l'effet de la maladie (50). Il pense encore que « le sang de rate est le résultat d'un trop-plein de sang et de la plus grande quantité de globules que ce fluide paraît contenir » (51) et, à la même époque, Raimbert accuse les eaux croupissantes qui répandent dans l'atmosphère des effluves miasmatiques (52). Ces incertitudes peuvent s'expliquer par le fait qu'en 1864 Jaillart, Leplat, puis Bert avaient fait périr des moutons du charbon sans retrouver la bactéridie dans le sang des animaux morts (53). Mais Pasteur démontrera, en 1876, que ces animaux avaient, en fait, succombé à une infection clostridiale (54).

C'est en août 1863 que Davaine affirme, dans un compte rendu à l'Académie des sciences de Paris intitulé *Recherches sur les infusoires du sang dans la maladie connue sous le nom de sang de rate*, que ce sont bien les bâtonnets qu'il avait observés, et qu'il nomme « bactéridies », qui jouent le rôle de ferments mortels (55). Cette idée de ferments lui avait été directement inspirée par les récents travaux de Pasteur (56).

En 1876, Pasteur obtient une culture pure de la bactéridie, Koch la fait sporuler, et les deux chercheurs reproduisent la maladie avec ces cultures ou par inoculation, pour la première fois, à la souris (Koch) (57). En 1877, Toussaint confirme ces résultats, en publiant les travaux qu'il avait entrepris depuis 1875 (58).

Épidémiologie

Contagiosité et modes de contagion

Le caractère contagieux de la fièvre charbonneuse est déjà évoqué dans les *Géorgiques* par Virgile lorsqu'il mentionne que la maladie « n'attaque pas seulement une bête, mais s'étend rapidement dans tous les pâturages estivaux, emportant tout le troupeau » et il précise que « la maladie empoisonne les eaux et infecte les étables » (59).

Plus tard il n'y aura pas d'autre explication sur l'origine de la fièvre charbonneuse, ni sur les voies de la contagion. Les modes de contamination les plus couramment évoqués restaient l'inhalation des « miasmes » ou leur pénétration à travers la peau. C'est ainsi que Linné (1707-1772), dans son ouvrage *Amœnnitates Academicæ*, décrit une « petite créature filiforme et ciliée » (baptisée *furia infernalis* !) qui pénètre les parties exposées des hommes et des chevaux, chez lesquels elle engendre une maladie dont la description rappelle la fièvre charbonneuse (60).

En 1787, Baraillon cite différentes occasions de contamination de l'homme par les animaux atteints de fièvre charbonneuse : pansage, fouille rectale, dépouillement de cadavres, ingestion de produits contaminés et piqûres par des taons ou des frelons qui se seraient nourris sur ces produits, ou sur l'animal vivant (61).

En 1836, Eilert répète les expériences de Barthélemy et montre qu'il est possible de contaminer des moutons en leur faisant ingérer du trèfle arrosé du sang d'un animal atteint de charbon, ou en faisant mordre des moutons par un chien « auquel ont été donnés au préalable des débris d'un mouton charbonneux » (62). En 1868, Davaine confirme les résultats obtenus par Raimbert, qui avait démontré la virulence de diverses parties du corps de mouches mises au contact de sang contaminé. Il se déclare convaincu que les animaux s'infectent, soit par contact direct de leur peau excoriée avec des poussières chargées de bactéridies, soit par des piqûres d'insectes ayant été eux-mêmes au contact de ces poussières (63). Davaine démontre également que le fœtus de cobaye ne peut être contaminé, car le placenta joue le rôle de « filtre » bactériologique, mais cela sera démenti ultérieurement (64). En 1878, Pasteur, Chamberland et Roux démontrent que l'ingestion de spores de la bactéridie peut infecter les moutons d'autant plus facilement que ces spores sont accompagnées de matériel vulnérant (épines, chardons, etc.). Ils démontrent également que ce sont les vers de terre qui ramènent en surface les spores contenues dans les cadavres enterrés (65), alors que Koch pensait plutôt que ces spores remontaient en surface après les pluies (66). En 1896, des auteurs italiens démontrent que les spores peuvent survivre dans l'intestin des chiens ou des oiseaux, qui répandent ainsi la maladie (67).

Espèces sensibles

La fièvre charbonneuse peut affecter presque toutes les espèces animales et l'homme. C'est ce qui explique que certains l'aient considérée comme à l'origine de diverses pandémies de l'Antiquité, telle que celle survenue 129 ans avant J.-C. dans l'île d'Égine, et décrite dans les *Métamorphoses* d'Ovide (68) :

Strage canum primo volucrumque, aviumque, boumque,
Inque feris subiti deprehensa potentia morbi est.
Concidere infelix validos miratur arator
Inter opus tauros medioque recumbere fulco.[f]

Mais nous ne rapporterons ici que les certitudes qui se sont dégagées, au cours de l'Histoire, sur la réceptivité de différentes espèces et de l'homme.

L'homme est réputé sensible au charbon depuis l'Antiquité. Dans les *Géorgiques*, Virgile écrit : « Malheur à celui qui osait revêtir ces dépouilles impures (les peaux de moutons). (...) Soudain il voyait son corps baigné d'une sueur immonde, se couvrir de pustules ardentes et bientôt il périssait consumé de feu invisible. » (69). Et Tite-Live dit qu'en l'an 574 de Rome (178 ans avant Jésus-Christ) les prêtres qui avaient sacrifié des bovins malades en moururent (70).

En l'an 1030, un grand chef irlandais mourut « d'une maladie du bétail » appelée *conach*. C'était aussi le nom de la chenille d'un papillon de nuit qui était supposée transmettre la fièvre charbonneuse aux bovins qui l'ingéraient par accident (71). En 1464, cinq autres personnes moururent également en Irlande, après avoir assisté à la mort d'un cheval atteint d'une maladie qui serait la fièvre charbonneuse, selon Fleming (72).

Les modalités de la contamination humaine n'ont pas toujours été clairement affirmées, notamment dans ces derniers cas. En 1552, toutefois, Wiérus précise que des habitants de Lucques (Italie) moururent après avoir bu du bouillon de viande contaminée (73). Ambroise Paré écrit en 1568 : « Toutefois on a vu ainsi pour escorcher des bœufs et austres bestes mortes de peste l'écorcheur mourir subitement et le corps d'ycelui devenir enflé. » (74). En 1617, le père Kircher rapporte également que la maladie se transmit aux hommes qui firent usage de la viande de bœufs morts de la fièvre charbonneuse (75). Borel note en 1649 : « On a aussi remarqué de longue main que les habitants de Roquecombe sont sujets à des charbons qu'ils appellent *lou malvat*. J'impute ce mal à ce qu'ils sont les premiers par lesquels passe la laine qu'on tire en ce pays des brebis mortes (...) de maladies contagieuses. » (76). Les médecins de Genève (1745) écrivent « que cette tumeur (que les paysans appellent charbon) ressemble à ces anthrax qui arrivent aux hommes dans les maladies contagieuses » (77). Barbet rapporte que les bouviers qui se nourrissaient de viande de bovins morts lors de l'épizootie de Minorque (1756), moururent de « fièvre maligne ». En 1770, 15 000 personnes moururent de charbon intestinal dans l'île de Saint-Domingue, pour avoir consommé de la viande contaminée (78). Bertin écrit que, lors de l'épizootie de la Guadeloupe en 1774, « les nègres qui mangèrent de la chair cuite des animaux atteints moururent après deux ou trois accès de fièvre » (79) et d'autres furent contaminés pour avoir introduit la main dans le fondement d'un animal malade (80).

En 1769, Fournier, médecin praticien français, avait démontré que la pustule charbonneuse humaine se contractait au contact de viande ou de laines souillées (voir *infra*), puis Enaux et Chaussier précisèrent, en 1785, que « les pâtres, les bouchers et, en général, tous ceux qui soignent le bétail (...) sont fort sujets à la pustule maligne » (81). En 1823, Barthélemy montre que cette contamination se produit à travers des excoriations cutanées (82). Hurtrel d'Arboval (1839) rapporte de nombreux cas mortels de contamination humaine par le « typhus charbonneux », dont celle de deux vétérinaires (83). Gamjee rapporte un autre cas mortel survenu en 1854 : un homme déterra la carcasse d'un bœuf charbonneux, saisie à l'abattoir de Ferrare (Italie), pour la revendre au marché noir ; il transporta nuitamment la viande dans un sac à dos et mourut trois jours plus tard, le dos couvert de pustules (84).

Les chevaux, les ovins, les bovins : en 1836, Eilert contamine des chevaux et des moutons avec du sang de mouton infecté, et des moutons avec du sang de vache infectée complétant ainsi les essais de Barthélemy et de Leuret en 1823 (85). En 1841, Delafond, à l'École vétérinaire d'Alfort, croit remarquer que seuls les moutons les plus jeunes sont touchés et il pense que la maladie est due à une « crase inflammatoire du sang » (86).

Le porc, le chien : Aristote décrivait déjà une maladie du porc (*branchos*) que Smith identifie au charbon alors que Moulé y voit plutôt le tableau d'une angine gangreneuse (87). Ce seront des expériences menées à partir de 1816 par Desplas, Gilbert, Guillaume, Bouley et d'autres auteurs qui démontreront que ces deux espèces sont sensibles à l'ingestion de chair contaminée (88). Cependant, ces résultats seront contredits en 1852 par Barthélemy et Renault, qui font consommer de la viande infectée à des chiens et des porcs sans réussir à les contaminer (89).

Le cobaye : en 1864, Davaine transmet le charbon à cette espèce, en lui inoculant un broyat de pustule charbonneuse humaine que lui avait remis Raimbert. Il retrouve dans le sang du cobaye les « bactéridies » caractéristiques : le diagnostic expérimental de la fièvre charbonneuse est né (90).

Les autres espèces : Paulet rapporte la mort de poules et même... de poissons, qui avaient consommé des cadavres contaminés en 1757 en région parisienne (91). De Chaignebrun signale lui aussi, cette année-là, l'atteinte simultanée des hommes, et de toutes espèces d'animaux, dont les cerfs de la forêt de Crécy (92). Hurtrel d'Arboval rapporte des cas chez les espèces domestiques précitées, mais également chez des poules, des oies, des canards, des dindons, des merles (qui avaient bu du sang contaminé) ainsi que des ours et des loups qui avaient mangé de la viande infectée ou des porcs qui auraient flairé les restes d'une vache morte (93). Selon Gilbert, Huzard eut à combattre en 1780 une maladie charbonneuse qui emportait les poules d'Inde et les autres volailles de l'Hôpital des Enfants trouvés (94).

Matières virulentes

Selon Virgile, lors de l'épidémie de Noricie décrite dans les *Géorgiques* (voir *supra*) « on ne pouvait dépouiller (les cadavres) ni faire usage de leurs peaux, car on ne pouvait les purifier par l'air, ni en dompter l'infection par le feu » (95). Végèce (Ve siècle) pense que c'est le souffle des bovins atteints de *morbus alienatus*, puis leurs cadavres, qui contaminent les herbes, les sources et les mangeoires (96).

En 1523, Fiztherbert (voir *supra*) recommande bien de ne pas rapporter chez soi les peaux de bovins ayant succombé à la *murrain*, car elles contamineraient d'autres bêtes (97). En 1758, Hartmann relate le cas d'un ours contaminé pour avoir déterré et mangé un animal mort de fièvre charbonneuse en Finlande ; un paysan dépouilla l'ours et en mourut. Pour prix de son enterrement, le curé du village récupéra la peau et il en mourut également ainsi que trois personnes qui l'avaient aidé à préparer cette peau ! (98).

En 1769, Fournier accuse « d'infâmes mercenaires » (bouchers et éleveurs) de vendre à bas prix la viande d'animaux atteints de charbon malin « à des pauvres qui ne réalisent pas que, dans cette viande, sont dissimulés les agents qui causeront leur mort » (99). Quelques années plus tard, Gilbert rapporte le cas d'un cheval mort de fièvre charbonneuse pour avoir porté en croupe un sac contenant la peau d'un bœuf mort de la maladie ainsi que celui de deux ours et un loup morts après avoir mangé la chair d'un cheval contaminé (100).

En 1802, Steinmüller de Bâle démontre que des moutons nourris, à titre expérimental, avec du foin récolté dans des champs où avaient été enfouis des animaux morts de fièvre charbonneuse, mourraient à leur tour de cette maladie (101).

En 1820, Anton Ithen, de Stein, affirme que les cas de fièvre charbonneuse survenus dans le nord-ouest de la Suisse depuis 1770 étaient dus à l'emploi de fourrages récoltés sur des terres où avait été répandu un engrais calcique (gypse) provenant de sols contaminés par des cadavres (102). Il est curieux de noter que ce délai de cinquante ans durant lequel pourrait persister le pouvoir pathogène du germe dans les sols est exactement celui qu'avait retenu Ahura Mazda en Perse, sept siècles avant J.-C. (*Vandidad*, section 48 : « La terre où un cadavre a été enfoui ne doit pas être réutilisée avant cinquante ans. ») (103).

On a vu que ce sont Barthélemy et Leuret qui démontrent (1823-1824) que le sang d'un animal atteint de charbon peut transmettre la maladie par inoculation ou ingestion (104). En 1845, Gerlach confirme ce rôle virulent du sang mélangé aux aliments mais pense, aussi, que la contagion est « de nature volatile et que les gaz et émanations des cadavres sont contagifères » (105).

En 1868, Raimbert transmet le charbon à des cobayes inoculés avec un broyat de trompes, pattes et ailes de mouches bleues (*Musca vomitoria*) préalablement placées sous une cloche au contact de sang contaminé [(106)].

C'est finalement en 1880 que Pasteur et ses collaborateurs démontrent la présence des spores de *Bacillus anthracis* dans le sol des « champs maudits » de Beauce, où les moutons contractaient régulièrement la fièvre charbonneuse [(107)].

Prophylaxie sanitaire

Hygiène générale

Il n'y eut pas, dans l'Antiquité, de recommandations particulières pour éviter l'extension de la fièvre charbonneuse. Mais, comme pour toute maladie contagieuse, cette extension pouvait être limitée en suivant le sage conseil de Columelle (Ier siècle) : « séparer dans tous les cas, les animaux malades des autres pour qu'ils ne soient pas contaminés par le contact. » [(108)].

En 1250, Rufus recommande, comme mesure préventive de l'*anticore*, diète et saignée périodiques ; cette dernière recommandation est reprise trois siècles plus tard par Fiztherbert pour prévenir la *murrain* [(109)]. En 1673, Harward recommande que les personnes soignant les bêtes atteintes de *murrain*, et celles qui les ont dépecées, ne s'approchent plus ensuite du bétail sain et lavent leurs vêtements et leurs instruments [(110)].

Isolement

Dans le cas particulier de la fièvre charbonneuse, les recommandations concernant l'isolement des malades sont longtemps restées peu claires, voire contradictoires, du fait du caractère tellurique de la maladie. Cependant, les lois et ordonnances de la *Mesta general de Castilla y León* (1499, 1556 et 1574) obligeaient déjà les éleveurs à déclarer les cas de clavelée et de charbon bactéridien (*sanguijuela* ou *sanguiñuelo*) au maire de leur commune, qui interdisait alors tout mouvement de leurs troupeaux [(111)]. En France, le principe même de la séquestration des troupeaux atteints de fièvre charbonneuse était prévu par l'arrêt du Conseil d'État du roi du 16 juillet 1784, complété ultérieurement par un décret du mois d'août 1790. La difficulté d'application de cet arrêt était évidente [(g)], mais les textes ultérieurs, et notamment la loi du 21 juillet 1881 sur la police sanitaire des animaux, continueront à prescrire le marquage et l'isolement des animaux atteints de charbon (article 4). Des prescriptions analogues avaient été ou seront prises en Suisse (mars 1872), en Autriche (février 1880), en Allemagne (juin 1880), en Norvège (mai 1882), en Belgique (septembre 1883), en Suède (septembre 1887), en Hongrie (mars 1888), en Hollande (mai 1890), etc. [(112)].

En Suisse, les textes réglementaires avaient été précédés par les recommandations de Tscheulin en 1813 : enfermer les animaux malades à l'étable « même si l'anthrax, dans la plupart des cas, ne s'avère pas contagieux » (113).

Il ne semble pas avoir existé de textes précisant la durée d'isolement des animaux atteints ou suspects de fièvre charbonneuse avant la fin du XIXe siècle. En France, c'est le décret du 22 juin 1882, puis l'arrêté du 28 juillet 1888, qui fixent à quinze jours la durée de la quarantaine imposée à ces animaux (la déclaration d'infection ne pouvant être levée qu'après quatre mois). Cette durée est la même que celle déjà imposée en Suisse par une loi de 1872 (114). Il ne semble pas avoir existé de texte concernant la mise en quarantaine des animaux importés avant le XXe siècle.

Abattage

En France, l'arrêt royal de 1784 précédemment cité prévoyait l'abattage des animaux atteints « dont la maladie aurait été reconnue incurable par les experts » (115). Mais ces dispositions furent rarement appliquées et Hurtrel d'Arboval s'y opposait encore vigoureusement en 1839 lorsqu'il écrivait à propos de toutes les épizooties et notamment du typhus charbonneux : « l'assommement, à la vérité, coupe court à la maladie ; mais ce n'est qu'en détruisant les animaux qui en sont attaqués et ceux qu'on y croit exposés, par conséquent en ruinant les propriétaires, et en ajoutant ainsi à la somme des maux. Sera-ce quand toute une contrée se trouvera infectée, quand il n'y aura plus que peu d'individus épargnés, qu'on fera cette sanglante exécution, ainsi qu'on l'a pratiquée dans plusieurs États de l'Europe, dans les Pays-Bas, en Flandre, en Angleterre, en Suisse, et même en France, où Vicq d'Azyr l'a fait adopter presque généralement ? » (116).

Destruction des matières virulentes

Si, très tôt, les éleveurs ont observé que la fréquentation des lieux contaminés par des cadavres d'animaux atteints de fièvre charbonneuse présentait un grand risque pour les animaux sains, ils n'ont pas su comment éviter ce risque. Dans *L'Iliade*, les Grecs victimes de l'épidémie se contentaient de « se laver, de se purifier et de jeter à la mer tout ce qu'il y avait d'impur » dans les camps (117).

En 1745, la Société des médecins de Genève préconise pour toutes les maladies contagieuses (y compris le charbon) un certain nombre de précautions : nettoyer les étables et les écuries, les « parfumer » en y faisant brûler un mélange d'encens, de soufre, de poudre à canon et de poix, frotter les auges et les râteliers avec de l'ail ou de l'oignon [h].

En 1784, la seule solution recommandée en France, était la destruction des cadavres par enfouissement et la désinfection des locaux ainsi que la destruction des viandes d'animaux malades ; celle de leur lait fut conseillée par Tscheulin, en Suisse, en 1813 [118].

En 1846, Gerlach démontre scientifiquement que les matières virulentes (contenues dans les cadavres) restent dangereuses au moins trois ans [119]. Cette démonstration venait à point démentir les affirmations de Parent-Duchâtelet, qui avait rapporté, en 1832, devant l'Académie de médecine française, « que l'utilisation des débris cadavériques provenant des animaux atteints de maladies charbonneuses pouvait être tolérée sans inconvénient et que, par conséquent, il n'y avait pas lieu de maintenir la disposition rigoureuse de l'article 6 de l'arrêt du 16 juillet 1784 » [120]. L'arrêté français du 28 juillet 1888 renforça en fait les dispositions de 1784 et prescrivit que les cadavres des animaux morts de charbon soient détruits en totalité ou enfouis avec la peau tailladée. Ces dispositions sont les mêmes que celles prises par l'Allemagne (juin 1880), le Danemark (avril 1893) et la Belgique (septembre 1894), trois pays où une indemnité d'abattage sanitaire est accordée aux éleveurs [121].

En 1873, Davaine effectue des recherches complètes sur l'action de divers produits antiseptiques vis-à-vis du bacille du charbon et il démontre l'efficacité particulière de l'acide phénique. Ce produit sera utilisé avec succès en infiltration autour des tumeurs charbonneuses de l'homme [122].

Johann Feser, professeur à l'École de médecine vétérinaire de Munich, fut envoyé en 1875 par le gouvernement royal de Bavière dans les alpages pour étudier les effets néfastes du charbon sur le cheptel de cette région. Il démontra que les cadavres non ouverts et enfouis dans la terre risquaient beaucoup moins de contaminer le sol. La sporulation réclame, en effet, la présence d'oxygène libre et ne peut se produire à l'intérieur de l'organisme. Feser étudia également le charbon symptomatique et établit le diagnostic différentiel entre cette maladie et le charbon bactéridien. Il est intéressant de constater que ce qui s'appelle Bacille de Chauveau dans la littérature francophone est nommé encore aujourd'hui *Clostridium feseri* en Allemagne et en Autriche. (G. Theves, *in litteris*).

Prophylaxie médicale

Certaines mesures préventives préconisées dans l'Antiquité étaient particulièrement fantaisistes, telle celle d'Aristote visant à préserver les chevaux des morsures de musaraignes, qui provoquaient leur mort par « empoisonnement » (fièvre charbonneuse ?) : suspendre au cou de l'animal une musaraigne vivante, enfermée dans un pot d'argile ! Cette recette sera reprise au IVe siècle pour traiter la fièvre charbonneuse déclarée des bovins (voir *infra*) et une variante sera proposée au XVIIIe siècle : enfermer la musaraigne dans un trou d'arbre et toucher l'animal atteint de charbon avec une branche de cet arbre [123].

Pour protéger les porcs du *branchos* (« dangereux l'été »), Aristote conseillait de leur donner des mûres, des bains chauds, et de les saigner sous la langue (124).

Au XIVe siècle, Rusius recommande la pose préventive de sétons (ou leur équivalent) au poitrail des chevaux exposés au risque (125).

En 1745, la Société des médecins de Genève préconise un « remède préservatif » contre le charbon : rajouter 1 à 2 livres d'antimoine bouilli dans la boisson des bestiaux et frotter les animaux avec une lessive de cendres et de plantes aromatiques (126).

Ce n'est qu'à la fin du XIXe siècle que furent inventés les premiers vaccins spécifiques contre la fièvre charbonneuse. C'est Toussaint, professeur à l'École vétérinaire de Toulouse, qui réussit le premier à immuniser les moutons contre la maladie. Il présente ses résultats à l'Académie des Sciences française en 1880. Cinq moutons ayant été inoculés avec 3 ml de sang infectieux, défibriné, chauffé dix minutes à 55°C, résistent à une épreuve ultérieure mortelle pour les moutons témoins[i] (127). Ces expériences seront reproduites sur 20 moutons par Bouley à Alfort, mais avec des résultats un peu moins bons, puisque quatre moutons meurent d'une fièvre charbonneuse vaccinale avant l'épreuve (128).

Toussaint croyait, à tort, avoir tué les bactéridies contenues dans le sang : Pasteur démontre, l'année suivante, qu'elles avaient survécu à 55°C et que les moutons avaient, en fait, reçu un vaccin à germes vivants atténués (129). Pasteur met aussitôt au point un autre vaccin en cultivant la bactéridie à 42°-43°C et, après plusieurs passages à cette température, en la faisant sporuler pour fixer sa virulence : il protège 25 moutons sur 25 avec ce vaccin. En 1881, il réalise publiquement la même expérience à Pouilly-le-Fort : 25 moutons, vaccinés les 5 et 17 mai, sont éprouvés avec autant de témoins ; le 31 mai tous les témoins sont morts et tous les vaccinés survivent. Mais la nature du vaccin utilisé par Pasteur fera l'objet de controverses ultérieures (130), certains affirmant qu'il aurait employé le vaccin de Toussaint modifié par Chamberland et Roux[j] (131).

Toutes sortes de procédés seront alors proposés par Chamberland, Chauveau, Roux, Toussaint et d'autres auteurs pour parvenir au même résultat en faisant agir sur la bactéridie, l'air, l'oxygène, l'acide phénique, l'acide sulfurique, le bichromate de potassium, le sérum d'animaux contaminés, etc. La sérothérapie est proposée par Sclavo et Marchoux en 1895 et Soberheim pratique la séro-infection en 1897 (132).

Traitement

Très souvent l'infection par *Bacillus anthracis* entraîne une mort si brutale qu'on l'a confondue, dans les temps anciens, avec une intoxication. Dans ces conditions, tout traitement paraissait illusoire, ce qui a fait écrire aux auteurs

Arabes du XIIe et du XIIIe siècle (Ibn al-Awan et Abou Bekr) que « la maladie est incurable et que rarement elle fait grâce » (133). De même, en 1745, la Société des médecins de Genève conclut que « lorsque cette tumeur (du charbon) se trouve au poitrail ou aux environs de la tête, les animaux périssent si promptement qu'à peine peut-on leur porter secours » (134).

Toutefois, comme pour toute maladie, même réputée incurable, les hippiatres, les vétérinaires et les guérisseurs n'ont pu résister à la tentation d'inventer quelques remèdes miraculeux.

Les plus étonnants sont les plus anciens. Aristote, qui attribuait la mort soudaine par charbon bactéridien aux morsures des musaraignes (voir *supra*), recommandait en conséquence d'appliquer sur les « pustules » consécutives à ces morsures soit le corps éventré de la musaraigne soit... des crottes de chien. Il conseillait également d'administrer, simultanément, dans les narines du cheval mordu du mélanthium écrasé dans du vin parfumé (135). Pour traiter le *branchos* porcin, le même auteur recommandait l'amputation des organes atteints (136).

Dans les *Géorgiques*, Virgile rapporte que l'on administra du vin aux chevaux malades, « ce qui fit du bien à quelques-uns » (137).

En l'an 350, Pélagone, un hippiatre byzantin, prescrit de soigner la « fièvre pestilentielle » (le charbon, selon Smith) par l'ingestion des cendres de jeunes cigognes brûlées vives, mêlées à du vin (138) et le trochisque d'hellébore est préconisé par son contemporain Apsyrte contre les « tumeurs du cheval » (139).

Végèce conseillait pour sa part de suspendre au cou des bovins malades une musaraigne enfermée vivante dans un petit pot d'argile (140).

Au XIIe et XIIIe siècles, les Arabes considéraient la forme œdémateuse du charbon équin (*Zîbah*) comme très grave et ils n'avaient à proposer que des traitements bizarres (suspendre au cou du malade un rat extrait du ventre d'un serpent), ou brutaux (ouverture, puis cautérisation profonde de la tumeur), auxquels Abou Bekr préférait, cependant, les adoucissants (141).

Rufus (1250) et Rusius (1340) préconisent l'incision ou l'extirpation des tumeurs, les sétons aux cuisses, la saignée et les scarifications à la flamme (142). En 1523, Fiztherbert mentionne une maladie des ovins appelée *the blood*, que Smith identifie avec certitude à la fièvre charbonneuse, et il la traite en coupant l'oreille du malade... ; si celui-ci ne saigne pas, rajoute l'auteur, « mieux vaut le sacrifier et garder la viande » ! (143). En 1547, la médecine traditionnelle suisse recourt à l'application de sétons à base de racine d'éllébore.

En 1682, lors de l'épizootie de charbon qui frappait les bovins d'Allemagne, de France et de Suisse, les éleveurs traitaient les tumeurs apparues sur la langue en les raclant avec une cuillère d'argent (et un homme, qui utilisa ensuite la cuillère pour manger, en mourut !) (144).

Les médecins de Genève (1745) proposent plusieurs traitements du « charbon des chevaux et bestiaux » selon les possibilités du propriétaire. Le meilleur est la saignée suivie du débridement de la tumeur qui sera lavée à l'eau-de-vie puis recouverte d'essence de térébenthine mêlée de jaune d'œuf et de miel. Les plus pauvres se contenteront d'administrer une bonne purge, du blanc de poireau, de la poudre à canon ou de la suie de cheminée dans une chopine de vin chaud (145). En 1794, Gilbert utilise des sétons « pour attirer dehors l'humeur morbifique (...) et dont les effets sont merveilleusement secondés par les incisions, les scarifications profondes des tumeurs, leur extirpation ou leur cautérisation » (146). À peu près à la même époque, un traité de médecine vétérinaire, publié à Bâle, recommande l'administration de salpêtre, de safran, d'alun, de blanc d'œuf, d'huile d'une lampe d'église catholique et... d'urine de garçonnet (147).

On constate que tous ces traitements n'ont rien de spécifique et témoignent plutôt de l'impuissance des vétérinaires et des éleveurs devant une maladie aussi grave. Encore n'ont pas été rapportés, ici, tous les traitements superstitieux tels que celui qui consistait à introduire dans l'étable atteinte un bouc noir supposé chasser le démon et qui, parfois, mourrait lui-même du charbon ! (148).

Ce n'est qu'avec l'emploi des premiers sérums thérapeutiques (Sclavo, 1895) puis du salvarsan (Becker, 1911) et, enfin, des antibiotiques que le *Bacillus anthracis* sera réellement vaincu (149).

Réglementation sanitaire

Systèmes de déclaration et d'alerte

La fièvre charbonneuse étant une maladie à caractère tellurique, il n'apparaissait sans doute pas nécessaire aux éleveurs ou aux autorités sanitaires d'instaurer un système de déclaration ou d'alerte aussi développé que pour les grandes épizooties : peste bovine, morve, clavelée, etc. Cependant son caractère contagieux appelait un minimum de mesures permettant d'éviter sa diffusion. C'est ce type de mesures que préconisent les autorités espagnoles en 1499 à propos de la *sanguijuela* ou *sanguiñuelo* (voir chapitre *Clavelée*) ou les autorités britanniques en 1523, à propos de la *murrain*. Dans ce dernier cas, la tête des animaux ayant succombé à la maladie était plantée au bout d'un mât pour avertir les autres éleveurs que la maladie existait dans la commune, et seul le reste du corps était enterré (150).

À la fin du XVIIIe siècle, nombre de pays européens adoptent des législations visant à combattre les maladies contagieuses dans leur ensemble. L'arrêt du Conseil d'État du roi de France (16 juillet 1784) est sans doute le plus complet de ces textes. Il oblige l'éleveur à déclarer à l'autorité locale tout cas de maladie contagieuse, dont le charbon, « sur-le-champ et sous peine d'une amende de

500 livres » [151]. En France, c'est la loi du 21 juillet 1881 qui classera définitivement le charbon comme maladie réputée contagieuse chez toutes les espèces animales [152]. De 1882 à 1888, un décret obligeait les éleveurs français à apposer des écriteaux portant le mot « charbon », sur les locaux infectés et à l'entrée des chemins qui y conduisaient [153].

Interdiction de vente et rédhibition

L'interdiction de vente d'animaux atteints de maladies contagieuses (dont le charbon) a été rendue obligatoire dès 1784 en France par l'article 7 de l'arrêt royal précédemment cité [154]. La maladie n'a jamais été formellement classée vice rédhibitoire, même si certains auteurs ont pu la considérer comme telle du seul fait de sa contagiosité [155]. En France, la loi du 20 mai 1838 l'exclut de la liste des vices rédhibitoires, limitée à la morve et au farcin des équins et à la clavelée chez les ovins [156].

Conclusion

La fièvre charbonneuse possède deux caractéristiques qui ont retardé la mise en place d'un système de surveillance et de contrôle aussi efficace que celui des autres maladies contagieuses. La première est la rapidité de son évolution clinique, qui l'a fait longtemps confondre avec une envenimation, ou une intoxication. La seconde est l'origine tellurique du contage, qui a fait parfois douter de la transmissibilité directe de la maladie d'un animal à l'autre, ou d'un animal à l'homme.

De ce fait, la maladie a gardé son mystère et, au fil des siècles, elle fut attribuée à l'action d'animaux malfaisants, aux maléfices du démon, à la fréquentation de « champs maudits » etc. La dualité de son expression clinique (charbon essentiel et charbon tumoral) et ses quelques points communs avec la peste bovine, le charbon symptomatique, la pasteurellose bovine ou la morve équine ont achevé de compliquer son diagnostic et de retarder sa prophylaxie.

Contrairement à la peste bovine, qui a souvent sévi en même temps qu'elle, la fièvre charbonneuse n'a fait que très tard l'objet d'une lutte organisée à l'échelle nationale ou internationale. Contrairement à la rage, qui n'a sans doute pas tué beaucoup plus d'êtres humains qu'elle, la fièvre charbonneuse n'a été classée que très tard au rang des zoonoses majeures.

Bien qu'il s'agisse sans doute de l'une des maladies les plus anciennement connues, elle ne semble donc pas avoir inquiété outre mesure les médecins, les vétérinaires ou les hygiénistes. Peut-être parce qu'elle tuait trop vite, ou trop peu, sa prophylaxie n'a pas fait de grands progrès avant la fin du XIXe siècle. Dans l'histoire des deux médecines humaine et animale, elle fera donc toujours figure de parent pauvre si on la compare à la peste humaine, à la peste bovine, à la variole ou à la rage.

Notes complémentaires

(a) Selon Fleming et Moulé, les descriptions de Virgile correspondraient à des épizooties décrites également par Ovide et Thucydide. Elles rapportent les symptômes généraux observés chez tous les animaux « atteints d'une soif ardente qui leur courait de veine en veine », puis chez les bovins « tombant sous le joug, en vomissant un sang mêlé d'écume », les porcs « dont les flancs sont secoués d'une toux haletante », les chevaux « qui frappent la terre du pied, baissent les oreilles, les membres inondés d'une sueur intermittente », etc. (157).

(b) Chez l'homme le problème du diagnostic différentiel se posait surtout entre les éruptions ou lymphadénies, dues à la peste bubonique, et le charbon. C'est le médecin des papes d'Avignon, Guy de Chauliac, qui en détermine les règles, en 1363 (158). Antérieurement, plusieurs descriptions de lésions cutanées pourraient correspondre à celle du charbon humain : celle de la Collection hippocratique, qui parle de pustules du charbon (ἀνθραξ = anthrax) ou, aux Xe et XIe siècles, celle d'Avicenne qui parle du *nar-i-parsi* (« le feu persan ») ou du *joosh-i-akhgari* (« le bouton brillant ») et celle de Ibn Hindu, qui précise que la pustule charbonneuse contient du liquide et des gaz (159).

(c) À l'époque de Pietro di Crescenzi (Crescens) le terme « tac » était également utilisé pour désigner la clavelée à cause des petites cicatrices (taches) qu'elle laissait sous la peau (160).

(d) Traduction : « Lorsqu'on sacrifie l'animal la *murrain* apparaît entre chair et peau et monte comme une gelée en produisant une mousse épaisse de 1 pouce au moins. »

(e) Selon Rufus cette maladie est due à « l'inflammation qui cause une aposthume qui, parce qu'elle est près du cœur, s'y oppose cruellement, c'est pourquoi la maladie est appelée *anticore* » (161). Mais Moulé pense que Rufus a confondu engorgements farcineux et tumeurs charbonneuses du poitrail des chevaux, puisqu'il leur donne également le nom de « *vermes* », qui est le nom du farcin (162).

(f) Traduction : « Dans l'amoncellement des chiens d'abord, des animaux ailés, des oiseaux et des bœufs, le pouvoir du mal soudain s'empara ensuite des bêtes sauvages. Le malheureux laboureur voit ses taureaux bien portants s'abattre en plein travail, et se coucher au milieu du sillon. » (163).

(g) En 1873 ces dispositions sont critiquées avec passion par Reynal, directeur de l'École d'Alfort, qui écrit : « Comment ! lors de la belle saison, un mouton étant mort, il faudrait abandonner la plaine pour ramener aussitôt le troupeau à la bergerie afin de l'isoler, de le séquestrer conformément à la loi ? Avec la meilleure bonne volonté du monde, vous ne pouvez pas admettre qu'il en soit ainsi... Le seul moyen pour se débarrasser du sang de rate c'est l'émigration, dans les premiers jours qui suivent le départ des lieux infectés (...), la mortalité cesse le plus souvent comme par enchantement. Et c'est en présence d'un pareil résultat, si précieux, qu'on voudrait s'opposer aux bienfaits de l'émigration ? Cela n'est pas possible. » (164).

(h) Il est intéressant de noter que, 140 ans plus tard, Roux et Chamberland démontreront l'action bactéricide de l'essence d'ail sur le bacille de la fièvre charbonneuse (165).

(i) Les recherches de Chauveau avaient établi, dès 1879, que l'injection de sang infectieux dans les veines de moutons barbarins (naturellement peu sensibles au charbon) renforçait considérablement leur résistance à l'épreuve expérimentale, et que cette résistance se transmettait de la mère au fœtus. Chauveau attribuait cette immunité au contact de leur organisme « avec le poison soluble que renferme le sang » (166).

(j) Cette compétition entre les deux savants a donné lieu à de multiples controverses dont certaines fort critiques pour Pasteur. Les plus virulentes sont celles de Geison, en 1993, résumées dans le chapitre VI de son ouvrage *The private science of Louis Pasteur* (Princeton University Press). Geison accuse Pasteur d'avoir « volé » la découverte de Toussaint, ce qui aurait entraîné chez ce dernier une dépression nerveuse fatale. Vallery-Radot a rectifié les faits dans un article très documenté sur les résultats de la mission qu'avait confiée simultanément à Pasteur et Toussaint le ministre de l'Agriculture français, le 10 août 1878 : « étudier les moyens préventifs ou curatifs qu'on pouvait opposer (à la maladie du charbon). » Selon Vallery-Radot les résultats obtenus par Toussaint en 1880, puis revérifiés par Bouley en 1881 (16 résistants sur 20 moutons vaccinés) apparaissaient moins bons que ceux de Pasteur, présentés à l'Académie des sciences le 28 février 1881 (25 résistants sur 25 vaccinés), puis reproduits à Pouilly-le-Fort en mai 1882 (167). Toutefois, la nature des vaccins utilisés par Pasteur reste également controversée, certains affirmant qu'il ne s'agissait pas du vaccin décrit dans la publication de cet auteur, mais d'un vaccin mis au point par Roux et Chamberland et atténué par le bichromate de potasse (168).

Rappels sur la fièvre charbonneuse

Maladie répandue pratiquement dans le monde entier du fait de la facilité de la dissémination des spores de l'agent causal dans les produits infectés, notamment peaux et poudre d'os.

La résistance exceptionnelle de ces spores dans le sol explique, également, la très grande difficulté d'éradication de la maladie des territoires infectés. Bien que facilement contrôlée par la vaccination ou l'antibiothérapie, la fièvre charbonneuse reste encore de nos jours une zoonose redoutée, à laquelle succombent chaque année des milliers d'animaux et de nombreux êtres humains.

Dates des principales épizooties de fièvre charbonneuse : probablement d'importantes épizooties (accompagnées de cas chez l'homme) dans l'Antiquité, notamment dans le bassin méditerranéen, vers 1750, 1228, 754 et 461 avant J.-C. Autres épisodes graves durant notre ère en Allemagne (32), Italie (43), France et Belgique (591), Irlande (770), Allemagne (878 et 992), plusieurs pays d'Europe du Nord (1087 à 1094), Irlande (1224), Angleterre (1252 et 1316), Allemagne (1504), France et Italie (1552, 1590, 1671), Hongrie (1679), plusieurs pays d'Europe centrale et Scandinavie (1682 à 1691)

Classification et caractéristiques de l'agent causal : *Bacillus anthracis*, bactérie de la famille des Bacillacæ, genre *Bacillus*. La bactérie prend la coloration de Gram et produit une capsule (inhibant la phagocytose) et une exotoxine (immunogène). Elle ne forme de spores (forme de résistance) qu'au contact de l'air à l'ouverture du cadavre. Ces spores peuvent résister 3 heures à la chaleur sèche (140°C). Elles sont sensibles aux désinfectants usuels (ex. : chaux vive à 5 %), mais après un contact très prolongé. Elles peuvent survivre plus de cent ans dans le sol.

Espèces sensibles : tous les mammifères, y compris l'homme. Les espèces les plus affectées sont les herbivores (notamment les ruminants), mais les suidés et les carnivores sont également touchés. Les oiseaux (excepté les autruches) sont résistants, ainsi que les homéothermes aux températures inférieures à 37°C.

Transmission : le plus souvent par ingestion des spores conservées dans le milieu extérieur. Les rapaces et les insectes peuvent disséminer les spores. Infection également possible par contact (si la peau est excoriée), par piqûres d'insectes ou par inhalation des spores.

Sources de virulence : les sols ou points d'eau contaminés par les cadavres infectés, les fèces de mammifères ou oiseaux carnivores, les peaux, les insectes piqueurs et certains vaccins mal atténués.

Diagnostic clinique : la période d'incubation varie de 2 à 15 jours selon les individus ou les espèces. Chez les *ruminants,* les formes plus courantes sont aiguës ou suraiguës et la mort peut survenir en moins de 24 heures après une fièvre élevée, de la dyspnée, des coliques et passage de sang dans les fèces, les urines ou le lait. Des tumeurs localisées peuvent être observées sur la peau, la langue, le pharynx. Chez les *équidés* les signes digestifs (hémorragies intestinales) sont plus marqués, la mort moins rapide et des œdèmes peuvent être notés sur la gorge (asphyxie) ou au point de piqûre d'insectes contaminés. Chez les *suidés* on observe fréquemment une inflammation des nœuds lymphatiques pharyngés (angine charbonneuse) avec œdème de la gorge, puis lésions cutanées, signes digestifs mais guérison possible. Chez les *carnivores* les formes pharyngées ou intestinales sont les plus fréquentes, avec septicémie hémorragique foudroyante. Certains individus résistent naturellement. Chez l'*homme* : forme cutanée (« pustule maligne ») guérissant le plus souvent spontanément, alors que les formes intestinales et pulmonaires sont toujours mortelles en l'absence de traitement.

Diagnostic différentiel : confusion possible avec toute maladie infectieuse suraiguë, le charbon symptomatique, les intoxications (chimique, végétale, microbienne), les piqûres venimeuses, le foudroiement, etc.

Diagnostic biologique : *identification* de l'agent (bactérioscopie et inoculation à l'animal de laboratoire), puis *isolement* sur gélose (à partir de la rate, de la moelle osseuse, du sang) et caractérisation par tests biochimiques ou morphologiques.

Lésions : épanchements de sang (noir, épais, incoagulable), urine sanguinolente, splénomégalie, intestin congestionné et tumeurs charbonneuses (œdèmes gélatineux entourant les nœuds lymphatiques, notamment mésentériques ou pharyngés).

Prophylaxie sanitaire : éviter les terrains contaminés (« champs maudits ») et les aliments infectés (poudre d'os), désinfecter les effluents, brûler les litières contaminées, incinérer (ou enterrer sous la chaux vive) les cadavres infectés, instaurer une quarantaine et un vide sanitaire.

Prophylaxie médicale : vaccination possible par un bacille atténué vivant, sous forme d'une suspension de spores, additionnée d'adjuvant. Les souches les plus utilisées sont la souche Sterne et la souche Delpy, dérivée de la souche Pasteur.

Traitement : la pénicilline est efficace à condition d'être administrée précocement. Ne pas traiter et vacciner en même temps, car l'antibiotique tue le bacille vaccinal.

Bibliographie

Baraillon M. – *Instruction sur les maladies épizootiques les plus familières à la Généralité de Moulins, sur leurs préservatifs et sur les traitements les plus convenables à chacune d'elles.* Pavy, Moulins, 1787, 57 pp.

Belitz W. – « *Wiederkäuer und ihre Krankheiten im Altertum* ». *Veterinärhistorisches Jahrbuch*, 1927, **3** : 1-128.

Bost J. – *Lyon, berceau des sciences vétérinaires.* Éditions lyonnaises d'art et d'histoire, Lyon, 1992, 220 pp.

Conte A. – *Police sanitaire des animaux.* Baillière & fils, édit., Paris, 1895, 515 pp.

Cordero del Campillo M. – *Desarrollo histórico de la medicina preventiva.* Crin Ediciones S.L., León, 1996, 62 pp.

Davaine C. – « Recherches sur les infusoires du sang dans la maladie connue sous le nom de sang de rate ». *C.R. Acad. Sc.*, 1863, **57** : 220-223.

Dirckx J.H. – « Virgil on anthrax ». *Am. J. Dermatopathol.*, 1981, **3** :191-195.

Enaux J. et Chaussier F. – *Méthode de traiter les morsures des animaux enragés et de la vipère suivie d'un précis sur la pustule maligne.* M. Defay, édit., Dijon, 1985, XLVI + 275 pp.

Fleming G. – *Animal plagues: their history, nature and prevention.* Chapman & Hall, édit., Londres, 1871, 548 pp.

Galtier P.V. – *Traité des maladies contagieuses et de la police sanitaire des animaux domestiques.* Troisième édition, Asselin & Houzeau, édit., Paris, 1897, 1 280 pp.

Gauthier A. – « Histoire de la médecine vétérinaire dans l'Antiquité ». *In* « Histoire de la médecine ». M.J.F. Hecker, édit. *Rec. Méd. vét. prat.*, 1884, 592-616.

Gilbert F.H. – *Recherches sur les causes des maladies charbonneuses dans les animaux ; leurs caractères, les moyens de les combattre et de les prévenir.* Imprimerie de la République, Paris, an III (1794), 72 pp.

Heusinger C.F. – *Recherches de pathologie comparée.* Cassel chez H. Hotop, édit. ; vol. II, 1853, DXLIX pp.

Hurtrel d'Arboval L.H.J. – **(a)** *Dictionnaire de médecine, de chirurgie et d'hygiène vétérinaires.* Tome I, Seconde édition, Baillière & fils, édit., Paris, 1838, 696 pp. ; **(b)** Tome II, 788 pp. ; **(c)** Tome VI, 1839, 546 pp. ; **(d)** Édition entièrement refondue et augmentée par A. Zündel. 3 T. Paris, Baillière & fils, édit., Paris, 1874-1877, 650 pp.

Hutyra F. et Mareck J. – *Spezielle Pathologie und Therapie der Haustiere.* Gustav Fischer Verlag, édit., Iena, 1922, 1 046 pp.

Jussiau-Chevallier N. – *Henry Toussaint, l'œuvre d'un microbiologiste pionnier.* Université Claude Bernard, Lyon-I, Thèse de la Faculté de Pharmacie, n° 92, 1998, 149 pp.

Karasszon D. – *A concise history of veterinary medicine.* Akadémiai Kiadó, Budapest, 1988, 458 pp.

Leclainche E. – *Histoire de la médecine vétérinaire.* Office du livre, Toulouse, 1936, 812 pp.

Mammerickx M. – « Histoire de la médecine vétérinaire belge ». *Mémoire de l'Académie Royale de Médecine de Belgique*, 1967, Sér. 2., **5** (4) : 261-708.

Moulé L. – **(a)** *Histoire de la médecine vétérinaire.* Première période : « Histoire de la médecine vétérinaire dans l'Antiquité ». Extraits du *Bulletin de la Société centrale de médecine vétérinaire.* Imprimerie A. Maulde, Doumenc et Cie, Paris, 1891, 200 pp. ; **(b)** *Histoire de la médecine vétérinaire.* Deuxième période : « Histoire de la médecine vétérinaire au Moyen Âge ». Première partie : « La médecine vétérinaire arabe ». Extraits du *Bulletin de la Société centrale de médecine vétérinaire.* Imprimerie A. Maulde, Doumenc et Cie, Paris, 1896, 125 pp. ; **(c)** *Histoire de la médecine vétérinaire.* Deuxième période, Deuxième partie : « La médecine en Europe ». Extrait du *Bulletin de la Société centrale de médecine vétérinaire.* Imprimerie A. Maulde, Doumenc et Cie, Paris, 1900, 178 pp.

Nocard E. et Leclainche E. – *Les maladies microbiennes des animaux.* Tome I, Troisième édition, E. Masson & Cie, édit., Paris, 1903, 668 pp.

Paulet J.-J. – **(a)** *Recherches historiques et physiques sur les maladies épizootiques avec les moyens d'y remédier, dans tous les cas.* Première partie. Ruault, édit., Paris, 1775, 416 pp. ; **(b)** *Recherches historiques et physiques sur les maladies épizootiques avec les moyens d'y remédier, dans tous les cas.* Seconde partie. Ruault, édit., Paris, 1775, 501 pp.

Rayer P.F.O. – « Inoculation du sang de rate ». *C.R. Soc. Biologie*, 1850, **2** : 141-144.

Reynal J. – *Traité de la police sanitaire des animaux domestiques.* Asselin, édit., Paris, 1873, 1 012 pp.

Rieck W. – « *Bujatrik bei den Tamilen* ». *Veterinärhistorische Mitteilungen*, 1930, **6** (10) : 58-62.

Sackmann W. – « *Anthrax in Switzerland during the early 19th century* ». *Rev. sci. tech. Off. int. Epiz.*, 1994, **13** (2) : 537-543.

Sevilla H.J. – « Notes d'histoire sur l'art vétérinaire antique. Les formes pharmaceutiques des hippiatres grecs ». *Rec. Méd. vét.*, 1936, **112**, 535-551.

Smith F. – *The early history of veterinary literature and its British development* (originally published in *Journal of Comparative Pathology and Therapeutics* 1912-1918). J.A. Allen & Co., édit., Londres, 1976, vol. I, 373 pp.

Société des médecins de Genève – *Réflexions sur la maladie qui a commencé depuis quelques années à attaquer le gros bétail en divers endroits de l'Europe.* Imprimerie Piget, Paris, 1745, 292 pp.

Tadjbakhsh H. – **(a)** *A survey of the views of Iranian savants (especially Persian muslim physician) on the subject of contagious diseases and immunity. Med. J. Isl. Rep. Iran*, 1992, **6** (3) : 57-70 ; **(b)** *Traditional methods used for controlling animal diseases in Iran. Rev. sci. tech. Off. int. Epiz.*, 1994, **13** (2) : 599-614.

Théodoridès J. – **(a)** « Un grand médecin et biologiste, Casimir-Joseph Davaine (1812-1882) ». *Analecta medico-historica* 4, Oxford Pergamon Press, 1968, 238 pp. ; **(b)** « Un grand médecin : Pierre-François-Olive Rayer (1793-1867), pionnier de l'étude des zoonoses et fondateur de la pathologie comparée ». *Bull. Acad. vét. France*, 1991, **64** : 93-100, **(c)** *Des miasmes aux virus – Histoire des maladies infectieuses.* Louis Pariente, édit., Paris, 1991, 377 pp. ; **(d)** *Pierre Rayer (1793-1867). Un demi-siècle de médecine française.* Louis Pariente, édit., Paris, 1997, 266 pp.

Theves G. – « Le charbon : une maladie des animaux et de l'homme qui se cache dans la terre ». *Actes du 13e Congrès Bénélux d'Histoire des Sciences. In L'Homme et la terre*, J.A. Massard, édit., Luxembourg, 1996, 19-40.

Vallery-Radot M. – « Après les propos diffamatoires récemment tenus sur Pasteur : rétablissement des faits ». *Association des anciens élèves de l'Institut Pasteur*, 1993, **35** : 107-116.

Wilkinson L. – *Animals and disease. An introduction to the history of comparative medicine.* Cambridge University Press, 1992, 272 pp.

Bibliographie complémentaire

Cette liste rassemble les références de quelques travaux antérieurs au XXe siècle analysés par les auteurs figurant sur la liste précédente, mais dont nous n'avons pu consulter le texte original intégral.

Bouley H. et Sanson A. – « Du mal de montagne, affection charbonneuse du bétail des montagnes de l'Auvergne ». *C.R. Acad. Sci.*, Paris, 1863, **68** : 82-86.

Chabert Ph. – *Description et traitement du charbon dans les animaux.* Imprimerie Royale, Paris, 1788.

Chaignebrun A. de – *Relations d'une maladie épidémique et contagieuse...*, Paris, 1762.

Davaine C. – « Recherches sur les infusoires du sang dans la maladie connue sous le nom de sang de rate ». *C.R. Acad. Sc.*, Paris, 1863, **57** : 220-223. « Nouvelles recherches sur la maladie du sang de rate, considérée principalement du point de vue de sa nature ». *Mem. Soc. Biol.*, Paris, 1863, 3e série, **5** : 193-202. « Sur la nature des maladies charbonneuses ». *Arch. gén. Méd.*, Paris, 1868, 6e série, 144-148. « Recherches relatives à l'action des substances dites antiseptiques sur le virus charbonneux ». *C.R. Acad. Sci.*, Paris, 1873, **77** : 821-825.

Delafond H.M.O. – « Communication sur la maladie régnante ». *Rec. Méd. vét.*, 1860, **37** : 726-748.

Koch R. – *« Die Aetiologie der Milzbrand – Krankheit, begründet auf die Entwicklungsgeschichte der Bacillus anthracis ». Beitr. Biol. Pflanzen.*, 1876, **2** : 273-310.

Pasteur L. et Joubert J.F. – « Étude sur la maladie charbonneuse ». *C.R. Soc. Biol.* Paris, 1877, **84** : 900-906.

Pasteur L., Chamberland C. et Roux E. – « Sur l'étiologie du charbon. » *C.R. Acad. Sci.*, Paris, 1880, **91** : 86-94.

Pollender F.A.A. – « Mikroskopische und mikrochemische Untersuchung des Milzbrandblutes sowie über Wesen und Kur des Milzbrandes. » *Vjschr. gerichtl. öff. Med.* 1855, **8** : 103-114.

Raimbert A. – « Recherches expérimentales sur la transmission du charbon par les mouches. » *C.R. Acad. Sci.*, Paris, 1863, **69** : 805-812.

Toussaint H. – « De l'immunité pour le charbon acquise à la suite d'inoculations préventives. » *C.R. Acad Sci.*, Paris, 1880, **91** : 135-137.

Références citées

(1) Belitz, p. 14 ; Mammerickx, p. 290
(2) Hurtrel d'Arboval (d), p. 335
(3) Belitz, p. 91
(4) Gilbert, p. 8
(5) Smith, p. 11
(6) Rieck, p. 64
(7) Belitz, p. 91 ; Dirckx, p. 195
(8) Belitz, p. 89 ; Smith, p. 27
(9) Fleming, p. 36
(10) Moulé (b), p. 86 et 87
(11) Moulé (c), p. 134 et 135 ; Smith, p. 83
(12) Moulé (c), p. 116
(13) Gilbert, p. 9
(14) Smith, p. 132
(15) Smith, p. 325
(16) Société des médecins de Genève, p. 146-147
(17) Mammerickx, p. 290 ; Nocard et Leclainche, p. 302 ; Théodoridès (c), p. 144
(18) Conte, p. 9
(19) Hutyra et Mareck, p. 16
(20) Nocard et Leclainche, p. 303 et 304
(21) Nocard et Leclainche, p. 305
(22) Nocard et Leclainche, p. 308
(23) Dirckx, p. 192 et 194 ; Moulé (a), p.140 et 141
(24) Smith, p. 83
(25) Moulé (c), p. 116
(26) Smith, p. 132
(27) Smith, p. 325
(28) Société des médecins de Genève, p. 147
(29) Fleming, p. 395
(30) Karasszon, p. 322
(31) Smith, p. 11; Wilkinson, p. 7
(32) Belitz, p. 69 ; Smith, p. 11
(33) Bost, p. 10
(34) Paulet (b), p. 331
(35) Moulé (a), p. 127
(36) Belitz, p. 89
(37) Moulé (a), p. 121
(38) Smith, p. 83
(39) Smith, p. 325
(40) Fleming, p. 248
(41) Théodoridès (a), p. 69
(42) Enaux et Chaussier, p. 261
(43) Sackmann, p. 539
(44) Theves, p. 24
(45) Hurtrel d'Arboval (a), p. 410
(46) Nocard et Leclainche, p. 305
(47) Rayer, p. 142 ; Théodoridès (d), p. 149
(48) Théodoridès (b), p. 97 ; Wilkinson, p. 127
(49) Nocard et Leclainche, p. 305 ; Wilkinson, p. 127
(50) Nocard et Leclainche, p. 306
(51) Reynal, p. 601
(52) Nocard et Leclainche, p. 303
(53) Vallery-Radot, p. 108
(54) Nocard et Leclainche, p. 308
(55) Davaine, p. 222 ; Théodoridès (a), p. 78
(56) Nocard et Leclainche, p. 306 ; Wilkinson, p. 128
(57) Nocard et Leclainche, p. 308 ; Vallery-Radot, p. 108
(58) Jussiau-Chevallier, pp. 87-89
(59) Dirckx, p. 192 ; Moulé (a), p. 140
(60) Wilkinson, p. 126
(61) Baraillon, pp. 4 et 49-50
(62) Nocard et Leclainche, p. 304
(63) Théodoridès (a), p. 89-91
(64) Wilkinson, p. 129
(65) Nocard et Leclainche, p. 330 et 331
(66) Theves, p. 28
(67) Nocard et Leclainche, p. 334
(68) Leclainche, p. 65
(69) Moulé (a), p. 141
(70) Paulet (a), p. 39
(71) Fleming, p. 60
(72) Fleming, p. 120
(73) Paulet (a), p. 93
(74) Théodoridès (a), p. 67
(75) Paulet (a), p. 95

(76) Théodoridès (a), p. 68
(77) Société des médecins de Genève, p. 147
(78) Fleming, p. 439
(79) Reynal, p. 623
(80) Paulet (b), p. 95
(81) Enaux et Chaussier, p. 261
(82) Nocard et Leclainche, p. 303 ; Théodoridès (c), p. 146
(83) Hurtrel d'Arboval (c), p. 220
(84) Fleming, p. 191
(85) Nocard et Leclainche, p. 306
(86) Nocard et Leclainche, p. 303
(87) Moulé (a), p. 127
(88) Reynal, p. 624
(89) Reynal, p. 626
(90) Wilkinson, p. 129
(91) Paulet (a), p. 292
(92) Gilbert, p. 12
(93) Hurtrel d'Arboval (c), p. 220
(94) Gilbert, p. 14
(95) Leclainche, p. 67 ; Moulé (a), p. 141
(96) Belitz, p. 90
(97) Smith, p. 132
(98) Paulet (a), p. 330
(99) Wilkinson, p. 124
(100) Gilbert, pp. 28 et 29
(101) Sackmann, p. 540
(102) Sackmann, p. 540
(103) Tadjbakhsh (a), p. 58
(104) Nocard et Leclainche, p. 303
(105) Nocard et Leclainche, p. 304
(106) Wilkinson, p. 130
(107) Nocard et Leclainche, p. 309
(108) Belitz, p. 86
(109) Smith, pp. 83 et 132
(110) Smith, p. 325
(111) Cordero del Campillo, p. 24
(112) Nocard et Leclainche, p. 374 et 375
(113) Sackmann, p. 539
(114) Galtier, p. 1044 ; Nocard et Leclainche, p. 375
(115) Conte, p. 3
(116) Hurtrel d'Arboval (b), p. 254
(117) Cordero del Campillo, p. 4
(118) Sackmann, p. 539
(119) Galtier, p. 965
(120) Reynal, p. 628
(121) Nocard et Leclainche, p. 375
(122) Théodoridès (a), p. 110
(123) Smith, p. 203
(124) Moulé (a), p. 127
(125) Smith, p. 83
(126) Société des médecins de Genève, p. 137 à 139
(127) Galtier, p. 1008
(128) Jussiau-Chevallier, pp. 117-119
(129) Galtier, p. 1008
(130) Vallery-Radot, p. 111
(131) Jussiau-Chevallier, p. 131
(132) Nocard et Leclainche, p. 358-359
(133) Moulé (b), p. 86
(134) Société des médecins de Genève, p. 147
(135) Belitz, p. 69
(136) Moulé (a), p. 127
(137) Paulet (a), p. 47
(138) Gauthier, p. 600 ; Smith, p. 35
(139) Sevilla, p. 544
(140) Smith, p. 27
(141) Moulé (b), p. 87
(142) Moulé (c), p. 135
(143) Smith, p. 134
(144) Heusinger, p. CLXXV ; Paulet (a), p. 103
(145) Société des médecins de Genève, p. 147-149
(146) Gilbert, p. 71
(147) Sackmann, p. 538
(148) Sackmann, p. 540
(149) Théodoridès (c), p. 148
(150) Smith, p. 132
(151) Conte, p. 2
(152) Galtier, p. 1030
(153) Galtier, p. 1043
(154) Conte, p. 3
(155) Reynal, p. 133
(156) Reynal, p. 133
(157) Fleming, p. 20 à 22 ; Moulé (a), p. 139-141
(158) Wilkinson, p. 23
(159) Tadjbakhsh (b), p. 605 et 606 ; Théodoridès (a), p. 143
(160) Moulé (c), p. 116
(161) Smith, p. 83
(162) Moulé (c), p. 135
(163) Leclainche, p. 65
(164) Reynal, p. 630
(165) Galtier, p. 1016
(166) Nocard et Leclainche, p. 356
(167) Vallery-Radot, p. 111
(168) Jussiau-Chevallier, p. 131

Morve

Même si la morve n'existe pratiquement plus dans le monde, et même si elle peut être aujourd'hui facilement traitée par les sulfamides, la seule évocation de son nom inquiète encore tous les responsables de la santé animale ou humaine. Ce n'est donc pas un hasard si cette maladie des équidés est celle sur laquelle nous possédons le plus d'informations anciennes. La mortalité élevée qu'elle entraînait chez les chevaux, dont l'importance économique et militaire fut cruciale jusqu'au début du XXe siècle, ainsi que les dangers de sa transmission à l'homme, peuvent expliquer l'abondance des documents existant sur son histoire.

Symptomatologie

Descriptions cliniques

Les premières descriptions cliniques de la morve semblent bien remonter à l'Antiquité gréco-romaine.

Selon la majorité des historiens vétérinaires, c'est Aristote (384-322 avant J.-C.) qui aurait décrit le premier la maladie, chez l'âne, dans son *Histoire des animaux* (VIII, 25), lorsqu'il écrit : « La maladie prend naissance dans la région de la tête et par les naseaux s'écoule une mucosité épaisse et rougeâtre. Si le mal descend jusqu'aux poumons, l'animal crève. Les cas où la maladie siège dans la tête ne sont pas mortels. » (1). Pour décrire la maladie Aristote emploie le mot *maleos*, que les auteurs latins transformeront en *maleus* ou *malleus*. Végèce justifiait ce dernier mot en le rapprochant du mot latin *malleus* (marteau), signe de la force avec laquelle la maladie frappait les chevaux (2).

Les descriptions ultérieures sont données dans les *Hippiatriques* par Apsyrte (IIIe siècle), et Hiéroclès, puis par Végèce (IVe siècle). Apsyrte distinguait les formes aiguës et chroniques de la morve, dont la contagiosité était différente (3). Selon Poulle-Drieux cette distinction était faite parce que les traitements appliqués devaient être différents. Pour cet auteur, les hippiatres auraient bien reconnu la morve cutanée comme la forme primitive de la maladie, et la dermite morveuse (*vermes*) ou la rhinite (*vermes volatilus*) comme ses complications (4), mais les opinions sont restées partagées, à ce sujet, entre historiens vétérinaires, notamment M'Fadyean et Smith (5). Quoi qu'il en soit, ces distinctions seront reprises mille quatre cents ans plus tard et conduiront à de graves erreurs (voir *infra*). Végèce décrit plus précisément sept formes cliniques de *malleus*, sévissant chez les équins. Selon Moulé trois d'entre elles pourraient se rapporter à la morve. Il s'agit du *malleus humidus* (à jetage persistant, tantôt verdâtre, tantôt sanguinolent), du *malleus farciminosus* (cordes farcineuses, abcédées) et du *malleus subtercutaneus* (ulcères suintants) (6). Une étude plus récente, de Viré, comparant les textes de la *Mulomedicina Chironis* et de la *Mulomedicina* de Végèce, a considérablement clarifié le sujet [(a)].

Au XIIIe siècle, un manuscrit de Thomas de Cantimpre, cité par Froehner, précise que « l'âne atteint de *reuma* avec jetage nasal, meurt si celui-ci se dépose à l'intérieur et sur les poumons » (7).

À la même époque les auteurs persans décrivent « des ampoules remplies d'une sérosité jaune qui se transforme en pus » (8) et les auteurs Arabes identifient la lymphangite farcineuse et la morve (*Iklah*) en décrivant bien le jetage et la tumeur, dure au toucher, « semblable à une glande légèrement tuméfiée », située sous la mâchoire inférieure. La lymphangite ulcéreuse (*Kould*) est décrite par Abou Bekr qui en distingue quatre sortes : à la tête, au poitrail, à la cuisse et « volante » (*taïiār*). Les lésions portent un nom différent selon que les « racines » observées le long du cou et du poitrail sont fermées (*Kould* mâle) ou qu'elles sont ouvertes et laissent écouler une sérosité ressemblant à du miel (*Kould* femelle) (9). Vers 1250, Rufus décrit la maladie qui descend du poitrail (*piz*) aux cuisses et aux testicules : « Ceste enfermeté que l'an apelle farsin commence ou piz dou cheval ou entre les cuisses decoste les couilles et les fet enfler, laquelle est cruelle de mauveses hymeurs chaudes qui sont assemblees par lonc temps ensemble. Et puis tient a une glande que le cuer tient, et les chevaus l'ont entre l'une et l'autre partie dou cors. Et einsi avient entre les cuisses decoste les couilles par aucune doulour qui i descent, car iluec queurent les esperiz et les hymeurs de chascune partie dou cors. Donc celle glande s'enfle par la doulour des mauveses hymours qui i queurent et fet enfler le cuer et le piz et les cuisses. Et des que le piz ou les cuisses sont enflees en la partie devant ou en la partie derrieres, il convient que par les hymeurs la char et le cuir soient rompuz et facent voie par plusieurs pertuis pour geter hors les mauveses hymeurs. » Rufus appelait cette maladie « farsin » et désignait sa forme nasale (qu'il confondait avec la gourme) sous le nom de « camoire », qui sera appelée plus tard « cymourre » (10).

Au XVIe siècle, Fiztherbert décrit la maladie chez les chevaux anglais sous le nom de *glaunders* ou *farcyon* (11).

En 1664, Solleysel donne une description détaillée de la forme pulmonaire de la maladie. Il pense cependant que sa forme cutanée (farcin) est une maladie différente, quoique très proche : « le farcin est le cousin germain de la morve » écrit-il (12). Il faudra attendre plus d'un siècle avant que les vétérinaires danois Abildgaard et Viborg reconnaissent l'identité des deux formes, pulmonaire et cutanée, de la morve dont Viborg affirme la contagiosité en 1797. Mais

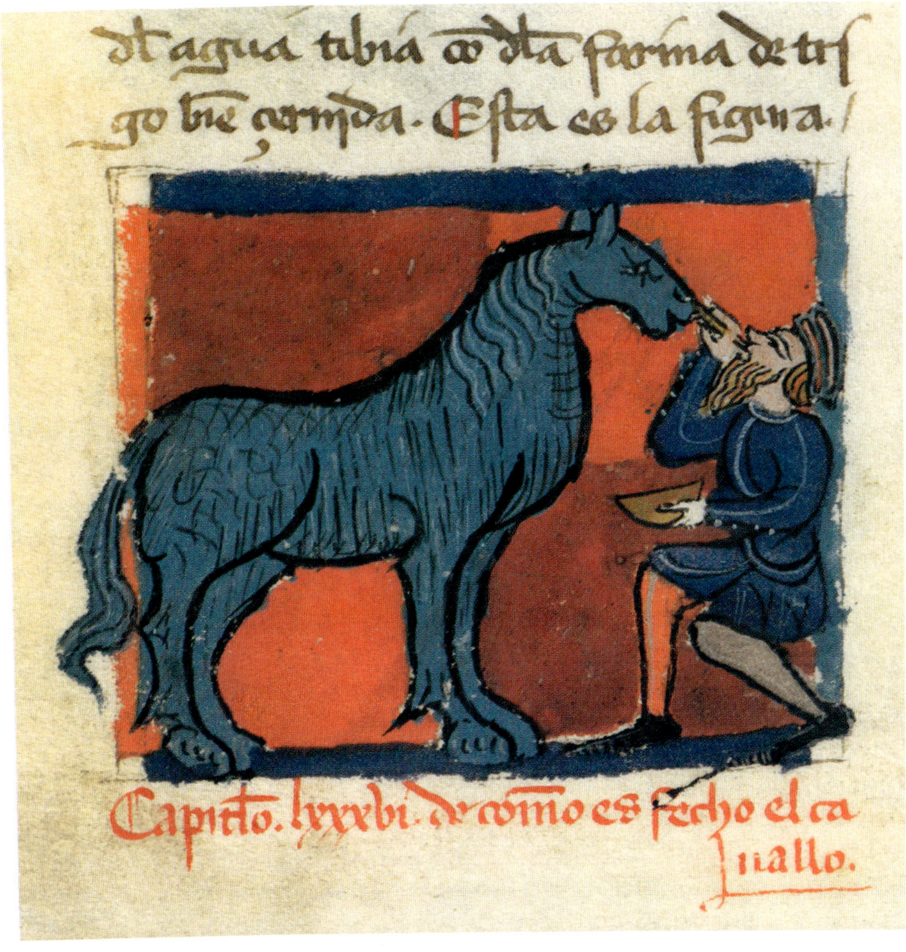

Le traitement de la morve est longtemps passé par l'injection forcée de divers produits dans les naseaux du cheval malade

Miniature extraite du *Libro de Menescalcia et de Albeyteria et Física de las bestias,* de Juan Álvarez de Salamiella, XVe siècle

(Bibl. nat. de Fr. – Paris)

entre-temps d'autres descriptions de la maladie avaient été données par E.G. Lafosse (1749), un maréchal-ferrant français, puis par son fils Ph. E. Lafosse, vétérinaire (1792) qui, malheureusement, accréditèrent l'idée que certaines formes de morve « improprement dites » (chroniques) n'étaient pas contagieuses (voir *infra*). Chabert, directeur de l'École vétérinaire d'Alfort nouvellement créée, donnait également dès 1782 une excellente description de la morve dont il affirma quelque temps la contagiosité, puis se rétracta (13). La confusion possible entre le « farcin morveux » et le farcin d'Afrique (lymphangite épizootique) ne sera dissipée qu'avec la découverte de l'agent de cette dernière maladie, par Rivolta et Miallone en 1833 : voir chapitre *Autres maladies infectieuses.*

Incubation

Compte tenu des nombreuses incertitudes concernant le caractère contagieux de la morve, on comprend aisément que les données sur l'incubation de cette maladie aient été rares ou insuffisantes. Cette insuffisance s'aggrave du fait de la distinction très ancienne entre formes aiguës et chroniques et du fait que ces deux formes furent parfois considérées comme pouvant se substituer l'une à l'autre au cours du temps. C'est ainsi que Bouley avait pu concilier les thèses « contagionistes » et « spontanéistes » (14). Viborg, en 1797, donnait cependant une indication sur la durée d'incubation attendue de la maladie lorsqu'il recommandait de ne pas remettre les chevaux guéris avec des animaux sains avant six mois. Une autre indication sur la durée d'incubation habituellement admise peut être déduite du délai d'observation des animaux exposés à la contamination. En France ce délai avait été fixé à deux mois par un règlement de 1882 appliquant la loi du 21 juillet 1881, et porté à un an si les animaux avaient présenté des symptômes ou réagi à la malléine (15). Ce délai était le même dans la plupart des pays européens, sauf aux Pays-Bas où il n'était que de trente jours (16). Mais selon Galtier (1897) la durée de la période d'incubation varie, en fait, de deux à douze jours et le chiffre de trente jours « est une exagération provenant de ce qu'on est embarrassé pour bien connaître les symptômes du début » (17).

Diagnostic expérimental et reproduction de la maladie

C'est la découverte du microbe de la morve en 1882, puis la fabrication de la malléine par Helmann à Saint-Pétersbourg (1890) et son utilisation par Kalning à Dorpat (aujourd'hui Tartu) pour le diagnostic par intradermoréaction (1891), qui ouvrirent l'ère d'un véritable diagnostic expérimental (18). Auparavant, la seule méthode permettant de confirmer l'existence de la morve consistait en l'examen de la nature du jetage [b], ou en son inoculation à un autre animal. Ce dernier fut longtemps le chien, proposé par Galtier, puis le cobaye (19). Mais la reproduction expérimentale de la maladie sur d'autres espèces avait précédé ces inoculations à visée diagnostique. Ainsi, dans l'étude de Viborg (1797), il est bien indiqué que la transmission de la morve est obtenue par le contact immédiat de pus morveux, que l'infection produit ainsi des ulcères purulents des muqueuses et l'inflammation morveuse des poumons et que, de plus, l'inoculation de pus morveux à la surface de la peau produit le farcin [20]. Ces mêmes constats furent faits à plusieurs reprises par la suite, notamment par Galtier, Gohier et Dupuy, mais certains lui opposèrent les insuccès de Godine (1815) et nièrent la contagiosité (voir *infra*) [21]. C'est en inoculant à un cheval sain le pus d'un homme atteint de morve que Rayer démontre, en 1837, que la maladie se développe chez l'animal inoculé, qui en meurt [22]. Plus tard, et avant la découverte du bacille de la morve, on continuera à inoculer leurs jetages douteux aux chevaux pour détecter la morve : en cas de maladie les sujets ainsi « auto-inoculés » réagissaient en développant une plaie ulcéreuse caractéristique au point d'injection sous-cutanée [23]. Ce n'est qu'après la découverte du bacille de la morve, qu'il sera possible de le distinguer de celui de la « pseudo-morve » (melioïdose) qui entraînait une réaction sérologique croisée lors de l'épreuve de la fixation du complément.

Lésions

Aux descriptions cliniques des différentes formes de la maladie données par les hippiatres (voir *supra*) étaient associées celles des lésions viscérales, articulaires et cutanées. Il en fut de même aux siècles suivants où les observateurs tantôt distinguèrent, tantôt rapprochèrent, les lésions qu'ils constataient au niveau des voies respiratoires supérieures, des poumons, des reins ou de la peau : adénite, lymphangite ou ulcères. Certains rapprochaient la morve de la syphilis, d'autres plaçaient le siège de la maladie dans le nez, le cerveau, la moelle épinière, etc. [24]. Au XIIIe siècle, Guillaume de Villiers fait une excellente synthèse des travaux antérieurs d'Hippocrate le vétérinaire ou de Rufus, et distingue les différentes lésions de la morve : le « farcin corde » (lymphangite), le « farcin qui n'est pas corde » (boutons farcineux) et le « farcin volant » (morve proprement dite)[c] .

La véritable étude scientifique des lésions ne débuta, cependant, qu'au XIX[e] siècle. De nombreux travaux furent alors consacrés à la maladie par les anatomopathologistes français et allemands tels que Dupuy (1829), Hausmann (1833) ou Kreutzer et Dittrich (1851) [25]. En 1840, dans son nouveau journal *Archives de médecine comparée*, Rayer démontre que les nodules de la morve et de la tuberculose sont deux lésions totalement différentes [26]. Kreutzer et Dittrich continueront cependant à assimiler la morve à la tuberculose, jusqu'à ce que Virchow (1854) distingue les nodules morveux de ceux de la syphilis et de la tuberculose, mais les confonde malheureusement avec les tumeurs granulomateuses [27]. En 1881, Rabe publie une étude complète des diverses localisations et altérations morveuses des muqueuses et de la peau [28].

Étiologie et pathogénie

Avant la découverte du microbe de la morve, *Burkholderia mallei*, des hypothèses très variées avaient été faites sur les causes de cette maladie.

Les anciens hippiatres, Apsyrte et Chiron, pensaient que la morve était due à une corruption de l'air (*aeris corruptio*) et à... l'absence de vésicule biliaire chez le cheval ! (29). Cette absence de vésicule biliaire causait, selon Apsyrte, « un afflux trop abondant de bile dans les artères situées sur le côté de l'épine dorsale : une humidité nuisible était propagée, par là, à la moelle épinière et, de là, au cerveau qui en tire sa nourriture » (30). Végèce, toutefois, ne reprendra pas cette explication dans sa *Mulomedicina*, non plus que les considérations que faisait intervenir Chiron dans l'évolution de la maladie (31). Au Moyen Âge on attribuait la morve à divers facteurs extrinsèques dont la fatigue, la faim, la soif, les piqûres d'insectes, les désirs sexuels inassouvis, etc. (d) (32). C'est en 1664 que dans son traité *Le Parfait Mareschal* Solleysel parle pour la première fois du « venin » (de la morve) qui peut se transmettre à courte distance et qui, en infectant l'air, contamine tous les animaux vivant sous le même toit (33). En 1771 et 1782, Vitet puis Chabert (voir *infra*) considèrent également la morve comme contagieuse. Bourgelat, qui doit déplorer la contamination mortelle de plusieurs élèves de l'École vétérinaire de Lyon, créée en 1762, professe la contagiosité de la morve, « cette maladie formidable, aussi inconnue à tous ceux qui en dissertent qu'à ceux que quelques lumières contiennent au moins dans la borne d'une sage timidité » (34). En 1797, Viborg confirme ce caractère transmissible lorsqu'il écrit que « la cause de la morve réside dans un poison contagieux, encore inconnu dans sa nature » (35).

Cette perspicacité contraste avec la confusion qui règnera, à nouveau, au milieu du XIXe siècle et ce malgré la démonstration de l'inoculabilité de la morve dès 1826. Plusieurs maîtres de l'École d'Alfort, toujours convaincus de la spontanéité de la morve, lui attribuent alors une étiologie complexe. Selon Renault, il s'agirait de la résorption du pus par l'organisme ou « pyémie métastatique ». Bouley penche pour un épuisement de l'organisme provoqué par une mauvaise hygiène associée à un travail excessif (e) et Chabert écrit : « la morve n'est pas contagieuse : elle vient par la disposition individuelle, par le vice des aliments, du travail, de l'habitation, etc. » (36). Cette incertitude est reflétée dans l'enseignement de Dupuy à l'École d'Alfort (vivement critiqué plus tard par Hurtrel d'Arboval) qui écrivait en 1817 : « La morve est réellement une affection tuberculeuse (...) qui a la plus grande analogie avec la phtisie tuberculeuse de l'espèce humaine. » (37). Ravitch, en 1862, reliera les lésions morveuses à une thrombose veineuse et lymphatique (38). Virchow, en 1863, pense que le processus néoplasique conduisant à la constitution des granulomes, avec lesquels il confond les lésions morveuses, est dû à l'inhalation, par le cheval, « d'un agent âcre et irritant » (39). Parmi les auteurs allemands ce fut sans doute Leisering qui fut le plus proche de la vérité lorsqu'il réaffirme, en 1862, « que les différentes lésions du poumon se développent sous l'influence d'un contage directement apporté par l'air inspiré » [40].

À la fin du XIXe siècle, les microbiologistes rivalisent d'ardeur pour isoler le microbe responsable de la morve. Hallier décrit le premier des microcoques « isolés ou en amas » dans les sinus frontaux de chevaux morveux. Christot en 1868, puis Babès en 1881, redécrivent des microcoques. En 1873, Chauveau démontre que le filtrat de matériel virulent est apathogène et que, par conséquent, les agents responsables sont les microbes restés dans le filtre. En 1882, les Français Bouchard, Capitan et Charrin, et les Allemands Loeffler et Schuetz décrivent, presque simultanément, le véritable agent de la morve dont la morphologie exacte sera précisée par Koch en 1883, puis Weischelbaum en 1885 [41]. Primitivement dénommée *Bacillus mallei*, le nom du genre du bacille fut modifié ultérieurement en *Actinobacillus*, *Pfeifferella*, *Malleomyces*, *Loefflerella* et *Acinetobacter* jusqu'à sa dénomination finale de *Pseudomonas mallei* puis *Burkholderia mallei*, en 1993 [42].

Épidémiologie

Contagiosité et modes de contagion

Même si les hippiatres du IVe et du Ve siècle reconnaissaient la contagiosité des animaux morveux, et en recommandaient l'isolement, ils donnaient très peu de précisions sur la nature des matières virulentes et se contentaient d'invoquer la corruption de l'air [43]. Végèce pense, comme Chiron, que cette corruption se produit du fait d'un échauffement par le vent du sud ou le vent d'Afrique [44]. Végèce considère, cependant, que non seulement l'air, mais aussi les bâtiments, les pâturages ou les abreuvoirs qu'ont utilisés les malades sont à l'origine de la contagion [45]. Il explique clairement que les bêtes infectées peuvent constituer la source du contage : il emploie, pour cela, le mot latin *coinquinare* (qui contient l'idée de contact direct) ou la périphrase *contagionem transferre ad proximus* [46].

Ces idées furent reprises au cours des siècles suivants puisque Rufus réaffirme, en 1250, la contagiosité de la morve, en se référant aux textes arabes et romains [47]. Cependant, il ne fait pas la relation entre la maladie du cheval et celle des chevaliers européens de retour des croisades : certains d'entre eux, qui avaient dû boire du sang de chevaux morveux ou se nourrir de leurs cadavres, mouraient couverts d'ulcères [48]. Rusius (qui a beaucoup plagié Rufus) confirme : *contagius morbus est* [49]. Fiztherbert, en 1534, est le premier auteur anglais qui affirme la contagiosité de la maladie et quelques années plus tard, Fayser et Senter précisent que le contage peut persister longtemps dans les étables infectées [50]. Solleysel complète ces observations : « la morve se communique plus qu'aucune autre maladie parce que, non seulement les chevaux qui sont près de celuy qui en est attaqué la prennent, mais encore l'air se corrompt et s'infecte, en sorte qu'il est capable de la communiquer à tous ceux qui sont sous le même toict. » (51). Solleysel met également en garde contre les risques de contamination par l'eau des boissons ou le matériel de pansage ayant servi à des chevaux morveux, et ces recommandations seront reprises par Gaspard de Saunier en 1734 (52). En 1741, Garsault pense que les chevaux peuvent s'infecter en léchant le pus des sujets morveux (53). Le médecin lyonnais Vitet réaffirme, en 1771, la contagiosité de la morve et du farcin : « La morve est un écoulement par les nasaux d'une humeur virulente et contagieuse. » (...) « l'été est la saison où le virus morveux est le plus contagieux. » (...) « il suffit qu'un homme, un chien et autres animaux touchent un cheval morveux pour communiquer la morve à des chevaux sains. L'air seul est souvent capable de transmettre la morve jusqu'à une certaine distance. » Vitet précise également que l'introduction de la morve dans une plaie faite aux téguments d'un cheval ne le rend point morveux, alors qu'il peut se contaminer en mangeant des plantes infectées par l'humeur morveuse (54). En 1851, Renault contamine expérimentalement des chevaux par voie orale, mais échoue dans la même tentative chez le porc : voir *infra*. En 1862, Saint-Cyr démontre définitivement le caractère contagieux des différentes formes de la morve (f).

Espèces sensibles

La morve frappe essentiellement les solipèdes (cheval, âne, mulet), mais plusieurs autres espèces y sont aussi naturellement sensibles, y compris l'homme. Aucun des auteurs de l'Antiquité ne mentionne cependant l'atteinte d'espèces autres que les équidés.

En 1771, Vitet affirme : « le cheval, le mulet et l'âne sont les seuls animaux exposés à cette maladie. » Il avait lui-même tenté sans succès d'infecter un cheval sain en lui introduisant dans les naseaux la morve d'une brebis et *vice versa* (g) (55).

La sensibilité de l'espèce humaine, qui fut l'objet de longues controverses au XIXe siècle, aurait été déjà reconnue par les auteurs de l'Antiquité selon Parazzez (1494) qui pensait que les cas de syphilis, qu'il observait chez l'homme, étaient du « *malleus* » (56). Les « *Albeytares* » espagnols du XVIe siècle soulignaient également le danger de la transmission de la morve à l'homme (h). De même, en 1810, Waldinger met en garde contre le risque mortel d'autopsier un cheval morveux (57) et, en 1820, Hameau rapporte dans *La Société de Médecine* le cas d'un de ses confrères vétérinaires mort de la morve pour avoir vidé le pus des naseaux d'un cheval (58). Cette contagiosité de la morve du cheval à l'homme est alors confirmée, presque simultanément, en Allemagne (Hertwig, Schilling), en Autriche, en France (Lorin) et en Grande-Bretagne (Elliotson) (59). Ce sont Travers et Coleman (1826) et surtout Rayer (1837) qui apporteront la preuve expérimentale inverse (60).

Ces preuves ne suffiront pas toujours à convaincre certains membres de l'Académie de médecine française, en particulier Magendie. La négation du caractère contagieux de la maladie pour l'homme, soutenue également par Viborg, par l'École d'Alfort et par de nombreux vétérinaires militaires issus de cette école, fut fatale à plusieurs vétérinaires français. Le plus illustre fut Vial de Saint Bel [i] : il se contamina et mourut de la morve le 18 août 1793 après avoir soutenu toute sa vie que cette maladie n'était pas contagieuse [61]. Henri Bouley se contamina lors d'une démonstration d'anatomie pathologique à Alfort, mais il survécut [62]. D'autres n'eurent pas cette chance, et plusieurs élèves de l'École succombèrent à la maladie. Benoist meurt en 1836, Coindet en 1844, Richard en 1866, Dezoteux en 1877, etc. Ces morts sont portées à l'attention des autorités nationales françaises dès 1844 : cette année-là Arago y fait allusion, le 10 juin, devant la Chambre des députés auxquels on proposait la fermeture de l'École vétérinaire de Lyon : « si les conclusions du professeur Gohier, de Lyon, avaient été rendues publiques, dit-il, des cas mortels de morve (humaine) auraient pu être évités. » De nombreux chercheurs se contaminèrent aussi mortellement en manipulant du matériel virulent dans les années 1890 (voir *infra*).

Après cette démonstration, la thèse des « contagionistes », qui avait été un moment ébranlée par les « spontanéistes », l'emporte et les travaux se multiplient, démontrant la réceptivité à l'inoculation expérimentale des lapins, des cobayes, des caprins, des ovins, des chats, des chiens, etc. « C'est sur les animaux solipèdes que la morve s'entretient, se conserve et se perpétue, affectant le type aigu chez l'âne, le type aigu ou subaigu chez le mulet et ordinairement le type chronique chez le cheval, mais pouvant aussi se montrer aiguë ou subaiguë chez ce dernier » conclut Galtier en 1897 [63].

Matières virulentes

En 1771, Vitet pense que « d'après une infinité d'expériences, le virus morveux ne se communique qu'en touchant immédiatement la membrane pituitaire et les bronches pulmonaires » [64].

En 1797, les travaux de Viborg indiquent clairement la nature des matières virulentes : le pus morveux. Le contact avec un animal sain déclenche l'apparition d'ulcères des muqueuses et de morve pulmonaire qui contiennent un poison contagieux, dont l'inoculation à la surface de la peau produit le farcin [65]. Viborg signale aussi que la salive, mélangée aux mucosités nasales dans le pharynx, peut être virulente [66] : la contagion s'opère par la transpiration et par l'intermédiaire des selles, « et plus spécialement par les harnais et les débris de fourrage et de paille laissés dans les auges » [67]. Cependant, Viborg ne comprend toujours pas comment le « poison morveux » peut parfois se transmettre sans contact apparent entre cheval sain et cheval morveux et il avoue « ne pas pouvoir l'expliquer sur la base de ses connaissances actuelles » [68]. Gaspard de Saunier pense aussi que le transport des matières virulentes doit s'effectuer par les harnais, les couvertures, les auges et les râteliers (69). Gohier, en 1813, recommande bien à ses élèves « après avoir visité les naseaux d'un cheval morveux, de bien se laver les mains avant de visiter ceux d'un cheval sain » (j) (70). La viande devait également être suspecte puisque l'arrêt du Conseil d'État du roi de France (16 juillet 1784) interdit de vendre ou débiter la viande des chevaux abattus pour cause de morve (71). Coleman, puis Renault, auraient réussi à transmettre la morve à l'âne ou au cheval par inoculation du sang d'un autre animal morveux (72).

Prophylaxie sanitaire

Hygiène générale

Dans l'Antiquité la croyance en la transmission du contage par la corruption de l'air supposait que, pour éviter la maladie, les animaux sains fussent soustraits à son action néfaste. Cette idée fut reprise d'autant plus facilement, par la suite, que la morve paraissait souvent guérir spontanément. C'est ce que résumait Galtier en 1897 : « On sait que certains malades peuvent guérir par les seuls efforts de leur économie, surtout quand ils sont entourés de bonnes conditions hygiéniques, quand ils restent au repos, quand ils sont bien entretenus et *respirent un air pur*, etc. » (73).

Isolement

Dès les premiers siècles de notre ère, Apsyrte, puis Végèce, conscients de la contagiosité de la morve, recommandaient l'isolement des animaux atteints (74). Ces recommandations ne furent pas toujours bien comprises, notamment par Jordanus Rufus (voir *supra*) qui recommande, en 1250, de remettre les chevaux morveux au pâturage avec les autres « pour qu'ils se débarrassent de leur jetage » ! (75). Par contre, en 1664, Solleysel ordonne d'isoler les malades : « il faut d'abord les séparer et ne les point laisser boire dans le même seau. » (76). Et Garsault répète ce conseil en 1745 (77). Ces sages dispositions furent reprises au XVIIIe siècle en Europe, et notamment en France par l'arrêt du 16 juillet 1784 dont l'article 4 oblige les propriétaires à marquer et isoler les animaux atteints ou suspects de morve (78). Viborg (1797) recommande de ne pas remettre dans les écuries, avant six mois, les chevaux morveux guéris (voir *supra*) et il attire l'attention sur la haute contagiosité de ces formes cachées (79). Mais ces recommandations ne seront officiellement appliquées qu'après la période de grande indécision qui régna sur le caractère contagieux de la maladie, de 1825 à 1892. C'est ainsi qu'en Belgique on identifia, comme source principale du contage, les chevaux des écuries d'auberge dont les maquignons faisaient trafic en masquant le jetage des malades : si ces pratiques furent sévèrement réprimées, elles ne portèrent leur fruit qu'à partir de 1860 (80).

Il ne semble pas avoir existé de disposition prévoyant, expressément, une période de quarantaine des chevaux pour empêcher l'introduction de la morve dans un pays. Toutefois, les animaux reconnus morveux à leur arrivée en Europe étaient généralement abattus (en France, loi du 21 juillet 1881) et les animaux suspects étaient placés sous surveillance pendant deux mois (81).

Abattage

Les solipèdes semblant bien constituer les seuls réservoirs et vecteurs de la morve, ce sont eux que visaient les mesures d'abattage. Solleysel ne les envisage par directement, mais il reconnaît que « lorsque le poumon est fort intéressé, il vaut mieux en estre dépestrez (du cheval) tost que tard » et Garsault, en 1746, recommande également l'abattage de tous les animaux nouvellement atteints (82). Au Luxembourg, une ordonnance de l'empereur Charles VI, prise le 22 août 1730, appelait tous officiers et justiciers des villes et des villages à rechercher les chevaux morveux « à les faire tuer, et, sans les écorcher, à les faire enterrer 4 pieds en terre » (83). À Lyon, en 1771, Vitet propose lui aussi de « faire assommer promptement les chevaux attaqués de la morve et du farcin et enterrer dans une fosse très profonde qu'on couvrira d'argile bien battue, par crainte de la contagion » (84). Cette disposition fut reprise dans les instructions données aux armées françaises dont la cavalerie fut décimée par la morve en l'an III de la Révolution (85). Vitet anticipe avec lucidité les difficultés d'une entente internationale pour lutter contre la maladie, compte tenu des réticences des éleveurs, lorsqu'il écrit : « Tout bien considéré il me semble que, pour détruire le virus morveux, il faudrait que toutes les nations s'accordassent en même temps à détruire tous les chevaux morveux, ou seulement soupçonnés tels » (mais) « ce projet sera toujours difficile à cause des moyens que les propriétaires de chevaux morveux prendraient pour éluder l'arrêt de mort. » (86). Néanmoins, l'arrêt du Conseil d'État du roi de France (16 juillet 1784) ordonna, dans son article 5, l'abattage des chevaux morveux et de ceux « dont la maladie contagieuse avait été reconnue incurable par les experts » (87). En réalité, la plupart des dispositions officielles définitives ne furent prises, ou appliquées, qu'au siècle suivant dans les pays européens : Autriche (20 février 1880), Allemagne (loi du 23 juin 1880), France (21 juillet 1881), Roumanie (27 mai 1882), Belgique (15 septembre 1883), Suède (23 septembre 1887), Hollande (20 mai 1890), Grande-Bretagne (26 septembre 1892), Danemark (14 avril 1893), etc. (88). L'emploi de la malléine, en 1890, facilita et accéléra les mesures d'abattage des animaux contaminés : 20 000 chevaux dans la seule région de Mezöhegyes, en Hongrie (89).

Destruction des matières virulentes

Dans l'Antiquité, la morve étant attribuée à la corruption de l'air, aucune prophylaxie n'apparaissait possible, excepté la destruction des cadavres considérés comme la source de cette corruption. C'est pourquoi Végèce, lors de l'invasion des cavaliers huns, recommande d'enterrer profondément les chevaux qui succombent à la maladie dans un lieu écarté, dont l'accès sera ensuite interdit (90) et M'Fadyean note que cette recommandation était en avance de mille ans sur son temps (91). En 1575, Suárez de Peralta recommande de bien laver les fourrages et la provende des chevaux (à l'eau chaude), pour éviter la morve (92). Au XVIIIe siècle les idées se précisent sur les modes de contagion de la morve. L'ordonnance de l'empereur Charles VI, en 1730, (voir *supra*) précise que les écuries contaminées devaient être recrépies à la chaux vive et que les mangeoires et les râteliers ayant servi aux chevaux morveux devaient être brûlés (93). Vitet, en 1771, recommande aussi d'enterrer les chevaux morveux abattus (voir *supra*). Viborg, en 1797, indique que le « poison contagieux » qu'il incrimine peut être détruit par la dessiccation ou le chauffage à 64°-65°C, et recommande la désinfection des écuries contaminées à l'eau chaude (94).

Prophylaxie médicale

C'est, encore une fois, dans l'Antiquité que l'on trouve les recettes préventives les plus complètes. Celle de Théomneste, vers l'an 450, est d'une précision remarquable : « vers le quatorze avril, lorsque les animaux auront passé une journée dans les pâturages, souffle dans les narines, à l'aide d'un petit chalumeau, le mélange suivant broyé et tamisé sur un crible fin : une once de racine de chêne vert, de poivre, de pouliot et d'origan, mélangées à parties égales, et une demi-once de feuilles d'iris et de racine de concombre sauvage. Maintiens la tête droite pendant une demi-heure puis reconduis le cheval au pâturage pendant trois jours, afin que toute l'humeur accumulée dans la tête pendant l'hiver soit évacuée. De cette façon les animaux ne seront pas sujets au *malleus*. » (95). Par la suite, les remèdes préventifs firent encore appel à la polypharmacie végétale. C'est ainsi qu'à la fin du XIXe siècle les chevaux ayant communiqué avec des sujets morveux étaient protégés par des fumigations de mauves bouillies et des sétons au poitrail (96).

Il faut attendre l'isolement du bacille de la morve en 1882, pour que soient réalisés les premiers essais de vaccination, à l'exception d'une tentative de Viborg (réussie selon lui) de protéger un poulain de la maladie en lui inoculant le virus de la vaccine (97). Différents procédés sont alors utilisés sans succès : vaccination du cheval avec une souche de bacille atténuée par passages successifs sur le chat (Sacharoff), vaccination du chien par inoculation de doses faibles et répétées de bacilles (Strauss), vaccination du lapin par injections répétées de bacille vivant ou de cultures stérilisées (Finger), sérothérapie, etc. (98).

Ces échecs, ainsi que celui de l'injection prophylactique de malléine (Nocard, Schindelka) s'expliquent, selon Galtier, par le caractère réinoculable et auto-inoculable de la morve et les essais ultérieurs de protection des chevaux par du sérum de bœuf immunisé ne donneront pas de meilleur résultat (99).

Lorsque, enfin, les essais de vaccination semblaient réussir, il fallut les abandonner, car ils entraînaient une réaction au test de l'injection intradermique de malléine, ce qui condamnait les animaux réagissant à être abattus...

Traitement

« Le traitement du *malleus* des chevaux, et des autres animaux de bât ayant un sabot indivisé, par des fumigations est une invention des Anciens », écrivait déjà Apsyrte. Une fois par jour et pendant trois jours, mais pas plus, il conseille de faire respirer au malade présentant des localisations pulmonaires des vapeurs d'origan, surtout d'origan de montagne. La tête du cheval recouverte d'une étoffe est placée au-dessus d'un pot de terre neuf au fond duquel la plante aromatique se consume sur de la braise. Apsyrte adopte ainsi la forme pharmaceutique des fumigations sèches ainsi que Pélagone et Hiéroclès, ses successeurs. Mais ceux-ci prennent en outre la précaution de lier une étoffe sur les yeux du cheval, pour éviter l'action irritante de la fumée sur le globe oculaire (100). Pélagone préconisait aussi un traitement plus fantaisiste contre le *malleus,* un terme qui recouvrait d'ailleurs d'autres maladies, dont la fièvre charbonneuse : faire avaler au malade une cuillerée de cendres de cigogne brûlée vive. Il s'inspirait peut-être de Chiron, qui préconisait, lui, un mélange de vin, d'huile et de bouillon de chiot ! (101).

Apsyrte recommande de traiter le *malleus* par l'insertion sous-cutanée d'un « trochisque » (corps étranger irritant, qui provoque un abcès de fixation). Il précise même le poids de l'agent irritant (l'ellébore) à introduire sous la peau du poitrail du cheval, et exprime ce poids d'ellébore en statères égyptiens, ce qui indique, selon Sevilla, qu'il aurait lui-même recopié cette recommandation dans des écrits antérieurs (102). Au Moyen Âge, Rufus déclare la morve incurable (103) et on comptait sur les prières et les incantations spécialisées (dont le *Wurm-Segen* et le *Segensspruch*, qui remontent à l'an 800) pour prévenir la maladie (104). On tentait également l'exérèse ou la cautérisation des lésions, la castration, la saignée, etc. (105). En l'an 1149, l'abbesse de Bingen, sainte Hildegarde, traite les maladies de cheval et de l'âne par la prière. Mais elle préconise également, dans ses deux traités *Physica* et *Causæ et curæ*, de traiter « le jetage nasal avec toux » par l'application de feuilles d'orties (106).

Au XIIIe siècle, les Arabes soignent les différentes formes de *Kould* par extirpation des cordes lymphatiques et des glandes, suivie d'une cautérisation des lésions (107). Mais ils reconnaissent les limites de leur art, et Abou Bekr, dans son livre *El Naceri*, conseille de refuser toute autre médication, qu'il considère comme inutile. Rufus (vers 1250) conseille de saigner le cheval morveux, ou de lui « mettre des sangsues », de débrider les parties lésées et d'y déposer du réagal (108). Paracelse (1520) propose un traitement à l'huile arseniquée et au sulfure d'arsenic associé au miel (109). En 1575, Suárez de Peralta recommande un régime fortifiant (beurre, sucre, miel, jaunes d'œuf, etc.) et l'injection forcée, par les narines (« pour que le produit atteigne le cerveau ») de poudre de feuilles de tabac (110). En 1606, Markham propose un traitement à base de sels volatils, à administrer par l'oreille, où le produit est laissé vingt-quatre heures « pour chasser les dispositions démoniaques du cerveau » et éloigner le « jus des nerfs », expliquera Willis en 1664 (111). En 1637, De Gray résume en 25 pages tous les traitements existant de son temps et propose un remède souverain, qu'il tient d'un « noble chevalier » : introduire dans les narines du cheval morveux une plume d'oie enduite de soufre et lui administrer un breuvage composé d'urine humaine, de vinaigre, de moutarde, de goudron et de sel (112). En 1664, Solleysel proposait de ligaturer les deux veines jugulaires afin que « l'abondance de l'humeur crue qui tombe sur les poumons diminue. » (113).

Nous n'avons pas connaissance d'autres propositions de traitement de la morve avant le XVIIIe siècle. Le traitement proposé par Ernsting (de Brunswick) à base de grains de fenouil est considéré, en 1749, par Etienne Guillaume Lafosse, comme inefficace et son fils (Philippe Etienne) considère, quelques années plus tard, les autres tentatives de traitement « comme une marque d'ignorance ou de mauvaise foi ». Lafosse père préconise plutôt d'ouvrir les cavités nasales, méthode que reprendront Bartlet en 1754 et Brogniez en 1849 (114). En 1765, Bourgelat, pressé par ses supérieurs, étudie la valeur d'un électuaire « secret » dont la grande valeur aurait été prouvée par le Baron von Sind, premier écuyer de l'Électeur de Cologne. Mais les résultats de ses essais furent sans doute négatifs (ou l'expérience ne fut jamais tentée, pense Gronier) car Bourgelat ne les publia jamais, et Viborg accusa le Baron von Sind de supercherie scientifique [k] (115).

En 1771, Vitet considère que « c'est perdre son temps et son argent que d'entreprendre la guérison de l'inflammation de la membrane pituitaire par la morve » (116).

En 1778, Chabert déconseille les recherches sur le traitement de la maladie (qu'il considère personnellement comme incurable) parce que ce traitement « pourrait être dangereux (s'il ne guérissait que quelques animaux) puisqu'il déterminerait à soumettre à un traitement incertain des chevaux qui propageraient infailliblement cette funeste maladie » (117).

À la même époque, au Luxembourg, on traitait la morve cutanée par application d'une toile de lin enduite de pommade à base de graisse, d'œuf, de sel, de suie de cheminée et de miel (118). Dans le même pays, le maréchal Petitier proposait d'abord de « rincer le sang » des malades avec une potion à base de vinaigre, d'œuf et de poudre à canon, puis de leur faire avaler une décoction d'écorces de chêne (0,5 litre) jusqu'à ce que le cheval tombe malade, « ce qui permettrait ensuite d'espérer d'améliorer son état » ! (119).

Au XIXe siècle, les idées spontanéistes encouragent les vétérinaires à poursuivre de plus belle ces essais de traitements qui, selon Mammerickx, « restent stériles et aboutissent seulement à conserver en vie des animaux dangereux » [(120)].

À la fin du siècle, les traitements de la morve sont donc interdits au profit de l'abattage sanitaire (loi du 21 juillet 1881 en France). Toutefois, nombre de vétérinaires ne peuvent résister à la tentation de ces traitements et Galtier, professeur à l'École vétérinaire de Lyon, écrit lui-même en 1897 : « comme il s'est avéré que l'affection peut guérir spontanément ou avec l'aide d'un traitement approprié il convient de résumer les principaux résultats acquis dans ce sens (....) et notamment avec 5 à 30 grammes de solution iodo-iodurée administrée par voie trachéale, selon Levi et Neiman, ou d'acide phénique et d'acide thymique, selon Brusasco. » [(121)]. Galtier cite également, parmi les traitements efficaces, les injections sous-cutanées d'acide phénique associé aux composés mercuriels (Sokoloff) ou d'huile créosotée (Nourry, Michel). Galtier cite encore les injections de malléine, préparée par Helmann et Kalning, ou de « morvine » préparée par Aurel Babès, qui seront abandonnées ultérieurement. De 1890 à 1892, beaucoup de chercheurs avaient espéré traiter la morve par les extraits du bacille en cause (comme Koch avait espéré traiter la tuberculose par la tuberculine) et sept de ces chercheurs, dont Helmann et Kalning, furent contaminés mortellement par le bacille qu'ils manipulaient [(122)].

Réglementation sanitaire

Systèmes de déclaration et d'alerte

Il ne semble pas avoir existé de recommandations concernant la déclaration de la morve proprement dite dans l'Antiquité.

En France, c'est l'arrêt du 16 juillet 1784, déjà cité, qui codifie les arrêts antérieurs. L'article 1 de cet arrêt oblige de déclarer à l'autorité locale tous les cas de maladies contagieuses (charbon, gale, clavelée, rage, *morve et farcin*), sous peine de 500 livres d'amende [(123)]. Ainsi les deux formes de la maladie, « morve » et « farcin », sont-elles considérées comme contagieuses. Pour renforcer l'efficacité de l'arrêt, son article 10 encourage les dénonciateurs en leur attribuant le tiers de l'amende infligée au contrevenant et « une récompense proportionnelle au mérite de la dénonciation » ! [(124)].

Interdiction de vente et rédhibition

La rédhibition en cas de maladie cachée des chevaux était prévue chez les Grecs puisque Dion Chrysostome dit que, suivant le droit athénien, « le vendeur peut être contraint de reprendre un cheval malade » [(125)]. De même, en droit romain, le *Code Justinien* applique au commerce des chevaux les même règles qu'à celui des esclaves. L'édit *De jumentis vendundis*, qui reprend des textes bien antérieurs, précise que ceux qui vendent des chevaux doivent déclarer publiquement quelles maladies ils ont, et propose au vendeur le choix entre l'action rédhibitoire et l'action « *quanti minoris* » (en réduction de prix) : « *morbi antem vitiive causa inemptis faciendis in sex mensibus, vel quo minoris cum venirent fuerint, in anno judicium dabimus.* »[l]. Toutefois, la liste des maladies rédhibitoires n'est pas précisée par cette loi, comme elle l'est dans le cas des esclaves (126).

Les anciennes lois du pays de Galles (Xe siècle) prévoyaient aussi des garanties de vente pour les chevaux atteints d'*yzgyfaint* ou de *black strangles*, qui seraient le farcin et la morve selon Leclainche et Smith (127). Un texte du Moyen Âge, relevé par Loysel, stipule que « un vendeur de chevaux n'est tenu de leurs vices, fors de morve, courbes et courbatures » (128).

La première interdiction formelle de vente (et d'exposition en vente) a été faite en France par arrêté royal du 16 juillet 1784 et concernait tous les chevaux atteints ou suspects de morve (129).

Plus tard, la plupart des règlements européens considéreront toute maladie contagieuse des animaux comme nécessairement rédhibitoire et trois de ces maladies seront expressément désignées comme telles dans la loi française du 20 mai 1838 : la morve et le farcin pour le cheval, l'âne et le mulet, la clavelée pour l'espèce ovine (130).

Conclusion

Comme nous l'avons rappelé au début de ce chapitre, l'attention portée aux maladies des chevaux en général, et à la morve en particulier, est fonction directe de l'importance du cheval dans toute l'histoire de l'humanité. C'est cette attention qui dut faciliter les mesures de surveillance et de contrôle particulièrement judicieuses préconisées par les Byzantins. Pourquoi, alors, certains hippiatres du XVIIIe et du XIXe siècle, et certains de leurs successeurs vétérinaires, furent-ils aveuglés au point de nier le caractère contagieux de la morve pour le cheval et l'homme[m] ? Faut-il accuser la difficulté du diagnostic de la maladie du fait de la dualité de ses deux formes cliniques, aiguë et chronique ? Ou faut-il incriminer les violentes passions qui animaient, alors, les débats entre savants, et conduisaient à des prises de position dogmatiques irréversibles[n] ? Ce sont sans doute ces deux raisons qui ont concouru à faire reculer de plusieurs siècles nos connaissances sur la morve, et ont retardé la prise de mesures efficaces contre la maladie. Quoi qu'il en soit, ce douloureux concours de circonstances eut des conséquences très graves pour l'élevage du cheval et l'économie de nombreux pays, et condamna beaucoup d'êtres humains à l'une des morts les plus cruelles qui soient.

Notes complémentaires

(a) Viré rappelle que, dans la *Mulomedicina Chironis,* deux conceptions différentes de la morve sont présentées : l'une qui distingue quatre sortes de morve -*humidus*, *aridus*, *articularis* et *succutanus*- et l'autre qui en définit sept, ajoutant aux quatre déjà citées les types *subrenalis*, *farciminosus* et *elefantiotes*. Ces deux conceptions représentent, en fait, deux stades d'une évolution qui s'est produite dans le temps et qui a vu le nombre de formes connues de la maladie passer de deux à l'origine (*humidus* et *aridus*) à quatre chez Apsyrte, cinq chez Pélagone et finalement sept chez les autres vétérinaires latins [(131)]. Comparant ensuite la *Mulomedicina Chironis* et la *Mulomedicina* de Végèce, Viré n'observe aucune divergence essentielle entre les deux textes si ce n'est, à deux reprises, l'addition par Végèce de l'un ou l'autre signe extérieur pouvant être considéré comme secondaire – les yeux larmoyants pour la morve humide et l'affection des testicules pour la morve sèche. Il en va de même pour les quatre autres formes, où se manifestent des divergences significatives. Ainsi, Végèce a estimé utile d'ajouter quelques mots pour expliquer, presque chaque fois, la dénomination de la maladie. Dans le cas des formes *farciminosus* et *elephantiotes*, c'est le recours à la métaphore qui explique cette dénomination : dans le premier cas, les vaisseaux lymphatiques enflammés et chargés de nodules faisaient songer à des chapelets de saucisses (*farcimen*), dans le second, la peau prenait l'aspect de celle de l'éléphant. En ce qui concerne la *morbus subrenalis*, c'est la localisation apparente de la maladie qui explique son nom, le terme *renes* (rein) désignant, dans ce cas, la région lombaire [(132)].

(b) Pour faciliter le diagnostic, Solleysel se fondait sur la viscosité du jetage, qui adhère aux naseaux et coule au fond de l'eau si l'on trempe la tête du cheval dans l'eau. D'autres déposaient directement ce jetage dans l'eau : s'il surnageait, ce n'était pas la morve [(133)]. Cette méthode fut reprise par François Robichon de la Guérinière, en 1754 [(134)].

(c) Guillaume de Villiers (1287) a fait une remarquable synthèse des travaux antérieurs des hippiatres et de Rufus, auxquels il a apporté plusieurs améliorations. Il souligne le fait que la dermite morveuse (*vermes*) « qui n'est point corde » peut parfois évoluer en « farcin corde » (lymphangite) ou, si le mal gagne les conduits naturels, en « farçin vollant » (le *vermes volatilus* des hippiatres), formant alors un « nœud ou gland dans la gorge » qui porte le nom de *cymoyra* (cemoire) si elle se complique d'un jetage abondant. Comme les hippiatres, Guillaume de Villiers attribue cette morve nasale soit à une « fluidification du cerveau », soit à une altération de la moelle épinière appelée « fil de l'échine ». Ce dernier terme sera repris et déformé ultérieurement en français en « mort du chine, ou mort de l'échine » ou en anglais « *mourning of the chine* », utilisés notamment par Blundeville en 1565 [(135)]. C'est Guillaume de Villiers qui reconnaîtra le premier l'arthrite morveuse qu'il dénomme « farçin en les jointures ». Il précise par ailleurs la portion des autres groupes ganglionnaires atteints en cas de « farçin vollant » (ou volant) qui sont les préscapulaires et les prépectoraux. Leur position particulière, au niveau du cœur, fait appeler la maladie *anticorum* d'où dériveront les mots français « anticoire », « avant cuer », « anticœur » et le mot anglais « *anticore* » [(136)]. Rufus attribue l'anticœur à des excès alimentaires et propose de le soigner par la saignée et l'ablation prudente des ganglions « parce qu'ils sont près du cœur ». Smith pense qu'il pourrait s'agir d'un syndrome recouvrant plusieurs maladies différentes, et non le seul farcin [(137)].

(d) Selon Rusius (qui s'est inspiré largement de Rufus, Albert le Grand, Crescentius...), le farcin est dû à une humidité excessive des muscles et à leur réplétion par les humeurs. Il est appelé couramment « vermis » parce que les humeurs putrides et superflues s'ouvrent un chemin dans les muscles et dans la peau comme les vers de terre (*vermes*) dans le sol (138). Ce terme désignait particulièrement la dermite contagieuse et les mots dérivés : verin, *vermes, warm, wurm*, ...

(e) Pour Bouley, « l'état pathologique caractéristique de la diathèse morvo-farcineuse est la conséquence nécessaire du travail excessif, c'est-à-dire, d'un défaut d'équilibre entre la dépense de force et la réparation de la source où cette force se puise : pour peu qu'un tel état se prolonge et la morve est engendrée ». Ce chef-d'œuvre (assez abscons) de la théorie spontanéiste satisfait encore Reynal, qui le cite en 1873, avec ce commentaire : « La justesse de ce texte paraît incontestable. » (139).

(f) En 1862-1863, Saint-Cyr établit expérimentalement la contagiosité de la morve chronique et il conclut de façon très claire : « Il n'y a pas plusieurs espèces de *morve*, il n'y en a qu'une, toujours identique au fond, toujours semblable à elle-même sous les formes d'ailleurs extrêmement variées qu'elle peut revêtir. Non seulement la morve et le farcin, la morve aiguë et le farcin aigu, la morve chronique et le farcin chronique ne sont que des modes de manifestation divers d'une seule et même espèce morbide, mais il n'y a pas même de ligne de démarcation tranchée entre l'état aigu et l'état chronique de ces formes d'une même affection. » (140).

(g) On remarquera, dans le rapport de Vitet sur cette expérimentation, la probité scientifique (et les problèmes financiers !) de ce médecin qui prend la peine de préciser à ses lecteurs : « Cependant, comme mes expériences n'ont été faites que sur des chevaux d'un vil prix, et âgés, et sur deux brebis, on ne peut pas encore les donner pour invariables ; mais ce sentiment paraît fondé parce qu'on voit tous les jours des brebis habitant la même écurie que des chevaux morveux, et bien se porter. » (141).

(h) Dans son *Libro de Albeytería*, écrit en Amérique en 1575-1580, J. Suárez de Peralta décrit la morve comme une maladie mortelle très courante chez les équidés et souligne « qu'elle peut être dangereuse pour les *Albeytares* qui les soignent » (142).

(i) Le vrai nom de Vial de Saint-Bel était Benoît Vial. Il s'attribuait ce nom sous le prétexte que ses parents avaient une propriété dans ce village, situé près de Lyon. Chassé de l'École vétérinaire de Lyon par Bourgelat, il crée à Londres, en 1792, le *Royal College of Veterinary Medicine*, un établissement privé, dont il était le seul professeur (« *Professeur Sanbel* »), assisté d'un interprète (143).

Parmi les autres « non-contagionistes » convaincus se trouvaient Bouley, Dupuy et Barthélemy. Ce dernier alla même qu'à nier les résultats expérimentaux de Rayer qui avait réussi, en 1837, à contaminer un cheval avec le pus recueilli sur le cadavre d'un palefrenier atteint de morve : selon lui le palefrenier était mort de « vieillesse prématurée (...) liée à l'ivrognerie, à des écarts de régime et à des excès d'un autre genre » (144).

(j) Gohier, comme tous les professeurs de l'École vétérinaire de Lyon, était un contagioniste convaincu par le succès des expériences personnelles qu'il avait conduites dès 1809 : inoculation de pus morveux dans les plaies ou sur la muqueuse nasale d'animaux sains, transplantation de ganglions infectés, transfusion de sang contaminé, etc. (145).

(k) Le protocole qu'avait retenu Bourgelat pour vérifier l'efficacité du traitement proposé par le Baron von Sind dénotait bien la rigueur de l'expérimentation conduite dans la nouvelle École vétérinaire de Lyon : 27 chevaux, dont 8 morveux, étaient placés dans une même écurie, disposés de telle sorte que chacun des chevaux morveux soit encadré d'un côté par un sujet témoin et de l'autre par un sujet traité [(146)].

(l) Traduction : « De même, en cas de maladie ou de défaut, nous donnerons pendant un an action pour forcer le vendeur à reprendre les chevaux et, pendant six mois, la somme perçue en plus du prix des chevaux lors de la vente. » [(147)].

(m) Cette confiance dans une « barrière d'espèce » contre le bacille de la morve est bien illustrée par un rapport de Renault, rédigé en 1851. Ayant réussi à contaminer des chevaux en leur faisant ingérer du jetage morveux il tenta, sans succès, la même expérience chez un porc. Pour vaincre la résistance de l'animal il lui avait fait manger 97 cloisons nasales ulcérées, 35 poumons, 30 rates, 53 paquets de ganglions abcédés ainsi que 300 kilos de viande infectée, et boire 264 lites de sang de chevaux morveux ! A la fin de l'expérience (qui dura 16 mois) il sacrifia le malheureux animal dont il fit un festin (rôtis, boudins, saucissons...) auquel il convia quelques professeurs et chefs de service de l'École vétérinaire d'Alfort « qui trouvèrent le tout excellent, et n'en éprouvèrent aucune incommodité » [(148)].

(n) Ces querelles avaient fréquemment pour arène l'Académie de médecine et pour support des journaux vétérinaires dont les savants étaient, souvent, les rédacteurs en chef. Dans une thèse récente Rouppert rappelle quelques-uns uns de ces épisodes mettant en scène Saint-Cyr (École vétérinaire de Lyon), Gourdon (Toulouse) et Bouley (Alfort), en désaccord sur l'unicité de la morve ou sur sa prophylaxie, et s'accusant mutuellement de parti pris, de manque de sérieux, d'inexpérience professionnelle ou de vide intellectuel [(149)].

Rappels sur la morve

Depuis la raréfaction des grands effectifs de chevaux, l'amélioration des conditions de leur élevage et la découverte de la malléine, il n'existe plus que quelques cas sporadiques de morve en Afrique et en Asie. Néanmoins, la gravité de cette maladie, et le danger de sa transmission à l'homme, font qu'elle reste l'objet d'une vigilance particulière de la part des vétérinaires et des médecins.

Classification et caractéristiques de l'agent causal : *Burkholderia mallei*, bacille ne prenant pas la coloration de Gram, étroitement apparenté au bacille de Withmore (*Burkholderia pseudomallei*), agent de la mélioïdose. Le germe peut résister jusqu'à 6 semaines dans le milieu extérieur, mais il est sensible à la chaleur, à la lumière et aux désinfectants anti-bactériens usuels.

Espèces sensibles : les équidés (l'âne est particulièrement sensible), plus rarement les chèvres et les camélidés, accidentellement les carnivores domestiques ou sauvages et l'homme.

Transmission : indirecte par voie digestive ou tégumentaire chez les équidés. Les carnivores se contaminent le plus souvent en consommant des cadavres infectés ; l'homme en manipulant des objets contaminés et du matériel virulent ou en autopsiant des cadavres d'animaux morveux.

Sources de contamination : tous les tissus et excrétions chez les animaux atteints de formes aiguës, le jetage et le pus chez les animaux atteints des formes chroniques.

Diagnostic clinique : la période d'incubation peut atteindre plusieurs mois. Dans la *forme aiguë*, qui est observée surtout chez l'âne, la maladie est mortelle en 1 à 4 semaines. Elle est caractérisée par une fièvre élevée, puis des ulcères de la peau et de la muqueuse nasale, avec réaction des nœuds lymphatiques sous-glossiens. Les ulcères cutanés (« chancres ») laissent s'écouler un pus visqueux (« huile de farcin ») et entraînent la formation d'une adénite régionale (« glande »). Les trajets des vaisseaux lymphatiques qui relient les chancres à la glande (« cordes ») sont également ulcérés. Dans la *morve chronique* (plus fréquente chez le cheval), la température fluctue et la mort ne survient qu'après plusieurs mois. La morve chronique nasale est caractérisée par du jetage, des chancres et des glandes ; la morve chronique cutanée (ou « farcin ») est caractérisée par des chancres, des cordes et des glandes. Des complications articulaires ou génitales peuvent survenir. Les lésions pulmonaires (aiguës ou chroniques) entraînent peu de signes cliniques.

Diagnostic différentiel : la confusion est surtout possible avec la lymphangite ulcéreuse (due à *Corynebacterium pseudotuberculosis*) et la lymphangite épizootique (due à *Histoplasma farciminosum*) dans les cas de morve chronique cutanée (farcin).

Diagnostic biologique : *identification de l'agent* : par culture en gélose nutritive ou inoculation au cobaye et tests biochimiques ; *tests sérologiques* par fixation du complément ; *test immunologiques* par injection intradermique de malleïne, qui entraîne une blépharite et une réaction des nœuds lymphatiques sous-glossiens dès le 15e jour après l'infection.

Lésions : *au niveau de la peau et des muqueuses* (chancres cutanés, ulcère du larynx, des sinus, de la trachée, de la cloison nasale,...), des *ganglions* (« glande »), des *vaisseaux lymphatiques* (« cordes ») et des *poumons* (pneumonie, pseudo-tubercules morveux caséo-purulents, adénite trachéo-bronchique).

Prophylaxie sanitaire : fondée sur le dépistage des malades et contaminés par injection de malléine, puis abattage systématique des réagissants.

Prophylaxie médicale : il n'existe par de vaccin commercialisé, mais un vaccin à bactérie atténuée a été proposé.

Traitement : le bacille de la morve est plus sensible à la chimiothérapie qu'à l'antibiothérapie. Le traitement est réservé aux animaux vivant en zones d'enzootie, où la prophylaxie sanitaire est impossible.

Bibliographie

Aristote – *Histoire des animaux* (texte établi et traduit par P. Louis, édit.). Les Belles Lettres, Tome III, Livres VIII à X, Paris, 1969, 191 pp.

Belitz W. – « *Wiederkäuer und ihre Krankheiten im Altertum* ». *Veterinärhistorisches Jahrbuch*, 1927, **3** : 1-128.

Bidault M.C. – « La lutte contre les épizooties avant et pendant la Révolution ». *Rev. gén. Méd. vét.*, 1905, **6** (69) : 553-560.

Bodson L. – « *Ancient views on pests and parasites of livestock* ». *Argos*, 1994, **10** : 303-310.

Bost J. – *Lyon, berceau des sciences vétérinaires*, Éditions lyonnaises d'art et d'histoire, Lyon, 1992, 220 pp.

Cabadé M. – *Leçons sur les maladies microbiennes professées à l'École de médecine de Toulouse*. E. Masson, édit., 1890, 850 pp.

Conte A. – *Police sanitaire des animaux*. Baillière & fils, édit., Paris, 1895, 515 pp.

Cordero del Campillo M., Márquez M.A. et Madariaga de la Campa B. – *Albeytería, Mariscalía y Veterinaria (Orígenes y perspectiva literaria)*. Université de León, édit., 1996, 265 pp.

Dupuy A.C. – *De l'affection tuberculeuse, vulgairement appelée morve, pulmonie, gourme, farçin, fausse gourme, pommelière, phtisie du singe, du chat, du chien, et des oiseaux domestiques*. Crochard & Gabon, édit., Paris, 1817, 479 pp.

Fischer K.D. – *Genera huius morbi maleos numero VII* : eine Infecktionskrankheit (*Malleus*) und ihre Unterarten im Spiegel des antiken veterinärmedizinischen Schrifttums. *In Le latin médical : la constitution d'un langage scientifique*, St Étienne, 1991 (Mémoires du Centre Jean-Palerme, 10), 351-365.

Froehner F. – « *Haustiere im mittelalterlichen Gerichtsverfahren* ». *Veterinärhistorische Mitteilungen*, 1924 et 1925, **4**, 43-44 ; **5**, 5-7 et 9-11.

Galtier P.V. – *Traité des maladies contagieuses et de la police sanitaire des animaux domestiques*. Troisième édition, Asselin et Houzeau, édit., Paris, 1897, 1 280 pp.

Gauthier A. – « Histoire de la médecine vétérinaire dans l'Antiquité ». *In* « Histoire de la médecine ». M.J.F. Hecker, édit. *Rec. Méd. vét. prat.*, 1884, 592-616.

Hurtrel d'Arboval L.H.J. – *Dictionnaire de médecine, de chirurgie et d'hygiène vétérinaires*. Tome IV, Seconde édition, Baillière & fils, édit., Paris, 1839, 628 pp.

Karasszon D. – *A concise history of veterinary medicine*, Akadémiai Kiadó Budapest, 1988, 458 pp.

Katić I. et Théry A. – « Quelques lettres adressées par Eric Viborg à Jean-Baptiste Huzard de Paris ». *Hist. Méd. vét.*, 1999, **24** (3) : 88-94.

Leclainche E. – **(a)** *Histoire illustrée de la médecine vétérinaire*. Tome I, Albin Michel, édit., 1955, 250 pp. ; **(b)** *Histoire illustrée de la médecine vétérinaire*. Tome II, Albin Michel, édit., 1955, 245 pp.

Mammerickx M. – « Histoire de la médecine vétérinaire belge ». *Mémoire de l'Académie Royale de Médecine de Belgique*, 1967, Sér. 2, **5** (4) : 261-708.

Moulé L. – **(a)** *Histoire de la médecine vétérinaire.* Première période : « Histoire de la médecine vétérinaire dans l'Antiquité ». Extraits du *Bulletin de la Société centrale de médecine vétérinaire.* Imprimerie A. Maulde, Doumenc et Cie, Paris, 1891, 200 pp. ; **(b)** *Histoire de la médecine vétérinaire.* Deuxième période : « Histoire de la médecine vétérinaire au Moyen Âge ». Première partie : « La médecine vétérinaire arabe ». Extraits du *Bulletin de la Société centrale de médecine vétérinaire.* Imprimerie A. Maulde, Doumenc et Cie, Paris, 1896, 125 pp. ; **(c)** *Histoire de la médecine vétérinaire.* Deuxième période, Deuxième partie : « La médecine en Europe ». Extrait du *Bulletin de la Société centrale de médecine vétérinaire.* Imprimerie A. Maulde, Doumenc et Cie, Paris, 1900, 178 pp. ; **(d)** *Histoire de la médecine vétérinaire.* Deuxième partie : « Maladies contagieuses ». *Bull. Soc. centr. Méd. vet.,* 1923, 363-396.

Nocard E. et Leclainche E. – *Les maladies microbiennes des animaux.* Tome I, Seconde édition, E. Masson et Cie, édit., Paris, 1898, 956 pp.

Poulle-Drieux Y. – « L'hippiatrie dans l'occident latin du XIIIe au XVe siècle ». *In Médecine humaine et vétérinaire à la fin du Moyen Âge*, Librairie Droz, Genève, Paris, 1966 : 11-167.

Prévot B. – *La science du cheval au Moyen Âge. Le Traité d'hippiatrie de Jordanus Rufus.* Klincksieck, édit., Paris, 1991, 304 pp.

Rayer P.F.O. – « De la morve et du farcin chez l'homme ». *Mémoires de l'Académie de Médecine*, **6** : 625-873.

Reynal J. – *Traité de la police sanitaire des animaux domestiques.* Asselin, édit., Paris, 1873, 1 012 pp.

Richoux B.A.J. – « La médecine vétérinaire au 17e siècle d'après les œuvres de Markham et Solleysel ». Faculté de médecine de Créteil, Thèse de médecine vétérinaire, 1999, 219 pp.

Rouppert P.J.F. – « La morve : histoire d'une polémique ». Faculté de médecine de Créteil, Thèse de médecine vétérinaire, 2000, 143 pp.

Santucci J. – « Jacques de Solleysel, écuyer et hippiatre du XVIIe siècle ». Thèse de médecine vétérinaire. Bosc & Riou, édit., Lyon, 1935, 70 pp.

Senet A. – *Histoire de la médecine vétérinaire.* Presses Universitaires de France, 1953, 111 pp.

Sevilla H.J. – « Notes d'histoire sur l'art vétérinaire antique. Les formes pharmaceutiques des hippiatres grecs ». *Rec. Méd. vét.*, 1936, **112**, 535-551.

Smith F. – *The early history of veterinary literature and its British development* (originally published in *Journal of Comparative Pathology and Therapeutics* 1912-1918). J.A. Allen & Co., édit., Londres, 1976, vol. I, 373 pp.

Tadjbakhsh H. – *Traditional methods used for controlling animal diseases in Iran. Rev. sci. tech. Off. int. Epiz.*, 1994, **13** (2) : 599-614.

Théodoridès J. – **(a)** *Des miasmes aux virus – Histoire des maladies infectieuses*, Louis Pariente, édit., Paris, 1991, 377 pp. ; **(b)** « Un grand médecin : Pierre-François Olive

Rayer (1793-1867) pionnier de l'étude des zoonoses et fondateur de la pathologie comparée ». *Bull. Acad. vét. France*, 1991, **64**, 93-100 ; **(c)** *Pierre Rayer (1793-1867). Un demi-siècle de médecine française.* Louis Pariente, édit., Paris, 1997, 266 pp.

Theves G. – **(a)** « La morve au Luxembourg et ailleurs, du XVIIIe siècle à la fin du XIXe siècle, ou le cheminement ardu des idées sur une maladie animale et humaine ». *Ann. Méd. vét.,* 1993, **137**, 469-481 ; **(b)** « Remèdes de maladies animales au Luxembourg pendant les XVIIe et XVIIIe siècles ». *Rev. sci. tech. Off. int. Epiz.*, 1994, **13** (2) : 513-518.

Viré G. – « La description de la morve dans le *Mulomedicina Chironis* et dans le *Mulomedicina* de Végèce ». *In* « Malades et maladies dans les textes latins antiques et médiévaux ». Latomus, Revue d'études latines, Bruxelles, 1998, 260-275.

Vitet M. – *Médecine vétérinaire.* Tome II, Périsse, édit., Lyon, 1771, 834 pp.

Wilkinson L. – **(a)** « Glanders: medicine and veterinary medicine in common pursuit of a contagious disease ». *Medical History*, 1981, **25**: 363-384 ; **(b)** *Animals and disease. An introduction to the history of comparative medicine.* Cambridge University Press, 1992, 272 pp.

Bibliographie complémentaire

Cette liste rassemble les références de quelques travaux antérieurs au XXe siècle analysés par les auteurs figurant sur la liste précédente, mais dont nous n'avons pu consulter le texte original intégral.

Breschet G. et Rayer P.F.O. – « De la morve chez l'homme, des solipèdes et quelques autres mammifères ». *C.R. Acad. Sci.*, Paris, 1840, **10** : 209-223.

Chabert Ph. – « Mémoire sur la morve ». *Hist. Soc. roy. Méd.*, Paris, 1779, **3** : 361-391.

Kalnig O. – « K diagnozu sapa ». *Arkh. Vet. Nank*, 1891, **21** : 113-116.

Lafosse E.G. – *Traité sur le véritable siège de la morve des chevaux et les moyens d'y remédier.* David & Gonichon, édit., Paris, 1749 (ou La Haye, 1750).

Lorin – « Observations sur la communication du farçin des chevaux aux hommes ». *J. Méd. chir. Pharm.*, 1892, **23** : 136-137.

Loeffler F. – « *Die Aetiologie der Rozkrankheit* ». *Arb. K. GesundhAmte.*, 1886, **1** : 141-198.

Solleysel J.L. de – *Le parfait Mareschal.* Paris, 1698, vol. in-4°.

Viborg E. – *De la non-contagion de la morve des chevaux pour les hommes.* Bibl. Laeger, 1825.

Références citées

(1) Aristote, *in* P. Louis, p. 54
(2) Viré, p. 272
(3) Reynal, p. 808
(4) Poulle-Drieux, p. 89-90
(5) Wilkinson (a), p. 365
(6) Belitz, p. 87 ; Moulé (a), p. 105-111
(7) Leclainche (a), p. 185
(8) Tadjbakhsh, p. 606
(9) Moulé (b), p. 86
(10) Prévot, p. 50 et 68
(11) Wilkinson (a), p. 366
(12) Nocard et Leclainche, p. 708
(13) Hurtrel d'Arboval, p. 153
(14) Galtier, p. 754

(15) Galtier, p. 799-805 ; Nocard et Leclainche, p. 784
(16) Nocard et Leclainche, p. 783 à 785
(17) Galtier, p. 768-769
(18) Galtier, p. 780 ; Karasszon, p. 183 ; Nocard et Leclainche, p. 712
(19) Galtier, p. 770 et 778
(20) Nocard et Leclainche, p. 709 ; Wilkinson (a), p. 365
(21) Nocard et Leclainche, p. 709
(22) Théodoridès (c), p. 132 ; Nocard et Leclainche, p. 710
(23) Galtier, p. 770
(24) Theves (a), p. 472
(25) Nocard et Leclainche, p. 711
(26) Théodoridès (b), p. 99 ; Wilkinson (b), p. 123
(27) Karasszon, p. 370
(28) Nocard et Leclainche, p. 711 et 712
(29) Mammerickx, p. 283
(30) Gauthier, p. 597-598 ; Hurtrel d'Arboval, p. 177
(31) Viré, p. 270
(32) Karasszon, p. 182
(33) Wilkinson (b), p. 32
(34) Bost, p. 76
(35) Nocard et Leclainche, p. 709
(36) Theves (a), p. 471-472
(37) Dupuy, p. 36
(38) Nocard et Leclainche, p. 711
(39) Nocard et Leclainche, p. 711
(40) Nocard et Leclainche, p. 711
(41) Cabadé, p. 583-584
(42) Wilkinson (a), p. 364
(43) Mammerickx, p. 283
(44) Bodson, p. 234 ; Viré, p. 269
(45) Leclainche (a), p. 106
(46) Viré, p. 273
(47) Wilkinson (b), p. 21 ; Leclainche (a), p. 183
(48) Karasszon, p. 180
(49) Moulé (c), p. 137
(50) Wilkinson (a), p. 367
(51) Santucci, p. 60
(52) Wilkinson (a), p. 368
(53) Theves (a), p. 470
(54) Vitet, p. 822-825
(55) Vitet, p. 820
(56) Karasszon, p. 180
(57) Wilkinson (a), p. 377
(58) Wilkinson (a), p. 376 et (b), p. 118
(59) Wilkinson (b), p. 118-121
(60) Rayer, pp. 625 à 873
(61) Karasszon, p. 319 ; Wilkinson (a), p. 373 et (b), p. 116
(62) Theves (a), p. 479
(63) Galtier, p. 744
(64) Vitet, p. 825
(65) Nocard et Leclainche, p. 709
(66) Galtier, p. 757
(67) Nocard et Leclainche, p. 709
(68) Wilkinson (a), p. 373
(69) Nocard et Leclainche, p. 708
(70) Theves (a), p. 474
(71) Conte, p. 3
(72) Galtier, p. 757 ; Theves (a), p. 475
(73) Galtier, p. 787
(74) Théodoridès (a), p. 93 ; Wilkinson (a), p. 366
(75) Wilkinson (b), p. 21
(76) Santucci, p. 60
(77) Nocard et Leclainche, p. 708
(78) Conte, p. 3
(79) Nocard et Leclainche, p. 709
(80) Mammerickx, p. 284
(81) Galtier, p. 789
(82) Leclainche (b), pp. 27 et 39
(83) Theves (a), p. 470
(84) Vitet, p. 361
(85) Bidault, p. 556
(86) Vitet, p. 830 et 831
(87) Conte, p. 3
(88) Nocard et Leclainche, p. 783 à 785
(89) Karasszon, p.69
(90) Leclainche (a), p. 106
(91) Wilkinson (a), p. 366
(92) Cordero del Campillo, p. 120
(93) Theves (a), p. 470
(94) Nocard et Leclainche, p. 709
(95) Sevilla, p. 542
(96) Theves (a), p. 473
(97) Katić et Théry, p. 88
(98) Galtier, p. 769
(99) Galtier, p. 770
(100) Sevilla, p. 541
(101) Smith, p. 23
(102) Sevilla, p. 543-544
(103) Karasszon, p. 182
(104) Karasszon, p. 169 ; Leclainche (a), p. 155
(105) Karasszon, p. 182
(106) Leclainche (a), p. 171
(107) Leclainche (a), p. 167 ; Moulé (b), p. 86
(108) Prévot, pp. 51-53
(109) Karasszon, p. 245
(110) Cordero del Campillo, p. 120
(111) Smith, p. 321
(112) Smith, p. 310
(113) Richoux, p. 181
(114) Theves (a), p. 477
(115) Bost, p. 76 ; Wilkinson (b), p. 81
(116) Vitet, p. 595

(117) Bidault, p. 558
(118) Theves (b), p. 517
(119) Theves (b), p. 518
(120) Mammerickx, p. 283
(121) Galtier, p. 787
(122) Wilkinson (a), p. 382
(123) Conte, p. 2
(124) Conte, p. 3
(125) Leclainche (a), p. 134
(126) Leclainche (a), p. 135
(127) Leclainche (a), p. 149 ; Smith, p. 63
(128) Moulé (c), p. 136
(129) Conte, p. 3
(130) Reynal, p. 133
(131) Viré, p. 264
(132) Viré, pp. 268 et 269
(133) Rouppert, p. 44
(134) Moulé (d), p. 377
(135) Leclainche (a), p. 250 ; Moulé (c), p. 135 ; Poulle-Drieux, p. 90 ; Smith, p. 112 et 168
(136) Poulle-Drieux, p. 90
(137) Smith, p. 83
(138) Leclainche (a), p. 188
(139) Reynal, p. 814
(140) Galtier, p. 755
(141) Vitet, p. 820 et 821
(142) Cordero del Campillo, p. 119
(143) Senet, p. 83
(144) Rouppert, p. 98
(145) Theves (a), p. 474
(146) Bost, p. 76
(147) Leclainche (a), p. 135
(148) Rouppert, p. 112
(149) Rouppert, p. 115 à 122

PÉRIPNEUMONIE CONTAGIEUSE BOVINE

Bien que la péripneumonie contagieuse bovine reste, aujourd'hui, essentiellement cantonnée en Afrique subsaharienne, elle peut encore faire des incursions remarquées en Orient ou en Europe méridionale. Ces incursions, toujours très difficiles à combattre, réveillent à juste titre de très mauvais souvenirs. Dans ces régions, l'élevage bovin aura, en effet, payé un lourd tribut à cette maladie au cours des siècles passés. C'est pour combattre la peste bovine et la péripneumonie contagieuse bovine qui frappèrent l'Europe au XVIIIe siècle que la première École vétérinaire du monde fut créée, à Lyon, en 1762 (1).

Ce chapitre évoquera donc les noms de quelques prestigieux vétérinaires ou médecins, après ceux des poètes latins qui assistèrent, impuissants, au déferlement de l'épizootie dans les pays méditerranéens.

Symptomatologie

Descriptions cliniques

Selon Nocard et Leclainche (2), « la péripneumonie (contagieuse bovine) n'est différenciée des autres maladies de poitrine que vers la fin du XVIIIe siècle ». Les descriptions cliniques de cette affection faites antérieurement sont, effectivement, sujettes à caution dans la mesure où elles peuvent confondre des maladies d'étiologie très différente.

Cependant, selon Curasson, Leclainche, Moulé ou Reynal, plusieurs descriptions fort anciennes pourraient évoquer le tableau clinique de la péripneumonie contagieuse bovine. [1]

C'est ainsi que Moulé et Delafond pensent que la maladie décrite par Aristote sous le nom de κραῦρος (*craurus*) pourrait être la péripneumonie, compte tenu des symptômes rapportés : inappétence, dyspnée, fièvre (3).

---

1 Dans le reste de ce texte, nous emploierons souvent le terme simplifié « péripneumonie » pour désigner la péripneumonie contagieuse bovine.

Paulet rappelle la description, par le poète Silius Italicus, d'une épidémie de péripneumonie maligne survenue après le siège de Syracuse, en l'an 212 avant J.-C. Cette affection, qui dégénérait en une phtisie mortelle débutait par des frissons, de la dyspnée et de la toux. Mais, selon le poète, la maladie frappait indistinctement bétail, chiens, hommes et... oiseaux, ce qui laisse sceptique sur la nature réelle du mal [(4)].

Leclainche pense que l'*ignis sacer* (le feu sacré) des bovins évoqué au Ier siècle avant J.-C. par le poète Virgile serait la péripneumonie [(5)]. C'est également l'avis de Paulet, qui voit dans ces quatre vers du poète la description de la « péripneumonie maligne » des bovins, caractérisée par une hémoptisie et une fièvre chronique [(6)] :

Ecce autem duro fumans sub vomere taurus
Concidit et mistum spumis vomit ore cruorem, puis :
Solvuntur latera, atque oculos stupor urget inertes
Ad terramque fluit devexo pondere cervix. [(a)]

Mais Delafond est moins affirmatif et ne se prononce par sur la nature de cette pneumonie [(7)]. En revanche, Leclainche affirme que la phrase de Columelle (Ier siècle après J.-C.) décrivant une « phtisie » des bovins concerne la péripneumonie et non la tuberculose, comme l'avait suggéré Moulé [(8)] :

Est etiam illa gravis pernicies cum pulmo ulceratur,
Inde tussis et macies et ad ultimam phtisis invadit.[(b)]

Plus tard, dans les *Hippiatriques* (IVe siècle), on trouvera des descriptions d'affections pulmonaires, données notamment par Apsyrte, où Leclainche reconnaît la péripneumonie. Le *morbus siccus* des bovins décrit par Végèce, caractérisé par une anorexie puis une cachexie progressive, pourrait être une maladie pulmonaire chronique, selon Belitz [(9)].

Les autres textes historiques concernant, avec quasi-certitude, la péripneumonie ne seront écrits que mille ans plus tard.

En 1523, l'anglais John Fiztherbert décrit dans son *Boke of Husbandrie* une péripneumonie du bœuf (« *Longsought* ») qui évolue de manière chronique, avec des accès de toux fréquents (jusqu'à vingt par heure...) et conduit à la cachexie et à la mort [(10)].

Dans son *Traité d'agriculture*, publié en 1550, Agostino Gallo décrit les symptômes d'une pleuropneumonie contagieuse des bovins italiens appelée *polmonera*, (ou « male disperato », en raison de son issue fatale) [(11)]. La même année, un médecin français, Charles Estienne, signale aussi cette maladie des bovins dans son ouvrage *Prædium Rusticum* (1564), mais ne semble pas l'avoir observée lui-même puisqu'il emprunte sa description clinique à... Végèce [(12)].

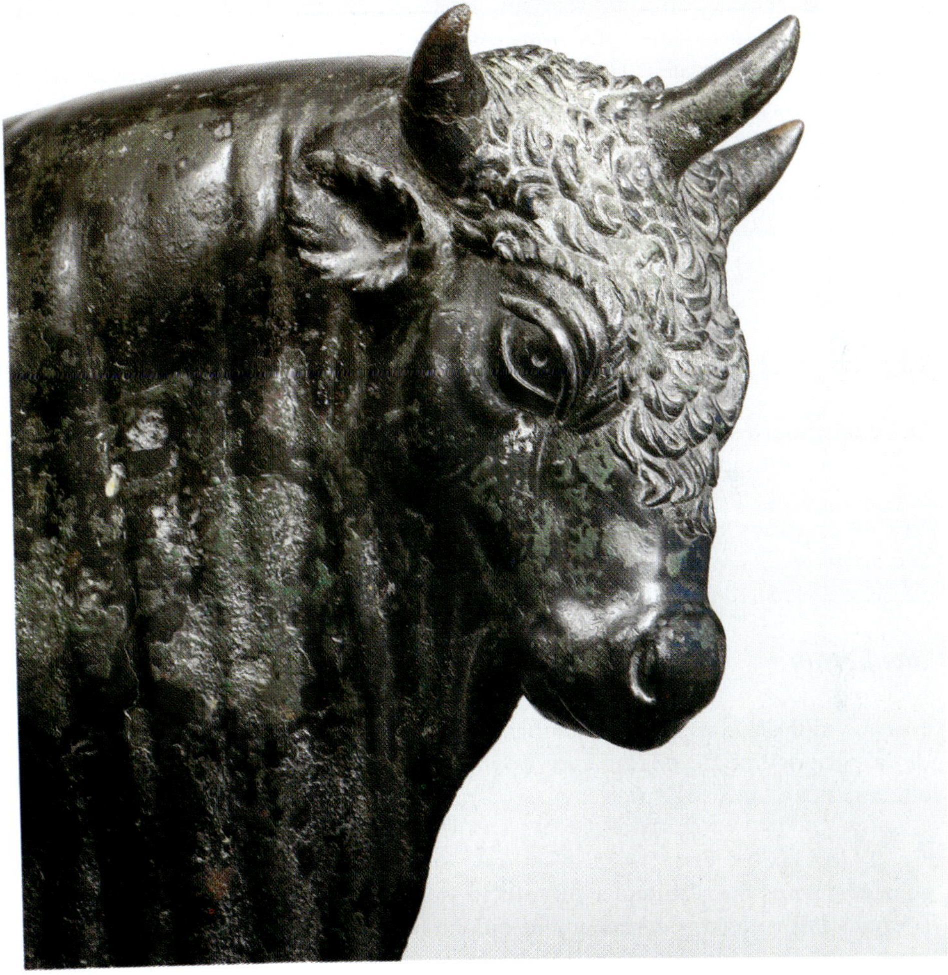

La corne frontale des « taureaux tricornus », selon Provost, pourrait figurer la cicatrice cornée d'une vaccination contre la péripneumonie par les Celtes

Statue en bronze de 45 cm, trouvée en 1756 à Avrigney (Haute-Savoie), et datant du 1er siècle de notre ère

(*Musée des Beaux-Arts, Besançon*)

Photographie : Ch. Choffet

En 1693, Valentin décrit une affection pulmonaire à laquelle succombèrent de très nombreux bovins en Hesse, et que Wirth considère comme étant une épizootie de péripneumonie (13).

La maladie sera à nouveau signalée par Jacob Scheuchzer en Suisse (1732), qui la décrit comme une « gangrène volante des poumons », puis en 1756 par Charbon (« un vigneron fort entendu en maladie de bétail ») qui notera que « les bêtes attaquées de pulmonie rendent (les parties lésées) de ce poumon grisâtre par les narines, et aussi en toussant » (14). C'est Bourgelat qui exposera, finalement, de la manière la plus complète et la plus claire, les symptômes de la maladie, suivi par Barberet en 1766, Haller en 1773 et Paulet en 1775 (15).

Ces descriptions insistent sur les symptômes les plus importants : fièvre, anorexie et inrumination, toux, odeur fétide de l'haleine... Certains symptômes moins fréquents sont également cités par Haller (diarrhée parfois sanguinolente et poils hérissés) ou par Paulet (langue sèche, écoulement nasal de muco-pus, conjonctivite). Le diagnostic différentiel reste cependant malaisé vis-à-vis de la peste bovine et de la tuberculose, et ce fut tout le mérite de Bourgelat d'avoir bien distingué la péripneumonie contagieuse bovine des autres « fièvres putrides » (16). En 1787, Fournier, découvrant le poumon « squirreux et abcédé (...) d'un pus très blanc » d'une vache suspecte de péripneumonie, estime qu'il s'agit « au contraire (...) d'une phtisie pulmonaire » (17).

Ces descriptions cliniques seront complétées, en 1792, par Chabert dans son *Instruction sur la péripneumonie*, puis par de nombreux autres auteurs, notamment Delafond en 1840 (voir *infra*).

Incubation

Aucune indication précise ne semble avoir été donnée sur la durée d'incubation de la péripneumonie contagieuse bovine avant qu'elle n'ait été bien identifiée cliniquement, au XVIIIe siècle.

En 1773, Haller écrit : « ce n'est que quelques jours, ou même quelques semaines après que l'animal a été infecté, que la fièvre se manifeste... » et « nous sommes informés très certainement qu'une bête sortie d'une étable infectée (...) n'est tombée malade qu'un mois après qu'elle a été retirée de l'endroit infecté. » (18).

En 1841, Delafond confirme ces observations : « Quinze jours après (un premier cas), un mois, quelques fois deux mois, rarement plus, un animal est attaqué et succombe. » Mais lorsqu'il énonce les « moyens de préserver les bêtes bovines de la péripneumonie », il recommande prudemment : « autant que possible les vaches nouvellement achetées devront être mises dans un lieu isolé pendant quatre à cinq mois, temps ordinaire pour le développement du germe de la maladie. » (19).

En 1873, Reynal apporte des éléments encore plus précis, consécutivement à des inoculations expérimentales de matières virulentes, et il cite deux durées d'incubation records, l'une de soixante-sept et l'autre de quatre-vingt-dix-sept jours... Il les compare à celles notées à l'occasion d'observations cliniques ou épidémiologiques antérieures : soixante jours par Verheyen, quatre-vingt-dix jours par Gamgee (cas d'un animal ayant voyagé des Pays-Bas en Australie), cent douze jours par Roell (20).

Les études complémentaires ultérieures conduiront l'Office international des épizooties à retenir une durée maximale d'incubation de cent quatre-vingts jours dans le *Code zoosanitaire international* (21).

Diagnostic expérimental et reproduction de la maladie

Aucun document historique ne rapporte de tentative de reproduction de la maladie dans l'Antiquité. Les premiers essais de reproduction se confondront avec ceux de l'inoculation préventive de matières virulentes (voir *infra* : méthode de prophylaxie médicale). Les plus anciens semblent être ceux que pratiquaient empiriquement « de temps immémorial » certaines tribus africaines pour lutter contre la péripneumonie contagieuse bovine (22). Mais les essais systématiques ne commencent réellement qu'en Europe, dans les années 1760, avec la vague épizootique qui frappe les pays alpins, les Pays-Bas et l'Angleterre. Dans ces deux derniers pays, écrit Haller, « on a perdu toute espérance de guérir la maladie et on s'est contenté de la mitiger par l'inoculation », mais il ne précise pas les modalités pratiques de cette inoculation (23). En 1845, des essais de contamination des bovins par ingestion ou inhalation forcée de fragments de poumons infectés ne donnent aucun résultat (24). Ces essais seront repris en 1852 par Willems qui fera de l'inoculation de la sérosité pleuropneumonique un véritable procédé de vaccination (voir *infra*).

Aucun diagnostic expérimental ne sera mis au point avant l'isolement de l'agent causal, le seul essai de diagnostic *in vivo*, par inoculation intradermique de sérosité pulmonaire, ayant échoué : il avait été inventé par Siedamgrotzky et Nowak en 1892, inspirés par le succès de la tuberculination (25). La méthode de référence actuelle du diagnostic sérologique par fixation du complément sera proposée, dès 1913, par Schochowsky et Poppe (26).

Lésions

À l'autopsie, certaines altérations tissulaires caractérisent bien la péripneumonie contagieuse bovine : hépatisation des lobules pulmonaires (donnant un aspect marbré caractéristique au poumon) et pleurésie exsudative accompagnée d'une sécrétion abondante de liquide pleural et de la formation de caillots (« omelettes ») de fibrine au sein de ce liquide. Ces lésions semblent avoir été décrites à plusieurs reprises au cours de l'histoire.

Parmi les deux maladies des bovins décrites par Aristote, Smith reconnaît la fièvre aphteuse dans « la maladie du pied » d'une part, et la péripneumonie contagieuse dans le *craurus* d'autre part. Cette dernière affection est, en effet, caractérisée par de la fièvre, une issue fatale et « la découverte à l'autopsie, de poumons décomposés... » (27). De même, l'exulcération pulmonaire décrite par Columelle chez les bovins morts de phtisie (voir *supra*) signerait la péripneumonie contagieuse plutôt que la tuberculose, selon Leclainche (28). Moulé penche également pour cette hypothèse à la lecture de deux descriptions similaires de Columelle et de Végèce (29).

En 1756, en Suisse, les lésions sont bien décrites par les inspecteurs et les « jurés bouchers » qui distinguent deux sortes d'infection, l'une blanche (pulmonie vraie), l'autre noire (gangrène ?). Ils notent aussi les adhérences pleurales et vérifient la densité anormale du poumon lésé en le plongeant dans l'eau (30).

En 1765, Bourgelat insiste sur le caractère exsudatif des lésions pleuropulmonaires, lésions sur lesquelles il fonde son diagnostic différentiel entre péripneumonie et « fièvre putride » pulmonaire (31). En 1773, Haller publie une longue liste des lésions observées à l'ouverture des cadavres, par lui-même et par ses prédécesseurs Vitet et Bourgelat : *In omnibus infectis bovibus vaccisque pulmo vitiatus pleuræ adhaesit. Non raro pus inter eam membranam et adhaerentem pulmonem fuit* [c], écrit-il en introduction. L'essentiel de ces descriptions est repris dans le *Mémoire sur la contagion parmi le bétail* du même auteur. Il répète, dans toutes ses observations, « que les poumons ont toujours été enflammés et attachés à la pleure... », « que dans plusieurs vaches, les poumons se sont trouvés gangrenés, dans d'autres, ils sont remplis d'abcès et dans d'autres encore, il y a des vessies remplies d'eau, mêlées quelquefois avec du pus » et « qu'il est commun de trouver une eau jaunâtre dans la cavité de la poitrine » (32). Plus tard, viendront des descriptions plus précises des lésions aux plans histologique puis microscopique. C'est Dieterichs qui remarquera le premier, en 1821, que l'aspect marbré du poumon était dû à la constitution anatomique particulière de cet organe chez les bovidés, et au développement de son tissu lymphatique interlobulaire (33).

Étiologie et pathogénie

L'agent causal de la péripneumonie contagieuse bovine ne fut isolé et cultivé qu'en 1898, par Nocard et ses collaborateurs. Avant cette date, la maladie fut attribuée aux causes, directes ou indirectes, les plus variées. Dans sa description de la panzootie qui frappa diverses espèces animales (« quelques générations avant le règne d'Auguste », selon Paulet), Virgile décrit une péripneumonie bovine dont il attribue la cause aux chaleurs étouffantes de l'automne ainsi qu'à l'infection des eaux et à celle des pâturages, toujours selon Paulet (34). Virgile reprend en fait la même explication qu'avait fournie Tite-Live pour l'épidémie de Syracuse (212 avant J.-C.) en invoquant « les chaleurs excessives que l'on ressentit en Sicile, qui corrompirent les eaux qui servaient de boisson aux hommes et aux animaux » (35).

Dans son ouvrage *Prædium Rusticum*, précédemment cité, Charles Estienne attribue cette cause à un « poison de l'herbe » (36) mais aussi « à la pollution de la provende des bovins par l'urine des chevaux, à une pléthore sanguine et au manque d'air dans les étables surpeuplées » (37). En 1765, les médecins du Conseil de santé de la ville de Berne, en Suisse, affirment que la maladie est contagieuse et qu'il en existe deux espèces : l'une qui provient d'une pourriture humide, et l'autre, d'une pourriture sèche (qui se communique plus facilement). Les causes en sont les « exhalaisons venimeuses, assez ordinaires dans les endroits marécageux ». Les médecins de Berne ajoutent que les bovins sont attaqués surtout l'été parce que, assoiffés, ils boivent trop d'eau « qui se jette dans les poumons, ainsi que dans la chambre du cœur » dont ils entraînent la pourriture (38). Haller (1773) ne se prononce par sur la cause de la maladie mais insiste sur le fait qu'il ne s'agit nullement d'une fièvre dégénérant en pneumonie « comme l'affirment les savants » et il écrit : « *Nobis non dubium est, quin lues nostra bovilla a peripneumonia incipiat, inque pulmonis gangraenam aut in tabem progrediatur.* »[d] (39). Mais ces explications ne seront pas reprises par les auteurs suivants : Chabert (1792) pense qu'il s'agit d'une « fièvre gangreneuse », Sanders et Veith (1810, 1818) parlent d'une « affection typhoïde », Tscheulin d'une « paralysie pulmonaire » d'origine exogène. Hurtrel d'Arboval hésite encore beaucoup en 1839 sur les causes de la maladie « dont l'histoire est encore à faire tout entière ». Delafond (1840) parle d'une maladie contagieuse dont la genèse tient au mode de stabulation, à une alimentation (trop) abondante et au refroidissement (40). Ces derniers auteurs étaient très proches de la vérité puisqu'ils dénonçaient clairement le risque de contagion par contact avec des matières virulentes ou avec des animaux infectés, mais ils n'osaient pas encore exclure une génération spontanée de la maladie. En 1852, Willems observe, dans les poumons infectés, de « petits corpuscules jouissant d'un mouvement moléculaire » ... dont il ne sait s'ils sont primitifs ou consécutifs à la maladie (41). En 1853, Heusinger attribue une pulmonie épizootique des bêtes à cornes européennes à des « vapeurs malfaisantes » dégagées par des fermentations végétales (42).

Dès la fin des années 1870, de nombreux microbiologistes soupçonnent le rôle d'un « virus » ou d'une bactérie et tentent de l'identifier : Sussdorf (1875), Bruylants et Verriest (1880), Pütz (1889), Himmelstoss (1884), Lustig (1885), Poels et Nolen (1886), puis Arloing (de 1885 à 1896). Ce dernier ayant isolé un bacille (*Pneumo-bacillus liquefaciens bovis*) s'efforce, en vain, de prouver son rôle dans la genèse de la maladie et d'en faire un vaccin. Il reviendra à Nocard et

Roux (avec la collaboration de Borrel, Salimbeni, et Dujardin-Baumetz) de démontrer, en 1898, que la maladie est due à un microbe très différent des formes classiques. Ces auteurs, s'inspirant de la technique utilisée par Metchnikoff pour cultiver la toxine cholérique, introduisent de la sérosité péripneumonique mêlée à du bouillon de culture dans des sacs de collodion eux-mêmes insérés dans la cavité péritonéale d'un lapin : quinze à vingt jours plus tard, le bouillon est troublé par la multiplication de minuscules corps réfringents, mobiles, protéiformes et difficiles à colorer. Ces corps ne seront cultivés sur gélose qu'en 1900 (par Dujardin-Baumetz et ses collaborateurs) où ils produisent les fameuses colonies « en œuf au plat ». Croyant avoir cultivé pour la première fois un virus filtrable (et l'avoir coloré en 1910), les auteurs le baptisent *Asterococcus mycoides* à cause de ses filaments pseudo-mycéliens et ses polarités multiples et Orskov (1927) décrit la morphologie de ce « virus pneumonique ». Nowak ajoutera à la confusion générale en rapprochant cet agent des champignons imparfaits et en proposant, en conséquence, un nom de genre (*Mycoplasma*) conservé de nos jours (43).

Épidémiologie

Contagiosité et modes de contagion

La contagiosité de la péripneumonie n'a pas toujours été clairement établie. Si les auteurs de l'Antiquité (Aristote, Columelle, Apsyrte, Végèce) ne se prononçaient pas sur le caractère transmissible des « phtisies » qu'ils décrivaient, les écrits de John Fiztherbert (1523), Agostino Gallo (1550), Charles Estienne (1564) et Giuseppe Falcone (1619) établissaient en revanche, et sans conteste, la contagiosité de la maladie (44).

Mais les polémiques débuteront avec les premières observations épidémiologiques ou expérimentales détaillées. En 1773, Haller est catégorique : « nous commençons par désabuser le public sur l'idée que la Pulmonie n'est pas une maladie contagieuse : cette idée flatteuse vient de quelques savants... » (45). Mais, deux ans plus tard, Paulet est moins affirmatif : « Cette maladie annuelle et familière dans nos climats (...) n'est point réputée contagieuse : la prudence veut néanmoins qu'on agisse comme si elle l'était... » (46). Chabert en 1792, réaffirme la contagiosité (soupçonnée en Italie par Brugnone et Toggia), mais de 1819 à 1821, les Allemands concluent soit à la non-contagiosité (Havemann, Bojanus, Dieterichs), soit à une contagiosité limitée aux phases ultimes d'une maladie née spontanément sous l'action des causes favorisantes (Sander et Veith). Nocard et Leclainche rappellent que « pendant vingt ans (1820-1840) les opinions resteront partagées » et « que la doctrine de la contagion ne s'imposera en France que vers 1840, avec les travaux de Delafond » (47). En 1841, ce dernier l'affirme, tantôt catégoriquement, tantôt beaucoup plus discrètement [e] (48). En 1852, Willems écrit encore au ministre de l'Intérieur de Belgique « qu'il conçoit des doutes sur la contagion réelle de la maladie » (49).

Les modes de la contagion (lorsqu'elle est admise) sont plus clairs, notamment pour Delafond. Pour cet auteur c'est la cohabitation qui est à l'origine de la plupart des contaminations, mais également « le contact direct à l'air libre dans les pâturages ou entre les bêtes qui communiquent à travers les haies ou les barrages ». Plus rarement, la contagion peut se répandre à l'occasion du transport de cadavres par des chiens ou lorsque des animaux sains flairent les viscères d'animaux morts de péripneumonie (50). Il faut aussi noter que, dès les années 1830, Clément, Dieterichs et Fodéré signalent des cas de contamination du veau *in utero*. Cela est confirmé par les observations rapportées par Heusinger en 1853 : « une vache qui avait la pulmonie contagieuse porta un fœtus dont les poumons étaient attaqués par la même maladie. » (51).

La question des modes de contagion sera résolue, en 1898, avec l'isolement de l'agent causal par Nocard (voir *supra*). Mais la reproduction de la maladie, que ce soit avec des matières virulentes ou avec le *mycoplasma* nouvellement isolé, ne sera jamais chose aisée, même de nos jours. C'est ce qui explique, *a posteriori*, les hésitations des anciens auteurs, d'autant plus que ces derniers travaillaient souvent en milieu contaminé, c'est-à-dire avec des animaux porteurs d'anticorps postinfectieux (52).

Espèces sensibles

Il semble inutile de s'attarder aux assertions des auteurs de l'Antiquité, qui décrivaient fréquemment de multiples espèces animales affligées d'une même « pandémie » dont ils ne pouvaient imaginer les diverses étiologies. C'est le cas de l'épidémie de péripneumonie maligne que rapporte Virgile (voir *supra*) et qui aurait « frappé également le loup, le cerf, le daim, la vipère, et... les poissons » (53). En 1775, Paulet remarque encore, à propos des « épidémies de péripneumonie maligne » signalées chez l'homme par Guy de Chauliac (1348), Fracastor (1530) ou Vierus (1565), que « cette maladie est encore plus commune parmi les animaux... » (54).

Les observations d'autres auteurs seront plus précises. En 1773, Haller affirme que « la contagion qui enlève les bêtes à cornes n'attaque ni les cochons, ni les brebis, ni les chevaux » (55). En 1852, les travaux de Willems sur l'inoculation expérimentale à visée préventive montrent que l'inoculation aux espèces autres que les bovidés (moutons, chèvres, porcs, dindons, poules...) ne produit aucun effet (56). L'observation de la réceptivité des chameaux kirghiz à la péripneumonie bovine, faite par Vedernikoff en 1893, est mise en doute par Nocard et Leclainche qui nient également la réceptivité de la chèvre, que Galtier prétend avoir contaminée par ingestion de fragments de poumon contaminé (57).

En ce qui concerne l'homme, Delafond déclare qu'il peut consommer sans danger le lait et la viande des animaux infectés. Il précise d'ailleurs « avoir lui-même déjeuné, sans être indisposé, d'un foie de vache (malade) tuée la veille » et il invite les autorités sanitaires à promouvoir le commerce de ces vaches malades « pour éteindre la contagion » [58]. En 1852, Willems écrit que « le liquide virulent introduit sous l'épiderme humain ne produit aucun accident » et il dit avoir coupé la main de son assistant avec un scalpel imprégné de matière virulente sans suite fâcheuse ! [59].

En 1873, Reynal qui établit les fondements scientifiques de la police sanitaire de la péripneumonie contagieuse bovine, affirme qu'il n'y a « aucune raison de repousser de la consommation les animaux malades... puisque l'usage de leur viande n'a jamais été suivi d'aucun effet malfaisant », et que « la seule ville de Lille a consommé la chair de plus de 18 000 vaches malades sans que l'état sanitaire de la population n'ait éprouvé la plus légère atteinte ». Il en est de même pour le lait consommé par les employés des abattoirs de cette ville depuis un grand nombre d'années « sans le moindre inconvénient » [60]. Ceci contredisait les assertions des docteurs Dupré et Lécuyer qui, quelque temps auparavant, avaient accusé le lait de vaches malades d'avoir causé une pneumonie mortelle chez des enfants [61]. En 1898, Nocard et Leclainche tranchent : les petits animaux de laboratoire, le porc, le cheval et les carnassiers sont réfractaires et l'homme est à l'abri de la contagion [62].

Quelques précisions seront apportées ultérieurement par des observations fortuites (réceptivité du yack, du bison et du buffle asiatique, lors d'une épizootie survenue au zoo de Bruxelles) ou expérimentales (réceptivité de l'élan et du renne). Des observations ultérieures chez la girafe, certaines antilopes et petits ruminants domestiques d'Afrique montreront qu'ils ne sont pas naturellement réceptifs à la maladie [63]. Curasson avait estimé que les zébus vaccinés, à cette époque, par inoculation préventive de lymphe virulente mouraient en proportion plus élevée (5 %) que les taurins recevant le même produit en Europe (1 %). Mais cette observation a été contredite par la suite [64].

Matières virulentes

Paulet, commentant les vers de Virgile sur l'épizootie qui fit périr de nombreux bovins dans les Alpes Juliennes, sur les bords du Timave (un petit fleuve de l'Adriatique) et en Noricie (Bavière actuelle), l'identifie à la péripneumonie et attire l'attention « sur la facilité qu'avaient les bêtes malades d'infecter les pâturages de leur haleine, de leur bave ou de quelque humeur sortie de leur corps » [65].

Haller (1773), rapprochant la « pulmonie » de la peste bovine pense qu'il est possible que l'haleine empestée de la bête malade se colle aux poils des bêtes qui l'ont approchée [66]. En 1841, aux termes d'une étude de deux ans effectuée dans le nord-ouest de la France, Delafond conclut que « la péripneumonie du gros bétail lui paraît être une maladie contagieuse... » et « que les éléments virulents de cette maladie redoutable paraissent résider dans le mucus nasal, la salive, l'air expiré et les émanations s'échappant des débris cadavériques ». Il tire ces conclusions de plus de trente faits épidémiologiques détaillés dans 63 pages d'un rapport intitulé *Recherches sur la contagion de la péripneumonie des bêtes bovines*. Il y signale des cas de contagion à partir de débris cadavériques, de peaux ou de viscères infectés (67).

De 1845 à 1850, les nombreux essais de contamination expérimentale faits en Europe restent, cependant, décevants : la contamination par cohabitation est difficilement reproductible et l'introduction de fragments de poumons lésés dans la nourriture (ou directement dans les narines...), ainsi que le badigeonnage du mufle avec la sérosité pulmonaire ne sont suivis d'aucun effet (68). En 1852, après ses essais de vaccination par inoculation de sérosité péripneumonique, Willems conclut : « La pleuropneumonie n'est pas contagieuse par l'inoculation du sang ou d'autres matières puisées sur des animaux malades. » (69). En 1873, Reynal rapporte que, d'après ses expériences faites en 1863 et 1869, des bovins avaient ingéré des portions de poumon malade et plusieurs litres de sérosité sans qu'il en soit rien résulté (70).

Prophylaxie sanitaire

Hygiène générale

Peu de mesures d'hygiène générale ont visé la péripneumonie bovine en particulier, à l'exception de la saignée, recommandée par Fiztherbert (1523), ou de la séparation des bovins et des chevaux (dont l'urine était supposée infectieuse), recommandée par Estienne en 1564 (71).

En 1773, Haller considère comme inutiles « et préfère passer sous silence les prétendus préservatifs » préconisés en son temps : saignée, consommation de pommes sauvages, etc. (72). En 1775, Paulet recommande de renouveler l'air des étables, d'éviter les courants d'air, de couvrir les animaux, de les mettre « à l'eau blanche » et de leur donner quelques lavements (73). Delafond (1842) reprend ces idées : aération correcte des étables, rationnement des bovins en hiver, protection contre le froid, saignées et purges périodiques (74).

Isolement

Cette restriction de mouvements était naturellement recommandée par tous ceux qui avaient reconnu le caractère contagieux de la maladie, notamment Fiztherbert (1523) et Gallo (1550) et Estienne (1564). Ils conseillent l'isolement immédiat des bovins malades qui peuvent, cependant, continuer à cohabiter avec les ânes (écrit Estienne) « car leur souffle les protège de la maladie » (75). De même, Giuseppe Falcone, frère du Carmel, précise dans un traité d'agriculture édité à Venise en 1619 : « La *polmonera* est une maladie très grave. Il convient de séparer rapidement l'animal malade des autres encore sains, car le mal est aussi contagieux que la peste des bovins. » (76). Haller (1773) insiste beaucoup sur l'isolement des malades car « il s'agit avant toute chose, d'empêcher l'entrée du bétail d'un pays où règne la Pulmonie ». Toute bête que l'on vend, ou que l'on déplace (qui doit être marquée aux cornes de la marque particulière à chaque village) ne peut être admise dans aucune foire ou marché sans son certificat de santé, imprimé et signé par les préposés du lieu. Haller demande que des inspecteurs soient établis dans les foires et marchés suisses, « pour qu'ils fassent assommer la bête dépourvue des attestations (certificats) et qu'ils en distribuent la viande aux pauvres... » (77).

En 1849, une circulaire belge précise que les propriétaires de bovins malades doivent éviter tout contact avec les animaux sains dans les foires et marchés, où une place spéciale leur est réservée (78). Le 16 juin 1857, Simonds, entendu par la Chambre des communes britannique, recommande aux parlementaires d'adopter une loi punissant les éleveurs qui conduisent des animaux malades sur les foires, marchés ou pâturages communaux britanniques d'une amende de 20 livres (79). À la même époque, voire antérieurement, les éleveurs dinka du Soudan chassaient de leurs campements tout propriétaire de troupeaux dont les bêtes souffraient d'*awuok*, une toux spécifique de la péripneumonie contagieuse (80). En 1870, un arrêté royal hollandais prévoit que les chiens peuvent être séquestrés en cas d'épidémie de péripneumonie bovine. En 1872, une loi fédérale suisse interdit l'importation de bovins provenant de pays étrangers infectés.

Le premier texte recommandant une véritable mise en quarantaine des bovins atteints de péripneumonie semble bien avoir également été écrit par Haller, en 1773. Parmi les nombreuses mesures qu'il préconisait pour limiter l'extension de la maladie, il faut noter celles applicables aux animaux des fermes infectées : « La première précaution est la prompte séparation de toute bête malade ou suspecte (...) qui sera mise dans une étable séparée, ou paîtra et s'abreuvera dans un paquier à clos. » Pour ce qui est des villages atteints, « toutes leurs étables seront soigneusement fermées et exclues de toute communication, d'abreuvoir et de pâturage ». S'il s'agit de bétail étranger (ou ayant été en contact avec ce bétail), « on ordonne à leur propriétaire de le nourrir pendant six semaines sur des montagnes basses, isolées et écartées, sans le mêler avec le bétail du pays (...), ce bétail sera visité tous les quinze jours et ce ne sera qu'après cette quarantaine que, suivant les circonstances, il sera permis de le ramener dans le pays » (81).

En 1830, Grognier conseille la mise en quarantaine des bovins atteints de péripneumonie en France (82). Yvart reconnaît l'efficacité de cette mesure dans un rapport publié en 1851, où il explique les méthodes utilisées en Auvergne : isolement des bovins dans un enclos ou dans des pacages de montagne (83). En 1857, cette idée est envisagée par Simonds pour les bovins importés en Angleterre, mais il y voit beaucoup de difficultés pratiques : il faudrait, selon lui, une quarantaine de durée illimitée, et elle aurait pour conséquence de mélanger inutilement les animaux sains aux animaux infectés [84]. Cependant, dès la fin du XIXe siècle, plusieurs pays européens adoptent de telles mesures pour les bovins contaminés. En Suisse (loi fédérale du 8 février 1872), les animaux contaminés sont séquestrés durant quatre à douze semaines [85]. En France (loi de 1881, décrets de 1882), ils sont soumis à une surveillance sanitaire durant trois mois après le dernier cas constaté. Cette durée est de quatre mois en Suède (1887). En Belgique (1883), tout animal provenant d'une région infectée doit être isolé quinze jours avant d'être introduit dans un local d'engraissement, etc. [86].

Abattage

Conséquence logique de la reconnaissance du caractère contagieux de la péripneumonie bovine, l'abattage sanitaire des animaux atteints, suspects ou contaminés est recommandé par Haller en 1773 : « Dans un cas grave, on assomme pour plus de sûreté tout le bétail qui a demeuré dans les étables infectées, tant celui qui paraît en santé, que celui dans lequel la maladie s'est manifestée (...). Cette cruauté apparente est le seul moyen d'empêcher la contagion de pénétrer dans les autres étables. » L'auteur ajoute : « on s'est vu quelquefois d'une plus grande sévérité encore : on a fait égorger les cochons que l'on nourrit avec le gros bétail... » [87]. Cette stratégie énergique ne sera imitée que dans quelques pays. Ce fut le cas du grand-duché de Luxembourg (alors annexé à la France) où deux « artistes vétérinaires » français, Petit et Peuchet, précisent dans un rapport daté du 5 août 1796 que « si, par malheur, la maladie continuait à progresser, il faudrait abattre les malades... » [88].

Mais le caractère contagieux de la maladie sera remis en doute dans nombre de pays au début du siècle suivant, où l'abattage sanitaire sera souvent délaissé au profit du simple isolement des malades (Delafond, 1840) ou de l'inoculation préventive des animaux sains (Willems, 1852). Il faudra attendre les années 1860 pour que l'abattage redevienne la règle générale, et cela après de nombreux atermoiements fustigés par Nocard et Leclainche qui écrivent en 1898 : « une première mesure s'impose à l'évidence : l'abattage des animaux reconnus affectés (...), il est démontré que l'abattage est aussi économique qu'efficace ; l'Allemagne et la France continuent, malgré tout, à entretenir la péripneumonie par des hésitations aussi coûteuses qu'incompréhensibles... » [89].

Ce commentaire était sans doute inspiré à ces deux auteurs par le succès obtenu aux États-Unis d'Amérique, en matière d'éradication, grâce à l'abattage de tous les bovins malades et contaminés (loi fédérale du 3 mars 1887). À la suite de la contamination d'une partie de leur cheptel par des bovins européens en 1843, puis en 1886, ces États avaient, en effet, procédé à l'abattage de 21 539 animaux et le 26 mai 1892 le secrétariat d'État à l'agriculture (qui avait été spécialement créé pour lutter contre la péripneumonie) pouvait déclarer la maladie officiellement éradiquée du territoire américain (90).

Quoi qu'il en soit, l'abattage des malades et, très souvent, celui des animaux contaminés ou suspects, devint obligatoire en Hollande (1870), en Suisse (1872), en France et en Roumanie (1882), en Norvège (1886), en Algérie, en Belgique et en Suède (1887), en Grande-Bretagne (1888), en Autriche (1892), au Danemark et en Hongrie (1893). Tous ces pays prévoyaient une indemnisation des propriétaires d'animaux abattus égale à la moitié au moins de leur valeur marchande. En Grande-Bretagne, 7 110 animaux succombèrent à la maladie et 63 333 contaminés furent abattus entre 1870 et 1890, avant que la maladie ne soit progressivement éradiquée de ce pays (91).

Destruction des matières virulentes

En cas de péripneumonie contagieuse, Gallo (1550) recommandait de désinfecter les aliments destinés aux bovins sains en les lavant dans de l'eau bouillie additionnée de plantes odoriférantes (92). Estienne (1564) s'inspirait sans doute de Gallo lorsqu'il écrivait : « la maladie est tellement déplorée tant au bœuf qu'à la vache qu'il n'y a aucun remède sinon que de laver la mangeoire où elle a esté, avec eau chaude et herbes odoriférantes avant qu'y attacher les autres, esquelles il faut tenir en d'autres estables. » (93). Cette recommandation semble aussi avoir été plagiée par Falcone (1619) : « laver les crèches à l'eau chaude, les nettoyer avec soin et parfumer l'étable avec des herbes odorantes. » (94).

Deux siècles plus tard, Haller dresse un inventaire beaucoup plus complet des objets à désinfecter : « le vase duquel la bête sera abreuvée (...), la crèche, qui sera brûlée avec tous les autres meubles de bois (...), la terre (de l'étable) qui sera enlevée jusqu'à la profondeur d'un pied, remplacée, puis recouverte de chaux (...), la fiente, qui sera enfouie dans une fosse bien couverte de terre et entourée d'épines (...), l'étable elle-même sera aérée durant trois mois au moins. » Si le poumon des animaux sacrifiés n'est pas lésé, la viande et le cuir pourront être utilisés mais, dans le cas contraire, « le cuir sera coupé en croix et enfoui avec la bête dans une fosse profonde de 6 pieds, remplie de chaux et bordée d'épines », précise encore Haller (95).

En 1796, Petit et Peuchet recommandent, dans leur rapport officiel au grand-duché de Luxembourg, d'enfouir les malades abattus « avec leur cuir, à 7 pieds de profondeur, et dans une fosse qu'on pratiquera à la distance d'une demi-lieue de la commune (infectée)... » (96). En 1840, Delafond [f] donna des instructions très précises sur la « désinfection et la purification des étables » : récurage des murs, des crèches et des sols pavés, puis lavage à la lessive de cendres de bois et au chlorure de chaux à 1,25 %, enfouissement du foin contaminé, fumigation de l'étable avec des vapeurs de chlore (97). L'étude scientifique de l'efficacité de ces divers traitements ne débutera que dans les années 1890, où les travaux d'Arloing, Nocard et Leclainche démontreront que l'agent infectieux est atténué par exposition à l'air, au soleil ou à la chaleur, qui l'inactive à partir de 55°C [98].

Prophylaxie médicale

Contrairement à d'autres épizooties, la péripneumonie contagieuse bovine n'a inspiré que peu de remèdes préventifs aux anciens auteurs, à l'exception des quelques mesures d'hygiène générale précédemment citées. Haller (1773) déconseille d'ailleurs ces traitements « vu que les remèdes ont été reconnus inutiles contre la peste, la petite vérole et les autres maladies contagieuses » [99]. À part la saignée, peu de médications ont d'ailleurs été proposées sauf « l'administration de boissons tempérantes et délayantes : sel de nitre et miel bouillis dans 2 pintes d'eau », recommandée au Luxembourg en 1796 [100].

Par contre, la péripneumonie fait sans doute partie, avec les infections par des *pox-virus*, des maladies contre lesquelles ont été inventés les premiers vaccins. C'est aussi, avec la peste bovine, la maladie animale qui a fait l'objet des recherches les plus approfondies en matière d'inoculation préventive de matériel virulent « atténué » et cela avant même que son agent causal n'ait été découvert.

Deux types de prophylaxie médicale se sont développés, de façon apparemment indépendante : celle utilisée de façon empirique par les éleveurs africains d'une part, et celle étudiée et appliquée par les médecins ou vétérinaires européens d'autre part.

L'immunisation des bovins africains

« Quelques faits ont été publiés qui tendent à démontrer que l'inoculation préventive de la péripneumonie (...) est pratiquée de temps immémorial en Sénégambie et dans l'Afrique australe » écrivent Nocard et Leclainche en 1898 [101]. Parmi les faits cités, le plus connu est certainement celui publié par A.T. de Rochebrune, médecin français qui crut avoir découvert une nouvelle race de bœufs domestiques à trois cornes en Sénégambie, en 1880 [102]. Cette nouvelle race fit même l'objet d'une planche illustrée publiée en 1891 dans le *Traité de zootechnie générale* de Ch. Cornevin. Il s'agissait, en fait, de zébus qui avaient développé une excroissance nasale consécutive à l'insertion, sous la peau du chanfrein, de matériel péripneumonique virulent, une méthode de vaccination primitive couramment pratiquée en Afrique. Quelques questions aux propriétaires de ces animaux « à trois cornes » auraient pu éviter au Docteur de Rochebrune un compte rendu à l'Académie des sciences, qui le ridiculisa par la suite [g].

En fait, la Sénégambie n'était pas le seul territoire africain où se pratiquait cette vaccination. De nombreux auteurs la signalent dans d'autres pays : Afrique du Sud, Ghana, Mali, Mauritanie, Soudan, Tanzanie, Tchad (103), Niger, Nigeria, Somalie (104), Éthiopie, Kenya, République centrafricaine (105).

Dans tous ces territoires le principe traditionnel de la vaccination, telle qu'elle était pratiquée avant la publication de Willems en 1852 (voir *infra*), consistait à insérer une matière virulente (traitée ou non) sous la peau du bovin à vacciner. Mais les variantes du procédé étaient nombreuses, comme le résume le Tableau ci-dessous :

Différents procédés utilisés pour vacciner les bovins contre la péripneumonie contagieuse bovine en Afrique, avant la découverte de Willems en 1852

Territoire (nom actuel)	Matière virulente utilisée	Point d'inoculation	Traitement de la matière virulente	Mode d'inoculation	Références bibliographiques
Afrique du Sud	Lymphe péri-pneumonique	Extrémité de la queue	Néant	Fil imbibé de lymphe passé sous la peau	Curasson, pp. 591-595
Gambie, Mali, Nigeria, Sénégal	Fragment de poumon ou lymphe	Chanfrein, cuisse ou queue	Macération 3 à 7 jours dans du lait (de vache ou de femme)	Insertion sous-cutanée (incision)	Curasson, pp. 591-595
Kenya, Mauritanie	Fragment de poumon	Chanfrein	Néant	Insertion sous-cutanée ou friction sur la plaie cutanée	Bizimana, pp. 386 et 405, Curasson, pp. 591-595,
République centrafricaine, Tchad	Fragment de poumon	Chanfrein ou oreille	Macération dans l'eau (avec un cube de foie), du lait ou de l'urine	Insertion sous-cutanée ou administration "*per os*"	Curasson, pp. 591-595
Tanzanie	Lymphe péri-pneumonique	Chanfrein	Néant	Insertion sous-cutanée	Curasson, pp. 591-595, Provost, p. 149

Les réactions postvaccinales pouvaient être sévères (locales ou générales, entraînant parfois une mortalité non négligeable), mais l'immunité était très solide. Ce procédé est encore utilisé de nos jours dans certains pays africains.

Il est certain que la technique utilisée en Afrique est bien antérieure aux essais d'inoculation pratiqués en Europe. Mais, faute de documents écrits à cette époque, il est impossible d'en dater précisément l'origine. Les premiers voyageurs qui observèrent la technique en Afrique australe et orientale (Baines, Hayes, Mohr) ou occidentale (Monod) au début du XIXe siècle se bornent à dire « qu'elle est très ancienne, et certainement antérieure à la vaccination willemsienne », « qu'elle se perd dans la nuit des temps », « qu'elle est pratiquée de temps immémorial », etc. (106).

Autre question : qui a donc inventé la vaccination telle qu'elle était pratiquée en Afrique avant les travaux de Willems ? Curasson a très bien résumé les hypothèses possibles : « Pour Monod, les Maures ont été guidés dans leurs premières inoculations, après avoir essayé les divers traitements, par l'habitude qu'ils ont d'inoculer les hommes en cas d'épidémie variolique. Reste à savoir laquelle des deux opérations a précédé l'autre, car les Maures et les Touaregs utilisent (aussi) l'inoculation à l'oreille pour la clavelée, pour la pleuropneumonie, pour l'ecthyma contagieux. Il est vraisemblable que c'est d'abord l'inoculation variolique qu'ils ont pratiquée, car dès le début du XIXe siècle les médecins du Sénégal signalaient la coutume. Dès lors, on peut penser qu'une de ces populations nomades : Maures, Touaregs et Peulhs, est venue, lors des grandes migrations qui les ont conduites en Afrique, avec la variolisation, méthode connue de temps immémorial par les populations blanches dont sont issus nos nomades. Ceux-ci l'auraient ensuite étendue aux affections animales, et apprise aux autres populations africaines ; car les indigènes connaissent le procédé dans toute l'Afrique depuis très longtemps. » (107).

Ces hypothèses sont encore valides aujourd'hui. Elles conduiraient à penser que les procédés africains de vaccination contre la péripneumonie bovine sont dérivés de procédés parfaitement analogues, qui avaient été utilisés contre la pleuropneumonie caprine en Iran « depuis des siècles » et qu'a bien décrits Tadjbakhsh (108). Selon cet auteur (communication personnelle), cette méthode de vaccination appartiendrait aux Aryens, qui la pratiquaient déjà en Perse huit à dix siècles avant notre ère.

L'immunisation des bovins européens

En Europe, il se pourrait que le procédé d'inoculation de matières virulentes au chanfrein des bovins ait été utilisé dès le début de l'ère chrétienne, voire antérieurement, par les Celtes. Cette hypothèse repose sur la découverte de plusieurs statuettes représentant des « bœufs à trois cornes » datant de cette époque, et dont il est bien difficile d'expliquer l'existence sans évoquer le procédé ancestral de vaccination contre la péripneumonie bovine (109).

Toutefois, l'étude scientifique, le développement et la promotion de l'inoculation préventive contre la péripneumonie bovine sont clairement l'œuvre de Louis Willems, docteur en médecine à Hasselt (Belgique). Il faut, cependant, rappeler que Willems avait eu connaissance d'essais antérieurs d'inoculation préventive, qu'il cite d'ailleurs avec condescendance : « La question de l'inoculation n'est pas encore résolue, les inoculations de Dieterichs pour prouver la contagion restèrent sans résultat, et aux inoculations de Vix succédèrent la pneumonie... » (110). En fait, Haller avait déjà rapporté, quatre-vingts ans plus tôt, les essais d'inoculation qui auraient été faits aux Pays-Bas et en Angleterre (111) et, selon Curasson, les Allemands utilisaient aussi cette méthode (112). Mais peut-être Haller et Curasson ont-ils confondu les essais d'inoculation préventive contre la peste bovine et la péripneumonie contagieuse bovine ?

Willems dit avoir fondé ses recherches sur deux constats : le succès de la pratique de l'inoculation contre les maladies contagieuses en médecine humaine et l'existence d'une immunité consécutive à une première atteinte de péripneumonie bovine. Il résume ainsi le procédé qu'il a développé, au début des années 1850, dans son *Mémoire sur la pleuro-pneumonie épizootique du gros bétail adressé à Monsieur le ministre de l'Intérieur de Belgique* (113) : « Je prends le liquide exprimé du poumon d'un animal malade récemment abattu, ou d'un animal mort par la maladie, j'y plonge une espèce de grande lancette, puis je fais deux à trois piqûres à l'extrémité inférieure de la queue de l'animal que je veux préserver de la maladie : une seule goutte de liquide suffit pour faire l'inoculation. » Avec cette méthode Willems rapporte avoir protégé 108 bovins dans une ferme où la péripneumonie avait fait périr, dans le même temps, 17 sur 50 des bêtes témoins non vaccinées.

Pour vérifier ces assertions, puis les résultats obtenus lors des premiers essais pratiqués en Europe, plusieurs gouvernements nomment des Commissions d'enquête en Belgique, en France, en Hollande, en Italie, en Prusse, etc. (114). Toutes confirment la valeur du procédé, malgré certaines réserves. En 1854, la Commission française (Bouley) conclut : « l'inoculation (...) possède une vertu préservatrice (...) qui protège les animaux contre la contagion pendant un temps encore indéterminé. » En 1855, la Commission hollandaise « reconnaît pleinement la vertu préservatrice de l'inoculation (...) lorsqu'elle est exécutée avec les précautions voulues ». La Commission belge (Thiernesse), plus réticente, ne se prononcera définitivement qu'en 1865 : « L'inoculation est une opération inoffensive et généralement couronnée de succès lorsqu'elle est pratiquée avec les précautions convenables. » Cette Commission apporte des chiffres précis à l'appui de ces conclusions : 35 % de mortalité lorsque la vaccination n'est pas pratiquée ; 86 149 succès de la vaccination, contre 11 944 échecs ; 8 à 10 % de réactions post-vaccinales sévères (amputation de la queue) et 1,1 % de morts consécutives à la vaccination. Mais deux camps s'étaient déjà formés en Belgique, pour ou contre l'inoculation, et les « anti-inoculateurs » s'opposeront à la vaccination obligatoire contre la maladie dans ce pays (115).

Une majorité de rapports étant malgré tout favorable, la vaccination est étendue dans de nombreux territoires européens, quoique le plus souvent en simple complément des mesures de prophylaxie sanitaire (voir *supra*). Elle y sera ensuite interdite au cours du XXᵉ siècle, mais restera pratiquée dans beaucoup de pays africains ou asiatiques, avec des vaccins produits à partir de cultures pures de mycoplasmes. Ces vaccins furent obtenus dès 1899, réduisant considérablement la mortalité postvaccinale. Vivants ou inactivés, produits *in vitro* ou *in ovo,* de nombreux autres vaccins furent ensuite proposés contre la péripneumonie avant que les experts ne s'accordent à ne plus utiliser, pour immuniser les bovins, que des mycoplasmes vivants de virulence atténuée, dérivés des souches T_1 et KH_3J (116).

Traitement

Selon Paulet, Columelle [(h)] aurait été le premier, vers l'an 40 de notre ère, à recommander un traitement : « Pour la phtisie pulmonaire du bœuf (...) lui placer un séton à l'oreille, en la traversant d'un morceau de racine de coudrier et en lui donnant en même temps à boire, pendant plusieurs jours une chopine de suc de poireau mêlé avec la même quantité d'huile d'olive et une livre de vin. » (117).

C'est peut-être de cet auteur que s'est inspiré Fiztherbert (1523) lorsqu'il préconise de traiter les bovins contaminés par une saignée et l'insertion, au fanon, d'un séton d'ellébore broyé (118). Vers la même époque Gallo déconseille, au contraire, de traiter la maladie car il ne croit pas à l'efficacité de ces traitements et lui préfère l'isolement des animaux malades (119).

En Suisse, Haller (1773) se montre également très réservé sur le traitement de la péripneumonie rappelant que, si « les Anciens espéraient beaucoup des sétons et d'une racine d'ellébore passée sous la peau (...) on a (maintenant) perdu toute espérance de guérir la maladie ». Il passe tout de même en revue les conseils établis pour la guérison de la maladie par les médecins : saignée, émollients, fébrifuges, quinquina, mercure, etc. et rappelle que « le peuple se sert de quelques compositions mal assorties et de quelques vieilles recettes ». Il conclut : « si la maladie est, effectivement une pulmonie, il est préférable de ne point médiciner la bête affectée et d'assommer, sans retard, les premières pièces de bétail (affectées). » (120).

En France, Paulet (1775) est plus optimiste et il consacre trois pages à la description des traitements possibles de la maladie en fonction de son siège et de sa progression. C'est ainsi qu'en cas de toux violente, il attend « de très bons effets » des infusions (fleurs de coquelicot et de violette avec de l'orge miellée...) ou de la pose de « billots à mâcher » (garnis de figues, de miel, d'eau de rose distillée). L'administration de bols de réglisse, cynoglosse, agaric, fleur de soufre, iris de Florence, blanc de baleine, etc., est également recommandée, mais parfois insuffisante. Si le mal s'aggrave, il faut rajouter du quinquina, du camphre, de la gomme ammoniaque et... 1 drachme et demie de poudre de cloportes ! Lavements et purgatifs complètent le traitement (121).

Au Luxembourg (fin du XVIIIe siècle), on traitait la péripneumonie avec des sétons au sublimé corrosif et à la poudre de cantharide, mais aussi avec beaucoup d'adjuvants (buglosse, vipérine, quinquina, camphre, guimauve, bardane...) dans lesquels Theves identifiera de nombreux principes actifs : expectorants, dépuratifs, diurétiques, anti-tussifs, anti-infectieux, etc. Les vétérinaires du Luxembourg reconnaissent cependant que, dans les cas graves, il serait vain de poursuivre le traitement « attendu la décomposition totale de la machine » ! (122).

En Belgique, le Docteur Willems (1852) avoue « s'être hasardé à différents médicaments nouveaux » et dit avoir guéri 15 bêtes malades sur 23 avec du sulfure noir de mercure à la dose de 2 ou 3 gros associés à ½ gros de calomel, le tout dans un mélange de gomme et « il engage MM. les vétérinaires à l'imiter ». Toutefois, il conclut « que tous les moyens curatifs, quelque efficaces qu'ils soient, sont impuissants à mettre un obstacle au mal (...) car les bêtes traitées qui guérissent (...) ne se remettent que difficilement et lentement » (123).

En 1873, Reynal doute aussi de l'intérêt de traiter les malades car, « en somme, il y a peu de traitements spécifiques à opposer à la péripneumonie » sauf, peut-être, les révulsifs (124). C'est ce que conseillent également Nocard et Leclainche en 1898, après avoir fort justement rappelé que « la question des traitements de la péripneumonie n'a qu'un intérêt restreint, les lois sanitaires de tous les pays ordonnant l'abattage des malades » (125). L'avènement des traitements antibiotiques efficaces contre les mycoplasmoses modifiera le pronostic individuel de la maladie, mais ces traitements resteront déconseillés dans la lutte collective contre l'épizootie.

Réglementation sanitaire

Systèmes de déclaration et d'alerte

En Suisse, dès que le caractère contagieux de la péripneumonie bovine fut bien établi par Haller (1773), cet auteur en tira les conséquences : « tout sujet qui aura quelque connaissance de la maladie suspecte d'une pièce de bétail est tenu, sous des fortes peines, de déclarer au Préposé le plus proche ce qu'il aura entendu ou vu de contraire à la sûreté publique » (...) « de même que le propriétaire (de la bête) ou les autres sujets du lieu. » (...) « Les Préposés en donnent part au Ballif et ce dernier en instruit le Conseil de Santé (...). Quiconque cacherait quelque cas suspect sera châtié suivant l'exigence du cas, ou par la prison, ou par quelque autre peine sensible. » (126).

Ces sages mesures ne sont pas imitées dans d'autres pays et Delafond avertit, en 1840, les cultivateurs du pays de Bray « qu'ils auront à se méfier des vaches vendues par des maquignons (sur les marchés de...), attendu que ces vaches peuvent provenir de départements où règne la maladie et où aucun arrêté administratif n'a proscrit, à ce jour, la vente des bestiaux qui ont cohabité ou communiqué avec des animaux malades » (127).

Simonds conseille aux parlementaires britanniques de rendre la déclaration de la maladie obligatoire par les éleveurs qui constateraient ne serait-ce qu'un seul cas parmi leur bétail. Il donne en exemple les vétérinaires du Hanovre qui sont tenus de déclarer tous les cas de péripneumonie bovine constatés dans leur clientèle aux autorités sanitaires (128). Mais il faudra attendre les années 1870 pour que les différentes législations européennes obligent *de facto* les propriétaires de bovins atteints de péripneumonie à les déclarer aux autorités sanitaires, en vue d'organiser la prophylaxie sanitaire de la maladie (voir *infra*).

L'assemblée fédérale de la Confédération suisse considère, le 8 février 1872, la péripneumonie bovine comme l'une des cinq maladies (avec la peste bovine, la fièvre aphteuse, la morve et la rage), dont la déclaration immédiate est obligatoire par les propriétaires, vétérinaires, officiers de police, etc.

Interdiction de vente et rédhibition

La péripneumonie contagieuse bovine n'a jamais fait partie des vices rédhibitoires, même si la plupart des auteurs la considéraient comme tel du seul fait de sa contagiosité (129). En France, la loi du 20 mai 1838 l'exclut de la liste des deux seules maladies contagieuses considérées comme vices rédhibitoires (clavelée et morve/farcin). Par contre, l'article 11 de la loi norvégienne du 27 février 1866 considère que « si quelqu'un a vendu un animal atteint de maladie contagieuse (dont la pulmonie des bêtes à cornes), l'acheteur pourra résilier le marché, quand même le vendeur aurait ignoré l'état de l'animal » (130).

Conclusion

L'histoire de la surveillance et du contrôle de la péripneumonie contagieuse bovine pourrait être divisée en trois périodes :

De l'Antiquité au XVIIIe siècle : on ignore pratiquement tout de l'importance réelle de la maladie en Europe et, *a fortiori,* en Afrique et en Asie. Certains textes laissent, toutefois, penser qu'elle inquiétait les éleveurs depuis des temps très reculés dans toutes ces régions. Mais ils la distinguaient sans doute mal des autres maladies contagieuses des bovins, notamment de la peste bovine ou de la tuberculose. Il n'est pas non plus exclu que, dès cette époque, un procédé d'inoculation préventive de matières virulentes ait existé en Orient, d'où les peuples migrants l'auraient transposé en Afrique.

Au XVIIIe siècle : les épizooties de péripneumonie se confondent avec les vagues successives de peste bovine qui déferlent sur l'Europe : 1715, 1740, 1756, 1775, etc. Mais, dès les années 1770, les médecins, puis les vétérinaires formés dans les premières écoles européennes, identifient clairement la maladie. Ils proposent les premières mesures de prophylaxie sanitaire par abattage, alors qu'en Afrique les éleveurs continuent à lutter par l'inoculation préventive.

Au XIXe siècle : le commerce des bovins vivants se développe dans toute l'Europe et dissémine la péripneumonie. On peut alors chiffrer avec précision les dommages qu'elle entraîne en Hollande (600 000 morts de 1830 à 1840), en France (212 000 morts de 1827 à 1846), en Grande-Bretagne (1 187 000 morts de 1841 à 1866), etc. [(131)]. En Europe, l'inoculation préventive, développée par Willems, est utilisée durant quelques décennies en complément de la prophylaxie sanitaire, qui lui sera définitivement préférée à la fin du siècle. Tel ne sera pas le cas en Afrique, où l'inoculation préventive traditionnelle (puis la méthode de Willems, progressivement modernisée) restera le fondement de la lutte contre la péripneumonie contagieuse bovine. L'Australie, envahie à deux reprises (1858, puis 1922) se débarrassera de la maladie par l'application conjointe de mesures sanitaires et médicales [(132)].

Cette dualité des stratégies reflète la difficulté qui peut encore exister dans le choix des méthodes de prophylaxie les plus appropriées. Ceci confirme la constatation que faisait déjà Curasson en 1936 : « il n'existe pas de maladie plus décevante que la péripneumonie pour qui l'étudie et la combat. » [(133)].

Notes complémentaires

(a) Traduction : « Mais voici qu'un taureau crachant de la vapeur sous le rude soc de la charrue, s'écroule et vomit du sang mêlé d'écume. (...) Efflanqué, ses yeux inertes sont frappés de paralysie et sa tête s'incline vers le sol sous son propre poids. »

(b) Traduction : « Mais lorsque, de cette grave affection, le poumon est atteint, alors surviennent la toux, la maigreur et enfin la phtisie. »

(c) Traduction : « Chez tous les bœufs et vaches infectés le poumon lésé adhère à la plèvre. On trouve souvent du pus entre la plèvre et le poumon qui y adhère. »

(d) Traduction : « Il n'y a pas de doute sur le fait que la maladie du bœuf commence par une péripneumonie, et de là évolue en gangrène du poumon, ou en décomposition. »

(e) L'hésitation de Delafond est bien reflétée dans sa publication intitulée *Recherches sur la contagion de la péripneumonie des bêtes bovines*. Il écrit d'abord : « Il y a sept ou huit ans je disais même : je croirai à la contagion de la péripneumonie lorsque je l'aurai positivement constatée ». Or, les faits que j'ai recueillis (...) m'ont entièrement convaincu et me font dire que la péripneumonie du gros bétail **est** contagieuse ». Mais il est beaucoup plus nuancé dans sa conclusion finale : « Il résulte de nos recherches que la péripneumonie du gros bétail (...) me **paraît être** une maladie contagieuse. » (134). Ces incohérences sont bien relevées par Hurtrel d'Arboval qui écrit « de notre côté nous avouons sincèrement ne pas concevoir comment ces quelques phrases (affirmant la contagion) se concilient avec ce que M. Delafond écrit quelques lignes avant » (135).

(f) Delafond avait bien observé le risque de contamination par les débris cadavériques et il cite le cas « d'un petit boucher qui faisait le métier de tuer furtivement des vaches malades pour en vendre la chair. Ce boucher n'avait pas le soin d'enterrer convenablement le sang, les entrailles des animaux qu'il tuait (...). Ses voisins ont attribué le développement de la maladie au voisinage de ce foyer de contagion. J'ai recueilli ces détails étant sur les lieux » (136).

(g) Dans son compte rendu à l'Académie des sciences française le Docteur de Rochebrune écrit, en 1880 : « Les naturalistes et les voyageurs de toutes les époques, pour des raisons qui nous échappent, ont gardé le silence le plus absolu sur une race de bœufs domestiques propres à la Sénégambie, dont l'étude présente un intérêt particulier (...). Un caractère éminemment exceptionnel la distingue des autres races : ce caractère consiste dans la présence sur la région nasale d'une véritable corne, identique aux cornes frontales par sa nature même et son mode de développement. Propre aux femelles tout aussi bien qu'aux mâles, cette corne, parfois conique, plus fréquemment développée en forme de pyramide quadrangulaire tronquée, atteint une hauteur moyenne de 0^m,060 à 0^m,075 sur 0^m,055 de large et 0^m,040 d'épaisseur ; ses faces sont sillonnées de côtes et de dépressions perpendiculaires, de stries d'accroissement horizontalement stratifiées régnant de la base au sommet ; (...). Ce phénomène, que l'examen d'un seul individu tendrait à faire considérer comme simplement tératologique, acquiert une valeur réelle lorsqu'on étudie un grand nombre de sujets. En effet, sur un troupeau de cent têtes par exemple, on rencontrera toujours cinquante-cinq à soixante individus porteurs d'une corne nasale parfaitement définie ; les quarante-cinq ou cinquante autres n'en auront pas, mais tous invariablement montreront un gonflement de la région nasale, recouvert d'une lame cornée mince et rugueuse. Il devient dès lors manifeste que l'on est en présence d'un caractère héréditairement transmis par suite de générations successives et consécutif d'une race depuis longtemps fixée. » Et le Docteur de Rochebrune ajoute encore : « Les limites de ce rapide exposé ne nous permettent pas de développer les considérations auxquelles nous ont conduit ces caractères différentiels ; nous ne pouvons non plus discuter les causes que l'on pourrait invoquer en faveur de l'origine probable de cette race remarquable : qu'il nous suffise de dire qu'elle ne constitue point une exception dans l'ordre des Ruminants, car la corne nasale du Zébu sénégambien présente une frappante analogie avec celle d'un genre également africain, la Girafe. » (137). Cette citation *in extenso* de l'auteur n'a pas pour but d'ajouter à sa confusion, mais d'en retenir quelques informations intéressantes sur l'aspect des lésions postvaccinales ou le nombre d'animaux réagissant dans un troupeau...

(h) Un autre traitement attribué à Columelle est cité par Curasson. Il consistait à « prendre un fragment de racine de pulmonaire, arrachée de la main gauche avant le lever du soleil, puis de tracer un petit cercle sur la partie la plus large de l'oreille, par de piqûres faites sur les deux faces ; de faire un trou au centre avec le même instrument, d'y fixer la racine jusqu'à ce qu'elle tombe avec le centre de l'oreille, ce qui entraîne le virus » (138).

Rappels sur la péripneumonie contagieuse bovine

Cette maladie pulmonaire contagieuse est surtout répandue en Afrique. Elle est également présente dans d'autres régions du monde, dont le sud de l'Europe, le Moyen-Orient et certaines parties de l'Asie. En Afrique, ses répercussions économiques sont particulièrement importantes dans les pays sahéliens et sahélo-soudaniens.

Dates des principales épizooties de péripneumonie contagieuse bovine : les dates des épizooties éventuellement survenues dans l'Antiquité sont imprécises. Des épisodes marquants ont été signalés au XVIe siècle (Angleterre, Italie), en 1693 (en Hesse), de 1730 à 1780 (France, Suisse), en 1840 (France). Épisodes importants, liés à des importations de bovins, en Australie (1850), en Angleterre (200 000 morts, en 1860) et aux États-Unis d'Amérique (1843, puis 1859 : ce dernier incident conduisit à la création des Services vétérinaires américains).

Classification et caractéristiques de l'agent causal : *Mycoplasma mycoides* sous-espèce *mycoides* SC (biotype bovin). Il n'existe qu'un seul type antigénique. Les mycoplasmes sont des micro-organismes dépourvus de paroi cellulaire, ce qui les rend pléomorphes et résistants aux antibiotiques du groupe des β-lactamines, tels que la pénicilline. Le germe ne résiste pas dans le milieu extérieur, sauf à très basse température. Il est sensible à 45°C/120 mn et/ou 47°C/2 mn en solution saline, et à 45°C/240 mn et/ou 60°C/2 mn dans la lymphe. Il est inactivé par les pH acides et basiques. Il est sensible à l'éther, au chlorure de mercure, à l'hydroxyde de calcium et au phénol formaldéhyde.

Espèces sensibles : bovins (*Bos taurus*), zébus (*Bos indicus*) et buffles domestiques (*Bubalus bubalis*). Les bovidés sauvages et les camélidés sont résistants.

Transmission : principalement par contact direct (toux, salive, urine,...) et une transmission serait possible sur plusieurs kilomètres dans des conditions climatiques favorables. La contamination transplacentaire est possible. La transmission par contact avec des cadavres ou tissus contaminés n'est par démontrée. Les porteurs asymptomatiques constituent une source majeure d'infection.

Sources de virulence : poumons, liquide d'épanchement de la pleuropneumonie et, éventuellement, encéphale, foie, reins, nœuds lymphatiques, utérus, fœtus et membranes fœtales, urine.

Diagnostic clinique : la période d'incubation peut atteindre plusieurs mois. Dans les foyers naturels, environ 33 % seulement des animaux présentent des symptômes, 46 % sont infectés sans symptômes et 21 % semblent résistants. *Chez les animaux adultes*, les symptômes sont essentiellement constitués par une hyperthermie modérée avec symptômes respiratoires, pulmonaires et pleurétiques. La maladie peut être suraiguë (mort très rapide), aiguë ou chronique. *Chez les animaux jeunes*, le tropisme pulmonaire n'est pas systématique et les veaux infectés peuvent présenter une arthrite.

Diagnostic différentiel : la confusion est possible avec la theilériose à *T. parva,* la pasteurellose bovine aiguë, les bronchopneumonies et pleuropneumonies dues à des infections mixtes (pour la forme aiguë) et avec le kyste hydatique, l'actinobacillose, la tuberculose et le farcin des bovidés (pour la forme chronique).

Diagnostic biologique : *identification de l'agent* par isolement et mise en œuvre de tests métaboliques, de tests d'inhibition de la croissance, de tests génomiques ou de *tests sérologiques* : fixation du complément, ELISA de compétition, hémagglutination et test d'agglutination.

Lésions : quantité importante d'exsudat jaune ou trouble dans la cavité pleurale (jusqu'à 30 litres) qui coagule pour former de gros caillots fibrineux. Pleurésie fibrineuse, œdème interlobulaire (aspect marbré dû à l'hépatisation) et séquestres à capsule fibreuse entourant du tissu nécrosé, chez les animaux guéris.

Prophylaxie sanitaire : en zones indemnes de la maladie : mise en quarantaine, tests sérologiques et abattage de tous les animaux porteurs d'anticorps spécifiques. Le contrôle des déplacements des bovins reste le moyen le plus efficace pour limiter la propagation de la maladie.

Prophylaxie médicale : en zones infectées, c'est le vaccin contenant la souche T1 qui est le plus largement utilisé contre la péripneumonie contagieuse bovine.

Traitement : aucun traitement n'est réellement efficace. L'antibiothérapie est contre-indiquée.

Bibliographie

Anonyme – voir Haller.

Belitz W. – « *Wiederkäuer und ihre Krankheiten im Altertum* ». *Veterinärhistorisches Jahrbuch*, 1927, **3** : 1-128.

Bost J. – *Lyon, berceau des sciences vétérinaires.* Éditions lyonnaises d'art et d'histoire, Lyon, 1992, 220 pp.

Bizimana N. – « *Epidemiology, surveillance and control of the principal infectious animal diseases in Africa* ». *Rev. sci. tech. Off. int. Epiz.*, 1994, **13** (2) : 397-416.

Claivaz J.B. – *« Vache triste », vache malade. Les épizooties bovines et l'émergence de la médecine vétérinaire au XVIIIe siècle dans la région de Genève.* Société d'Histoire et d'Archéologie de Genève, 1997, 110 pp.

Curasson G. – *Traité de pathologie exotique vétérinaire et comparée.* Tome II : *Maladies microbiennes*, Vigot Frères, édit., Paris, 1936, 688 pp.

Delafond O. – **(a)** « Instructions sur la pleuro-pneumonie contagieuse des bêtes bovines du pays de Bray ». *Rec. Méd. vét.* 2e série, 1840, **17** : 593-608 et 729-740 ; **(b)** « Recherches sur la contagion de la péripneumonie des bêtes bovines ». *Rec. Méd. vét.* 2e série, 1841, **18** : 337-352, 401-419, 476-492 et 529-544 ; **(c)** *Traité sur la maladie de poitrine du gros bétail, connue sous le nom de péripneumonie contagieuse.* Labbé, édit., Paris, 1844, 319 pp.

Fleming G. – *Animal plagues: their history, nature and prevention.* Chapman & Hall, édit., Londres, 1871, 548 pp.

Haller A. de – *De Lue Bovilla – Agri Bernensis commentatio. Gottingæ, Christianum Dieterich*, Berne, 1773, 1-20. Une traduction française incomplète (anonyme) a été publiée la même année à Berne par Brourner et Haller sous le titre *: Mémoire sur la contagion parmi le bétail – Mise à jour pour l'instruction du Public le 28 septembre 1773.*

Heusinger C.F. – *Recherches de pathologie comparée.* Cassel chez H. Hotop, édit. ; vol. I, 1853, 674 pp.

House of Commons – « *Select committee on the sheep. Contagious disease prevention bill* ». *The Veterinarian,* 1857, **30** : 466-471, 532-536, 583-587.

Hurtrel d'Arboval L.H.J. – *Dictionnaire de médecine, de chirurgie et d'hygiène vétérinaires.* Tome V, Seconde édition, Baillière & fils, édit., Paris, 1839, 640 pp.

Leclainche E. – **(a)** *Histoire de la médecine vétérinaire.* Office du Livre, Toulouse, 1936, 812 pp.. ; **(b)** *Histoire illustrée de la médecine vétérinaire.* Tome II, Albin Michel, édit., 1955, 245 pp.

Mammerickx M. – « Histoire de la médecine vétérinaire belge ». *Mémoire de l'Académie Royale de Médecine de Belgique*, 1967, Sér. 2, **5** (4) : 261-708.

Moulé L. – *Histoire de la médecine vétérinaire.* Première période : « Histoire de la médecine vétérinaire dans l'Antiquité ». Extraits du *Bulletin de la Société centrale de médecine vétérinaire.* Imprimerie A. Maulde, Doumenc et Cie, Paris, 1891, 200 pp.

Nocard E. et Leclainche E. – *Les maladies microbiennes des animaux*. Tome I, Seconde édition, E. Masson & Cie, édit., Paris, 1898, 956 pp.

Office international des épizooties – *Code zoosanitaire international : mammifères, oiseaux et abeilles*, Paris, 1999, 484 pp.

Paulet J.-J. – *Recherches historiques et physiques sur les maladies épizootiques avec les moyens d'y remédier, dans tous les cas*. Première partie. Ruault, édit., Paris, 1775, 416 pp.

Provost A. – « Prophylaxie et vaccination de la péripneumonie bovine – Évolution des techniques et applications pratiques actuelles ». *Rev. Élev. Méd. vét. Pays trop.*, 1974, **27** (2) 145-161.

Provost A., Perreau P., Bréard A., Le Goff C., Martel J.L. et Cottew G.S. – « Péripneumonie contagieuse bovine ». *Rev. sci. tech. Off. int. Epiz.*, 1987, **6** (3) : 565-624.

Reynal J. – *Traité de la police sanitaire des animaux domestiques*. Asselin, édit., Paris, 1873, 1 012 pp.

Rochebrune A.T. de – « Formation de races nouvelles. Recherches d'ostéologie comparée sur une race de bœufs domestiques observée en Sénégambie ». *C.R. Acad. Sci.*, Paris, 1880, **91** : 304-306.

Smith F. – *The early history of veterinary literature and its British development* (originally published in *Journal of Comparative Pathology and Therapeutics* 1912-1918). J.A. Allen & Co., édit., Londres, 1976, vol. I, 373 pp.

Tadjbakhsh H. – *Traditional methods used for controlling animal diseases in Iran. Rev. sci. tech. Off. int. Epiz.*, 1994, **13** (2) : 599-614.

Theves G. – « Remèdes des maladies animales au Luxembourg pendant les XVIIe et XVIIIe siècles ». *Rev. sci. tech. Off. int. Epiz.*, 1994, **13** (2) : 513-528.

Willems L. – « Mémoire sur la pleuropneumonie épizootique du gros bétail ». *Rec. Méd. vét. pratique*, 3e série, 1852, **9** : 401-431.

Wilkinson L. – *Animals and disease. An introduction to the history of comparative medicine.* Cambridge University Press, 1992, 272 pp.

Bibliographie complémentaire

Cette liste rassemble les références de quelques travaux antérieurs au XXe siècle analysés par les auteurs figurant sur la liste précédente, mais dont nous n'avons pu consulter le texte original intégral.

Amman – *Ueber die Lungenseuche des Rindviehes*. Ansbach, 1808.

Arloing S. – « Sur l'évolution des lésions de la péripneumonie ». *Bull. Soc. centr. Méd. vét.*, 1896, 432 pp.

Brugnone C.G. – *Dalla polmonia delle bovine*, 1789.

Chabert Ph. – *Instructions sur la péripneumonie gangreneuse des bêtes à cornes*. Paris, An III (1791).

Delaforge – « Expériences sur la transmission de la péripneumonie ». *Rec. Méd. vét.*, 1885, 214 pp.

Dieterichs J.F.C. – *Ueber die Lungenseuche*, Berlin, 1821.

Grognier L.F. – « Mémoire sur une épizootie bovine observée en 1826 ». *Rec. Méd. vét.*, 1830, 700.

Magendie F. et Bouley H. – « Rapport général des travaux de la commission instituée pour l'étude de la péripneumonie épizootique du gros bétail ». *Rec. Méd. vét.*, 1854, 161 pp.

Monod T. – « De la péripneumonie contagieuse des bovidés en Sénégambie ». *Bull. Soc. centr. Méd. vét.*, 1894, 460 pp.

Pasteur L. – « Note sur la péripneumonie des bêtes à cornes ». *Revue vét.*, 1883, 64 pp.

Scheuchzer J.J. – *Fliegender lungenkrebs, eine Viehseuche, Welche Anno 1732 die eydgenossichen Lande ergriffen.* Heideger, Zurich, 1732.

Siedamgrotsky et Nowak – « *Ueber Impfungen mit Steriliser Lungenseuchelymph zu diagnostischen Zorecken* ». *Sächs Bericht*, 1892, 221 pp.

Ulrich H. – *Generalbericht über die Ermittlung der Lungenseuche des Rindviehs angestellten Versuche.* Berlin, 1852.

Valentin M.B. – *Constitutio epidemica.* Hassiana, 1693 et 1694.

Wagenfeld – *Die Lungenseuche des Rindviehes*, Dantzig, 1832.

Remarque : une liste des principales références bibliographiques concernant la péripneumonie contagieuse bovine, de l'Antiquité à 1844, figure dans l'ouvrage de **Delafond** (c) : p. 305 à 313.

Références citées

(1) Bost, p. 18-19
(2) Nocard et Leclainche, p. 297
(3) Delafond (c), p. 18 ; Moulé, p. 117
(4) Paulet, p. 36 et 37
(5) Leclainche (a), p. 67
(6) Paulet, p. 48
(7) Delafond (c), p. 19
(8) Leclainche (a), p. 67
(9) Belitz, p. 88
(10) Leclainche (a), p. 148 ; Smith, p. 133
(11) Leclainche (a), p. 154 ; Smith, p. 141
(12) Leclainche (a), p. 146
(13) Fleming, p. 165
(14) Claivaz, p. 39
(15) Anonyme, p. 5-7 ; Nocard et Leclainche, p. 297 ; Paulet, p. 407 et 408
(16) Nocard et Leclainche, p. 297
(17) Claivaz, p. 57
(18) Anonyme, pp. 6 et 7
(19) Delafond (a), p. 737 et (b) p.340
(20) Reynal, p. 433
(21) Office international des épizooties, p. 101
(22) Nocard et Leclainche, p. 332
(23) Anonyme, p. 14
(24) Nocard et Leclainche, p. 324
(25) Nocard et Leclainche, p. 320
(26) Curasson, p. 536
(27) Smith, p. 11 ; Wilkinson, p. 7
(28) Leclainche (a), p. 67
(29) Moulé, p. 117
(30) Claivaz, p. 39
(31) Provost *et al.*, p. 566
(32) Anonyme, p. 8-11
(33) Nocard et Leclainche, p. 297
(34) Paulet, p. 44
(35) Paulet, p. 37
(36) Leclainche (a), p. 146
(37) Smith, p. 177 et 178
(38) Claivaz, p. 42
(39) Anonyme, p. 13 ; Haller, p. 10
(40) Delafond (a), p. 732 ; Hurtrel d'Arboval, p. 165 ; Nocard et Leclainche, p. 298
(41) Willems, p. 411 et 412
(42) Heusinger, p. 224
(43) Provost *et al.*, p. 568
(44) Leclainche (a), p. 146-154 ; Smith, p. 133 et 177

(45) Anonyme, p. 17
(46) Paulet, p. 413
(47) Nocard et Leclainche, p. 297 et 298
(48) Delafond (a), p. 733 et (b) p. 343 et 542
(49) Willems, p. 407
(50) Delafond (b), p. 338, 487-491, 543
(51) Heusinger, p. 173
(52) Provost *et al.*, p. 566
(53) Paulet, p. 49
(54) Paulet, p. 38
(55) Anonyme, p. 30
(56) Willems, p. 414
(57) Nocard et Leclainche, p. 323
(58) Delafond (c), pp. 273 et 274
(59) Willems, p. 415
(60) Reynal, p. 448 et 449
(61) Curasson, p. 587
(62) Nocard et Leclainche, p. 301 et 323
(63) Provost *et al.*, p. 579
(64) Provost *et al.*, p. 580
(65) Paulet, p. 43 à 45
(66) Anonyme, p. 31
(67) Delafond (b), p. 543
(68) Nocard et Leclainche, p. 324
(69) Willems, p. 433
(70) Reynal, p. 448
(71) Smith, p. 133 et 177
(72) Anonyme, p. 13 et 14
(73) Paulet, p. 414
(74) Delafond (a), p. 739
(75) Smith, p. 178 ; Wilkinson, p. 28
(76) Leclainche (b), p. 12
(77) Anonyme, p. 22
(78) Mammerickx, p. 280 et 281
(79) House of Commons, p. 470
(80) Bizimana, p. 405
(81) Anonyme, p. 24, 27 et 28
(82) Nocard et Leclainche, p. 297
(83) Reynal, p. 451
(84) House of Commons, p. 470
(85) Reynal, p. 952
(86) Nocard et Leclainche, p. 348
(87) Anonyme, p. 27 et 30
(88) Theves, p. 526
(89) Nocard et Leclainche, p. 347
(90) Nocard et Leclainche, p. 346
(91) Leclainche (b), p. 120
(92) Wilkinson, p. 28
(93) Curasson, p. 501
(94) Leclainche (b), p. 12
(95) Anonyme, p. 25 et 26
(96) Theves, p. 526
(97) Delafond (a), p. 739 et 740
(98) Nocard et Leclainche, p. 330
(99) Anonyme, p. 14
(100) Theves, p. 525
(101) Nocard et Leclainche, p. 332
(102) Rochebrune, p. 304-306
(103) Curasson, p. 591-595
(104) Provost, p. 149
(105) Bizimana, p. 405
(106) Curasson, p. 591 ; Nocard et Leclainche, p. 332 ; Provost *et al.*, p. 569
(107) Curasson, p. 591
(108) Tadjbakhsh, p. 609
(109) Provost, *in litteris*
(110) Willems, p. 407
(111) Anonyme, p. 14 et 31
(112) Curasson, p. 588
(113) Willems, p. 409
(114) Curasson, p. 588-590
(115) Mammerickx, p. 281 et 282
(116) Provost *et al.*, p. 605
(117) Paulet, p. 55
(118) Smith, p. 1331
(119) Wilkinson, p. 28
(120) Anonyme, p. 13, 14 et 25
(121) Paulet, p. 409-412
(122) Theves, p. 526
(123) Willems, p. 403
(124) Reynal, p. 459
(125) Nocard et Leclainche, p. 331
(126) Anonyme, p. 23
(127) Delafond (a), p. 734
(128) House of Commons, p. 533 et 587
(129) Reynal, p. 133
(130) Reynal, p. 1002
(131) Leclainche (a), p. 756 ; Provost *et al.*, p. 569 ; Curasson, p. 505
(132) Curasson, p. 596 et 597
(133) Provost *et al.*, p. 582
(134) Delafond, 1841, p. 343 et 542
(135) Hurtrel d'Arboval, p. 189
(136) Delafond, 1841, p. 488
(137) Rochebrune, p. 304-306
(138) Curasson, p. 629

PESTE BOVINE

La peste bovine est certainement l'une des épizooties sur lesquelles nous possédons le plus d'informations historiques. Cela tient sans doute à la mortalité spectaculaire qu'elle entraîne, et à la rapidité de sa diffusion, qui lui confèrent les caractères d'une véritable catastrophe économique et sociale :

> *Et longius peperit quælabor omnibus, vitætemporibus, perdita biduo.*
> *Cursus tam citus est malis.* [(a)]

écrivait déjà le rhéteur et poète romain Severus Sanctus Endeleichus en l'an 376 [(1)].

C'est pourquoi de nombreux peuples européens, mais aussi africains et asiatiques, ont gardé un cruel souvenir des incursions de cette maladie et en ont fidèlement rapporté l'histoire.

Symptomatologie

Descriptions cliniques

Les principales données se rapportant au diagnostic clinique de la peste bovine concernent les périodes postérieures au IVe siècle de notre ère. En effet la plupart des auteurs, et notamment Paulet et Reynal [(b)], s'accordent à considérer qu'avant la grande épizootie européenne des années 370, les cas de pestes qui touchaient à la fois les bovins et l'homme ne correspondaient pas à cette maladie, mais plutôt à une zoonose contagieuse et mortelle, telle que la fièvre charbonneuse (voir chapitre correspondant).

Mais si l'on se contente du tableau clinique d'une maladie grave des bovins, le premier qui fut décrit pourrait bien remonter au *Papyrus vétérinaire de Kahun* (probablement rédigé entre les années 2130 et 1930 avant J.-C.). Dans l'un des fragments encore lisibles de ce papyrus sont en effet décrits les symptômes d'un bœuf « avec vent » (souffrant de troubles intestinaux) : « il a les yeux suppurants, son front est plissé, ses gencives sont rouges, son cou est enflé... » Walker et Moulé, après Griffiths, pensent qu'il s'agit là du tableau soit du coryza gangreneux, soit de la peste bovine [(2)]. Scott pense, pour sa part, que la maladie décrite dans les textes tamouls remontant au premier millénaire avant notre ère serait bien la peste bovine [(3)].

Les auteurs et poètes latins (Columelle, Lucrèce, Virgile...) qui ont écrit aux premiers siècles de notre ère ne donnent pas assez de détails cliniques pour permettre d'identifier avec certitude la peste bovine, se contentant, le plus souvent, de souligner son extrême gravité, sa brièveté et son issue fatale [(c)] [(4)].

Au Ve siècle, Végèce donnait les signes suivants comme caractéristiques du *malleus* des bovins (la peste bovine, pense Fleming) : hébétude, poil hérissé, tête basse, démarche lente et salivation permanente [(5)]. Les descriptions de *pestilencia* contagieuses données ultérieurement par d'autres auteurs, dont saint Ambroise (évêque de Milan) et Severus Sanctus Endeleichus, n'apportent pas plus de précisions. Marius, évêque d'Avranches, décrit cependant une « cruelle maladie » des bovins caractérisée par de la dysenterie (*profluvio ventris*) et de la variole (*variola*) qui survint en 569 en Gaule, puis en Italie après l'invasion des Lombards, et que Reynal identifie à la peste bovine [(6)]. Des documents anciens, dont un livre de buiatrie intitulé *Gyuka Satsuyo*, analysés par Miki et Kishi, décrivent une maladie très contagieuse et mortelle pour plus de 80 % des bovins de Corée (en 1541, 1577, 1636, 1668), puis du Japon (1638 et 1672). Elle se caractérisait par de la fièvre, de la conjonctivite, des décharges nasales ou oculaires et un poil piqué. Ces deux auteurs pensent qu'il s'agissait bien de peste bovine, dénommée *tachi* en japonais [(7)].

Des descriptions plus complètes de la maladie seront publiées lorsque l'épizootie réenvahira l'Europe, au XVIIIe siècle.

En 1711, Ramazzini en dresse un premier tableau clinique, dans lequel il insiste sur les éruptions cutanées accompagnant les symptômes généraux de la maladie, qu'il suggère donc de rapprocher des fièvres éruptives [(8)]. En 1716, Lancisi prend mieux en compte la diversité des symptômes observés chez les bovins atteints de *bovilla peste* : « Les uns mugissaient, prenaient la fuite et s'agitaient de mille manières (...), les autres mouraient comme frappés du tonnerre (...), mais la plupart avait l'air si triste, portait la tête basse, leurs yeux languissants étaient arrosés de larmes, il sortait de leurs naseaux et de leur bouche du mucus et de la salive (...), la fièvre s'emparait d'eux avec une espèce d'horripilation (...), ils étaient si accablés qu'ils se tenaient couchés (...), souvent ils étaient attaqués d'une diarrhée avec matières fétides de diverses couleurs et, pour l'ordinaire, mouraient la première semaine, tourmentés par la toux. » [(9)].

En 1743, la maladie gagne la France, et le marquis de Courtivron complète les descriptions italiennes en insistant sur les troubles intestinaux (« les animaux rejetaient des matières verdâtres ou jaunes, mêlées, et d'une extrême puanteur ») [(10)].

En 1745, Bucard Mauchard, dans son ouvrage *De lue vaccarum Tubingensi* décrit la maladie « qui s'annonçait par un froid général (...), l'animal était dégoûté, il ne ruminait plus (...), la dysenterie ou la péripneumonie paraissait (...) ». Le

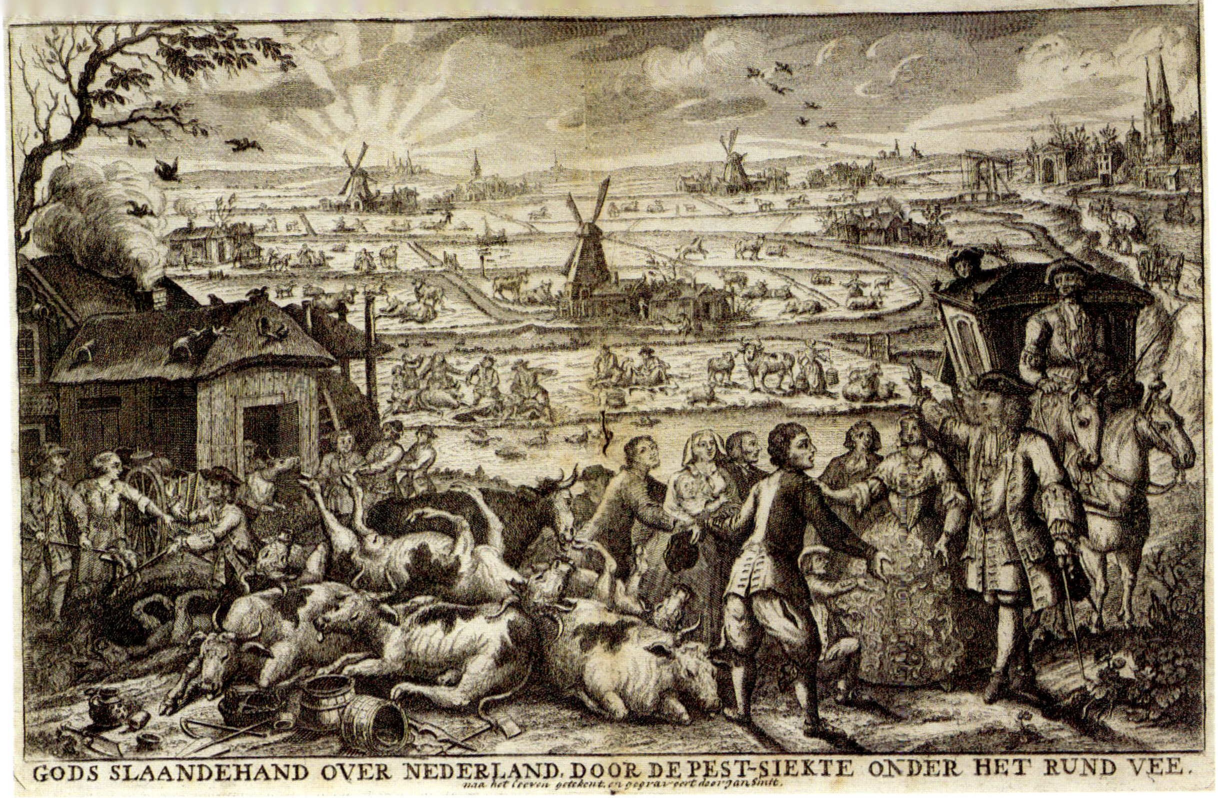

De 1711 à 1769 près de 10 000 bêtes mouraient chaque jour de peste bovine en Europe
Lithographie d'époque ('La main de Dieu frappa les Pays-Bas en affligeant ses bovins de la peste')
(*Museum Diergeneeskunde, afdeling van het Universiteitsmuseum Utrecht*)
Photographie : F.L.T. Verdonk

cours de la maladie se terminait ordinairement par la mort avant le septième jour (11). La même année, les médecins de Genève décrivent également la peste bovine, dont ils rapprochent les symptômes de ceux de la variole humaine : fièvre, salivation, diarrhée, pustules, etc. Ils évoquent à cette occasion les maux de tête et de reins des personnes atteintes de « petite vérole » et pensent « qu'il y a lieu de conjecturer qu'il en est de même chez les animaux (...) qui ont la tête basse et de grandes inquiétudes (...), ce qui indique assez les douleurs qu'ils sentent à la tête et dans les autres parties du corps... » (12).

En 1746, Sauvages décrit des bœufs « aux naseaux morveux » (...), « soupirant et soufflant en faisant un bruit qui s'entendait à 20 pas » (13).

En 1757, Layard, en Angleterre, décrit les mêmes symptômes chez les malades : « a stupidity and unwillingness to move (...) the roofs of their mouths ulcerated (...) tumours or boils are to be felt (...) and eruptions appear all along their limbs. »[d] (14).

En 1774, Guyot, élève de l'École royale vétérinaire de France, nouvellement créée à Lyon, est envoyé en Béarn pour combattre une épizootie de peste bovine dans cette province. Il décrit : « les naseaux, le museau, la bouche, les estomacs et les intestins attaqués par l'inflammation et la gangrène, (...) les convulsions, les spasmes, la dysenterie, (...) les yeux tuméfiés et bouffis. » (15).

La peste bovine est donc bien, de l'avis de tous ces auteurs, une maladie dont les manifestations cliniques sont particulièrement variées et protéiformes. Ceux qui l'ont bien observée en ont d'ailleurs retenu des traits dominants variables, ce qui les a conduits à désigner la maladie sous plus de 91 appellations différentes, relevées en 1890 par Dieckerhoff (16). Ces appellations peuvent souvent illustrer, à elles seules, les symptômes de la peste bovine : « diphtérie maligne, dysenterie bilieuse inflammatoire, dysenterie contagieuse, fièvre bilieuse contagieuse, fièvre contagieuse typhoïde, maladie de la bile, peste dysentérique, peste morveuse, peste varioleuse, stomatite contagieuse, typhus contagieux des bêtes à cornes, variole du bœuf, variole maligne », etc. Cette variété de symptômes et d'appellations a souvent abusé les non-spécialistes. Le plus illustre d'entre eux est sans doute Napoléon Bonaparte, durant sa campagne militaire en Italie, en l'an V de la République française. Ayant reçu, de Paris, une « instruction » du ministre de l'Intérieur (sans doute préparée par Huzard), qui le mettait en garde contre la peste bovine signalée dans les troupeaux destinés à alimenter son armée, il lui répond sèchement qu'il ne peut tirer parti de cette instruction car : « les symptômes de l'épizootie (dont vous me parlez) n'ont rien de commun (...) avec celle qui règne ici et a privé l'Italie de 200 000 bêtes (...). » (17). C'était pourtant bien de peste bovine que souffraient les troupeaux italiens en 1797...

Incubation

Le décret du 20 octobre 1716, signé de l'empereur Frédéric-Guillaume I de Prusse, obligeait les bouchers à placer en observation durant trois jours les animaux qu'ils allaient abattre, afin de s'assurer qu'ils n'étaient pas en incubation de peste bovine (18). En 1745, le décret d'Oldenbourg prévoyait d'observer les animaux quatorze jours avant de considérer qu'un foyer était éteint dans une étable et qu'on pouvait commencer à la désinfecter (19). Des données plus précises seront apportées avec les expériences de Layard (1755), Camper (1765) et Bulow (1776) qui observèrent les premiers symptômes entre trois et huit jours après l'inoculation expérimentale. Le délai maximal séparant l'inoculation de la mort, noté par les expérimentateurs hollandais en 1769, était de quatorze jours (20). Après une étude approfondie de tous ces résultats, Gerlach considère que la durée d'incubation réelle de la maladie est le double de celle généralement observée. Mais ce n'est pas l'avis de Reynal qui conclut, en 1873, que « d'après le plus grand nombre des auteurs vétérinaires, la période d'incubation serait de trois à sept jours » (21). C'est sur la base de ces études, que les chefs des Services vétérinaires, réunis en congrès mondial en 1863, puis en 1865 et en 1867, proposent de réduire la durée de la quarantaine à dix jours au lieu des vingt et un jours précédemment requis (voir *infra*).

Diagnostic expérimental et reproduction de la maladie

Avant le XXe siècle, les seules méthodes expérimentales de confirmation du diagnostic consistaient en la reproduction de la maladie par inoculation au bovin. Le marquis de Courtivron est le premier à réussir cette reproduction en 1748, en forçant un veau à ingérer de la bile d'un bovin atteint de peste bovine (22). Dobson réussit ensuite, en 1754, à contaminer un animal par inoculation de larmes et de jetage nasal (23). Kool et Tak obtiennent les mêmes résultats, en 1758, en insérant, sous la peau des bovins, de la laine et du coton imbibés de produits souillés ou en leur faisant ingérer du lait de vache malade, puis Girard et Dupuy transmettent la maladie par de la salive virulente en 1814 (24). En 1775, Vicq d'Azyr dit avoir contaminé des bovins en leur faisant respirer des « vapeurs prises à l'ouverture des cadavres », ou en leur faisant ingérer du pain trempé dans ces vapeurs ou dans du sang ou dans de la bile infectée (25). L'inoculation expérimentale fut ensuite fréquemment utilisée pour éprouver des animaux préalablement immunisés par une infection bénigne (« variolisation ») ; les expérimentateurs utilisaient pour cela des matières virulentes très diverses : escarres, graisse, pus, sang, jetage, larmes, etc., ces deux derniers produits étant les plus actifs (26).

En 1885, Krajevsky tente vainement d'infecter 30 bovins en leur faisant avaler une cuillère à soupe de sang contaminé. Il réussit, par contre, à les contaminer en leur inoculant ce sang (additionné de salive) par voie sous-cutanée (27).

Lésions

Peu de descriptions précises des lésions de la peste bovine ont été données avant le XVIIIe siècle. On reconnaît alors que les lésions macroscopiques observées sur le cadavre sont surtout celles de la muqueuse gastro-intestinale, et les lésions buccales caractéristiques sont bien décrites en 1711 par Molinetti et Viscardi qui travaillaient avec Ramazzini (28). En 1856, le Docteur Mayer suit une épidémie de peste bovine en Turquie ; il conclut son rapport d'autopsie en insistant sur le siège essentiellement gastro-intestinal des lésions « qui lui rappellent celles du choléra humain » (29) et en 1857, Simonds, dans son rapport sur la peste bovine à la Chambre des communes britannique, conclut que les lésions de cette maladie concernent surtout les « membranes muqueuses » (30). En 1867, Gerlach insiste sur leur aspect diphtérique (« néoformations cellulaires avec dégénérescence graisseuse »), alors que Ravitsch (1865) leur prête plutôt un caractère typhoïde (31). En 1885, Engelsen rappelle aux vétérinaires danois et allemands que, dans les cas aigus, les lésions du tube digestif sont très discrètes (32).

Étiologie et pathogénie

L'origine virale de la peste bovine ne fut révélée qu'en 1902, par Nicolle et Adil-Bey (33). Ces deux auteurs eurent d'ailleurs beaucoup de mal à faire admettre leur découverte ; ils furent en effet contredits par Yersin qui pensait que la peste bovine était d'origine bactérienne, sous prétexte qu'elle se rapprochait cliniquement de la peste humaine. Antérieurement, de multiples hypothèses avaient été faites sur l'origine de la maladie, mais nous ne nous attarderons pas sur les plus anciennes, qui confondaient de nombreuses affections. La *Suśrutasamhitā* (Inde, début de l'ère chrétienne) lie les épizooties de peste bovine aux intempéries, de même que Virgile attribue les causes de la *tempestas* qui frappe les bovins (et autres animaux) à un vice de l'air (*morbo cœli*), aggravé par les chaleurs automnales (34). Les Romains, comme les Grecs, considéraient les « pestes bovines » soit comme une vengeance des dieux, soit comme une épidémie apportée par les vents d'Afrique qu'il fallait combattre par des mesures d'isolement (35). Lorsque, au Ve siècle, après la chute de l'Empire romain d'Occident, les troupeaux des Huns, vainqueurs des Goths, envahirent l'occident, des idées plus précises se firent jour sur les conditions de cette contamination (36). C'est ainsi que Végèce parlait sans doute de la peste bovine lorsqu'il écrivait :

> *Nam pascendo herbas inficiunt, bibendo fontes, stabula præsepia, et quamvis sani boves, odore morbidorum afflante, depereunt.* (e)

Il reconnaissait donc bien la transmissibilité de l'affection, mais en attribuait la cause primitive à un excès de travail pour les bovins ou à l'ingestion accidentelle de crottes de porc [37].

La première vague de peste d'Europe occidentale sera suivie par plusieurs autres et notamment celles de l'an 810 à l'an 820, rapportées, par les armées de Charlemagne et son successeur Louis le Pieux, de leurs conquêtes sur les tribus d'Europe orientale. Après une accalmie de plusieurs siècles, la peste revient en force, de Hongrie en Italie, au mois d'août 1711[f]. Cette nouvelle épizootie sera l'occasion d'une floraison de travaux, qui s'achèveront par les conclusions générales de Lancisi, en 1715 [38]. Ce dernier émet alors l'hypothèse que la peste est due à un « ferment nocif rejeté par la peau et les sécrétions des bovins malades » et il prépare, sur cette base, une série de onze recommandations destinées à protéger de la maladie les États de l'Église[g] (voir *infra*). Cette hypothèse était la suite logique des réflexions échangées, par lettre, entre Cogrossi et Vallisnieri les années précédentes, et qui avaient conduit ces deux auteurs à supposer l'existence de « nouveaux animaux » invisibles aux microscopes de leur époque et qui pourraient passer d'un bovin à l'autre par les muqueuses ou à travers la peau [39]. Elle était aussi inspirée de la comparaison entre les caractères épidémiologiques de la peste bovine et ceux de la variole humaine, qui sera reprise par Lobb en 1745 [40]. On remarquera cependant que, contrairement à Cogrossi et Vallisnieri, Lancisi ne se prononce pas sur le caractère vivant des agents contagieux [41]. Lobb, en 1745, observera la même prudence, se contentant d'affirmer que les « particules infectieuses » ont la capacité de se multiplier, ce qui correspond parfaitement à la définition moderne des virus [42].

Après les auteurs italiens, d'autres tentèrent de découvrir l'origine de la peste bovine, mais toujours sans succès. En 1763, Kunst pensait qu'il s'agissait d'un « empoisonnement du sang par la bile » et à la même époque Camper pensait que la contagion était due « à une espèce d'insecte ou de vers introduite dans les poumons des bêtes au pâturage » [43]. En 1775, Vicq d'Azyr considérait que « le virus pestilentiel est un protée qui se masque sous toutes ses formes et qui, pour s'introduire, prend mille routes différentes et souvent inconnues » [44]. En 1797, le Docteur Faust fit une mise au point très claire : « Cette maladie ne s'engendre ni par le froid ou la chaleur, ni par la sécheresse ou l'humidité, ni par la pluie, les brouillards, les rosées, ni par les pâturages ou les fourrages, ni par l'herbe fangeuse ou les foins gâtés, ni par la boisson, le traitement, l'excès de travail, la faim, la soif, le manque de soins et de repos : elle n'a d'autre source que la communication du venin pestilentiel de la bête malade à la bête saine. » [45]. Cela n'empêchera pas Lorinser d'envisager à nouveau, en 1831, une origine atmosphérique et tellurique [46] et Hurtrel d'Arboval, en 1838, d'estimer que, si le typhus des bovins est bien contagieux (mais pas épidémique), il peut aussi « naître spontanément sous l'influence pernicieuse de certaines circonstances (...), défaut de nourriture (...), mauvaise qualité des aliments et des eaux (...), exposition aux intempéries (...), voisinage des eaux stagnantes (...), fatigues excessives, etc. » (47).

Au cours du XIXe siècle, les discussions furent également vives entre spécialistes européens (Bochdaleck, Lorinser, Müller, Ravitsch, Spinola, Weber...) sur les relations éventuelles entre la peste bovine, la typhoïde, la diphtérie (Roell, 1850) ou la variole humaines (48), et ceci malgré les affirmations de Sick (1822) sur le caractère spécifiquement bovin de cette affection ou malgré les résultats expérimentaux de Bouley (49). En 1885 un chercheur russe, Saveljef, croit avoir isolé l'agent causal du sang des animaux contaminés : c'est un bacille aérobie, formant des colonies rouges ou jaunes ; mais il ne réussit pas à reproduire la maladie chez les bovins inoculés (50).

Épidémiologie

Contagiosité et modes de contagion

En Inde, la Suśrutasamhit accuse divers insectes, mammifères et oiseaux sauvages de transmettre les épizooties, dont la peste bovine (51).

En Europe, nous avons vu précédemment les idées assez floues qu'avaient les auteurs du IVe siècle sur les modes de contagion de la peste « par la simple respiration des effluves pestilentielles » (Végèce). En 1714, Cogrossi (approuvé par Vallisnieri) avait émis l'hypothèse que le « bœuf hongrois » (voir note[f]) qui avait introduit la peste bovine en Italie en 1711 aurait importé « dans ses viscères (...) les ferments malins d'une guerre intestinale pernicieuse » et « que ces minuscules atomes vénéneux (...), semblables à des torches, pouvaient en allumer une infinité d'autres... » (52). Ces conceptions se précisent alors peu à peu et les onze recommandations de Lancisi, en 1715, montrent que celui-ci avait clairement identifié les facteurs de la contagion[h] : les sécrétions, le sang, les objets et vêtements souillés, les animaux ou hommes en contact avec les malades, etc., sans exclure le portage passif à distance par des chiens. Cette possibilité aurait été évoquée, pour la première fois, dans une ordonnance du Franc de Bruges (1566) qui interdisait de charger les chiens de peaux de vaches pour éviter la propagation des maladies contagieuses du bétail (53). C'est en se basant sur une observation de Vallisnieri en Italie (54) qu'une ordonnance sera prise, en 1743, par J.F. de Creil, intendant de Metz, obligeant les propriétaires de chiens des fermes infectées à les garder à l'attache sous peine d'abattage par les autorités locales (55). En 1773, Dufot rapporte les circonstances dans lesquelles un chien contamina des veaux à Morecourt, près de Paris : l'animal avait bu dans leurs seaux, après avoir déterré et mangé le cadavre d'un bœuf contaminé (56).

En l'an V de la République française (1795), les autorités sanitaires mettaient encore en doute les modes réels de contagion et Prony (secrétaire de la classe des sciences physiques et naturelles de Paris) proposa de créer un Laboratoire de recherches sur les épizooties, « car on manque de lumière sur la contagion en général, sur les moyens par lesquels elle se communique, etc. » (57). En 1838, Hurtrel d'Arboval estime que l'effet de la contagion résulte de l'action d'un miasme sur la peau « qui peut être pompé par les bouches absorbantes de cet organe » et il précise les modes de contagion : contacts avec du fourrage ou avec une litière infectée, transport des miasmes par les animaux de la ferme ou les êtres humains (mais non par les vents), etc. (58).

Espèces sensibles

Il est aujourd'hui bien établi que l'homme est insensible au virus de la peste bovine. C'est la raison pour laquelle, comme nous l'avons déjà indiqué, la majorité des auteurs considèrent que les descriptions des épizooties bovines touchant également l'homme ne peuvent être attribuées à la peste bovine, notamment celles de l'an 461 avant J.-C. relatées par Tite-Live dans le Livre III de l'*Histoire romaine*, par Virgile dans les *Géorgiques*, par Lucrèce dans son ouvrage *De natura rerum* ou par Ovide dans le Livre III des *Métamorphoses* (59).

En 1711, Gerbezius affirme que des chiens et des corneilles moururent après avoir mangé la chair de bovins victimes de la peste bovine (60). Ramazzini observe, la même année, qu'il n'y a aucune raison que l'homme soit réceptif à la maladie puisqu'elle épargne les ruminants autres que les bovins ainsi que les porcs, les chevaux et les bêtes sauvages (61).

En 1714, la résistance à la maladie de l'homme et d'autres espèces que les bovins (ou même la résistance de certains individus de l'espèce bovine) étonne Cogrossi. Pour l'expliquer, il émet l'hypothèse que les « *invisibili animaletti* » à l'origine de l'affection ne trouvent que chez certains sujets la nourriture particulière qui leur convient (62).

En 1775, Vicq d'Azyr déduit de ses inoculations expérimentales que seuls les bovins sont sensibles, même si trois moutons sont morts après cette inoculation, des suites d'une gangrène intercurrente (63).

En 1796, Beaumont écrit : « Des chiens, des chats, des canards et autres ont mangé les chairs des cadavres (de bovins morts de peste) et ils n'ont pris aucune maladie (...). Des artistes (vétérinaires) et les commissaires eux-mêmes se sont coupés (...) et n'en ont eu aucun accident (...), d'autres se sont fait de fortes blessures avec l'aiguille à séton pleine de sang et il ne leur est arrivé rien de fâcheux. » (64).

Si les bovins sont bien les hôtes de prédilection du virus, il a été reconnu très tôt que leur sensibilité pouvait varier selon les races. En 1873, Reynal décrit longuement les différences observées au cours de l'Histoire sur la grande sensibilité des races d'Europe occidentale par rapport à la « race grise des steppes » d'Asie centrale, accusée de constituer le réservoir ancestral du virus (65). Le nom anglais original de la maladie, utilisé pour la première fois en 1490 (« *steppe murrain* ») indique bien, selon Scott, que l'épizootie prenait alors régulièrement sa source dans les plaines d'Europe orientale (66). La sensibilité d'autres espèces animales fut particulièrement étudiée lors d'une épizootie survenue en novembre 1865 au Jardin d'acclimatation de Paris, à la suite de l'importation de deux gazelles d'un jardin zoologique anglais. Cette épizootie révéla la réceptivité du cerf, de la chèvre, du chevrotain, de diverses gazelles africaines et asiatiques, du pécari, du zèbre, du zébu, du yack , etc. (67).

La sensibilité des différentes races de suidés (européens, asiatiques, africains) fut l'objet de longues discussions ultérieures, mais celle de la plupart des ruminants sauvages africains fut, hélas, confirmée par la gigantesque hécatombe de ces espèces durant la panzootie africaine de 1895, puis par des observations ultérieures sur la mortalité des buffles, cobs, coudous, girafes, gnous, etc. (68).

Matières virulentes

Nous avons précédemment passé en revue les principales matières virulentes capables de reproduire expérimentalement la maladie : bile (1748), larmes et jetage nasal (1754), lait (1755), salive (1814) etc. (69).

La virulence des *peaux* d'animaux morts de peste bovine fut affirmée en 1711, par Ramazzini (70), puis démentie par le marquis de Courtivron en 1745 (71). Selon Layard, c'est un tanneur anglais qui acheta à bon compte des peaux de bêtes mortes de la maladie en Hollande (où il était interdit de les vendre !) qui aurait transporté la maladie en Angleterre en 1757. C'est ainsi, ajoute Layard, « que si cela était avéré, le gain illicite d'un seul homme aura ruiné de nombreux éleveurs et fermiers... » (72). Cette hypothèse reste tristement d'actualité pour bien des maladies animales... En 1880, Krajevsky réalise une expérience sur 50 bovins auxquels il fait lécher les peaux salées d'animaux morts de peste bovine : six des bovins sont contaminés, deux en meurent (73).

La contagiosité des *muscles* a fait l'objet de nombreuses controverses, mais les faits semblent avoir toujours confirmé l'innocuité de la viande des animaux malades. C'est ainsi que Ramazzini et la Faculté de médecine à Padoue autorisent, en 1711, la consommation de viandes de bovins atteints de peste par les populations vénitiennes, « qui n'en furent pas incommodées » (74). En 1715, en revanche, la consommation de cette viande fut interdite par le Sacré Collège de Rome (75) : « on ne sait pas si cette consommation est dangereuse, mais il vaut toujours mieux rester prudent » avait dit Lancisi, énonçant ainsi le « principe de précaution », qui sera repris, quelque 280 ans plus tard, par tous les responsables de la santé publique. En 1755, le Docteur Dufot rapporte que, durant cette année-là, les habitants du sud de la France consommaient couramment la viande d'animaux malades (ou même morts) de peste bovine et il ajoutait : « pendant le temps qu'ils se nourrissaient de ces chairs, les hommes jouissaient d'une parfaite santé et depuis quarante ans on avait vu dans ce pays si peu de malades ! » (76). Reynal, dans son *Traité de police sanitaire des animaux domestiques* rappelle que, durant la plupart des guerres européennes, de 1815 à 1870, les viandes des bovins atteints de peste furent consommées dans les grandes villes « sans qu'aucune plainte ne se soit élevée » ou « sans que les habitants s'en doutent » (77).

Pour ce qui est des *autres produits* d'origine bovine, Reynal estime que « toute l'économie de l'animal malade est virulente, les parties solides, les parties liquides, etc. » tout en reconnaissant que « l'histoire nous fait voir que les peaux, les cornes et les suifs importés des lieux suspects n'ont jamais eu aucune part dans la propagation des épizooties de peste bovine » (78). La contagiosité indirecte (notamment par les vêtements) a été soupçonnée par Lancisi, Bates et d'autres auteurs (79).

Prophylaxie sanitaire

Hygiène générale

Il n'existe pas de texte prescrivant des mesures d'hygiène spéciale pour éviter la diffusion de la peste bovine. Cependant, dans les « observations » qui accompagnaient l'ordonnance de l'intendant de Metz (1743), il est recommandé d'abriter chaudement les bêtes malades et de purifier leur eau de boisson par du soufre gris ou de la farine de lin (80).

Isolement

Parmi les premières mesures d'isolement, s'appliquant aux maladies contagieuses du bétail en général, il faut rappeler celles préconisées au IVe siècle par Végèce : « les animaux infectés doivent être séparés du troupeau avec soin et diligence, puis isolés en des lieux où nul autre animal ne pâture ; car leur contagiosité mettrait en péril les autres animaux, et la négligence de leurs propriétaires entraînerait le courroux des Dieux. » (81).

Les mouvements de bétail d'un pays à l'autre furent plus précisément réglementés en 1599, lorsque les villes de Venise et Padoue prohibèrent l'importation de bœufs de Hongrie et Dalmatie pour cause de peste bovine. D'après Leclainche, c'est cette décision qui marqua la naissance de la police sanitaire vétérinaire (82).

Dans la série des recommandations de Lancisi, déjà citées, les points 1, 3 et 11 visent expressément à réduire les mouvements des animaux en Italie. Ces recommandations inspirèrent probablement Bates, un médecin anglais qui se trouvait en Sicile au moment de l'épizootie italienne. Il complète les mesures de Lancisi par l'isolement préventif des animaux en petits groupes lorsque la peste bovine envahit l'Angleterre en 1714, à l'occasion de l'importation de bovins hollandais (83). De même, en France, l'arrêté du Conseil du Roi du 16 septembre 1714 interdit les mouvements d'animaux. L'ordonnance de Frédéric-Guillaume I, prise en janvier 1716, est encore plus rigoureuse puisqu'elle oblige le marquage à la corne droite de tous les bovins suspects avec un « FW » (Friedrich Wilhelm), et interdit les marchés et la circulation d'animaux non accompagnés de certificats sanitaires et marqués à la corne par les bouchers qui les achètent (84). En France, l'ordonnance royale du 6 janvier 1739 interdit l'importation sans certificat de bétail étranger, ainsi que de diverses marchandises. Un certificat de santé est même exigé pour les personnes accompagnant les animaux. Les mêmes précautions (isolement, surveillance des mouvements d'animaux autour des zones infectées) sont prévues par l'ordonnance de l'intendant de Metz en 1743 (85) et détaillées dans l'arrêt du Conseil du roi de France du 19 juillet 1746 (86). En 1750, le Conseil du roi d'Angleterre interdit tout mouvement de bétail à partir des comtés infectés, mais cet ordre doit être rapporté sous la pression de l'opinion publique (87). En 1769, l'échevin Gerardy de Luxembourg fut chargé d'isoler les fermes infectées : il ordonna l'abattage, par des gardes, de tout animal qui franchirait un cordon sanitaire délimité par des perches « avec des torches de paille de distance à autre, que de l'une on puisse voir l'autre » (88).

Ces mesures furent complétées et améliorées au fil du temps et c'est ainsi que dans les années 1770, l'armée française fut mise à la disposition des intendants pour faire établir et contrôler les cordons sanitaires (89). De même, en 1775, les troupes françaises assuraient le blocus des Landes, de la Gascogne et du Béarn où sévissait l'épizootie. Toute bête sortant de la zone interdite était abattue à coups de fusil et son propriétaire arrêté et sévèrement puni. Cette sévérité entraîna de violentes réactions des populations civiles (chargées de nourrir les troupes !) et plusieurs soldats furent tués (90). Plus tard, dans le Braunschweig, deux décrets du 26 octobre 1801, interdirent aux habitants l'importation ou même le simple transit sur leur territoire de bovins étrangers s'ils n'étaient accompagnés de « passeports sanitaires » attestant qu'ils provenaient de région non infectée de *pestis bovina* (91).

Des mesures de quarantaine pour les animaux importés de pays étrangers avaient été prévues par le décret du 20 octobre 1716 de Frédéric-Guillaume I (92). Ces mesures, et celles adoptées ultérieurement dans d'autres pays, ont été largement discutées, en particulier lors des congrès internationaux vétérinaires de la fin du XIXe siècle. Elles ont rarement été appliquées avec rigueur en ce qui concerne la peste bovine, bien qu'une quarantaine de vingt et un jours (d'ailleurs jugée trop courte par Lorinser) ait été exigée pour le « bétail des steppes » qui était importé en Europe occidentale dans les années 1850 (93).

Abattage

Lors de l'épizootie de peste bovine de 1604, une ordonnance du Bureau de la santé de Lyon, datée du 14 avril, prescrivait l'abattage des bêtes introduites dans cette ville sans avoir été visitées par les maîtres-bouchers, en présence d'un commissaire pour la santé. L'ordonnance prescrivait également l'abattage des chiens errants. Ses dispositions furent reprises en 1714, à peu près dans les mêmes termes, lorsque la maladie réapparut dans la région (94).

En 1715, les recommandations 2 et 11 de Lancisi précisaient que les bêtes malades ou contaminées devaient être tuées sans effusion de sang. La même précaution fut adoptée dans la plupart des pays européens et notamment dans les Pays-Bas autrichiens dont le gouverneur général ordonnait, en 1714, l'abattage immédiat, et l'enfouissement avec sa peau, de tout animal importé reconnu atteint de peste bovine (95). En 1745, dans le comté allemand d'Oldenburg on ordonnait le sacrifice, par armes à feu ou bastonnade, de tous les chiens et chats dans les fermes contaminées ainsi que la claustration des porcs, moutons et oies (96). En France, les bêtes malades étaient sacrifiées (et leur propriétaires indemnisés) en vertu d'ordonnances prises de 1771 à 1776 ; Haller écrit le 7 septembre 1777 à son collègue Vicq d'Azyr *:* « Notre méthode est de tuer sans rémission tout le bétail infecté et par ce moyen très simple, nous avons constamment empêché la maladie de s'étendre (en Suisse). » (97). Cela devait conforter Vicq d'Azyr qui avait convaincu les gouvernements européens, dès 1770, de suivre l'exemple des Anglais et des Autrichiens (partisans de la prophylaxie sanitaire), plutôt que celui des Hollandais qui tentaient de traiter les animaux malades (98). Mais Vicq d'Azyr fut très critiqué par ses collègues de la Société de l'École de médecine ; ils l'accusaient, ainsi que les vétérinaires qui le soutenaient, de « destructions effrayantes » et de « peu d'habitude de la pratique médicale » (99).

Destruction des matières virulentes

C'est dans les écrits de Végèce que l'on trouve les premières recommandations concernant la destruction de matières virulentes en cas de maladie contagieuse du bétail en général *:* les cadavres (de bovins morts de maladie contagieuse) doivent être jetés à grande distance des maisons et enterrés profondément pour éviter la contagion par leurs viscères (100).

En 1599, les États de Venise interdisaient, sous peine de mort, de vendre ou distribuer de la viande, du lait, du beurre ou du fromage obtenus à partir d'animaux atteints de peste bovine et ordonnaient leur destruction. Il est vrai qu'en même temps sévissait une épidémie de dysenterie humaine, que l'on pensait liée à la peste bovine (101).

En 1604, l'ordonnance du Bureau de la santé de Lyon, précédemment citée, obligeait les éleveurs à enterrer leurs bêtes mortes à 6 pieds, dans la chaux vive, et ces dispositions furent reprises en juillet 1714, lorsque la peste bovine refit son apparition dans la région lyonnaise (102).

En 1715, des recommandations plus complètes furent encore faites par Lancisi et notamment leurs points 4, 6, 7 et 10 qui prévoyaient la décontamination des personnes en contact avec les malades, de leurs vêtements, des locaux, des cadavres, des litières, du lait, etc. Les méthodes utilisées étaient la chaleur sèche (brûler les pailles), les acides (vinaigre), les bases (soude, chaux), le soufre, les aromates, la dégradation biologique (enfouissement), etc. Ces recommandations concernaient aussi viande, peau et graisse qui ne devaient être ni vendues ni consommées. La viande reconnue propre à la consommation humaine (c'est-à-dire, provenant d'animaux sains) était marquée au fer rouge par des inspecteurs (103).

En Angleterre, Bates préconisait, en 1713, l'incinération des cadavres puis la désinfection des locaux et l'instauration d'un vide sanitaire de trois mois (104). En avril et septembre 1714, deux arrêtés du Conseil du roi de France ordonnaient l'enfouissement des bêtes mortes « sans enlever les peaux ». L'application de ces arrêtés eut des effets graves dans certaines régions, dont celui d'entraîner des fraudes généralisées, de faire monter le prix du cuir et, surtout, de susciter des troubles répétés de l'ordre public (105). En 1716, Frédéric-Guillaume I prenait les mêmes mesures en Prusse concernant l'enfouissement des cadavres en faisant, de surcroît, monter une garde militaire autour des bêtes enterrées (106). En 1743, l'ordonnance de l'intendant de Metz prévoyait également l'enfouissement des cadavres d'animaux (avec leur peau et leur licol) dans une fosse de 4 pieds de profondeur et le lavage des murs et du sol avec de l'eau de chaux ou du vinaigre (107).

Dans le comté d'Oldenburg, le décret royal du 12 mars 1745 prévoyait la surveillance des fermes infectées par des gardes assermentés [i] : les pailles souillées étaient brûlées, les objets contaminés étaient désinfectés soit par fumigation soufrée soit à la soude caustique ; le personnel soignant devait se laver et tous les animaux de la ferme (moutons, porcs et oies) devaient être aussi lavés à l'eau vinaigrée ! (108).

Pour désinfecter les étables on recommandait, au XVIIIe siècle, de jeter du vinaigre sur des briques chauffées et dans un fascicule rédigé par le médecin français Clerc et distribué au Luxembourg, on pouvait lire : « on peut aussi y faire brûler alternativement un bonne pincée d'un mélange composé de poudre à canon, de sel commun, de graines de genièvre et de baies de laurier concassées. » (109).

En 1775, Vicq d'Azyr, puis le marquis de Cadignan, vérifient que les peaux fraîches d'animaux morts de peste bovine, traités à la chaux pendant six jours (ou deux fois pendant 24 heures), ne communiquent pas la maladie (110).

En 1795, au Danemark, Abildgaard précise le degré de chaleur qu'il faut atteindre pour supprimer toute virulence : 150°C (111).

Prophylaxie médicale

Lors des premières grandes incursions de la maladie en Europe, au IVe et au Ve siècle, les autorités sanitaires étaient impuissantes à prévenir le mal et Végèce recommandait seulement de saler le fourrage des bovins exposés au risque. Mais les autorités ecclésiastiques (Cardinal Baronius) pensaient qu'il était plus efficace de les marquer d'une croix, au fer rouge, sur le front (112).

Aux autres périodes de l'Histoire, plusieurs traitements furent proposés pour prévenir la peste bovine. Les Arabes employaient des fragments de dents d'éléphants ou de vieilles chamelles portés en collier ou implantés dans les cornes (113). En 1648, Markham proposait, pour prévenir les bovins anglais de la *murrain* (peste bovine ou fièvre charbonneuse ?) un remède souverain : faire avaler des crottes de poule en suspension dans un quart de vieille urine (114). Lors de l'épizootie survenue au Danemark en 1759, les éleveurs se relayaient pour faire brûler, jour et nuit, des feuilles de tabac dans les étables menacées (115).

Mais les vrais spécialistes de la maladie s'avouaient impuissants à recommander un quelconque traitement, préventif ou curatif, et Lancisi écrivait, avec une grande lucidité : « si une peste aussi redoutable venait à menacer nos bovins, je serais d'avis de faire assommer tous les animaux malades ou suspects, plutôt que de laisser accroître la contagion pour avoir le temps et l'honneur de découvrir un remède spécifique, que souvent, on cherche en vain. » (116). Ses contemporains ne partagent pas cet avis et Ramazzini est persuadé que, la peste bovine étant une maladie proche de la variole, on peut lutter contre elle par la « variolisation » (117). Cette idée, nouvelle en Europe, consiste en une contamination expérimentale préventive par une forme bénigne de la maladie. Elle ouvre la voie à toute une série d'essais de variolisation. Les essais conduits dans différents pays européens partaient de l'observation que, si plus de 85 % des bêtes naturellement contaminées mouraient de la maladie, ce taux de mortalité n'était que de 25 % en les inoculant volontairement pour les protéger d'une atteinte ultérieure de la maladie (118). Ces observations résultaient des travaux de Dobson (1744) et Layard (1757) en Angleterre, de Vicq d'Azyr en France (1774), de Bulow en Allemagne, de Berg en Suisse, de Nozeman, Kool, Tak, puis Sandiford, van Doeveren et Camper aux Pays-Bas (1755 à 1769), etc. (119). Cependant, les conditions dans lesquelles ces inoculations pouvaient être pratiquées différaient selon les auteurs. Certains, notamment Layard, précisaient bien qu'elles ne devaient être recommandées que dans les zones déjà contaminées, sous peine de n'être qu'une nouvelle occasion de répandre la maladie (120), et Vicq d'Azyr concluait que : « l'inoculation n'est pas avantageuse puisque tous les bestiaux (en) périssent. » (121).

En 1771, Erxleben, professeur à Göttingen, décrit et « normalise » la méthode[j]. C'est Camper aux Pays-Bas, qui sera le plus zélé partisan de cette technique assez dangereuse sur le plan épidémiologique, assurant ainsi, selon Fleming, « la persistance de la peste bovine dans les basses terres de l'Europe occidentale ». Il faut remarquer les progrès de Camper qui, précédemment, proposait de vacciner les bovins en leur inoculant des fragments de poumons contenant des parasites, qu'il croyait à l'origine de la maladie ! (122).

En 1863, le gouvernement russe organisa des essais dans sept stations expérimentales, utilisant pour cela plusieurs centaines de bovins de races et d'âges différents. Les résultats de ces essais furent analysés par une Commission qui conclut, le 6 janvier 1864, « qu'il y avait lieu de fermer les stations expérimentales d'inoculation et de cesser, comme inutile, tout nouvel essai d'inoculation ». La Commission s'appuyait sur le fait que « des observations (négatives) recueillies avec les soins les plus minutieux et avec un contrôle exact parlaient plus en leur faveur que mille expériences faites sans une appréciation critique et sans le discernement des circonstances accidentelles » (123).

Bouley, en 1865, démontra par ailleurs l'absence totale d'immunité croisée entre peste bovine, variole et vaccine. Il envoya pour cela en Angleterre, où sévissait alors une grave épizootie de peste bovine, huit vaches déjà utilisées en France pour produire le vaccin antivariolique : toutes contractèrent la peste bovine, ce qui prouve, selon Reynal, « l'inanité absolue de la doctrine de l'identité de ces deux affections » (124). Ces expériences rappellent celle tentée sans succès par Valli, en 1788, de vacciner l'homme contre la peste humaine en lui inoculant le virus de la peste bovine (125).

En 1897, Koch proposa de protéger les bovins d'Afrique du Sud par injection sous-cutanée de 5 à 10 ml de bile d'un animal infecté. Cette méthode (dangereuse) fut rapidement remplacée par l'emploi de sérum d'animaux convalescents (Semmer), puis par le mélange sérum/virus. Par la suite, on améliora la technique par passage du virus bovin sur des chèvres, pour « filtrer » les agents pathogènes secondaires, ce qui conduisit Edwards à découvrir, en 1930, le premier vaccin caprinisé (126).

Traitement

Il paraît inutile de s'étendre sur les divers procédés curatifs qui relevaient de pratiques magiques, superstitieuses ou religieuses. Ainsi, pendant le Moyen Âge, les mesures rationnelles de prophylaxie sanitaire de l'Antiquité furent abandonnées au profit de ces pratiques qui favorisaient, en fait, la contagion notamment à l'occasion des bénédictions collectives, des réunions à la porte des églises, etc. (127). Ces pratiques avaient, en outre, l'inconvénient de contrecarrer les décisions des autorités sanitaires, et furent donc très vivement critiquées (notamment par Lancisi), voire totalement prohibées. En 1745 et 1746, elles seront interdites dans la principauté de Liège par le prince-évêque Jean-Théodore, sous peine d'excommunication (128). En 1796, elles soulevaient l'indignation car, pour éloigner la peste bovine, les exorcistes de Souabe enfonçaient des bougies dans l'anus des bovins, badigeonnaient les murs des étables de bitume, enterraient vivants les plus beaux taurillons, etc. (129).

De vrais traitements, utilisant la polypharmacie végétale ou minérale, furent tentés dès l'Antiquité, puis aux siècles suivants. C'est ainsi qu'en 1714, le duc de Bavière recommandait l'administration de thériaque (un quart d'once) prise dans une chopine de bon vin ainsi que le raclage des muqueuses avec une cuillère, puis leur rinçage avec de l'ail et du poivre concassé dans du vinaigre (130), et Cogrossi estimait comme très vraisemblable que le mercure puisse détruire les *insectes invisibles* qui contaminaient les bovins (131). En 1740, les religieux augustins de Lyon vendaient, pour 7 livres, un traitement prétendu infaillible « qui leur valut beaucoup d'argent et ne servit de rien » ! (132) et en 1745, Chomel rapporte qu'un éleveur français tenta de sauver ses cinq vaches malades en leur faisant boire 350 litres de vin ! (133). En 1766, au Luxembourg, Clerc préconisait saignée, purge, lavement, et sétons « pour diminuer l'action impétueuse du venin » (134). À la même époque, en Hongrie, on utilisait un mélange de soufre, d'antimoine, de gentiane et de genièvre ou, à défaut, deux cuillerées de sel et de soufre déposées sur un pain trempé dans de l'urine humaine (135), alors qu'en France, en 1773, le traitement (« efficace une fois sur deux ») consistait à faire avaler aux bovins cette urine additionnée de crottes de pigeon (136).

Aucun de ces traitements ne rencontrait, bien sûr, de réels succès : Lancisi les déconseillait dès 1715 (137) et, en 1770, le gouvernement néerlandais offrait, sans résultat, une prime de 80 000 florins à qui trouverait une thérapeutique efficace (138). En 1775, Vicq d'Azyr déplore encore, mais sans succès, l'excès de traitements inutiles[k]. Bourgelat doute de leur bien-fondé[l] et Hurtrel d'Arboval vitupère en 1838 : « depuis plus de cent ans que l'on recherche (un traitement) le typhus a détruit 50 millions de bêtes à cornes. (...) Nous ne saurions nous élever avec assez de force contre ces funestes (traitements) (...), contre cette horde d'empiriques ou de guérisseurs qui fourmillent dans la médecine vétérinaire. (...) Les insensés ! (...) Ils portent une atteinte mortelle à la vie, qu'ils achèvent de consumer par l'incendie qu'ils allument ! » (139).

Réglementation sanitaire

Systèmes de déclaration et d'alerte

Compte tenu de la catastrophe économique que représentait une épizootie de peste bovine pour toute région atteinte, il n'est pas étonnant que les systèmes de déclaration et d'alerte aient été réglementés de façon extrêmement sévère dans tous les pays. On peut les classer en trois catégories, selon leur rigueur :

- *Déclaration obligatoire sous peine de mort* : les règlements les plus sévères sont ceux édictés en 1716 par Frédéric-Guillaume I dans une ordonnance qui prévoyait la pendaison après flagellation des contrevenants, ou *scharfe Stäupung* (140). Cette punition égalait en sévérité celles appliquées par les tribunaux populaires de Charlemagne lors de l'épidémie de l'an 810. Selon Abogard (de Lyon), on pensait alors qu'un « poison pestique » avait été répandu volontairement dans l'Empire par des personnes à la solde du prince Grimoald de Benevert, ennemi juré de Charlemagne. Les personnes avouant « spontanément » avoir répandu ce poison étaient alors mises à mort en les attachant à des planches jetées dans les fleuves (141).

- *Déclaration obligatoire sous peine d'emprisonnement ou d'amende :* elle était prévue dans l'ordonnance précédente, en cas de circonstances atténuantes. Les contrevenants étaient alors marqués au feu et condamnés aux travaux forcés à perpétuité (142). Des amendes étaient prévues en cas de non déclaration dans l'arrêt du Conseil du roi de France du 19 juillet 1746 (143), puis dans celui du 31 janvier 1771. Ce dernier prévoyait que la déclaration de la maladie entraînait le marquage au fer chaud des animaux malades (M), sains (S), ou guéris (G). Ces lettres étaient suivies des initiales de la paroisse d'origine des animaux, seconde tentative de « traçabilité » des bovins après celle de Frédéric-Guillaume I en Prusse, en 1716 (voir *supra*) (144).

- *Incitation à la déclaration :* parmi les mesures non coercitives, on peut citer l'octroi d'une prime d'abattage pour les bovins malades, préconisée par Bates en 1714. Cette prime, de 5 à 40 shillings selon l'âge des bovins, allouée sur la liste civile du roi d'Angleterre George Ier fut, selon Leclainche, la première mesure connue d'indemnisation directe des éleveurs[m]. Elle permit aux Anglais d'éliminer la peste bovine de leur île en cinq mois même si elle conduisit parfois à tuer plus d'animaux que la peste elle-même, comme le soulignaient ironiquement ces deux vers de John Morphew en 1717 (145) :

  A gen'rous bounty that destroy'd,
  more cattle than the plague annoy'd.

  En 1776, les éleveurs du Béarn français étaient remboursés du tiers du prix de leurs bêtes déclarées mortes (146).

La récompense aux délateurs des contrevenants aux dispositions prises pour combattre l'épizootie était prévue, en 1714, par une ordonnance de Charles VI, souverain des Pays-Bas autrichiens et vivement encouragée, en 1746, par le prince-évêque Théodore dans la principauté de Liège (147).

Une autre mesure incitative consistait en l'assurance mutuelle des éleveurs contre les épizooties de peste bovine : la première assurance connue de ce type est celle imposée aux éleveurs de Silésie, par Frédéric le Grand, en l'an 1775 (148).

Interdiction de vente et rédhibition

Nous n'avons trouvé aucun document attestant avec certitude de l'existence d'une rédhibition de vente (impossibilité juridique de conclure la vente, ou vente nulle de plein droit) en cas de peste bovine, ce qui peut s'expliquer par le caractère épizootique de la maladie.

Restriction des importations

Le premier texte officiel à ce sujet semble être l'ordonnance prise en 1714 par le gouverneur des Pays-Bas autrichiens qui ne fait qu'appliquer la première recommandation de Lancisi. Cette ordonnance exigeait un certificat de santé pour les bovins importés ainsi que pour les viandes et les peaux fraîches et salées (149). Ces dispositions furent reprises ultérieurement dans de nombreux textes européens et notamment par Frédéric-Guillaume I (voir *supra*).

L'arrêt du Conseil du roi de France (31 janvier 1771), qui réglementait les échanges d'animaux en cas d'épizootie, fut appliqué avec rigueur lors de l'épisode de peste bovine survenu dans le Béarn en 1774. L'intendant de cette province poussa alors le zèle jusqu'à interdire l'exportation des porcs et des moutons vers les pays étrangers, sans doute pour éviter la contamination des personnes ou du matériel revenant ensuite de ces pays (150).

Conclusion

La revue et l'analyse des différentes méthodes de surveillance et de contrôle de la peste bovine au cours des siècles est riche d'enseignements. Plusieurs périodes peuvent être distinguées dans l'histoire de ces méthodes :

Dans l'Antiquité, une première période relativement floue se dessine sur le plan épidémiologique et prophylactique, en Orient comme en Occident. Les maladies des animaux et des hommes y sont souvent confondues, peut-être parce qu'elles survenaient simultanément, tant était forte la dépendance de l'homme vis-à-vis de son bétail. On attribue alors volontiers ces « plaies » à la colère des dieux et la prophylaxie des maladies consiste essentiellement à tenter d'apaiser cette colère.

À partir du premier millénaire de notre ère, quelques traces de ces pratiques religieuses ou superstitieuses persistent encore, mais des mesures plus concrètes de surveillance et de lutte sont mises en place. La chute de l'Empire romain, qui marque le retour en force de la peste bovine d'Orient en Occident, stimule les esprits et plusieurs mesures pratiques sont recommandées : repérage et isolement des malades, enfouissement des cadavres, destruction des matières virulentes, etc.

Au début du XVIIIe siècle, la prophylaxie de la maladie est encore gênée par l'application simultanée de certaines pratiques religieuses, qui doivent être interdites. Ce sont les recommandations de Lancisi, en 1715, qui marquent un tournant dans l'histoire de la prophylaxie sanitaire de la peste bovine et des maladies animales en général. Leur rationalité et leur efficacité entraînent la conviction de tous les souverains des pays menacés, qui essayent d'appliquer ces recommandations. Mais ces dispositions ne suffisent pas à éviter les ravages de la peste bovine, car elles sont souvent interrompues par les guerres, qui entraînent l'importation de nouveaux troupeaux contaminés d'Orient. Elles sont aussi parfois abandonnées sous la pression de l'opinion publique, ce qui retarde d'autant l'éradication de la maladie, comme cela fut le cas en Angleterre de 1745 à 1750 ou de 1865 à 1866 [(151)]. De nombreux essais de traitements ou d'inoculation préventive sont aussi conduits en Europe, selon un principe erroné qui assimilait la peste bovine à la variole humaine. Ces essais feront plus de mal que de bien, jusqu'à la découverte d'un véritable vaccin, au début du XXe siècle.

De 1711 à 1769, les historiens estiment que plus de 200 millions de bovins européens périrent de peste bovine faute de mesures de prophylaxie appropriées [(152)]. Avec le recul, on peut considérer qu'une observation raisonnée des conditions de la contamination, suivie de l'application de directives précises visant à arrêter cette contamination, aurait pu éviter une grande partie de ces pertes (près de 10 000 bêtes par jour !).

Ceci démontre que, lorsque l'on ignore tout de la cause d'une épizootie, on peut néanmoins la contrôler, voire l'éradiquer, par une prophylaxie sanitaire très stricte fondée, notamment, sur l'abattage des animaux malades ou contaminés. Tenter d'appliquer simultanément un traitement médical (préventif ou curatif) a peu de chances de succès et a parfois pour effet d'accélérer la diffusion de la maladie. Cette dernière peut alors persister dans certaines régions et réenvahir les zones indemnes.

Ce n'est que depuis l'invention de vaccins modernes, à longue durée d'action, qu'un choix est devenu possible, selon les conditions locales, entre prophylaxie sanitaire et prophylaxie médicale.

Notes complémentaires

(a) Traduction : « Et tout ce que le travail a produit, au long de tous les âges de la vie, fut perdu en deux jours, tant est rapide la course des malheurs. »

(b) Paulet et Reynal sont réticents à identifier avec précision les maladies bovines décrites aux premiers siècles, arguant du fait qu'elles touchaient aussi l'homme, et Reynal résume ainsi sa position : « Les historiens, les chroniqueurs qui ont transmis les documents relatifs aux épizooties du commencement de l'ère chrétienne ne signalent une mortalité parmi le bétail que lorsqu'elle faisait événement, par exemple lorsqu'elle se communiquait à l'espèce humaine ou que les deux espèces étaient simultanément frappées de mort sur une grande échelle. Et encore dans ces cas ils se bornent à une indication si vague et si incertaine de la maladie, qu'il est souvent, sinon toujours, impossible de la rattacher à une affection connue de nos jours. De telle sorte qu'on peut dire qu'on est réduit aux conjectures et aux inductions relativement aux épizooties qui ont sévi en Europe durant les premiers siècles de l'ère chrétienne. » (153).

Personnellement je serais plus réservé. Il apparaît en effet, de tout temps et encore de nos jours, que deux épidémies distinctes peuvent coexister et frapper simultanément l'homme et l'animal sans être nécessairement dues au même agent pathogène. Car, dans toute société pastorale, maladie et mort du bétail entraînent souvent maladie et mort des personnes les plus fragiles par malnutrition, carence, intoxication alimentaire, etc., suivies du développement éventuel de maladies contagieuses humaines. Il est par ailleurs important de faire la part de l'autosuggestion qui, hier comme aujourd'hui, peut occulter la réalité. En effet, lors d'une épizootie spectaculaire, la population peut se persuader de la transmissibilité de la maladie de l'homme aux animaux. Ce fut le cas en France en 1798 : 12 000 bovins ayant succombé à la peste bovine dans le Haut-Rhin, les habitants de la région déclarèrent que 195 personnes avaient contracté la maladie et en étaient mortes ! (154).

(c) En 1745, les médecins de Genève déplorent cette absence de documentation des anciens auteurs en ces termes : « Si l'on avait autrefois décrit avec plus d'exactitude les maladies des bestiaux ou que l'on eut pris dans les derniers siècles le même soin que l'on prend aujourd'hui, nous n'aurions qu'à recourir aux anciens Auteurs et l'expérience du passé nous éclairerait dans le conduite des malheurs présents. » Et ils ajoutent : « Mais comme cette matière a été laissée dans un assez grand désordre, le seul moyen qui nous reste est de comparer les maladies contagieuses (du bétail) avec quelques maladies des hommes. » (155). Cela explique le rapprochement fait par ces auteurs entre variole humaine et peste bovine et les (funestes) essais de « variolisation » bovine.

(d) Traduction : « stupides et ne voulant pas bouger » (...), « leurs palais ulcérés » (...), « des tumeurs et vésicules palpables » (...) « et des éruptions apparaissant sur tous leurs membres. »

(e) Traduction : « Car les animaux infectent les herbes en paissant, l'eau des sources en buvant, les étables closes et, bien que sains, les autres bovins dépérissent à cause de l'air qu'exhalent les animaux malades. »

(f) L'invasion des territoires de Venise par la peste bovine débute par la fameuse « histoire du bœuf Boromée », rapportée par Lancisi. Le 27 août 1711 un troupeau de bœufs infectés venant de Hongrie traversa le village de Semeola. Un bœuf s'égara dans le domaine du frère Boromée et il fut recueilli par un pâtre qui le soigna et le rendit à son propriétaire : huit jours plus tard tous les bovins de la ferme hospitalière tombèrent malades et succombèrent (156).

(g) Recommandations faites en 1715 par Giovanni Maria Lancisi au pape Clément XI, pour prévenir l'extension de la peste bovine aux États de l'Église :

1 : interdire strictement la circulation des animaux (bovins ou chiens) en provenance des zones infectées, abattre et enterrer immédiatement les animaux pris sur le fait. Punir sévèrement les éleveurs et marchands de bestiaux venant des zones infectées qui conduiraient leurs animaux trop près des zones indemnes, car la contagion se propage très vite par contact ou par contamination de l'air. **2 :** si la maladie se répand, placer immédiatement les bovins malades dans une étable isolée. Il est par ailleurs plus sûr de sacrifier immédiatement les bovins certainement contaminés en les « frappant avec une balle en plomb », de façon à ne pas répandre une seule goutte de sang infecté [*Remarque* : le texte original, en bas latin *(ftatim conficere felopetariæ glandis ictu, nè quid tabidi fanguinis effundatur)* ne précise par clairement comment on tue l'animal, car *glandis* désigne, en fait, la balle de plomb lancée par une fronde.] **3 :** conduire les bovins sains loin des pâturages contaminés vers des zones sûrement saines. Placer partout des sentinelles qui empêchent toute entrée et sortie de ces zones. **4 :** pour traiter éventuellement les malades, les vétérinaires *(marescalchi)* devront, au préalable, revêtir un survêtement ciré. Après les soins, le ciré sera laissé sur place et le vétérinaire se lavera les mains et la figure avec du vinaigre avant d'aller soigner les animaux d'autres étables, ou de revenir plus tard au même endroit. Mais, en fait, mieux vaudrait tuer les bovins infectés plutôt que les traiter car l'intervention du vétérinaire risque de favoriser le contage. **5 :** les étables infectées doivent être hermétiquement closes, et leur accès ne sera autorisé qu'à l'éleveur et au vétérinaire, jusqu'à la guérison ou la mort des bovins. Dans ce dernier cas, les murs et sols de l'étable doivent être raclés, les mangeoires totalement nettoyées et tous les restes et litières ainsi rassemblés doivent être brûlés. Les cendres seront enterrées avec les raclures, tout comme le prescrivaient les lois de Moïse dans le cas des murs d'une maison habitée par un lépreux, qui devaient être grattés et la poussière ainsi récoltée détruite hors de la ville (*Leviathan*, chap. 14). Dans les huit jours suivants, matin et soir, l'étable close sera désinfectée et aérée pendant deux heures. **6 :** laver, avec de la chaux sodée concentrée, les fontaines, les récipients et les abreuvoirs où les bovins boivent habituellement. **7 :** désinfecter les vêtements et les pansements des bouviers par fumigation (soufre et aromate). Ces bouviers ne pourront arrêter et quitter leur travail qu'après s'être lavé les mains et la figure. **8** : enterrer profondément les cadavres d'animaux, sans en enlever un seul poil. La salive et les *excreta* accompagnant les cadavres seront absorbés sur de la litière qui sera placée dans une fosse avec le cadavre puis recouverte de terre. Si des gouttes de matières virulentes tombent lors du transport du cadavre, elles seront enlevées et enfouies aussitôt. Mieux vaudrait d'ailleurs recouvrir de paille le chemin qui va de l'étable à la fosse, puis la brûler. **9 :** garder les vaches laitières enfermées à l'étable. Leur lait sera enfoui aussitôt trait. Les contrevenants seront sévèrement punis. **10 :** conserver en stabulation les animaux sûrement guéris, durant douze jours supplémentaires. Le premier jour les murs et le plafond de l'étable seront grattés et les litières seront désinfectées comme précédemment indiqué. Mangeoires et râteliers seront récurés et lavés quotidiennement durant huit jours. À l'issue de cette période, les animaux seront lavés avec un mélange à parties égales d'eau et de vinaigre. Ils resteront encore à l'étable quatre jours, avant d'être conduits sur des pâturages non infectés. **11** : dans sa 11e recommandation Lancisi ne fait que répéter que la circulation des éleveurs et des chiens, entre zones contaminées et zones indemnes, doit être prohibée pour éviter tout transport de « germes de l'épidémie ». (Résumé de la traduction du chapitre XI de l'ouvrage original de Lancisi, p. 216-220).

L'auteur ajoute que l'exécution de toutes les recommandations précédentes lui paraît difficile, coûteuse, risquée et laborieuse ; il vaudrait mieux, dès que l'épidémie se déclare, abattre les animaux infectés puis les enterrer profondément. Il prie ensuite ses lecteurs de l'excuser de répéter les mêmes conseils *ad nauseam,* mais estime que « en matière de santé publique, il vaut mieux être redondant qu'insuffisant si l'on veut marquer profondément les esprits ».

(h) Cette contagiosité explique l'extension rapide de la peste en Europe : « elle sévit en permanence dans l'immense bassin de la mer Caspienne ; c'est de ce foyer que partirent les épidémies qui, à toutes les époques, ont ravagé l'Europe occidentale » écrivent Nocard et Leclainche (157). C'est ainsi que périrent plus de 200 millions de bovins au XVIIIe siècle avant que les troupeaux de l'armée anglaise, originaires de Russie, ne contaminent à leur tour les bovins égyptiens. L'Érythrée puis l'Abyssinie, d'où semble être partie la grande panzootie africaine de 1890-1902, auraient été contaminées à l'occasion de l'importation de bovins indiens par les troupes italiennes. Cette pandémie, responsable de la mort de 97 % des bovins et d'innombrables animaux sauvages d'Afrique orientale et australe, entraîna le massacre de nombreux colons anglais de Rhodésie par les indigènes révoltés (158).

(i) Le représentant du comte d'Oldenbourg (Roi du Danemark et de Norvège) devait donner des instructions très précises à ces gardes assermentés : « ils doivent avoir été choisis parmi les plus aptes (...), ils doivent se relayer toutes les heures, ou toutes les deux heures selon le temps qu'il fait (...), se tenir à 50 où 100 pas de chaque côté de la ferme (infectée) (...), les hommes de la relève se tenant dans la maison voisine, sans pénétrer dans la ferme infectée (...). Ils seront payés chacun 18 *grote* par 24 heures. » (159).

(j) Theves a rappelé quelle était la méthode d'inoculation décrite par Erxleben en 1771 : « des fils de coton étaient imprégnés de sécrétions nasales ou oculaires fraîches d'un animal malade. L'opérateur enfilait une grande aiguille chirurgicale courbe et, traversant la peau de la cuisse de haut en bas, déposait les fils au niveau du tissu conjonctif sous-cutané tout en nouant les bouts à l'extérieur. On recommandait de répéter la même opération à l'autre cuisse. Au quatrième jour la bête était saignée et au cinquième jour elle recevait un purgatif doux. À partir du sixième jour l'animal tombait malade et « faisait sa peste bovine » tout comme les bovins infectés naturellement. Il était ensuite traité comme les animaux tombés malades par suite de l'épizootie (voir plus haut) dans l'espoir de le voir se rétablir bientôt et résister à toute infection ultérieure. » (160).

(k) En 1775, Vicq d'Azyr écrit, au sujet de la maladie épidémique qui ravage la région d'Auch : « Il est inutile d'observer que le nombre des drogues accumulées sans ordre et sans connaissance rend cette recette impraticable : on y trouve les onguents et les baumes de toutes couleurs et de toutes vertus, confondus les uns avec les autres ; on s'est efforcé de mettre toute la Pharmacie à contribution ; tout, jusqu'au lavement, y est on ne saurait plus compliqué. C'est ainsi que les personnes peu instruites en matière médicale croient ajouter aux propriétés d'un remède en allongeant la formule et qu'elles font à grands frais ce que plus aisément et en moins de temps elles auraient pu faire également avec une seule drogue et quelquefois même sans en employer aucune. » (cité par Trépardoux, p. 321).

(l) À la page 116 du volume 1791 de l'ouvrage collectif *Instructions et observations sur les maladies des animaux domestiques*, Bourgelat avait rappelé l'impuissance des vétérinaires « dans la circonstance de la plupart de ces fléaux épizootiques, dus le plus communément à la disposition singulière et extraordinaire de l'air et des saisons, ou aux qualités viciées des herbes dont les animaux s'alimentent, quand les accidents sont tels, que ni l'expérience, ni une étude particulière et profonde ne peuvent lui en apprendre le véritable traitement... » [161]. Bourgelat était alors sans doute désabusé par l'échec des traitements préventifs extrêmement compliqués que lui, ou ses élèves, avaient prescrits dans les années 1770 : diète, administration d'infusion de foin dans l'eau bouillante vinaigrée, lavage de la bouche et des naseaux au vinaigre, à la thériaque, à l'eau-de-vie, à l'orviétan (un mélange de 56 drogues, dont la poudre de vipère sèche...), etc. L'animal devait aussi mâcher des « billots » à base d'ail, de racine d'angélique ou de sel d'ammoniac. Enfin, l'éleveur devait saigner l'animal malade, le purger, lui administrer des lavements à base de feuilles de séné et masser le pis des vaches laitières au beurre frais ! [162].

(m) Selon Dunlop et Williams, un système d'indemnisation des éleveurs en cas de perte de leurs animaux aurait déjà existé en Chine durant la dynastie des Zhou orientaux vers l'an 400 avant J.-C. [163].

Rappels sur la peste bovine

C'est l'une des maladies bovines les plus redoutées depuis l'Antiquité, en Afrique, en Asie et en Europe. Elle entraîne une mortalité spectaculaire et des conséquences socio-économiques extrêmement sévères. Progressivement maîtrisée par la prophylaxie sanitaire ou la vaccination, elle persiste encore dans certains pays d'Afrique, d'Asie et du Moyen-Orient.

Dates des principales épizooties de peste bovine : de nombreuses épizooties sont probablement survenues dans l'Antiquité en Asie et en Europe. Sur ce dernier continent, plusieurs vagues sont parties d'Asie Centrale vers l'ouest (souvent à l'occasion de guerres) : dans les années 370 (invasion des Huns), 569 (invasion des Lombards), 800 (campagnes de Charlemagne) et 1223-1233 (invasion des Mongols), puis en une série de vagues débutant en 1711, 1740, 1756, 1775, 1815, 1865, 1866, 1867 et 1870 (carte détaillée *in* Reynal, 1873, planche hors texte). En Asie, séries d'épisodes en Corée et au Japon, du XVIe au XVIIe siècles, puis en 1892. En Afrique, épizootie d'Égypte (1890), puis grande pandémie dans l'est et le sud du continent (1895-1902).

Classification et caractéristiques de l'agent causal : virus de la famille des Paramyxoviridés, du genre *Morbillivirus.* Le virus peut résister jusqu'à 56°C/60 mn ou 60°C/30 mn. Il est stable aux pH compris entre 4 et 10. Il est sensible aux solvants des lipides et à la plupart des désinfectants (phénol, crésol, hydroxyde de sodium, etc.), mais il peut persister longtemps dans les tissus réfrigérés ou congelés. Les souches virulentes entraînent une morbidité élevée et une mortalité très importante.

Espèces sensibles : ruminants et suidés, domestiques et sauvages, exceptionnellement les camélidés.

Transmission : par contact direct ou indirect étroit.

Sources de virulence : l'excrétion des virus commence 1 à 2 jours avant l'hyperthermie (larmes, sécrétions nasales, salive, urine et matières fécales). Le sang et tous les tissus sont infectieux avant l'apparition des signes cliniques et la contamination se produit à travers l'épithélium des voies respiratoires. Il n'existe pas de porteur sain.

Diagnostic clinique : la période d'incubation varie entre 3 et 15 jours. Dans la forme classique observée *chez les bovins,* la maladie débute par une période fébrile avec anorexie, dyspnée. On observe ensuite une congestion des muqueuses (larmoiement mucopurulent intense et salivation abondante), puis une érosion de ces muqueuses. Les signes gastro-intestinaux apparaissent quelques jours plus tard, lorsque la fièvre cède : diarrhée hémorragique profuse, ténesme, déshydratation, douleur abdominale, asthénie, décubitus et mort en 8 à 12 jours. Dans de rares cas, les signes cliniques régressent vers le 10e jour et la convalescence intervient vers le 20e jour. Dans la forme suraiguë, il n'existe aucun prodrome, mais une forte hyperthermie et (parfois) une congestion des muqueuses, la mort survenant rapidement chez les animaux jeunes. Dans la forme subaiguë, les signes cliniques restent limités à un ou plusieurs signes classiques et la mortalité est faible. Dans la forme atypique, une hyperthermie et une légère diarrhée peuvent être observées. La nature lymphotrope du virus de la peste bovine favorise la recrudescence des infections latentes et/ou accroît la sensibilité aux autres agents infectieux. Chez les *ovins, caprins et porcins,* hyperthermie, anorexie et diarrhée sont également observées. Chez les *porcs,* hyperthermie, prostration, conjonctivite et érosions de la muqueuse buccale sont les symptômes qui précèdent le plus généralement la mort.

Diagnostic différentiel : chez les *bovins*, la confusion est possible avec la fièvre aphteuse, la diarrhée virale bovine/maladie des muqueuses, la rhinotrachéite infectieuse bovine, la fièvre catarrhale maligne, la stomatite vésiculeuse, la salmonellose, la nécrobacillose, la paratuberculose ou les intoxications arsenicales. Chez les *petits ruminants*, la confusion est surtout possible avec la peste des petits ruminants.

Diagnostic biologique : par *identification de l'agent* (détection de l'antigène, isolement et identification du virus en culture cellulaire ou détection de l'ARN viral par des sondes nucléaires spécifiques) et par *tests sérologiques* : ELISA ou neutralisation virale.

Lésions : zones de nécrose et d'érosions ou congestion et hémorragie dans la bouche, les intestins et les voies respiratoires supérieures ; tuméfaction et œdème des nœuds lymphatiques ; foyer nécrotique blanc des plaques de Peyer ; déshydratation et étisie.

Prophylaxie sanitaire : isolement ou abattage des animaux malades ou ayant été au contact de ceux-ci ; destruction des cadavres ; désinfection ; protection des zones indemnes.

Prophylaxie médicale : les vaccins préparés à partir de virus modifiés en culture cellulaire sont très efficaces. Le vaccin couramment utilisé est une souche atténuée du virus de la peste bovine ; dans certains pays, on utilise un vaccin bivalent contre la peste bovine et la péripneumonie contagieuse bovine. L'immunité est d'au moins 5 ans et dure probablement toute la vie ; la revaccination annuelle est recommandée pour obtenir un nombre élevé d'animaux immunisés dans une zone donnée. Des vaccins recombinants, thermostables, préparés par génie génétique, font actuellement l'objet d'essais préliminaires sur le terrain.

Traitement : il n'existe pas de traitement contre la peste bovine.

Bibliographie

Agard J.L. – *Contribution à l'histoire des médicaments vétérinaires.* Thèse de médecine vétérinaire, Imprimerie Bosc, Lyon, 1968, 159 pp.

Belitz W. – « *Wiederkäuer und ihre Krankheiten im Altertum.* » *Veterinärhistorisches Jahrbuch*, 1927, **3** : 1-128.

Berk J.T. – « *Rinderpest in 19th Century Russia: an account by two Danish Veterinarians.* » *Hist. Med. Vet.*, 1986, **11** (4) : 104-110.

Bidault M.C. – « La lutte contre les épizooties, avant et pendant la Révolution. » *Rev. gén. Méd. vét.*, 1905, **6** (70) : 613-618.

Bost J. – *Lyon, berceau des sciences vétérinaires.* Éditions lyonnaises d'art et d'histoire, Lyon, 1992, 220 pp.

Caput J. – « La grande épizootie de 1774-1775 en Béarn. » *Bull. Soc. Sc. Lettres et Arts de Pau*, 1966, 4e série, tome 5 : 75-98.

Cavrot C. – *La participation d'un académicien : F. Vicq d'Azyr à la résolution de l'épizootie de 1774.* Faculté de Médecine de Nantes, 1999, 198 pp.

Cogrossi C.F. – *Nuova idea del male contagioso dé buoi* (Milano, 1714). Edita dalla Sezione Lombarda della Società italiana di microbiologia pel VI Congresso internazionale de microbiologia. Roma, 6-12/IX/1953.

Conte A. – *Police sanitaire des animaux.* Baillère & fils, édit., Paris, 1906, 532 pp.

Cordero del Campillo M. – *Desarrollo histórico de la medicina preventiva.* Crin Ediciones S.L., León, 1996, 62 pp.

Curasson G. – **(a)** *La peste bovine.* Vigot Frères, édit., Paris, 1932, 334 pp. ; **(b)** *Traité de pathologie exotique vétérinaire et comparée.* Tome I : *Maladies à ultra virus*, seconde édition, Vigot Frères, édit., Paris, 1942, 367 pp.

Dunlop R.H. et Williams D.J. – *Veterinary medicine. An illustrated history.* Mosby Yearbook Inc., édit., St Louis, 1996, 692 pp.

Fleming G. – *Animal plagues: their history, nature and prevention.* Chapman & Hall, édit., Londres, 1871, 548 pp.

Froehner R. – « *Tieropfer zur Abwendung der Rinderpest.* » *Veterinärhistorische Mitteilungen*, 1930, **10** (7) *:* 65-66.

Galtier P.V. – *Traité des maladies contagieuses et de la police sanitaire des animaux domestiques.* Troisième édition, Asselin et Houzeau, édit., Paris, 1897, 1 280 pp.

Giarola A., Cantoni M. et Magnone E. – « *La dottrina esogena, delle infezioni dall'antichità ai giorni nostri – X^e – Un grande tropicalista ed epidemiologo del " 700 ", Eusebio Valli.* » *Riv. Ital. di med. e Igiene della Scuola*, 1967, vol.. XIII, fas. II, 191-199.

Greve O. – « *Oldenburger Verordnung bei der Rinderpest. Anno 1745.* » *Veterinärhistorische Mitteilungen*, 1927, **7** (7) *:* 25-27.

Heusinger C.F. – **(a)** *Recherches de pathologie comparée.* Cassel chez H. Hotop, édit. ; vol. I, 1853, 674 pp. ; **(b)** *Recherches de pathologie comparée.* Cassel chez H. Hotop, édit. ; vol. II, 1853, DXLIX pp.

Hours H. – *La lutte contre les épizooties et l'École vétérinaire de Lyon au XVIIIe siècle.* Presses Universitaires de France, 1957, 94 pp.

House of Commons – « *Select committee on the sheep. Contagious disease prevention bill* ». *The Veterinarian*, 1858, **31** : 33-40.

Hurtrel d'Arboval L.H.J. – *Dictionnaire de médecine, de chirurgie et d'hygiène vétérinaires.* Tome VI, Seconde édition, Baillière & fils, édit., Paris, 1839, 546 pp.

Huygelen C. – « *The early history of immunization against three morbillivirus diseases: measles, rinderpest and canine distemper.* » *Hist. Med.. Vet.*, 1997, **22** : 21-22.

Jacotot H. et Mornet P. – *La peste bovine.* L'Expansion, édit., 1967, 174 pp.

Karasszon D. – *A concise history of veterinary medicine.* Akadémiai Kiadó, Budapest, 1988, 458 pp.

Kishi H. – « *A historical study on outbreaks of rinderpest during the Yedo era in Japan.* » *The Yamaguchi J. of Vet. Med.*, 1976, **3** : 33-40.

Lancisi J.M. – *Dissertatio historica de bovilla peste. Ex Campaniæ finibus anno MDCCXIII Latio importata Ex Typographie.* J.M. Salvoni, édit., Rome, 1715, 260 pp.

Layard D.P. – *An essay on the nature, causes and cure of the contagious distemper among the horned cattle in these Kingdoms.* J. Rivington, Ch. Bathurst & Th. Payne édit, Londres, 1757, 134 pp.

Leclainche E. – **(a)** *Histoire illustrée de la médecine vétérinaire.* Tome I, Albin Michel, édit., 1955, 250 pp. ; **(b)** *Histoire illustrée de la médecine vétérinaire.* Tome II, Albin Michel, édit., 1955, 245 pp.

Leroy A. – *De la contagion régnante sur les vaches, sur les bœufs et sur l'homme en quelques contrées de France.* Janet & Cotelle, édit., Paris, 1814, 184 pp.

Mammerickx M. – **(a)** « Histoire de la médecine vétérinaire belge ». *Mémoire de l'Académie Royale de Médecine de Belgique*, 1967, Sér. 2, **5** (4) : 261-708 ; **(b)** « Les anciennes méthodes de prophylaxie des maladies animales en Belgique ». *Rev. sci. tech. Off. int. Epiz.*, 1994, **13** (2) : 487-498.

Mantovani A. et Zanetti R. – « Giovanni Maria Lancisi : *De bovilla peste and stamping out.* » *Hist. Méd. vét.*, 1993, **18** (4) : 97-110.

Moulé L. – **(a)** *Histoire de la médecine vétérinaire.* Première période : « Histoire de la médecine vétérinaire dans l'Antiquité ». Extraits du *Bulletin de la Société centrale de médecine vétérinaire.* Imprimerie A. Maulde, Doumenc et Cie, Paris, 1891, 200 pp. ; **(b)** *Histoire de la médecine vétérinaire.* Deuxième période : « Histoire de la médecine vétérinaire au Moyen Âge ». Première partie : « La médecine vétérinaire arabe ». Extraits du *Bulletin de la Société centrale de médecine vétérinaire.* Imprimerie A. Maulde, Doumenc et Cie, Paris, 1896, 125 pp. ; **(c)** *Histoire de la médecine vétérinaire.* Deuxième période, Deuxième partie : « La médecine en Europe ». Extrait du *Bulletin de la Société centrale de médecine vétérinaire.* Imprimerie A. Maulde, Doumenc et Cie, Paris, 1900, 178 pp. ; **(d)** « Le Papyrus vétérinaire de Kahun. » *Rev. gén. Méd. vét.*, 1907, **9** (97) : 33-36.

Nicolle Ch. et Adil-Bey – « Études sur la peste bovine » (3e mémoire). *Ann. Inst. Pasteur*, 1902, **16** : 50-67.

Nocard E. et Leclainche E. – *Les maladies microbiennes des animaux.* Tome I, Troisième édition, E. Masson & Cie, édit., Paris, 1903, 668 pp.

Paulet J.-J. – **(a)** *Recherches historiques et physiques sur les maladies épizootiques avec les moyens d'y remédier, dans tous les cas.* Première partie. Ruault, édit., Paris, 1775, 416 pp. ; **(b)** *Recherches historiques et physiques sur les maladies épizootiques avec les moyens d'y remédier, dans tous les cas.* Seconde partie. Ruault, édit., Paris, 1775, 501 pp.

Raspail F.V. – *Le fermier-vétérinaire ou méthode aussi économique que facile de préserver et de guérir les animaux domestiques et même les végétaux cultivés, du plus grand nombre de leurs maladies.* Raspail, édit., 1854, Paris, 288 pp.

Reynal J. – *Traité de police sanitaire des animaux domestiques.* Asselin, édit., Paris, 1873, 1 012 pp.

Rieck W. – **(a)** « *Zwei Braunschweiger Erlasse gegen die Rinderpest. Anno 1801.* » *Veterinärhistorische Mitteilungen,* 1930, **10** (1) : 6 ; **(b)** « *Die Rinderpest im Reiche Karls d. Gr. Anno 810.* » *Veterinärhistorische Mitteilungen,* 1936, **16** (11) : 97-100.

Scott G.R. – « The history of rinderpest in Britain **(a)** Part 1: 809-1799 ; **(b)** Part 2: 1800 to date. » *State vet. J.* ; **(a)** 1995, **6** (4) : 8-10 ; **(b)** 1997 : **7** (1) : 9-13.

Simonds J.B. et Brown G.T. – *History of the early outbreaks of malignant diseases of cattle, including the progress of the cattle plague on the continent to the end of 1867. In Report on the cattle plague in Great Britain during the years 1865, 1866 and 1867.* Eyre & Spottiswoode, édit., Londres, 1868, 237-258.

Smith F. – *The early history of veterinary literature and its British development* (originally published in *Journal of Comparative Pathology and Therapeutics* 1912-1918). J.A. Allen & Co., édit., Londres, 1976, vol. I, 373 pp.

Société des médecins de Genève – *Réflexions sur la maladie qui a commencé depuis quelques années à attaquer le gros bétail en divers endroits de l'Europe.* Imprimerie Piget, Paris, 1745, 292 pp.

Swabe J.M. – *The burden of beasts. A historical, sociological study of changing human animal relations and the rise of the veterinary regime Academisch.* Proefschrift. Université d'Amsterdam, déc. 1997, 204 pp.

Tadjbakhsh H. – *Traditional methods used for controlling animal diseases in Iran. Rev. sci. tech. Off. int. Epiz.*, 1994, **13** (2) : 599-614.

Theves G. – **(a)** « Remèdes des maladies animales au Luxembourg pendant les XVIIe et XVIIIe siècles ». *Rev. sci. tech. Off. int. Epiz.*, 1994. **13** (2) : 513-528 ; **(b)** « De la maladie des bêtes à cornes au Duché de Luxembourg pendant le XVIIIe siècle. Traitement et prophylaxie ». *Ann. Méd. vét.*, 1994, **138** : 81-88.

Torner W. – *Eine veterinärpolizeiliche Verordnung, Friedrich Wilhelm I. von Preussen aus dem Jahre 1716 zur Bekämpfung des Sterbens unter dem Horn-Viehe. Tierärztliche Rundschau*, 1927, **33** : 345-346.

Trépardoux F. – « Une ordonnance de l'intendant de Metz en 1743 sur l'épizootie bovine ». *Rev. Hist. Pharm.*, 1990, **286** : 315-325.

Vitet L. – *Médecine vétérinaire.* Tome III, seconde partie. Périsse, édit., Lyon, 1771, 269 pp.

Walker R.E. – « *The veterinary papyrus of Kahun. A revised translation and interpretation of the ancient Egyptian treatise known as the veterinary papyrus of Kahun* ». *Vet. Rec.*, 1964, **76** : 198-201.

Wilkinson L. – **(a)** « Rinderpest and mainstream infectious disease concepts in the eighteenth century ». *Med. Hist.*, 1984, **28** : 125-150 ; **(b)** *Animals and disease. An introduction to the history of comparative medicine.* Cambridge University Press, 1992, 272 pp.

Bibliographie complémentaire

Cette liste rassemble les références de quelques travaux antérieurs au XXe siècle analysés par les auteurs figurant sur la liste précédente, mais dont nous n'avons pu consulter le texte original intégral.

Barberet D. – *Mémoire sur les maladies épizootiques des bestiaux.* Veuve d'Houry, édit., Paris, 1766.

Bates T. – « *A brief account of the contagious disease which raged among the milk cows near London in the year 1714. And the methods that were taken for suppressing* ». *Phil. Trans.*, 1718, **30** : 872-885.

Blondet – *Dissertation sur la maladie épidémique des bestiaux*, Paris, 1749.

Buniva M.F. – Mémoire contenant les plus remarquables notices historiques et les résultats les plus intéressants de ses observations et expériences relatives à l'épizootie bos-hongroise qui fit des ravages en Piémont depuis la fin de l'an 1793. *Recueil de mémoires et observations pratiques sur l'épizootie*, Reymann, édit., Lyon, 1808, 149-202.

Camper P. – *Leçons sur l'épizootie qui régna dans la province de Gröningen en 1769.* Paris, 1803.

Chomel – « Lettre d'un médecin de Paris à un médecin de Province sur les maladies des bestiaux ». *Journal des savans*, Paris, 1745.

Clerc (Le) – *Essai sur les maladies contagieuses du bétail avec les moyens de les prévenir et d'y remédier efficacement.* Paris, 1766.

De Courtivron – *Journal sur la naissance, le progrès et le terme de la maladie du gros bétail à Is-sur-Tille, ville du Duché de Bourgogne.* Paris, 1747.

Dossie R. – « *Observations on the murrain or pestilential disease of meat cattle* ». *In Memoirs of Agriculture*, Londres, vol. II, 1771.

Dufot – *Mémoire pour préserver les bêtes à cornes de la maladie épizootique.* Soissons, 1773.

Gamgee J. – *The cattle plague.* Hardwicke, édit., Londres, 1866.

Koch R. – « *Researches into the cause of the cattle plague* ». *Br. med. J.*, 1897, **i** : 1245-1246.

Layard P.D. – « *A discourse on the usefulness of inoculation of the horned cattle to prevent the contagious distemper among them* ». *Phil. Trans. R. Soc. Lond.*, 1758, **50** : 528-538.

Lobb T. – *Letters relating to the plague, and other contagious distempers.* Buckland, édit., Londres, 1745.

Plenciz M.A. – *Opera medico physica.* J.T. Trattner, édit., Vienne, 1762.

Ramazzini B. – *De contagiosa epidemia quæ in Patavino Agro et tota fere Veneta ditione in boves irrepsit.* Genève, 1711, puis Padoue, Conzotti, 1712, **5**.

Sauvages (de) – *Mémoire sur la maladie épidemique des bœufs du Vivarais.* Montpellier, 1746.

Vicq d'Azyr F. – *Exposé des moyens curatifs et préservatifs qui peuvent être employés contre les maladies pestilentielles des bêtes à cornes.* Mérigot, édit., Paris, 1776.

Références citées

(1) Jacotot et Mornet, p. 8 ; Mammerickx (a), p. 273 ; Reynal, p. 255
(2) Moulé (d), p.35 ; Walker, p. 200
(3) Scott (a), p. 8
(4) Jacotot et Mornet, p. 8 ; Simonds et Brown, p. 237
(5) Fleming, p. 30
(6) Jacotot et Mornet, p. 8 ; Moulé (c), p. 141
(7) Kishi, pp. 34 et 37
(8) Nocard et Leclainche, p. 521 ; Scott (a), p. 9
(9) traduction de Vitet, p. 84 et 85
(10) Paulet (a), p. 235
(11) Vitet, p. 106
(12) Société des médecins de Genève, p. 14-16
(13) Vitet, p. 110
(14) Layard, 1757
(15) Caput, p. 78
(16) Curasson (b), p. 12
(17) Bidault, p. 615
(18) Torner, p. 346
(19) Greve, p. 27
(20) Fleming, p. 349
(21) Reynal, p. 317-319
(22) Paulet (b), p. 191
(23) Curasson (b), p. 13
(24) Curasson (b), p. 14 ; Nocard et Leclainche, p. 521
(25) Cavrot, p. 85
(26) Reynal, p. 370-374
(27) Berk, p. 109
(28) Fleming, p. 186 ; Scott (a), p. 9
(29) Simonds et Brown, p. 244
(30) House of Commons, p. 37
(31) Nocard et Leclainche, p. 522
(32) Berk, pp. 106-107
(33) Nicolle et Adil-Bey, p. 56
(34) Curasson (a), p. 25 ; Leclainche (a), p. 70
(35) Leclainche (a), p. 106 et 108
(36) Moulé (a), p. 121 ; Reynal, p. 255
(37) Fleming, p. 30
(38) Curasson (b), p. 13 ; Leclainche (b), p. 54 ; Mantovani et Zanetti, pp. 97-100
(39) Cogrossi, pp. 14 et 17
(40) Wilkinson (b), p. 57
(41) Wilkinson (a), p. 140
(42) Wilkinson (a), p. 142
(43) Leclainche (b), p. 35

(44) Cavrot, p. 83
(45) Bidault, p. 616 et 617
(46) Curasson (a), p. 14
(47) Hurtrel d'Arboval, p. 258 et 260
(48) Murchison, 1865
(49) Curasson (a), p. 14 ; Reynal, p. 370
(50) Berk, pp. 107-109
(51) Leclainche (a), p. 70
(52) Cogrossi, p. 22
(53) Mammerickx (b), p. 489
(54) Société des médecins de Genève, p. 278
(55) Trépardoux, p. 318
(56) Fleming, p. 462
(57) Bidault, p. 615
(58) Hurtrel d'Arboval, p. 259
(59) Moulé (a), p. 138 à 140
(60) Fleming, p. 184
(61) Fleming, p. 187
(62) Cogrossi, pp. 20 et 21
(63) Cavrot, p. 166
(64) Reynal, p. 356
(65) Reynal, p. 244
(66) Scott (a), p. 8
(67) Reynal, p. 278
(68) Curasson (b), p. 18
(69) Curasson (a), p. 14 ; Reynal, p. 370
(70) Wilkinson (a), p. 132
(71) Cavrot, pp. 86 et 123
(72) Layard, p. 12 et 13 ; Paulet (a), p. 141
(73) Berk, p. 109
(74) Reynal, p. 354
(75) Fleming, p. 202
(76) Reynal, p. 354
(77) Reynal, p. 357 et 361
(78) Reynal, p. 294 et 368
(79) Wilkinson (a), p. 140
(80) Trépardoux, p. 316
(81) Reynal, p. 255 ; Simonds et Brown, p. 237
(82) Leclainche (b), p. 52
(83) Mammerickx (b), p. 492 ; Scott (a), pp. 10-11
(84) Leclainche (b), p. 57 ; Torner, p. 346
(85) Trépardoux, p. 316
(86) Reynal, p. 914
(87) Scott (a), p. 10
(88) Theves (b), p. 86
(89) Leclainche (b), p. 59
(90) Caput, pp. 86-89
(91) Rieck (a), p. 6
(92) Torner, p. 346
(93) Curasson (a), p. 14 ; Scott (b), p. 9
(94) Hours, p. 7
(95) Theves (b), p. 85
(96) Greve, p. 26
(97) Leclainche (b), p. 59
(98) Scott (a), p. 10
(99) Leroy, pp. 21-24
(100) Simonds et Brown, p. 237
(101) Leclainche (b), p. 52
(102) Hours, p. 7
(103) Fleming, p. 202 ; Mantovani, p. 108
(104) Leclainche (b), p. 56-57
(105) Hours, p. 7 et 18
(106) Leclainche (b), p. 57
(107) Trépardoux, p. 318
(108) Greve, p. 26 et 27
(109) Theves (a), p. 525
(110) Cavrot, pp. 86 et 123
(111) Curasson (b), p. 13
(112) Fleming, pp. 28-30
(113) Leclainche (a), p. 160 ; Moulé (b), p. 95
(114) Swabe, 1997
(115) Fleming, p. 315
(116) Leclainche (b), p. 56
(117) Scott (a), p. 9
(118) Theves (a), p. 86 et 87
(119) Theves (a), p. 87 ; Reynal, p. 370
(120) Wilkinson (b), p. 59
(121) Cavrot, p. 82
(122) Leclainche (b), p. 35
(123) Reynal, p. 380
(124) Reynal, p. 370
(125) Giarolla *et al.*, p. 195
(126) Curasson (a), p. 14 et 15
(127) Curasson (b), p. 15
(128) Mammerickx (b), p. 495
(129) Froehner, p. 65 et 66
(130) Theves (a), p. 521
(131) Cogrossi, p. 28
(132) Bost, p. 13 ; Hours, p. 9
(133) Fleming, p. 369
(134) Theves (a), p. 523
(135) Karasszon, p. 323
(136) Paulet (b), p. 57
(137) Leclainche (b), p. 56
(138) Simonds et Brown, p. 239
(139) Hurtrel d'Arboval, p. 273
(140) Leclainche (b), p. 57 ; Torner, p. 345-346
(141) Rieck, p. 99
(142) Leclainche (b), p. 57
(143) Reynal, p. 914
(144) Cavrot, p. 59
(145) Scott (a), p. 10 ; Simonds et Brown, p. 238
(146) Caput, p. 91 ; Cavrot, p. 110
(147) Mammerickx (b), p. 493 et 494
(148) Leclainche (b), p. 59
(149) Theves (b), p. 85
(150) Caput, p. 80

(151) Scott (a), p. 10 et (b), p. 11
(152) Fleming, p. 381
(153) Reynal, p. 253
(154) Bidault, p. 613
(155) Société des médecins de Genève, pp. 11 et 12
(156) Reynal, pp. 257 et 258
(157) Galtier, p. 436 ; Nocard et Leclainche, p. 358
(158) Curasson (a), p. 32-35 et Curasson (b), pp. 18 et 19
(159) Greve, p. 26
(160) Theves (b), p. 87
(161) Bost, *in litteris*
(162) Caput, p. 83
(163) Dunlop et Williams, p. 95

Rage

La rage est très certainement la maladie sur laquelle ont été écrits de tous temps le plus grand nombre d'ouvrages.

Cela tient, non seulement à l'ancienneté de l'apparition du virus rabique sur notre planète, confirmée par les travaux d'épidémiologie moléculaire moderne, mais aussi à la transmissibilité de ce virus à toutes les espèces à sang chaud, y compris l'homme.

La rage suscite encore de nos jours un nombre impressionnant de recherches dans tous les domaines. Car, si les travaux de Pasteur ont bien ouvert la voie à un traitement efficace après exposition au virus, ce traitement est encore loin d'être applicable à tous ceux qui en auraient besoin, et 35 à 50 000 personnes meurent encore de cette maladie chaque année (1).

Par ailleurs, le virus rabique a toujours su trouver refuge parmi les populations de mammifères sauvages, dont les chauves-souris, où il reste très difficile à atteindre malgré le succès de la vaccination par voie orale. Il est donc particulièrement instructif de suivre l'histoire d'une maladie aussi ancienne et d'analyser les méthodes utilisées ou proposées pour l'éviter, la prévenir ou la traiter.

Symptomatologie

Descriptions cliniques

Les symptômes de la rage animale ont fait l'objet d'innombrables descriptions depuis des temps très anciens. Pour éviter de fastidieuses répétitions nous n'en avons retenu que les plus caractéristiques, rassemblées au tableau ci-après.

Dans ce tableau ne peuvent évidemment figurer ni la liste exhaustive des symptômes ni les citations complètes des textes originaux : nous indiquons simplement nos sources bibliographiques, où le lecteur pourra retrouver ces informations *in extenso*.

Principaux symptômes de la rage canine signalés dans les textes historiques,
(par ordre alphabétique et chronologique)

Changement de comportement, agressivité - mentionné dans le *Code Eshunna* rédigé au XVIIIe siècle avant J.-C. en Mésopotamie. Le mot babylonien *Segû* signifie à la fois « être fou » et « devenir enragé », comme le mot français « rage » qui vient du latin *robere* (être fou), alors que le mot latin *rabies* vient du mot sanscrit *rabhas* (faire violence). L'agressivité de l'animal enragé est le trait dominant de toutes les descriptions. Dans la *Suśrutasamhitā* (Inde Ier siècle) le chien enragé est déjà décrit comme un « porteur de crocs affolé et venimeux » (2).

Changement de voix - la voix rauque du chien enragé est décrite par Dioscoride (Ier siècle), puis dans le *Talmud* (IVe-Ve siècles), puis par Pietro d'Abano ou Jorjani (XIIe siècle). Albucasis et Sérapion le jeune (XIIIe siècle) parlent « d'aboiements rauques » ou de « voix enrouée ». La forme muette (rage mue) a été décrite par Paul d'Égine (VIIe siècle), puis Ambroise Paré (XVIe siècle). L'aboiement bitonal caractéristique de la rage fut décrit par James (1760) (3).

Hydrophobie - symptôme particulier à l'espèce humaine, décrit bien avant l'ère chrétienne. Certains auteurs l'ont également décrit, à tort, chez les chiens, notamment Aetios d'Amida au VIe siècle (4), Paul d'Égine au VIIe siècle ou Sérapion au IXe siècle (5). John Hunter, en 1793, souligne au contraire l'absence totale d'hydrophobie chez le chien (6).

Incoordination motrice - signalée dans la vie de saint Tarabô (Égypte, IVe siècle), qui parle d'un chien « qui marchait de travers », elle peut aboutir à la paralysie générale, qui sera bien décrite dans les ouvrages du XVIIIe siècle. Signalée aussi au Ier siècle avant J.-C. par Rufus d'Éphèse, puis par Rhazès, Jorjani, Glanville, etc. (7).

Paralysie de la mâchoire, salivation - symptôme déjà évoqué par les Babyloniens, repris dans la *Suśrutasamhitā* qui évoque le chien et les carnivores sauvages « bavant beaucoup... » et dans la vie de saint Tarabô qui rencontra un chien enragé « dont la bave dégouttait de la gueule » (8). Également signalée par Galien (IIe siècle), puis Oribase (IVe siècle) et rappelé par Jorjani et Glanville aux XIIe et XIIIe siècles (9).

Procidence du corps clignotant – peut-être observée par Glanville (10), qui parle d'« yeux retournés » (*eyes overturned*).

Symptômes divers - d'autres symptômes, moins constants ou moins caractéristiques ont été signalés par Dioscoride ou Oribase (anorexie, irritabilité, photophobie), par Avicenne, Sidi Siouti ou Fracastor (attaque d'objets inanimés), par Ambroise Paré (fièvre), etc. (11).

Historiquement, les premières descriptions de la rage remontent à l'Antiquité orientale ou classique.

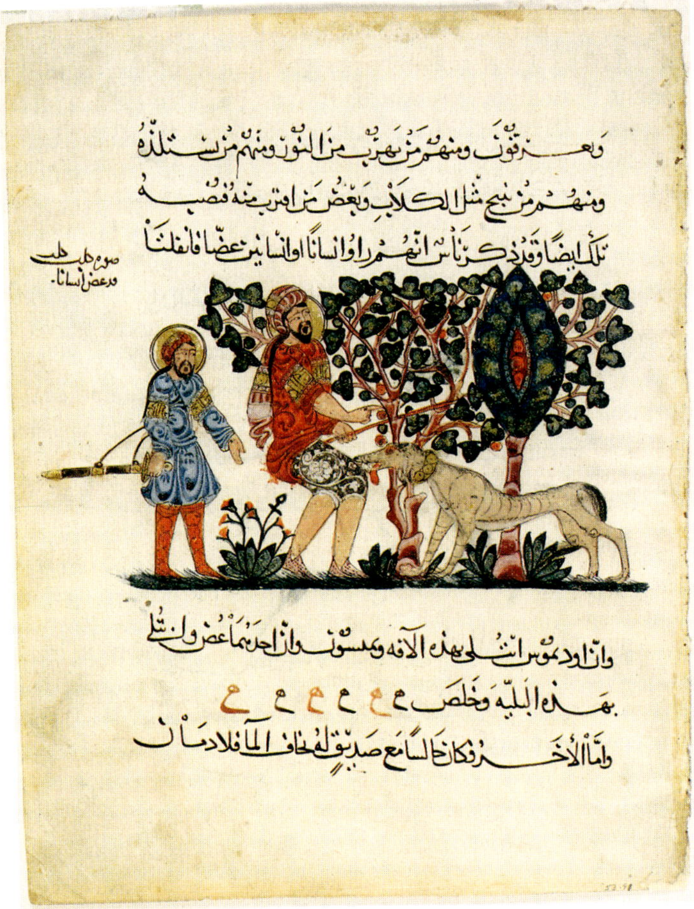

Rage canine et rage humaine, deux maladies associées de temps immémorial

Peinture d'un chien enragé mordant un homme par Abdallah ibn al-Fadl, datant de l'an 1224, École de Bagdad (Mésopotamie)

(Freer Gallery of Art, Smithsonian Institution, Washington, DC)

Cependant, si les allusions à la rage canine (« chien enragé, chien fou »,...) sont nombreuses dès cette époque, les rapports détaillés sur les symptômes observés chez l'animal sont beaucoup plus rares. On sait seulement qu'au second millénaire avant J.-C., le mot babylonien *Kaduh-hu* (« avec la bouche ouverte ») était synonyme de rage chez le chien (12). Dans l'*Avesta* (code de la doctrine de Zoroastre, six à sept siècles avant J.-C.), il est fait une allusion à des « chiens sans voix ou d'un mauvais caractère », qui étaient sans doute atteints de rage mue (13). Dans son *Histoire des animaux* (VIII.22), écrite quatre siècles avant notre ère, Aristote décrit trois maladies du chien, dont la rage « qui produit une folie furieuse » (14).

Au Ier siècle de notre ère, la *Suśrutasamhitā* décrit le chien et les carnivores sauvages (chacal, hyène, tigre...) « à la sensibilité égarée (...), à la mâchoire et à l'épaule tombantes, bavant beaucoup, très sourds et très aveugles (...), se ruant sur tout autre (...), porteurs de crocs affolés et venimeux » (15). À la même époque, Dioscoride décrit l'attitude mélancolique du chien enragé, l'anorexie, la bave, les yeux hagards, l'attaque inattendue, le changement de voix, la photophobie (16).

Au IIIe siècle, deux livres apocryphes rajoutés à la *Matière médicale* de Dioscoride décrivent très bien le comportement des animaux enragés : perte d'appétit, bouche écumante, voix rauque, regard furieux... (17). Au IVe siècle, Oribase, dans son *Synopsis* (VIII, 13), s'inspire de Galien lorsqu'il décrit le chien enragé haletant, ne voulant ni boire ni manger, baissant les oreilles et ne reconnaissant plus personne, y compris son maître (18). Dans le *Talmud* (IVe à Ve siècle), le comportement du chien enragé est parfaitement observé : « son museau est ouvert, sa bave s'écoule, il porte les oreilles basses, sa queue pend entre les cuisses, il marche sur le côté des chemins, sa voix est rauque, de sorte qu'on n'entend pas son aboiement. » (19).

Les auteurs islamiques des IXe et XIIe siècles décrivent également la rage canine. Avicenne parle d'animaux « atteints de mélancolie grave et vénéneuse » et Avenzoar de chiens « dont la folie est une espèce de fureur » (20). Pietro d'Abano (1250-1316) décrit à nouveau le chien enragé « courant la langue projetée hors de la gueule, la queue entre les cuisses, en hurlant d'une voix rauque » (21) et à la même époque, Glanville en brosse un tableau particulièrement réaliste [(a)] (22). Au Moyen Âge on distinguait plusieurs sortes de rage et Phébus en décrit huit ! [(b)] (23).

Au XVe siècle, Sidi Siouti remarque, chez les chiens enragés, la langue pendante, le dos fléchi, le col chancelant, l'attaque sans raison de l'homme, d'autres animaux ou d'objets inanimés (24). En 1546, Fracastor parle de chiens enragés « atteints de fièvre » (25). En 1561, dans son traité *Des venins*, Ambroise Paré considère certains symptômes comme pathognomoniques de la rage : poil hérissé, tête basse, yeux rouges, gueule ouverte, langue et oreilles pendantes, anorexie, attaque sans raison de bêtes et gens normalement familiers, etc. (26).

En 1576, Turberville publie un traité de chasse intitulé *The Noble Arte of Venerie or Hunting* très inspiré des ouvrages français antérieurs de Gaston Phébus (1387) et Jacques de Fouilloux (1573), où il redécrit les différentes formes de rage canine : « *desperate, running, dumme, falling, sleeping and lank madness* » (27).

En 1613, Spackman, qui consacre un ouvrage entier à la rage humaine, décrit également les symptômes de la maladie chez le chien en faisant remarquer que, chez certains sujets, la maladie évolue de façon asymptomatique (28).

En 1760, James publie *A treatise on canine madness* dans lequel il signale la modification du ton des aboiements du chien enragé (aboiement bitonal) et, en 1793, John Hunter précise que, contrairement à l'homme, le chien enragé ne manifeste aucune hydrophobie : « *He has never fear of water, for he never avoids it* » [(c)] (29). Selon Reynal, c'est Youatt (1830) qui aurait le mieux décrit le hurlement rabique [(d)].

Les symptômes de la rage chez les animaux autres que les chiens ont été beaucoup moins bien décrits, sauf chez le cheval. Entre le IVe et le Ve siècle, les *Hippiatriques* font une brève allusion à la maladie chez cette espèce : le cheval enragé hennit fréquemment, mord son râtelier, attaque l'homme, grince des dents, salive abondamment, a l'œil injecté de sang, s'automutile, etc. (30). Abou Bekr (XIVe siècle) décrit également le cheval enragé, hébété, le regard trouble, qui attaque tout ce qui se trouve ou vient auprès de lui (31). Bouley insistera, plus tard, sur le « signe du chien » : le cheval enragé attaque et cherche à mordre tous les chiens qu'il aperçoit (32).

Incubation

La majorité de données sur l'incubation de la rage concerne l'espèce humaine et sa durée est très variable selon les auteurs, allant de sept jours à plusieurs mois, voire années [(e)].

C'est sans doute la difficulté de déterminer la date à laquelle les animaux ont été mordus qui a empêché de fournir les mêmes données en médecine vétérinaire. La seule précision ancienne semble avoir été fournie par Glanville qui écrivit au XIIIe siècle : « le venin (de la morsure du chien), est dangereux car il peut rester longtemps caché et inconnu jusqu'au terme d'une année. » (33). Plus tard les veneurs français isolaient leurs chiens « mordus ou pillés par un animal enragé » durant 13 lunes révolues (un an) car, « dans la rage de 1763, on a vu un chien enrager dans la treizième lune » (34). Au XIXe siècle, Bouley, Haubner, Lafosse, Renault, Röll ou Youatt observent des durées d'incubation très variables, allant de sept jours à quatorze mois chez le chien, de quinze jours à quatorze mois chez le cheval, de neuf jours à cinquante-quatre mois chez les bovins, de neuf jours à quarante-huit mois chez les porcins, etc. (35).

En 1841, Rey rapporta le cas d'un bélier mort de rage onze jours après avoir été mordu à la lèvre par un chien enragé. Le virus du bélier mort, inoculé par la lancette à un autre bélier, lui communiqua la rage trente-cinq jours plus tard (36) et, en 1885, Szabō décrit un cas de rage chez une génisse qui avait été mordue au mufle trois cent vingt-cinq jours plus tôt (37).

Diagnostic expérimental et reproduction de la maladie

Pour fantaisiste qu'il fût, le premier diagnostic expérimental de la rage proposé par Rufus d'Éphèse (IIe siècle), puis repris aux siècles suivants par Oribase et Aetios d'Amida, avait l'avantage de la simplicité. Il suffisait, selon cet auteur, de placer des noix écrasées sur la plaie causée par la morsure du chien suspect de rage et, le lendemain, d'offrir ces noix à des poules : si ces dernières les mangeaient sans en mourir, c'est que le chien n'était pas enragé (38). Ce principe fut repris plusieurs fois par la suite (Paul d'Égine, Rhazès, Avicenne, Jorjani...) et même présenté au XVIIIe siècle à l'Académie des sciences française par Jean-Louis Petit ! (39). Ainsi, en Tunisie, Ibn al-Jazzar (Xe siècle) proposait d'enduire un morceau de pain du sang qui s'écoulait de la morsure du chien suspect et de le donner à un chien sain : si ce chien acceptait de manger ce morceau, la suspicion de rage était levée (40) et le même test sera à nouveau préconisé par Spackman en 1613 (41). Gaston de Foix (« Phébus ») inventa en 1387 un test plus élaboré : « mettre le treu du cul d'un coq sur le pertuis de la morsure... si le chien estoit enragié, le coq enflera et mourra. » (42). Le Russe Samoilovich, (en 1783) conseillait de se frotter les dents avec un morceau de la chair grillée du chien suspect et de l'offrir à un chien sain : si ce dernier la refusait, la suspicion de rage était confirmée (43).

Tous les tests précédemment décrits avaient un point commun : chercher à mettre en évidence le « poison » resté dans la plaie de la morsure, en utilisant un animal vivant comme révélateur de ce poison. Mais il existait d'autres tests non expérimentaux, basés sur la douleur ressentie lors de la morsure du chien : elle aurait été plus vive si le chien était enragé selon Constantin l'Africain au XIe siècle, contredit par Maïmonide au siècle suivant, mais repris par Nicolas Bertruccio au XIVe siècle (44).

En 1785 Enaux et Chaussier rapportèrent le procédé utilisé par Gruner « pour faire connaître l'état de l'animal qui a fait les blessures : il faut faire une incision à un chien (...) et y mettre un morceau de charpie imbibée de la bave de l'animal suspect. S'il se passe des jours et même une semaine sans aucun symptôme de maladie, on peut conclure avec assurance que l'animal n'était pas enragé ». Si l'expérience de Gruner, de même que celle de Valli (voir *infra*), ont été réellement faites par ces auteurs, elles seraient bien antérieures à celle de Zinke, traditionnellement considéré comme le premier chercheur ayant démontré l'inoculabilité du virus rabique (45). En 1793, John Hunter suggéra également d'inoculer la salive d'un chien (ou d'un homme) enragé à des animaux pour étudier la maladie et son traitement, mais il mourut avant d'avoir pu mettre son projet à exécution [46]. Ce fut Zinke qui réalisa l'expérience à Jena, en 1804, et réussit à contaminer un chien en badigeonnant une incision faite dans la patte de l'animal avec une brosse imprégnée de salive virulente [47]. Dix ans plus tard, ces résultats furent confirmés par Gruner et Salm-Reifferscheid, puis par Berndt avec la salive d'autres animaux, et notamment des bovins [48], et enfin par Magendie et Breschet avec de la salive humaine [49]. En 1829, Hertwig démontre expérimentalement l'unicité de la rage en réussissant à reproduire sa forme mue chez un chien inoculé avec la bave d'un sujet atteint de forme furieuse, et *vice versa* [50]. En 1844, Rey effectue cinq passages en série, sur des moutons, d'un virus d'origine canine et il démontre que ce virus perd ainsi progressivement sa virulence [51], ce qu'avait déjà noté Breschet dès 1840. C'est ce que Pasteur réussira à nouveau, quarante ans plus tard, en effectuant des passages du virus sur des singes (voir *infra*).

Lésions

L'examen *post mortem* détaillé des chiens enragés ne semble avoir été pratiqué que très tard dans l'Histoire. Auparavant on notait surtout la présence de corps étrangers dans l'estomac des chiens morts de rage. Les premiers véritables rapports d'autopsie furent ceux rédigés par Mead en 1709, puis par Eckel en 1844, qui ne reconnaissaient que des lésions inflammatoires (méningées, gastriques, intestinales), non spécifiques [52].

Cependant, à de nombreuses époques de l'Histoire, certains peuples avaient cru pouvoir établir un lien entre la rage et la présence de « petits vers » chez les chiens enragés. Selon les Grecs, ce petit ver (*lytta* ou *lyssa*) se trouvait sous la langue du jeune chien et son ablation devait le prémunir contre la rage (voir *infra*). En fait, on cherchait à observer, dans la gueule de l'animal mordeur où l'on suspectait le siège du mal, « l'animalcule » responsable. Les auteurs Arabes ou persans, puis ceux du Moyen Âge, ont cru retrouver ces vers dans la salive ou dans l'urine des individus enragés. Dans certains cas les « animalcules » observés ressemblaient à de « petits chiens » [53]. En 1570, Jean de Clamorgan découvre même des nématodes (*Dioctophyme renale*) dans le rein d'un loup et accuse ces parasites de transmettre la rage [54]. En 1733, Desault décrit à nouveau des petits vers dans la salive des chiens morts de la rage [55] et Marochetti signale en 1820 des vésicules (« lysses ») sous leur langue [f] [56]. Mais ces « lysses » ne furent jamais retrouvées par aucun des douze autres spécialistes européens qui les recherchèrent après lui [57].

En 1793, John Hunter se montre beaucoup plus prudent en matière de lésions rabiques chez l'homme lorsqu'il écrit : « *The change in the human structure upon which the disease depends would appear to be beyond the reach of anatomical investigations* » [g].

Étiologie et pathogénie

Toutes les causes possibles de la rage semblent avoir été évoquées, jusqu'à l'isolement du virus responsable, au début du XXe siècle. Il n'est donc intéressant de se pencher sur les différentes affirmations ou hypothèses présentées sur l'étiologie de cette maladie que pour rappeler celles qui étaient les plus proches ou, au contraire, les plus éloignées de la réalité.

D'après Cælius Aurelianus, Démocrite (Ve siècle avant J.-C.) aurait fort justement qualifié la rage « d'incendie des nerfs » mais, selon d'autres auteurs, Démocrite aurait confondu rage et tétanos[h] (58).

Au début du Ier siècle de notre ère, Gratius Faliscus mentionne, à nouveau, dans son poème intitulé *Cynegeticon*, l'existence d'un petit ver (*vermiculum*) situé à la base de la langue, et qu'il faut retrancher par le fer pour éviter la rage du chien (59). Peu de temps plus tard, Celse parle prophétiquement de *virus* de la rage, mais au sens de poison[i], alors que Pline reprend la théorie selon laquelle la rage serait due au petit ver que les chiots ont sous la langue (60) ou, encore, à l'ingestion de sang menstruel féminin (61). Galien semble plus perspicace lorsqu'il écrit, au IIe siècle : « il arrive donc que la diathèse, prenant son point de départ d'une quantité de salive très petite et augmentant dans le corps, se manifeste quand elle est arrivée à un développement considérable après six mois ; quelquefois elle ne donne aucun signe avant ce temps » (62). Au IIIe siècle, Aurelianus Nemesius écrit que « quelle que soit la cause de la rage, elle souffle dans la gueule du chien un noir venin qui lui commande des morsures mortelles » (63).

Pour Poseidonius (IVe siècle) et Aetios d'Amida (VIe siècle), la rage canine était due aux chaleurs estivales (64). Au Xe siècle, Abulcassis attribuait la rage du chien au tempérament « sec et bilieux de l'animal qui favorisait la corruption des humeurs » (65). Au XIIe siècle, Jorjani pense que la cause primitive de la rage des chiens est la modification de leur tempérament par les poisons (*zahr*) qu'ils respirent, ou ingèrent (66). Au XIIIe siècle, Glanville parle d'un « poison dangereux, car il reste longtemps caché et inconnu, et il s'accroît et se multiplie, et il reste parfois inconnu durant toute une année... » (67). Au XVe siècle, la légende d'une illustration du *Kitāb az-Zardaka* (représentant un chien marchant dans l'ombre d'un cheval) précise que la rage provient d'une corruption du sang et d'un excès d'atrabile, mais qu'elle est transmissible par morsure (68). En 1546, Fracastor attribua la rage, comme d'autres maladies contagieuses, à des *semina* (germes) « peut-être épais, de façon à se cacher dans de petits pertuis (...) et comme ils rampent lentement il est naturel de penser qu'ils ont de l'analogie avec les parties solides telles que les nerfs ou autres organes semblables » (69). En 1585, Ambroise Paré en revient malheureusement aux théories humorales et il précise que, parmi les six prédispositions possibles à la rage canine, il y a non seulement la morsure par un animal enragé, mais aussi les températures extrêmes, l'alimentation et même la mélancolie qu'éprouve le chien d'avoir perdu son maître « qui provoque l'ébullition de son sang qui tourne en bile, puis en rage » ! [70]. Cette dernière idée sera reprise à son compte par Spackman, en 1614 [71].

En 1576, Turberville suggéra que la forme dormante de la rage (*sleeping madness*) était liée à la présence de vers au niveau de l'estomac, qui engendraient des humeurs remontant au cerveau... [72]. En 1613, Spackman reprend à son compte les six théories d'Ambroise Paré [73].

En 1733, Desault, qui avait observé des vers parasites à l'autopsie d'un chien enragé, pensa qu'ils étaient la cause de la rage et, raisonnant vrai sur cette hypothèse fausse, il écrit : « Ces vers vivent dans la salive des animaux enragés ; ils s'insinuent dans le sang par la plaie que l'animal enragé fait avec la dent, se multiplient ensuite dans le sujet qui les a reçus ; et parvenus à un certain nombre, ils attaquent le cerveau, le gosier et les glandes salivaires, causant des délires, des convulsions, de l'écume autour de la bouche et donnent enfin la mort. » [74].

En 1760, James affirme que les animaux peuvent contracter la rage lorsque la bave d'un chien enragé leur est inoculée par morsure sous la peau, ou qu'ils l'avalent [75] et en 1763 le chirurgien lyonnais Pouteau écrit, dans son *Essai sur la rage* : « La rage n'est pas une maladie du sang, mais une maladie des glandes salivaires et de la salive. » [76]. Or, en 1782, Uiberlacher revient aux anciennes théories et attribue la rage canine aux rigueurs du climat, à l'absorption d'aliments ou boissons pollués, à des excès sexuels, etc. [77]. En 1785, Enaux et Chaussier distinguent la « rage spontanée (...) dépendant d'une irritation particulière de l'estomac occasionnée par le défaut de boisson, les aliments âcres... » et la « rage communiquée » par morsure d'un animal enragé [78]. Au XVIIIe siècle, la théorie de l'origine spontanée de la rage sous l'effet de la faim et de la soif revient à l'honneur : pour la vérifier Bourgelat, Breschet, Dupuytren, Magendie, Rossi et d'autres chercheurs enferment des chiens ou des chats, sans boire ni manger ; tous les animaux meurent de soif ou d'inanition, ou s'entre-dévorent, sauf les chats de Rossi « qui deviennent fous » ! [79]. En 1807, Bradsley affirma à nouveau que la rage n'était jamais spontanée et toujours transmise par un chien [80]. En 1814, Grognier enseignait au contraire à l'École vétérinaire de Lyon que la rage (humaine) pouvait se manifester sous l'effet de la peur et de l'imagination et, en 1838, Hurtrel d'Arboval écrivait : « il est reconnu que la rage naît spontanément dans les chiens, les loups, les renards et les chats (...) qui la transmettent aux autres quadrupèdes et à l'homme. » [81]. En 1854, Raspail avance une autre idée : « Le véritable siège de la rage est sous le filet de la langue ; la cause paraît être animée » et, en 1864, il précise même que ce filet « est envahi par un insecte, acarien ou helminthe de grande ou petite taille » [82]. En 1873 on pensait que la rage résultait de la privation de liberté et de besoins sexuels inassouvis et le colonel de Belleville proposait à la Société d'histoire naturelle de Toulouse de créer des lupanars pour les chiens des villes ! [83].

Ce n'est qu'au XIXe siècle que la reproduction expérimentale de la maladie par inoculation parentérale de matériel virulent permettra de préparer l'isolement de l'agent pathogène responsable, en 1903, par Remlinger et Riffat-Bey. Cette recherche avait été antérieurement entreprise par Babes, Gibier, Fol et Rivolta qui avaient cru voir des « microbes » dans le matériel virulent. Fol prétendait les avoir cultivés, puis avoir reproduit la rage avec la culture du 4e jour (84) et Rivolta baptisa lui-même son microbe « *Cocco-bacterium lyssæ*, Rivolta » (85). Certains chercheurs poursuivirent encore leurs investigations après la publication de Remliger et Riffat-Bey. En 1903, Négri décrivit des corps d'inclusion cellulaire (qui portent encore son nom) en pensant qu'il s'agissait de parasites. En 1913, Noguchi attribua la rage à l'action d'un spirochète et, en 1924, Manouélian et Viala décrivirent un agent microsporidien baptisé *Encephalitozoon rabiei*, puis *Glugea Lyssæ* (86).

Épidémiologie

Contagiosité et modes de contagion

Contrairement à celle d'autres maladies animales, la contagiosité de la rage ne semble pas avoir prêté à controverse, même aux temps les plus reculés : si l'origine des cas primaires restait souvent obscure, la transmissibilité de la rage une fois déclarée était rarement mise en doute.

C'est ainsi que, vingt-trois siècles avant J.-C., le *Code Eshunna* prévoyait déjà des amendes « pour les propriétaires de chiens fous qui avaient mordu un homme (ou un esclave) et provoqué sa mort... » (87). Mais beaucoup d'auteurs restent prudents sur la nature des maladies qui pouvaient être transmises à cette époque par ces chiens mordeurs, et pensent qu'il ne s'agissait pas nécessairement de la rage (88).

Par la suite, la majorité des textes ont non seulement affirmé la contagiosité de la rage mais aussi, le plus souvent, l'ont clairement liée à la morsure et au contact avec la salive de l'animal enragé. C'est le cas du texte d'Aristote, précédemment cité, dans lequel il précise que « si le chien atteint de rage mord, tous les animaux mordus, à l'exception de l'homme, deviennent enragés » (89). Ce passage du texte a fait l'objet de nombreux commentaires et interprétations, car on comprend mal comment Aristote pouvait considérer l'homme comme résistant à la rage... Erreur de copiste ? Résistance relative de l'homme par rapport aux animaux ? Absence de rage humaine dans la Grèce antique ? Aucune de ces interprétations n'est totalement convaincante et le mystère reste entier, d'autant que la maladie n'a jamais non plus été signalée, chez l'homme, par Hippocrate... Aristote précise par ailleurs que « la transmission de la rage (animale) était connue depuis bien longtemps par les anciens Indiens » (90).

Après celui d'Aristote, on retrouve plusieurs textes mentionnant la transmission de la rage par morsure, notamment celui de Celse[i] . D'autres auteurs pensent que ce venin se trouve dans l'urine des enragés « sur laquelle il ne faut pas marcher avec des pieds écorchés », écrit Pline au Ier siècle (91), ou dans « le seul air exhalé de la gueule du chien enragé, sans qu'il y ait morsure » selon Soranos d'Éphèse, contredit au IIe siècle par Arétée de Cappadoce (92), ou dans l'atmosphère elle-même, selon Virgile dans les *Géorgiques* (93). Au Ve siècle, Végèce parle du cheval enragé qui mord les autres animaux et les contamine : *facit ipsa contagione rabiosa* (94). À peu près à la même époque, Cælius Aurelianus rapporte l'histoire d'une contamination indirecte : une couturière ayant cousu une robe déchirée par un chien enragé, puis ayant coupé le fil avec ses dents, mourut elle-même de rage quelque temps plus tard (95). Au Xe siècle, Gariopontus reprend l'hypothèse des aérosols contaminants (96). La source du contage a été également dénoncée dans les cadavres ou les eaux corrompues par Avicenne au Xe siècle, ou dans la viande des animaux enragés, par Jorjani, puis Arnauld de Villeneuve au XIIIe siècle (97), repris par Ambroise Paré et Diversus au XVIe siècle ou Spackman au XVIIe siècle (98). Toutefois, Sidi Siouti (XVe siècle) répète bien que c'est en lacérant la peau de l'homme mordu que le chien lui inocule le venin « qui produira la rage aux premiers temps froids » (99).

C'est Fracastor qui, le premier (1546), observa que la morsure des chiens enragés n'était pas toujours contaminante, ce qui fut confirmé par Le Roux en 1783 (100). En 1557, Cardanus rétablit un lien entre la rage, la morsure et le « venin » qui se trouve dans la gueule de l'animal (101). En 1810, Bernard-François Balzac (père de l'écrivain Honoré de Balzac) accuse les chiens d'une « immoralité incurable », dont les odeurs et émanations transmettent la rage, et il propose donc une taxe sur ces animaux (102). En 1870, Bouley rappelle que le simple léchage par un chien enragé d'une peau écorchée peut suffire à donner la mort[j] . La transmission congénitale de la rage a fait l'objet de nombreuses controverses ; elle avait été signalée en 1876, par Spinola et Canilac, chez les bovins (103).

Espèces sensibles

Les textes les plus anciens concernant la rage ont presque tous mentionné (et associé) la réceptivité de l'homme et celle du chien, à l'exception notable de l'*Histoire des animaux* (VIII, 22 et 24) d'Aristote : voir *supra*. Ce dernier auteur considérait cependant que, sauf l'homme, toutes les espèces animales pouvaient contracter la maladie après morsure par un animal enragé et, notamment, le chameau[k] (104). Il décrit également sous le nom de « nympholepsie » une affection du cheval caractérisée par des accès de délire, qui pourrait être la rage selon certains auteurs (105). Plutarque (Ier siècle) dit avoir vu un cheval enragé et entendu dire que les bovins et les renards pouvaient l'être également (106). À la même époque, Ovide parle du « loup des forêts couvert d'écume », Virgile classe la rage parmi les maladies possibles des bovins ou ovins, et le chacal, la hyène et le tigre enragés sont mentionnés dans la *Suśrutasamhitā* (107). Au IIe siècle, Soranos d'Éphèse mentionne, parmi les espèces susceptibles de contracter et transmettre la rage par morsure, l'âne, le cheval, le léopard, le loup, l'ours et... l'homme (108). Au Ve siècle, la rage du cheval et des bovins est rapportée par Végèce, et dans les *Hippiatriques* (voir *supra*), et des cas de rage du cheval sont à nouveau signalés par Albert le Grand, puis par Abou Bekr (109).

Fleming rapporte le cas d'un ours enragé qui, en l'an 900, mordit vingt personnes, dont six moururent de rage (110). Avicenne dans le *Canon de la médecine* (1036) mentionne à nouveau la réceptivité du loup et du chacal et rajoute celle de la martre (fouine ?) et du renard (111). En 1110, Jorjani mentionne la rage du loup, du renard, du chacal, de la hyène, du furet, etc. en Asie centrale (112). Au XIVe siècle, Al-Damiri signale la réceptivité du loup, du chacal, du renard, de l'hyène, de l'âne et du chameau (113). En 1590, une importante épizootie rabique est signalée chez les loups en France (114). Au début du XVIe siècle, les rapports des premiers Européens arrivés dans les Amériques, et notamment ceux d'Anghiera et d'Oviedo, font état de cas de rage humaine contractée après morsures de chauves-souris vampires (115). En 1709, Boerhaave rajoute le porc et la poule à la liste des espèces sensibles (116). En 1760, Andry distingue avec beaucoup de perspicacité les animaux les plus atteints (chiens, chats, loups, renards...) des espèces victimes occasionnelles (bovins, équidés, chameaux, ours, fouines, singes...) (117). En 1879, Galtier démontra la réceptivité expérimentale du lapin, ce qui ouvrit la voie à la préparation d'un vaccin par Pasteur. Ce dernier démontra ensuite qu'on pouvait contaminer expérimentalement d'autres espèces animales et que le virus s'adaptait à ces espèces, ce qui permettait de produire un vaccin antirabique (voir *infra*).

Matières virulentes

Les matières virulentes considérées par les différents auteurs comme à l'origine de la contagiosité rabique ont été citées précédemment. Celle dont il fut le plus souvent question, depuis l'Antiquité, était bien entendu la *salive* des animaux enragés, dont l'infectiosité ne fut expérimentalement prouvée qu'au XIXe siècle par Zinke chez le chien, puis par Berndt chez d'autres espèces (118) : Galien affirmait déjà que le simple contact de la salive d'un chien enragé avec le corps de l'homme suffisait à le contaminer et Elien disait qu'un pierre mordue par un chien enragé et placée dans du vin suffisait à rendre furieux ceux qui le buvaient (119).

La virulence des autres matières, ou tissus, fut plus longue à établir. Dans le cas des *tissus nerveux*, elle ne fut en fait découverte que très tard même si, dès le Moyen Âge, on admettait que « c'était de la tête que descendait en la bête un venin si très visqueux (*sic*) qu'il n'en est rien, s'il n'en est mors, qu'il ne soit envenimé » ! (120). C'est Pasteur qui démontra définitivement cette virulence en 1881, en inoculant à différents animaux des broyats de cerveau, de bulbe rachidien et de moelle épinière (121). Cette découverte lui donna un avantage décisif dans la compétition engagée dès 1879, avec Galtier, pour mettre au point un vaccin antirabiquc (voir *infra*). Il est d'ailleurs étonnant que Galtier en 1879, de même que Hertwig en 1829, n'aient pas décelé la virulence des tissus nerveux, alors qu'ils l'avaient fait pour la salive dans laquelle le titre de virus est généralement inférieur. Par ailleurs, dès 1809, Rossi avait semble-t-il réussi à contaminer un animal en insérant dans ses muscles un fragment de nerf crural prélevé chez un chien enragé, bien que cela fut contesté par Virchow (122).

La virulence des *glandes salivaires* fut démontrée par Hertwig en 1829, puis par Pasteur en 1881 (123). La virulence du *sang* fut affirmée par Jorjani (124). Elle fut ensuite l'objet de longues controverses entre auteurs allemands (Virchow...) et français (Renault...), malgré sa démonstration expérimentale par Hertwig dès 1829 (125). Celle des *muscles*, déjà suggérée du Xe au XVIe siècle (voir *supra*), fut soutenue par Gohier en 1811. Cet auteur affirmait avoir réussi à contaminer des chiens en les nourrissant de viande d'herbivores morts de rage. Mais ces résultats furent contestés à la suite des expériences négatives de Decroix, Delafond et Lafosse (126). Decroix et Bourrel avaient même « ingéré de la viande crue d'animal enragé trempée dans la bave virulente sans en éprouver aucun malaise » (127).

La virulence exceptionnelle de certains *autres organes* ou *produits de sécrétion* (glandes lacrymales, pancréas, mamelle, rein, larmes, etc.) sera également démontrée par Galtier, Pasteur, puis d'autres auteurs (128). Galtier conclut, par contre, à l'absence de virulence du lait (il inocula sans résultat du lait de chèvre enragée à des lapins). Il contesta les rapports de Fleming concernant un nourrisson contaminé par le lait de sa mère enragée, ou de Baudot concernant une famille morte d'avoir bu du lait de vache enragée (129) mais non celui de chiots contaminés par le lait de leur mère enragée (130).

La virulence de l'*urine*, évoquée par Pline (voir *supra*), puis par Coleman au XIXe siècle, n'a jamais été définitivement démontrée, non plus que celle du *sperme* (131).

Prophylaxie sanitaire

Hygiène générale

La transmission de la rage, qui s'effectue essentiellement par morsures, limitait bien entendu la possibilité de recommander des mesures d'hygiène générale pour lutter contre cette maladie. En 1872, Fleming et Roll recommandent, cependant, de bien nourrir et abreuver les chiens, de leur éviter les aliments épicés, de garder leur poil ras, de les protéger du soleil, de les laisser s'accoupler, etc. (132).

Lorsque l'on ne pouvait attacher (ou éliminer) les chiens mordeurs, la contamination des autres animaux ou de l'homme n'était évitable qu'en imposant le port d'une muselière aux chiens. Cette méthode est déjà décrite dans l'*Avesta* (VIe à VIIe siècle avant J.-C.) : « qu'on attache un morceau de bois taillé au collier (du chien mordeur) et qu'on y assujettisse sa bouche : qu'on lie le bois des deux côtés et qu'on l'attache lui-même. » (133). Le port de la muselière, pourtant bien connu dans toute l'Antiquité gréco-latine, ne semble avoir été rendu obligatoire en Europe qu'au XVIIIe siècle. En France, il fut imposé dans certaines régions, notamment lors d'une sévère épizootie qui sévit dans le Midi toulousain de 1770 à 1784 (134). En Angleterre, il fut imposé par le *Dogs Act* (1871) dans les districts où la rage a été constatée, et en France il était prévu dans le décret du 22 juin 1882 (135). En 1862, Bourrel avait proposé de limer les canines de tous les chiens de Paris et il vérifia la valeur de sa méthode en se faisant mordre par un chien enragé ainsi édenté (136).

Parmi les autres mesures d'hygiène générale propres à éviter la contamination rabique, on peut signaler la prohibition de vente et de consommation de la viande et du lait des animaux enragés. Reynal précise curieusement, en 1873, que « si ces produits ne paraissent pas nuisibles pour les personnes qui les ont consommées, il y a toujours à se préoccuper de l'effet moral et de l'influence qu'ils pourraient avoir sur le développement de la rage » ! (137).

Isolement

L'animal enragé n'était généralement pas isolé, mais abattu. En revanche, on isolait, préventivement, les chiens sains pour leur éviter la rencontre d'un congénère enragé. L'interdiction de la divagation des chiens était prévue dans le *Talmud* (IVe-Ve siècle), où les sages prescrivent aux propriétaires de chiens de les garder enchaînés en permanence lorsqu'ils habitent la ville et seulement dans la journée lorsqu'ils habitent les faubourgs (138). En Serbie, le *Code de Grbadj* (XVe siècle) obligeait à attacher les chiens en cas de menace rabique, sous peine d'abattage (139). Un règlement sur le bien-être des animaux publié au Japon en 1695 obligeait les propriétaires des chiens agressifs à les garder à l'attache (140). L'interdiction de laisser errer les chiens en cas de risque rabique a été souvent reprise par la suite et des textes précis existaient dans les villes européennes, notamment à Nancy (1701), à Londres (interdiction de laisser sortir les chiens durant un mois pendant la grande épizootie de 1759-60), à Paris en 1725, puis en 1785 (où les chiens errants pouvaient être lapidés), à Liège (1791 : amende de 3 florins d'or, etc.). À Strasbourg, en 1778, le collier du chien était fourni au propriétaire moyennant une taxe annuelle (141).

La mise en observation des chiens mordeurs est une mesure d'isolement particulière à la rage. C'est le Docteur Guillotin [(l)] qui proposa, en 1776, de mettre les chiens suspects de rage en observation pendant quinze jours « dans de solides cages de fer, afin de savoir s'ils étaient réellement malades » (142).

La quarantaine a été proposée par Bardsley en 1793 « pour extirper la rage » des Îles britanniques. Sa proposition consistait à établir une quarantaine obligatoire pour tous les chiens du royaume et à interdire totalement l'importation de ces animaux durant cette quarantaine. Cette bonne idée ne fut, malheureusement, pas mise en pratique avant un siècle, bien que reprise par Youatt en 1851 qui proposa une durée de huit mois pour cette quarantaine. En 1897, la Chambre d'agriculture britannique imposa le port de la muselière en ville et une quarantaine de trois mois pour les chiens importés en Grande-Bretagne (143). Cette méthode aurait été suggérée par Pasteur lui-même à Victor Horsley quelques années plus tôt (144). Pasteur avait également suggéré de tester cette méthode (associée à une vaccination) dans un pays isolé : l'île Maurice (145).

Abattage

La destruction des animaux agressifs ou venimeux est un réflexe ancestral de survie chez l'homme. Il n'est donc pas étonnant qu'il ait été encouragé, voire codifié, par différents peuples.

Six à sept siècles avant J.-C., l'*Avesta* recommandait déjà de mettre hors d'état de nuire les chiens mordeurs en général, mais de façon progressive puisque ce n'est qu'après chaque morsure que l'on intervenait en coupant d'abord une oreille, puis l'autre, puis la patte droite, puis la gauche, puis la queue ! La mise à mort des chiens était plus expéditive et systématique en Chine, à peu près à la même époque, (Zhou occidentaux) où les chiens enragés étaient poursuivis et bastonnés à mort (146). Dans l'Antiquité, des journées spéciales étaient réservées à la destruction de chiens : la *kynophantis* à Argos (Crète) et les *dies caniculares* à Rome. Dans ce dernier cas, c'était l'apparition de la constellation du Chien (Sirius) qui donnait le signal de la chasse car, comme chez les Grecs et les Égyptiens, cet astre avait la réputation d'exercer une influence favorable aux épidémies de rage (147). La mise à mort des chiens enragés est recommandée dans le *Talmud* « en lançant un objet contre lui » et elle est, exceptionnellement, autorisée même le jour du *sabbat* (148). Elle fut autorisée, au Japon, par un article de loi du *Code Taiho Ritusryo* publié en 701, lorsque la rage fut introduite dans ce pays par des navigateurs coréens (149). Au Xe siècle, les Gallois avaient également le droit de tuer un chien à condition de prouver qu'il était enragé en déclarant « qu'ils l'avaient vu se battre avec des chiens et des hommes et que sa langue était très enflammée » (150). En Allemagne, au Moyen Âge, les « garçons écorcheurs » étaient chargés d'abattre les chiens errants ou mordeurs et, en 1427, il était précisé que les chiens adultes devaient être assommés alors que les jeunes étaient noyés (151). Au XVIIIe siècle, la destruction des chiens errants était réglementée dans plusieurs pays européens (Allemagne, Espagne, France, etc.). En France, de 1719 à 1746 des « spécialistes » étaient chargés de tuer les chiens errants par assommoir, armes à feu ou poison. La grande hécatombe de chiens londoniens qui suivit les épizooties de rage de 1759 à 1760 suscita, déjà, la réprobation de l'opinion publique. En 1774, à Eccles, près de Manchester, une prime de 5 shillings était accordée pour chaque chien abattu et les indigents n'avaient pas le droit de posséder de chien [152]. En 1785, « toute personne pouvait tuer ou faire tuer à coups de pierre ou avec bâtons tous les chiens errants en Avignon », etc. En 1862, lors d'une épidémie de rage en Éthiopie, les chiens furent rassemblés et jetés par leur propriétaire dans une hutte enflammée [153]. En 1870, en Angleterre, les chiens contaminés étaient soit abattus, soit gardés enfermés dix mois chez leurs propriétaires [154].

À la fin du XIXe siècle, la plupart des législations européennes recommandent l'abattage des animaux atteints ou mordus, ou leur séquestration [155].

Destruction des matières virulentes

La rage est une des maladies animales pour lesquelles la matière virulente la plus dangereuse (la salive) a été identifiée très tôt. Malheureusement, cela n'était d'aucune utilité pratique puisque, cette salive virulente étant inoculée par morsure, il était impossible de la détruire sans tuer l'animal enragé lui-même (voir *supra*). Néanmoins, des précautions ont été prises dans certains cas pour que les matières virulentes ne puissent contaminer, passivement, l'animal ou l'homme : c'est ainsi que dans l'*Avesta* il était conseillé d'éloigner le cadavre du chien mort de rage de la maison, de le soumettre à des fumigations de bois de santal et de plantes odoriférantes, puis de le laver trois fois [156]. En l'an 751, saint Boniface, apôtre de la Germanie, donne des instructions écrites pour que les animaux enragés, ou blessés par des animaux enragés, soient enterrés dans une fosse [157].

En 1760, James dit que « pour détruire totalement le virus rabique dans un chenil il faut le faire habiter par des oies, et que cela a toujours réussi en Angleterre » [158]. En 1789, Enaux et Chaussier recommandent d'enterrer profondément les cadavres des animaux morts de rage « car les chiens, les loups qui les dévoreraient pourraient être exposés à la maladie et devenir ainsi une source de nouveaux malheurs » [159]. Une autre mesure applicable sur l'animal vivant, malheureusement reprise à satiété depuis l'Antiquité, était l'ablation du « ver » ou des « vésicules » situés sous la langue du chien vivant : voir *infra.*

Plusieurs produits furent, par ailleurs, proposés pour neutraliser le virus salivaire *in situ* (suc gastrique, organes prélevés sur des animaux enragés, etc.) dans le but de prévenir l'apparition de la rage chez le sujet mordu : voir *infra.* Cependant, les méthodes permettant de neutraliser le virus rabique n'ont pu être déterminées avec certitude qu'après le développement de modèles expérimentaux sur l'animal de laboratoire, notamment le lapin, proposés par Galtier en 1879. Cet auteur, mais aussi Babes, Nocard, Pasteur, Roux et d'autres, reconnurent alors l'efficacité de plusieurs procédés : la dessiccation (qui détruit le virus en quinze jours), la lumière (neutralisation en quatorze heures à 30°C), la chaleur (neutralisation en cinq minutes à 47-48°C), divers antiseptiques (acides minéraux, phénol...), le suc gastrique, la bile, etc. En revanche, le virus résistait plus de quarante-quatre jours dans des cadavres de chiens enterrés, et plus de trente-quatre mois à -4°C (160).

Prophylaxie médicale

Ce sujet nécessiterait à lui seul un ouvrage complet tant ont été nombreuses les « recettes » proposées pour éviter la rage, mais la plupart concernaient l'homme et ne seront donc pas traitées ici. En ce qui concerne la rage du chien, les plus anciennes méthodes remontent au Ier siècle de notre ère. Elles consistaient en l'ablation du *vermiculum* sublingual, préconisée par Gratius Faliscus[m] et reprise par Pline, ou en celle de la dernière vertèbre caudale. Columelle rapporte qu'un grand nombre de pâtres avaient pour habitude de couper, avec les dents, la queue des chiots quarante jours après leur naissance pour leur éviter la rage (161) ; tous ces conseils seront repris par Pline, puis par d'autres auteurs, et pendant de nombreux siècles. Pline rappelle d'autres recettes magiques proposées à son époque : « mêler des crottes de poules à l'aliment des chiens pendant les trente jours de la canicule » (162) ou « faire boire aux chiens le lait d'une femme qui a eu un garçon » (163). Au IIe siècle, Galien pensait préserver les chiens de la rage en leur faisant avaler un mélange de terre de Lemnos et de baies de genièvre bien écrasées (164).

Dans la majorité des cas, on cherchait à protéger l'homme ou l'animal après leur contamination (traitement curatif), plutôt qu'avant (traitement préventif). Le précurseur de tous les traitements préventifs pourrait bien avoir été celui proposé par Valli en 1799, à Livourne : cet auteur aurait réussi à neutraliser la virulence de la salive de chien enragé en la mélangeant avec du suc gastrique de grenouille. Il précisa aussi que l'inoculation de cette salive neutralisée à des chiens n'entraînait plus de développement de la rage chez ces animaux, et il dit avoir traité avec succès par ce produit deux personnes mordues par des chiens enragés (165).

Cependant, ce n'est qu'à partir de 1879 que les travaux de Galtier (166), puis de Pasteur et de ses collaborateurs, permirent une vaccination antirabique efficace. En démontrant que l'inoculation par voie intraveineuse de salive virulente protégeait les moutons de la rage, puis en utilisant le lapin comme animal d'expérience, Galtier ouvrit la voie. Quelques années plus tard, Pasteur prépara un vaccin antirabique, à base de moelle épinière de lapin desséchée, dépourvue de virulence pour les chiens inoculés par voie sous-cutanée. Mais au lieu d'utiliser ce vaccin à titre préventif pour lutter contre la rage canine, Pasteur décida de l'utiliser à titre curatif chez l'homme. Le succès de cette méthode retarda, et retarde encore, l'éradication de la rage, dont le vrai réservoir reste toujours l'animal.

Traitement

Presque tous les peuples ont considéré la rage comme une maladie sûrement mortelle, bien que certains auteurs (notamment Fracastor) aient bien indiqué qu'une morsure de chien enragé n'était pas nécessairement fatale. Devant ce sombre pronostic, tout traitement valait la peine d'être tenté et les différentes générations humaines ont rivalisé d'imagination dans ce domaine. Il est toutefois impossible, et hors de notre propos, de décrire la multitude de traitements proposés chez l'homme. Rappelons seulement qu'ils peuvent être ordonnés en trois grands groupes : la cautérisation de la blessure, le traitement par voie générale à l'aide d'une polypharmacie d'origine minérale, végétale ou animale [(n)], et la balnéothérapie.

L'animal mordu était, bien entendu, l'objet de moins d'attention que l'homme. Néanmoins, certains tentaient parfois, et encore aujourd'hui, de leur appliquer le même traitement qu'à l'homme (ce qui est le cas dans l'*Avesta*) ou proposaient des traitements spécifiques [(167)]. Les textes de l'*Āyurveda* précisaient que le traitement devait débuter aussitôt après la morsure du chien enragé et non après l'apparition des premiers symptômes [(168)]. C'est ainsi que Columelle disait que les bovins pourraient être protégés de la maladie si on appliquait sur la morsure des chiens ou des loups enragés de l'ail ou des « vieilles salaisons » [(169)]. Hippocrate (le vétérinaire) et Eumelos conseillent tous deux la saignée chez le cheval enragé et Eumelos y rajoute des pointes de feu sur le ventre et les tempes, l'inhalation de graines de ciguë et... la castration !

Elien (IIIe siècle) rapporte qu'à Rocca (Crète) les chiens enragés étaient conduits au temple d'Artémis pour y être guéris : si ce « traitement » échouait les chiens se donnaient la mort en se jetant eux-mêmes dans la mer [(170)].

À la même époque, Philumenos recommandait, plus concrètement, de faire absorber au chien enragé une décoction de poudre d'écrevisses calcinées et de racines de gentiane dissoutes dans du vin vieux. Il conseillait aussi de débrider la plaie, de la cautériser et de la maintenir ouverte, durant quarante jours, par un emplâtre à base d'ail, d'oignons et de grains de blé [(171)]. Au IVe siècle, Gratius Faliscus proposait, pour guérir la rage de tous les animaux, de leur accrocher au cou des poils de blaireau et des coquillages... [(172)].

Dans les *Hippiatriques*, la racine d'églantier (*Cynorrohodon* ou *rosa canina*) était recommandée en application locale chez le chien mordu, qui était également saigné [(173)].

Pour toutes les espèces animales, Végèce complétait le traitement par la cautérisation et une boisson à base de vin, de nitre, de bitume et de sève de sureau [(174)].

Comme pour l'homme[o], certains traitements utilisaient des matières virulentes, employées directement ou après une neutralisation par des agents physiques, chimiques ou biologiques : tel était le cas du traitement préconisé par Végèce dans les *Hippiatriques* pour les bovins mordus par un chien enragé auxquels on faisait avaler, de force, le foie bouilli de ce chien ! [(175)].

En 1766, Matthieu rapporte avoir guéri une truie enragée avec du turbith minéral, etc. [(176)]. En 1767, le Docteur Busson soigne les animaux avec la poudre de Paulmier (*antibyssus*) déjà utilisée au XVIe siècle [(177)]. Cette poudre est constituée de 12 plantes avalées dans du lait (pour les chiens) ou du vin (pour les autres). Pour les bovins mordus, Enaux et Chaussier recommandent en 1785 un traitement local (cautérisation, amputation de la queue si elle est le siège de la morsure) et un traitement général (belladone *per os* enveloppée dans de l'herbe ou des feuilles de chou) [(178)]. Plus tard Chirac, médecin de Louis XV, préconise « l'omelette antirabique » à base d'œuf et de racine d'églantier, précédemment utilisée par Mareschal pour traiter chiens et porcs mordus[p] [(179)].

Les traitements réellement efficaces d'animaux ou d'hommes contaminés ne furent découverts, puis lentement améliorés, qu'après les essais réussis de Pasteur sur chiens en 1884 [(180)]. Il est intéressant de noter que ces essais furent l'aboutissement de plusieurs autres tentatives de ce chercheur dont l'une (également réussie) consista à préparer un vaccin à virus vivant modifié par adaptation au singe [(181)].

Réglementation sanitaire

Les mesures visant à lutter contre la rage par isolement ou abattage des animaux contaminés ont été décrites précédemment. D'autres dispositions réglementaires ont été prises, par ailleurs, pour éviter l'extension ou les conséquences de la maladie.

Systèmes de déclaration et d'alerte

Aucun système formel de déclaration des cas de rage ne semble avoir existé en Europe avant le XVIIIe siècle. Le 16 juillet 1784, l'arrêt du Conseil d'État du roi de France oblige à déclarer à l'autorité locale tout cas de rage, sous peine d'une amende de 500 livres [(182)]. Mais, comme pour la majorité des autres pays européens, ces dispositions ne seront réellement appliquées qu'au siècle suivant. Leur but était, d'ailleurs, de protéger l'homme ou les animaux de la contamination plutôt que d'éviter l'extension de la maladie dans un pays. Tel était le cas des textes imposant l'abattage des animaux enragés ou mordus en 1872 en Suisse (où les chiens étaient soumis à une taxe cantonale), puis en 1875 en Hollande, en 1880 en Allemagne et en Autriche, en 1882 en France et en Roumanie, en 1887 en Suède, en 1888 en Belgique, en 1893 au Danemark, en 1897 en Bulgarie et en Grande-Bretagne, etc. [(183)].

Interdiction de vente et rédhibition

Dans aucun pays il ne semble avoir existé de règlement considérant la rage animale comme un vice rédhibitoire, sans doute parce que la maladie affecte peu les animaux de rente.

Restriction des importations

Suggéré en 1793 et 1851 par les auteurs anglais (voir *supra*), le contrôle par quarantaine ou l'interdiction complète des importations de chiens sur le territoire britannique n'entrera en vigueur que par le *Dogs Act* du 7 mai 1897 (184).

Conclusion

L'analyse des différentes méthodes de surveillance et de contrôle de la rage animale au cours de plus de quarante siècles d'Histoire est particulièrement instructive. Elle confirme le poids des traditions et des idées reçues sur les méthodes de lutte contre les maladies animales en général. Ainsi les théories humorales ont-elles, longtemps, empêché tout progrès dans les recherches d'une cause extrinsèque de la rage et des méthodes de son élimination. Si certains auteurs ont eu des certitudes sur la contagiosité de la maladie ou des pressentiments très justes sur la nature du contage, et par conséquent des moyens de s'en prévenir, ils pouvaient difficilement vérifier leurs théories, et en tirer des applications pratiques.

En pratique, la rage ne pouvait être combattue efficacement, avant la découverte du vaccin antirabique, que par des mesures de prophylaxie sanitaire et notamment l'abattage (parfois préventif) des chiens.

Notes complémentaires

(a) Bartholomew Glanville, dit « l'Anglais », était un moine franciscain qui publia, de 1231 à 1281, les *De proprietatibus rerum*. Il a donné une description saisissante du chien enragé [(185)] : « *Other hounds flee and avoid the wood hound as pestilence and venom, and he is always exiled as it were an outlaw, and goeth alone wagging and rolling as a drunken beast, and runneth yawning and his tongue hangeth out, and his mouth drivelleth and foemeth, and his eyes be overturned and reared and his ears lie backward, and his tail is wrinkled by the legs and thighs; and though his eyes be open yet he stumbleth and spurneth against everything, and barketh at his own shadow.* » Traduction : « Les autres chiens s'enfuient et évitent le chien enragé comme la peste et le venin ; et il est toujours pourchassé comme s'il était hors la loi ; et il s'en va tout seul, branlant et roulant comme une bête ivre ; et il court avec la gueule largement ouverte et la langue pendante ; et sa bouche bave et écume ; et ses yeux sont retournés et injectés de sang ; et ses oreilles sont couchées en arrière ; et sa queue est serrée entre les jambes et les cuisses ; et, bien que ses yeux soient ouverts, il se heurte et trébuche contre tous et aboie à sa propre ombre. » [(186)].

(b) En 1387, le comte de Foix, Gaston III, plus connu sous le nom de Phébus (ou Phœbus) écrit un traité de vénerie intitulé *Des deduiz de la chasse des bestes sauvaiges et des oyseaulx de proye* dont le chapitre 16 est consacré aux maladies du chien. Il décrit huit sortes de rage chez cet animal : la *rage esrageant* (forme furieuse), la *rage courante* (fuite sans but), la *rage mut* (paralysie de la mâchoire), la *rage chéante ou tombante* (paralysie générale), la *rage flatrée* (dyspnée, parésie), la *rage endormie* (somnolence permanente), la *rage de teste* (enflure de la tête et des yeux) et la *rage efflanquée* (maigreur) [(187)].

(c) Traduction : « Il ne craint jamais l'eau, car il ne cherche pas à l'éviter. » [(188)].

(d) Selon Reynal, « nul mieux que Youatt n'a caractérisé le hurlement rabique, signe véritablement pathognomonique de la maladie. L'animal, lorsqu'il le fait entendre, est le plus ordinairement debout, quelquefois assis, le museau pointé en l'air. Il commence par un aboiement ordinaire, qui se termine tout à coup et d'une manière tout à fait singulière en un hurlement à cinq, six ou huit tons plus élevés que le commencement. On entend quelquefois les chiens hurler, ajoute Youatt ; mais, dans le cas de la rage, le son produit est un aboiement parfait auquel succède tout à coup, brusquement, un hurlement prolongé » [(189)].

(e) Dans une collection apocryphe de *Lettres d'Hippocrate à Démocrite* publiée entre l'an 41 et l'an 54 de notre ère, on trouve une explication particulièrement imagée de l'incubation de la rage chez l'homme : « de même que dans une pile de laine sèche à côté de laquelle on place de la laine humide, c'est d'abord la surface de contact qui sera humidifiée puis, petit à petit, la zone voisine jusqu'à ce que l'humidité ait tout pénétré. On doit également admettre, en ce qui concerne le poison rabique, qu'il est communiqué par morsure et qu'à partir de celle-ci il gagne les endroits voisins et finalement le cerveau. » [(190)]. Les chiffres les plus précis concernant la durée de l'incubation de la rage humaine sont rassemblés dans le tableau ci-dessous :

Durée de l'incubation de la rage humaine	**Auteur**	**Siècle**	**Référence bibliographique**
7 jours à plusieurs mois ou années	Dioscoride	Ier	Heuckemkamp *et al.*, p. 20
Supérieure à 6 mois	Galien	IIe	Moreau, p. 23
40 jours à 7 ans	Philumenos	IIIe	Théodoridès (c), p. 34
7 à 100 jours	Sun Si Miao	VIe	Théodoridès (c), p. 21
40 jours en moyenne	Aetios d'Amida	VIe	Théodoridès (c), p. 44
7 à 180 jours	Jorjani	XIIe	Tadjbakhsh, (b), p. 65
7 jours à 7 ans	Bernard de Gordon	XIIIe	Théodoridès (c), p. 57
Supérieure à 1 an	Glanville	XIIIe	Smith, p. 81
20 jours à plusieurs années	Fracastor	XVIe	Théodoridès (c), p. 65
40 jours à 30 ans	Pierre Borel	XVIIe	Théodoridès (c), p. 153
30 jours à 17 mois	John Hunter	XVIIIe	Théodoridès (c), p. 82

(f) Dans le dictionnaire français de Littré et Robin (1855), on pouvait encore lire : « suivant Marochetti, le virus, après avoir été absorbé dans les blessures, passe dans le torrent de la circulation, puis se concentre sous la langue, où l'on voit s'élever de chaque côté du frein, du troisième au neuvième jour, de petites pustules ou vésicules, appelées lysses, dans lesquelles il se trouve enfermé. Si, à cette époque, dit-il, on enlève les vésicules et que l'on cautérise ensuite avec soin, les progrès ultérieurs du mal sont arrêtés et la santé reste intacte ; si, au contraire, on les abandonne, le virus est résorbé au bout de vingt-quatre heures. » Littré et Robin ajoutaient toutefois : « les faits observés en France n'ont pas confirmé les espérances données par le médecin russe. » (191).

(g) Traduction : « Les modifications des organes du corps humain aux dépens desquels la maladie se développe semblent devoir échapper à toute investigation anatomique. » (192).

(h) Selon Moreau, quatre théories fondamentales sur l'origine de la rage, animale ou humaine, étaient soutenues dans l'Antiquité. La *théorie nerveuse* : Démocrite, Gaïus, les disciplines d'Hérophile, Asclépiade et ses élèves. La *théorie angineuse* (qui plaçait le siège principal du mal dans l'œsophage et le cardia) : Artémidore, disciple d'Érasistrate, Artorius, disciple d'Asclépiade. La *théorie diaphragmatique* (fondée sur les douleurs thoraciques, les douleurs précordiales et la dyspnée) : certains élèves d'Asclépiade et, enfin, la *théorie mixte* (le diaphragme, le cerveau et surtout l'œsophage étaient touchés simultanément) : Soranus d'Éphèse (193).

(i) Dans son livre *De arte medica*, Celse affirme que la morsure du chien enragé contient toujours un peu de poison : *autem omnis morsus ferre quoddam virus* (194).

(j) En 1870, à l'occasion d'une des soirées scientifiques de la Sorbonne, Bouley, a dû terrifier l'auditoire parisien qu'il mettait en garde contre le chien enragé « devenu soudain affectueux et qui demande à son maître de le soulager de ses souffrances. (...) Si on le laisse faire, il lui témoigne volontiers sa reconnaissance par ses lèchements sur les mains et sur le visage et la plus petite écorchure peut être une porte ouverte à la mort » dit Bouley. Et l'orateur ajoute : « Et quelle mort ! Que dis-je peut-être ? Mais elles se comptent par centaines, les victimes de ces caresses empoisonnées. » (195).

(k) Selon Moulé, Aristote aurait sans doute confondu les accès de fureur génésique du chameau au moment du rut avec les symptômes de la rage (196).

(l) Guillotin (1738-1814) était médecin : c'est pour réduire les souffrances des condamnés à mort qu'il remit en honneur une méthode de décapitation mécanique déjà utilisée en Europe dès le XVIe siècle et dont il souffrit beaucoup qu'on la surnomma « guillotine ».

(m) Cette méthode d'ablation du « petit ver sous la langue » du chien pour le protéger de la rage était encore en honneur en 1755. Dans le dictionnaire du Dr Johnson les buts de l'opération sont définis en ces termes : « *to deprive a dog of something, nobody knows what, under his tongue, which is said to prevent him, nobody knows why, from running mad* ». (Traduction : « enlever à un chien quelque chose, personne ne sait quoi, sous la langue, [ce qui] doit l'empêcher, personne ne sait pourquoi, de devenir enragé » (197).) En 1807, Bradsley confirme l'opinion de James sur ce traitement préventif : il n'a strictement aucune efficacité (198).

(n) Pour avoir une idée de la naïveté de certains traitements proposés dans l'Antiquité, pour guérir les personnes mordues par des animaux enragés, il suffit de consulter la liste des « remèdes magiques » soigneusement relevée par Pline l'Ancien au Ier siècle : cendres de la tête du chien mordeur (administrées par voie locale ou générale), salive sublinguale de chien enragé, ou foie bouilli, ou viande salée du même animal, cervelles de volailles (efficaces pendant un an), fientes de poules (rousses), mue de serpent pilée dans du vin avec une écrevisse, nid ou poussins d'hirondelles, etc. (199). L'ingestion du diaphragme des chiens mordeurs était également recommandée dans le *Talmud* (200).

(o) Il y a plus de mille ans, en Perse, Arrajani, puis Avicenne, recommandaient d'appliquer le foie séché d'un chien enragé sur les plaies des personnes mordues. Selon Tadjbakhsh, la présence possible d'anticorps rabiques dans ce foie pourrait expliquer son action bénéfique (201).

(p) Le traitement des animaux et des hommes par l'omelette antirabique sera en faveur jusqu'au XXe siècle ! Le *Journal de l'Ain* du 9 octobre 1821 en précise le mode de préparation : « Mettez dans un pot de terre vernissée une chopine de vin blanc, une cuillerée à bouche de suie, deux dés à coudre de poudre d'écaille d'huître pilée, une poignée de sauge de jardin, gros comme le pouce de racine d'églantier, faire infuser pendant 24 heures et obliger la personne ou l'animal mordu à avaler cette décoction, soit en liquide, soit battue avec une omelette. » Lors d'une séance de la Société des sciences vétérinaires de Lyon*, le 23 octobre 1921, il est précisé « que ces traitements empiriques existent encore à Neulize et à Pélussin, où l'on conduit les bœufs mordus par des chiens enragés pour leur faire manger l'omelette. »

Rappels sur la rage

La rage est la zoonose la plus connue, la plus redoutée et la plus répandue dans le monde depuis des milliers d'années. Elle n'entraîne qu'une mortalité relativement faible chez les animaux domestiques, donc des pertes économiques réduites, mais sa

---

* document aimablement communiqué par le Docteur G. Theves

transmissibilité à l'homme impose des mesures de prophylaxie extrêmement rigoureuses et fort coûteuses. Chez les animaux sauvages la mortalité est souvent très importante et peut modifier la dynamique de leurs populations.

Dates des principales épizooties de rage : la maladie, à toutes les époques et sur tous les continents, a plutôt présenté un caractère enzootique. Toutefois, des flambées épizootiques ont pu survenir, aussi bien chez les chiens que chez les carnivores sauvages. Les épisodes les plus spectaculaires signalés avant le XXe siècle, l'ont été en 1578, 1586, 1711, 1725, de 1805 à 1840, et en 1875 (en Europe occidentale), en 1026, 1734, 1759, 1765, 1868 (dans les Îles britanniques), de 1759 à 1824 (dans les pays baltes et scandinaves).

Classification et caractéristiques de l'agent causal : virus de la famille des Rhabdoviridæ, genre *Lyssavirus*, subdivisé en quatre sérotypes et sept génotypes. Au sein du même sérotype il existe des variants et des biotypes adaptés à des hôtes différents (chien, renard, chauve-souris, etc.). Le sérotype 1 a pour prototype le virus rabique « vrai », les autres étant des virus apparentés à la rage. Le virus peut résister jusqu'à 50°C. Il est stable aux pH compris entre 4 et 10. Il est sensible aux solvants des lipides et à la plupart des désinfectants usuels.

Espèces sensibles : tous les animaux à sang chaud sont réceptifs à l'inoculation expérimentale, mais les oiseaux ne présentent pas d'infection naturelle. La réceptivité des mammifères à cette infection naturelle dépend de la souche du virus contaminant, et pratiquement aucun d'entre eux ne survit à la maladie, une fois déclarée.

Transmission : le plus souvent par inoculation intramusculaire de salive virulente (morsure d'animal enragé), mais également possible par aérosol, ingestion de matériel virulent ou transplantation d'organes.

Sources de virulence : glandes salivaires et salive (peut être infectieuse jusqu'à 4 semaines avant les symptômes...), tissus nerveux et, très exceptionnellement, autres tissus (sang).

Diagnostic clinique : la période d'incubation moyenne de la maladie naturelle est de 3 à 4 semaines. Elle peut aller de 8 jours à plusieurs mois, voire années, en fonction de l'hôte, de la souche du virus contaminant et de son titre. Les symptômes peuvent varier selon les espèces, mais ils sont le plus souvent caractérisés par un changement de comportement, puis par des troubles divers : incoordination motrice, paralysie, cris anormaux (ou absence de cri : rage mue), agressivité, sialorrhée, morsure d'êtres vivants ou d'objets inanimés, etc. Chez les carnivores on peut noter une procidence de la troisième paupière (« corps clignotant »). La rage peut parfois évoluer vers la mort sans signe clinique notable, notamment chez les chauves-souris (par exemple en hibernation, où elles restent porteurs latents de virus).

Diagnostic différentiel : parfois difficile avec celui d'autres atteintes du système nerveux dues soit à des agents pathogènes conventionnels (bactéries, virus, parasites...) ou non, soit à des intoxications.

Diagnostic biologique : par identification de l'agent (détection de la nucléocapside virale par immunofluorescence, isolement du virus, détection de l'ARN viral par sondes spécifiques) et, par détection d'anticorps (ELISA, neutralisation virale) dans le sérum ou le liquide céphalo-rachidien.

Lésions : aucune lésion macroscopique n'est caractéristique de la rage. Histologiquement on peut parfois observer la présence d'une accumulation de glycoprotéine virale dans les neurones (« corps de Négri »).

Prophylaxie sanitaire : isolement et/ou abattage des animaux malades, port de la muselière, destruction des cadavres, protection des zones indemnes (quarantaine).

Prophylaxie médicale : vaccination préventive (avant exposition) par voie parentérale ou par voie orale, notamment dans le cas des animaux sauvages. La vaccination curative (après exposition), associée ou non à la sérothérapie, est généralement réservée à l'homme.

Traitement : il n'existe aucun traitement efficace de la rage après l'observation des premiers symptômes.

Bibliographie

Ardoin P. – « *Historique de la rage jusqu'à Pasteur* ». *Méd. mal. infect.*, 1984, **14** (4) : 154-158.

Aristote – *Histoire des animaux* (texte établi et traduit par P. Louis, édit.). Les Belles Lettres, Tome III, Livres VIII à X, Paris, 1969, 191 pp.

Barber-Lomax J.W. – « *The biting of Madde Dogges* ». *Small anim. Pract.*, 1960, **1** (ii) : 101-108.

Barbier A. – *Les sources de la virulence rabique. Histoire d'une épizootie de rage sur le renard et le blaireau dans la région dijonnaise.* Bernigaud & Privat, édit., Dijon, 1929, 252 pp.

Bouley M.H. – *La rage. Moyens d'en éviter les dangers et de prévenir sa propagation.* Asselin, édit., Paris, 1870, 87 pp.

Carter H. – « *The history of rabies* ». *Vet. Hist.*, 1996, **9** (1) : 21-29.

Conte A. – *Police sanitaire des animaux.* Baillère & fils, édit., Paris, 1906, 532 pp.

Dinçer F. – « *Old veterinary manuscripts in Turkey and a study on the 15th Century manuscript* ». *Hist. Med. Vet.*, 1981, **6** (2) : 33-39.

Enaux J. et Chaussier F. – *Méthode de traiter les morsures des animaux enragés et de la vipère suivie d'un précis sur la pustule maligne.* M. Defay, édit., Dijon, 1985, XLVI + 275 pp.

Fleming G. – *Rabies and hydrophobia. Their history, nature, causes, symptoms and prevention.* Chapman & Hall, édit., Londres, 1872, 405 pp.

Gaidoz H. – *La rage et St. Hubert.* J. Picard, édit., Paris, 1887, 224 pp.

Galtier P.V. – **(a)** *La rage, envisagée chez les animaux et chez l'homme au point de vue de ses caractères et de sa prophylaxie.* L. Bourgeon, édit., Lyon, 1886, 266 pp. ; **(b)** *Traité des maladies contagieuses et de la police sanitaire des animaux domestiques.* Troisième édition, Asselin et Houzeau, édit., Paris, 1897, 1 280 pp.

Giarola A., Cantoni M. et Magnone E. – « *La dottrina esogena, delle infezioni dall'antichità ai giorni nostri – X^e – Un grande tropicalista ed epidemiologo del " 700 ", Eusebio Valli* ». *Riv. Ital. di med. e Igiene della Scuola*, 1967, vol. XIII, fas. II, 191-199.

Hadani A. et Shimshony A. – « *Traditional veterinary medicine in the Near East : Jews, Arab Bedouins and Fellahs* ». *Rev. sci. tech. Off. int. Epiz.*, 1994, **13** (2) : 581-597.

Heuckenkamp H., Großmann R. et Froehner R. – « *Zur Geschichte der Hundswut* », Veterinärhistorisches Jahrbuch, 1937, **9** : 1-337.

Heusinger C.F. – **(a)** *Recherches de pathologie comparée.* Cassel chez H. Hotop, édit. ; vol. I, 1853, 674 pp. ; **(b)** *Recherches de pathologie comparée.* Cassel chez H. Hotop, édit. ; vol. II, 1853, DXLIX pp.

Hurtrel d'Arboval L.H.J. – *Dictionnaire de médecine, de chirurgie et d'hygiène vétérinaires.* Tome V, Seconde édition, Baillière et fils, édit., Paris, 1839, 640 pp.

Janssens P.G. & Mortelmans J. – « La rage ». *Ann. Soc. Belge Méd. Trop.*, 1963, **6** : 893-1044.

Karasszon D. – *A concise history of veterinary medicine.* Akadémiai Kiadó, Budapest, 1988, 458 pp.

Katić R.V. – « La médecine vétérinaire en Serbie au Moyen Âge ». *Rec. Méd. vét.*, 1955, **131** (3) : 188-196.

Laffont J.L. – « La rage dans le Midi toulousain sous l'Ancien Régime ». *Revue Méd. vét.*, 1999, **150** (6) : 525-534.

Leclainche E. – **(a)** *Histoire illustrée de la médecine vétérinaire.* Tome I, Albin Michel, édit., Paris, 1955, 250 pp. ; **(b)** *Histoire illustrée de la médecine vétérinaire.* Tome II, Albin Michel, édit., Paris, 1955, 245 pp.

Masse P. – *Contribution à l'étude de l'œuvre d'Ambroise Paré (1510-1590). Éléments de zoologie aux XXIe et XXVe livres des œuvres complètes : des venins et des monstres.* Thèse doc. vét., Nantes, 1997, 171 pp.

Melin A. – *Contribution à l'étude des médicaments de l'art vétérinaire ancien.* Thèse doc. vét. Lyon, 1939, 63 pp.

Moreau R. – « La rage de l'Antiquité au siècle des lumières ». *Inf. tech. Serv. vét.*, 1985, **92-95** : 19-35.

Moulé L. – **(a)** *Histoire de la médecine vétérinaire.* Première période : « Histoire de la médecine vétérinaire dans l'Antiquité ». Extraits du *Bulletin de la Société centrale de médecine vétérinaire.* Imprimerie A. Maulde, Doumenc et Cie, Paris, 1891, 200 pp. ; **(b)** *Histoire de la médecine vétérinaire.* Deuxième période : « Histoire de la médecine vétérinaire au Moyen Âge ». Première partie : « La médecine vétérinaire arabe ». Extraits du *Bulletin de la Société centrale de médecine vétérinaire.* Imprimerie A. Maulde, Doumenc et Cie, Paris, 1896, 125 pp. ; **(c)** *Histoire de la médecine vétérinaire.* Deuxième période, Deuxième partie : « La médecine en Europe ». Extrait du *Bulletin de la Société centrale de médecine vétérinaire.* Imprimerie A. Maulde, Doumenc et Cie, Paris, 1900, 178 pp.

Nocard E. et Leclainche E. – *Les maladies microbiennes des animaux.* Tome II, Troisième édition, E. Masson et Cie, édit., Paris, 1903, 645 pp.

Oger Y. – « Comment préservait-on les animaux de la rage en Bretagne au XVIIIe siècle ». *Inf. tech. Serv. vét.*, 1985, **92-95** : 35.

Organisation mondiale de la santé – « *World Survey of Rabies No. 33 for the year 1997* ». WHO/CDS/CSR/APH/99. *Org. mond. Santé*, Genève, 1999, 27 pp.

Pasteur L. – « Méthode pour prévenir la rage après morsure ». *C.R. Acad. Sci.*, 1885, 765-773.

Paulet J.-J. – *Recherches historiques et physiques sur les maladies épizootiques avec les moyens d'y remédier, dans tous les cas.* Seconde partie. Ruault, édit., Paris, 1775, 501 pp.

Pline l'Ancien – *Histoire naturelle.* **(a)** Livre XXVIII (texte établi, traduit et commenté par A. Ernout). Les Belles Lettres, édit., Paris, 1962, 179 pp. **(b)** Livre XXIX (texte établi, traduit et commenté par A. Ernout). Les Belles Lettres, édit., Paris, 1962, 141 pp.

Raspail F.V. – *Le fermier-vétérinaire ou méthode aussi économique que facile de préserver et de guérir les animaux domestiques et même les végétaux cultivés, du plus grand nombre de leurs maladies.* Raspail, édit., 1854, Paris, 288 pp.

Reynal J. – *Traité de police sanitaire des animaux domestiques.* Asselin, édit., Paris, 1873, 1 012 pp.

Sakamoto I. – « *History of rabies in Japan before the Meiji era* ». *Jap. vet. Hist. J.*, 1986, **21** : 31-36 (en japonais).

Sen A. et Raman A. – « *Treatment of rabies in Ayurveda* ». *Ind. vet. J.*, 1926, **2** : 127-130.

Shoshan A. – *Animals in Jewish literature. The Jew and his animal.* Shoshanim, édit., Rehovot, 1971, 372 pp.

Smith F. – *The early history of veterinary literature and its British development* (originally published in *Journal of Comparative Pathology and Therapeutics* 1912-1918). J.A. Allen & Co., édit., Londres, 1976, vol. I, 373 pp.

Smithcors J.F. – « The history of some current problems in animal disease ». *Vet. Med.*, 1958, mars (149-154), mai (267-273).

Steele J.H. et Fernández P.J. – « *History of rabies and global aspects* ». *In* : *The natural history of rabies.* Seconde édition, G.M. Baer, édit., CRC Press., 1991, 620 pp.

Tadjbakhsh H. – **(a)** *A survey of the views of Iranian savants (especially Muslim physicians) on the subject of contagious diseases and immunity. Med. J. Isl. Rep. Iran*, 1992, **6** (3) : 57-70 ; **(b)** *Traditional methods used for controlling animal diseases in Iran. Rev. sci. tech. Off. int. Epiz.*, 1994, **13** (2) : 599-614.

Théodoridès J. – **(a)** « Sebastiano Rivolta (1832-1893), parasitologiste et microbiologiste ». *Histoire des Sciences médicales*, Tome XIV, n°2, 1980, 227-231 ; **(b)** « Histoire de la rage transmise par les chauves-souris ». *Quipu*, 1985, **2** (3) : 477-480 ; **(c)** *Histoire de la rage. Cave Canem.* Fondation Singer-Polignac, Masson, édit., Paris, 1986, 289 pp.

Thierry B. – « Les connaissances sur la rage en Asie Centrale au Moyen Âge ». *Bull. Mens. Rage Anim. Fr.*, 1992, **22** (7) : 1-3.

Tombal A. – « La rage, la chasse et la forêt ». *Inf. tech. Serv. vét.*, 1985, **92-95** : 37-40.

Tornéry M. de – *Essai sur l'histoire de la rage avant le XIXe siècle.* Imprimerie de la Faculté de Médecine Henri Jouve, Paris, 1893, 266 pp.

Vitet L. – *Médecine vétérinaire.* Tome III, seconde partie. Périsse, édit., Lyon, 1771, 269 pp.

Wilkinson L. – **(a)** « *The development of the virus concept as reflected in corpora of studies on individual pathogens. 4: Rabies. Two millennia of ideas and conjecture on the aetiology of a virus disease* ». *Med. Hist.*, 1977, **21** : 15-31 ; **(b)** « *Understanding the nature of rabies: an historical perspective* ». *In : Rabies*, J.B. Campbell, K.M. Charlton, édit., Kluwer Academic Publishers, 1988, 431 pp. ; **(c)** *Animals and disease. An introduction to the history of comparative medicine*. Cambridge University Press, 1992, 272 pp.

Winslow C.E.A. – *The conquest of epidemic disease. A chapter in the history of ideas*. Wisconsin University Press, Princeton University, 1980, 411 pp.

Bibliographie complémentaire

Cette liste rassemble les références de quelques travaux antérieurs au XXe siècle analysés par les auteurs figurant sur la liste précédente, mais dont nous n'avons pu consulter le texte original intégral.

Breschet G. – « Notes sur des recherches expérimentales relatives au mode de transmission de la rage ». *C.R. Acad. Sci.*, Paris, 1840, **11** : 485-501.

Galtier P.V. – « Études sur la rage ». *Ann. Méd. vét.*, 1879, **28** : 627-639.

Galtier P.V. – « Les injections de virus rabique dans le torrent circulatoire ne provoquent pas l'éclosion de la rage et semblent conférer l'immunité. La rage peut être transmise par l'ingestion de la matière rabique ». *C.R. Acad. Sci.*, 1881, **93** : 284-285.

Hunter J. – « *Observations and heads of inquiry on canine madness* ». *Trans. Soc. Impr. Med. Chir. Knowl.*, Londres, 1793, **1** : 294-329.

Magendie F. – « Expériences sur la rage ». *J. Physiol. exp. Pathol.*, 1821, **1** : 40-46.

Pasteur L. – « Sur la rage ». *C.R. Acad. Sci.*, 1881, **92** : 1259-1260.

Pasteur L., Chamberland C. et Roux E. – « Nouvelle communication sur la rage ». *Bull. Acad. Méd.*, 1884, 2e série, **13** : 337-344.

Remlinger P. – « Le passage du virus rabique à travers les filtres ». *Ann. Inst. Pasteur*, Paris, 1903, **17** : 834-840.

Rivolta S. – « *Il virus rabido* (*Cocco-bacterium lyssæ*, Rivolta) ». *Gorn. anatom. fisiol. patol. animale*, 1886, 3-21.

Zinke G.G. – « *Neue Ansichten der Hundswuth, ihrer Ursachen und Folgen, nebst einer sichern Behandlungsart der von tollen Tieren gebissenen Menschen. für Ärzte und Nichtärzte bestimmt* ». Jena C.E. Gabler, 1804.

Références citées

(1) Organisation mondiale de la santé, p. 3
(2) Théodoridès (c), p. 21
(3) Heuckenkamp *et al.*, p. 20 ; Théodoridès (c), pp. 53, 56, 150
(4) Ardoin, p. 156 ; Fleming, p. 19 ; Tornéry, p. 34
(5) Moreau, p. 21
(6) Théodoridès (c), p. 153
(7) Théodoridès (c), p. 19 ; Tornéry, pp. 43 et 62 ; Smith, p. 86
(8) Théodoridès (c), p. 19
(9) Smith, p. 86 ; Thierry, p. 2 ; Tornéry, p. 32
(10) Smith, p. 86
(11) Théodoridès (c), p. 63 à 68 ; Moulé (a), p. 133
(12) Théodoridès (c), p. 18

(13) Théodoridès (c), p. 20
(14) Aristote, *in* P. Louis, p. 50
(15) Théodoridès (c), p. 21
(16) Moulé (a), p. 133
(17) Heuckenkamp *et al.*, p. 20 ; Théodoridès (c), p. 29
(18) Théodoridès (c), p. 42
(19) Théodoridès (c), p. 53 ; Leclainche (a), p. 53
(20) Théodoridès (c), pp. 48 et 50
(21) Théodoridès (c), p. 56
(22) Smith, p. 86
(23) Moulé (c), p. 138 et 139
(24) Théodoridès (c), p. 51
(25) Théodoridès (c), p. 64
(26) Théodoridès (c), p. 68
(27) Smith, p. 181 ; Théodoridès (c), p. 70
(28) Théodoridès (c), p. 92
(29) Théodoridès (c), pp. 150 et 153
(30) Moulé (a), p. 113
(31) Moulé (b), p. 88
(32) Bouley, pp. 33 et 34
(33) Leclainche (a), p. 186
(34) Tombal, p. 39
(35) Fleming, pp. 178-183
(36) Heusinger (b), p. CCCCLXVII
(37) Nocard et Leclainche, p. 469
(38) Ardoin, p. 156 ; Heuckenkamp *et al.*, p. 23
(39) Tornéry, pp. 36 et 37
(40) Théodoridès (c), p. 49
(41) Smith, p. 290
(42) Théodoridès (c), p. 59
(43) Théodoridès (c), p. 156
(44) Ardoin, p. 156 ; Théodoridès (c), p. 53 et 57
(45) Enaux et Chaussier, p. 21 ; Giarola *et al.*, p. 195
(46) Wilkinson (c), p. 80
(47) Wilkinson (b), p. 12 ; (c), p. 115
(48) Ardoin, p. 158 ; Nocard et Leclainche, p. 426
(49) Wilkinson (c), p. 115
(50) Nocard et Leclainche, p. 427
(51) Fleming, p. 90
(52) Heuckenkamp *et al.*, p. 60 ; Théodoridès (c), p. 149
(53) Théodoridès (c), p. 72
(54) Théodoridès (c), p. 75
(55) Théodoridès (c), p. 115
(56) Leclainche (b), p. 61 ; Reynal, p. 868
(57) Fleming, p. 285
(58) Théodoridès (c), p. 24
(59) Moulé (a), p. 132 ; Théodoridès (c), p. 247
(60) Heusinger (a), p. 16 ; Théodoridès (c), p. 36
(61) Pline (a), *in* A. Ernout, p. 49
(62) Moreau, p. 23
(63) Moulé (a), p. 133
(64) Théodoridès (c), p. 41
(65) Théodoridès (c), p. 49
(66) Tadjbakhsh (a), p. 65 ; Thierry, p. 1
(67) Smith, p. 86
(68) Dinçer, p. 36
(69) Théodoridès (c), p. 65
(70) Masse, p. 49
(71) Barber-Lomax, p. 103
(72) Smith, p. 181
(73) Smith, p. 290
(74) Théodoridès (c), p. 115
(75) Paulet, p. 356
(76) Bost, *in litteris*
(77) Théodoridès (c), p. 140
(78) Enaux et Chaussier, pp. 12-13 et 89
(79) Fleming, p. 101
(80) Smithcors, p. 270
(81) Hurtrel d'Arboval, p. 397
(82) Raspail, p. 259 ; Théodoridès (c), p. 167
(83) Bost, *in litteris*
(84) Galtier (a), pp. 114-117
(85) Théodoridès (a), p. 231
(86) Théodoridès (c), p. 232 ; Wilkinson (a), pp. 26-27
(87) Théodoridès (c), p. 17
(88) Wilkinson (a), p. 16
(89) Aristote, *in* P. Louis, p. 50
(90) Melin, p. 27 ; Wilkinson (a), p. 17
(91) Pline (b), *in* A. Ernout, p. 54
(92) Ardoin, p. 155
(93) Fleming, p. 11
(94) Moulé (a), p. 113
(95) Barbier, p. 178
(96) Thierry, p. 2
(97) Tadjbakhsh (a), p. 65 ; Théodoridès (c), p. 55 ; Tornéry, pp. 64, 95 et 100
(98) Ardoin, p. 157 ; Barber-Lomax, p. 103
(99) Théodoridès (c), p. 51
(100) Ardoin, p. 157 ; Théodoridès (c), p. 125
(101) Steele et Fernández, p. 9 ; Winslow, p. 150
(102) Wilkinson (b), p. 19
(103) Barbier, p. 163
(104) Aristote, *in* P. Louis, p. 50
(105) Aristote, *in* P. Louis, p. 52 ; Moulé (a), p. 113 ; Théodoridès (c), p. 27
(106) Leclainche (a), p. 117
(107) Fleming, 11 ; Théodoridès (c), pp. 21 et 247
(108) Smithcors, p. 151

(109) Moulé (b), p. 88 ; Janssens et Mortelmans, p. 897
(110) Steele et Fernández, p. 4
(111) Théodoridès (c), pp. 48 et 49
(112) Tadjbakhsh (a), p. 65 ; Thierry, p. 2
(113) Leclainche (a), p. 166
(114) Barbier, p. 75
(115) Steele et Fernández, p. 3, 5 et 7 ; Théodoridès (b), p. 477
(116) Tornéry, p. 147
(117) Tornéry, pp. 153 et 154
(118) Nocard et Leclainche, p. 426
(119) Gaidoz, p. 7
(120) Moulé (c), p. 139
(121) Galtier (b), p. 873 ; Nocard et Leclainche, p. 227
(122) Barbier, p. 153 ; Galtier (b), p. 873
(123) Nocard et Leclainche, p. 426
(124) Tadjbakhsh (a), p. 65
(125) Nocard et Leclainche, p. 427
(126) Galtier (b), p. 881
(127) Galtier (a), p. 111 ; Fleming, p. 128
(128) Barbier, p. 153 ; Galtier (b), p. 873
(129) Galtier (a), pp. 101-103
(130) Fleming, p. 132
(131) Carter, p. 25 ; Galtier (b), p. 873
(132) Fleming, p. 352
(133) Théodoridès (c), p. 19
(134) Laffont, p. 531
(135) Nocard et Leclainche, p. 488 et 494
(136) Fleming, p. 362
(137) Reynal, p. 886
(138) Shoshan, p. 109
(139) Katić, p. 196
(140) Sakamoto, p. 34
(141) Leclainche (b), p. 36 ; Théodoridès (c), pp. 101-104
(142) Ardoin, p. 158
(143) Carter, p. 27
(144) Wilkinson (a), p. 30
(145) Wilkinson (b), p. 17
(146) Théodoridès (c), pp. 19 et 20
(147) Théodoridès (c), p. 23
(148) Shoshan, p. 109 ; Leclainche (a), p. 54
(149) Sakamoto, p. 32
(150) Wilkinson (b), p. 3
(151) Leclainche (b), p. 60
(152) Carter, p. 24
(153) Fleming, p. 52
(154) Steele et Fernández, p. 9
(155) Nocard et Leclainche, p. 495
(156) Leclainche (a), p. 75
(157) Heuckenkamp *et al.*, p. 195.
(158) Paulet, p. 213
(159) Enaux et Chaussier, p. 88
(160) Nocard et Leclainche, pp. 471-472
(161) Moulé (a), p. 133 ; Théodoridès (c), p. 36
(162) Tornéry, p. 48
(163) Pline (a), *in* A. Ernout, p. 46
(164) Moreau, p. 24
(165) Giarola *et al.*, p. 195 ; Théodoridès (c), p. 147
(166) Galtier (a), pp. 62 et 155-160
(167) Leclainche (a), p. 75
(168) Sen et Raman, p. 127
(169) Moulé (a), p. 121
(170) Gaidoz, p. 16
(171) Théodoridès (c), p. 33 et 34
(172) Moulé (a), p. 132
(173) Moulé (a), p. 114
(174) Vitet, p. 36
(175) Fleming, p. 19 ; Moulé (a), p. 114
(176) Théodoridès (c), p. 136
(177) Oger, p. 31
(178) Enaux et Chaussier, pp. 85-87
(179) Oger, p. 31
(180) Pasteur, pp. 765-773
(181) Galtier (a), pp. 162-169
(182) Conte, p. 2
(183) Nocard et Leclainche, p. 495
(184) Nocard et Leclainche, p. 495
(185) Smith, p. 86
(186) Leclainche (a), p. 186
(187) Moulé (c), p. 138 et 139
(188) cité par Théodoridès (c), p. 153
(189) Reynal, p. 864
(190) cité par Théodoridès (c), p. 28
(191) cité par Moreau, p. 23 et 24
(192) cité par Théodoridès (c), p. 154
(193) Moreau, p.23
(194) Janssens et Mortelmans, p. 895
(195) Bouley, p. 12
(196) Moulé (a), p. 136
(197) Carter, p. 22
(198) Smithcors, p. 270
(199) Pline (b), *in* A. Ernout, pp. 53 et 56
(200) Shoshan, p. 108
(201) Tadjbakhsh (b), p. 604

TUBERCULOSE

La tuberculose a longtemps été considérée comme « la plus terrible maladie contagieuse dont l'humanité ait à souffrir » [1]. On comprend donc qu'elle ait suscité, au cours des temps, une abondante littérature, aussi bien de la part des médecins que des vétérinaires.

Sa récente recrudescence chez l'homme, liée au développement épidémique du syndrome d'immunodéficience acquise (SIDA) et son extension chez certaines espèces animales sauvages (blaireaux européens, buffles africains, possums australiens, cervidés d'élevage, etc.) ont attiré, à nouveau l'attention sur une maladie qui n'épargne aujourd'hui que quelques rares pays.

Symptomatologie

Descriptions cliniques

Les symptômes de la tuberculose animale n'ont été décrits que tardivement alors qu'en médecine humaine, la phtisie (expression couvrant les états consomptifs au sens large) ou le mal de Pott, semblent avoir été signalés depuis l'Antiquité en Mésopotamie (tablettes babyloniennes). Ils l'ont été avec certitude en Inde (dans les Veda et la *Suśrutasamhitā*), en Perse (dans le *Zend Avesta*, livre sacré des Parsis), en Grèce (par Hérodote, puis Hippocrate), à Rome (par Celse), puis par les auteurs arabes et ceux du Moyen Âge [2].

En médecine vétérinaire, selon Lyer, les premières descriptions de la tuberculose auraient été faites chez l'éléphant avant l'ère chrétienne et reprises, plusieurs siècles plus tard, dans l'*Hastyāyurveda*, un ouvrage rédigé par Pālakāpya, conseiller vétérinaire du roi Basaratha. La maladie, appelée *raja yakshma* était caractérisée par de la faiblesse, de la maigreur, de la dyspnée, de l'ictère et des vomissements de sang [3]. Les écrits d'Aristote (IVe siècle avant J.-C.) seraient les premiers à mentionner avec certitude la tuberculose bovine et porcine. Il en décrit les scrofules (adénites périphériques) et en reconnaît le caractère contagieux, qui sera malheureusement oublié par la suite [4].

Selon Smith, la maladie des poumons « cruelle et destructrice » décrite chez les bovins par Végèce (Ve siècle) serait presque sûrement la tuberculose [5]. Au XVIIIe siècle, la tuberculose bovine (pommelière) était considérée par Bourgelat comme une « esquimancie gangreneuse » [6]. En 1795, Jean-Baptiste Huzard (redénommé « le citoyen Huzard, vétérinaire » par les révolutionnaires français) donne une excellente description clinique de nombreux cas de tuberculose bovine qu'il observe dans les faubourgs parisiens : « C'est une inflammation lente, quelquefois gangreneuse, des poumons, mais qui dégénère en véritable phtisie pulmonaire. (...) La toux est générale et univoque ; elle n'est pas sèche et sourde (...), c'est une éjaculation longue de l'air contenu dans le poumon (...), ce symptôme dure longtemps et même pendant plusieurs années (...) ; toutes les autres fonctions paraissent dans l'état naturel (...) et les bêtes acquièrent même de l'embonpoint. » (7).

Cependant, la confusion restera grande jusqu'au XIXe siècle sur les formes de la maladie chez les bovins, puisqu'en 1840 Delafond en distingue encore trois formes : la « phtisie péripneumonite » ; la « phtisie tuberculeuse » et la « phtisie calcaire », selon les signes cliniques ou les lésions observées (8).

Incubation

En l'absence de certitude sur les modes de contagion, voire sur le caractère contagieux de la tuberculose animale, il n'est pas étonnant que les connaissances sur la durée d'incubation de la maladie aient été rares. Quelques indications peuvent, cependant, être tirées des textes anciens, notamment celles relatives aux vices rédhibitoires (voir *infra*). Dans le cas des lois celtes du pays de Galles (Xe siècle), le délai de reprise des bovins était de trois mois pour les sujets atteints d'*yzgyfaint* qui, d'après Leclainche, désignait la tuberculose (9). Il sera, au XVIIIe siècle, de quarante jours (voir *infra*). À la fin du XIXe siècle on admettait généralement que « la tuberculose bovine existait déjà depuis des mois, probablement, quand apparaissaient les symptômes » (10).

Diagnostic expérimental et reproduction de la maladie

Le premier diagnostic expérimental de la tuberculose est incontestablement l'œuvre du médecin militaire français Villemin. Il décrit le 5 décembre 1865, à l'Académie nationale de médecine de Paris, son premier succès : la reproduction expérimentale de la tuberculose par insertion, dans une poche creusée sous la peau de l'oreille d'un lapin, de matériel tuberculeux prélevé chez l'homme ou chez des animaux infectés expérimentalement et il prédit, en 1866, qu'on isolera bientôt le microbe de la tuberculose (11). Ce succès avait été précédé par celui de Klencke qui, en 1846, inocula la tuberculose bovine au lapin et montra qu'elle pouvait être transmise à l'homme par le lait contaminé (12).

Tous ces résultats seront confirmés par les vétérinaires : Chauveau (1868) infecte trois génisses par ingestion forcée de matériel bovin virulent et Gerlach (1869) réussit la même expérience sur des bovins ou d'autres animaux par ingestion de tubercules isolés des séreuses, ou de lait de vache infecté. Villemin (1869) poursuit ses travaux et contamine des lapins par voie respiratoire en

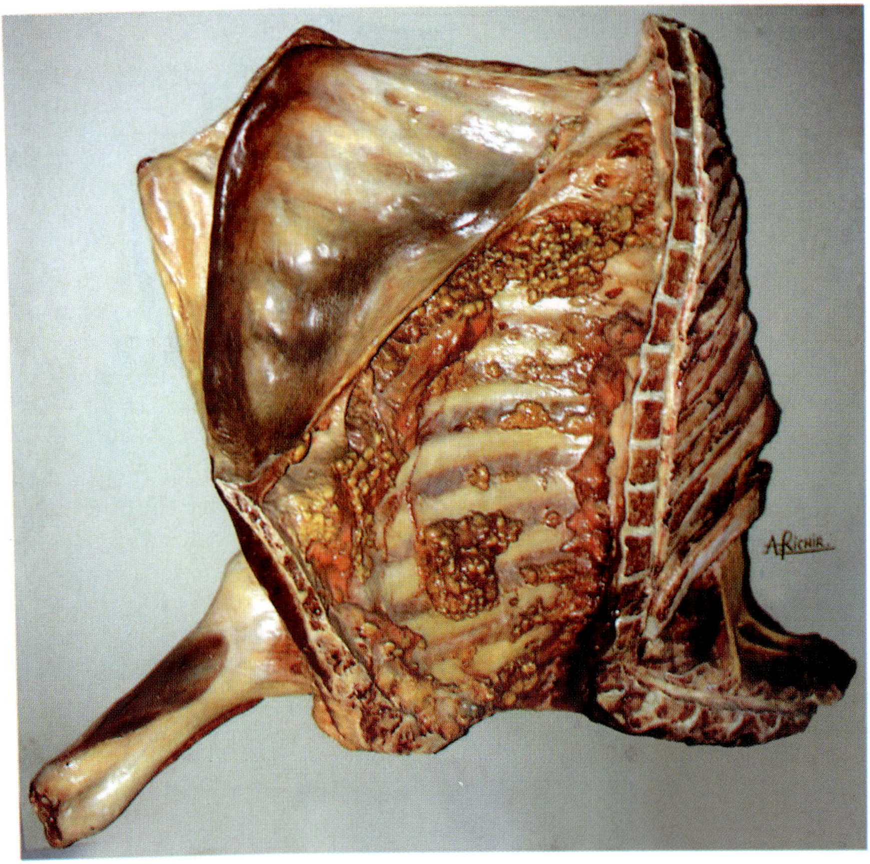

Le danger de la consommation des viandes tuberculeuses ne fut reconnu qu'à la fin du XIXe siècle

Moulage réalisé par A. Richir, représentant des lésions pleurales de tuberculose bovine
(Musée Fragonard, Maisons-Alfort)
Photographie : C. Degueurce

insufflant, dans leur trachée, de la poudre de crachats humains desséchés (13). En 1880, Cohnheim complète ces études en transmettant la maladie au lapin par inoculation dans l'œil (14). Mais ces expériences n'entraînent pas la conviction de tous les auteurs contemporains et Reynal écrit encore en 1873 : « Nous attendrons que la transmissibilité de la tuberculose ait été démontrée (...) car ceci nous conduirait (...) à des conséquences pratiques et économiques d'une gravité excessive. » (15).

En fait, l'ère d'un véritable diagnostic de laboratoire ne s'ouvrira définitivement que le 24 mars 1882, avec la coloration réussie du bacille tuberculeux par Koch, puis, le 4 août 1890, avec la culture *in vitro* de ce même bacille et sa réinoculation ultérieure à l'animal (16). À partir de ces cultures, Koch extrait une « lymphe » (la tuberculine) avec laquelle il pensait traiter les sujets tuberculeux. Guttman, en Estonie, préfère l'utiliser pour détecter la tuberculose des bovins, en 1891 : c'est le premier diagnostic vétérinaire par tuberculination intradermique (17).

Lésions

Dans ce domaine, encore, ce sont les lésions de tuberculose humaine qui constituent les témoignages les plus anciens, notamment celles observées sur les momies d'Égypte ou d'Amérique du Sud [a] (18), voire sur les squelettes d'hommes de l'âge néolithique atteints du mal de Pott (19).

Pour ce qui est de la médecine vétérinaire, nous ne disposons que de très rares descriptions *post mortem* concernant des scrofules tuberculeuses du porc et du bœuf, données par Aristote (20). Columelle mentionne des « cavernes » dans les poumons des animaux (21) et Végèce de profonds ulcères dans ceux des bovins (22).

Plusieurs passages du *Talmud* donnent une description détaillée des lésions de tuberculose bovine en vue d'une inspection sanitaire à l'abattoir et distinguent clairement les lésions fraîches et purulentes (*tsimchi-tsimchi*) ou calcifiées (*tinri-tinri*), ainsi que les adhérences pleurales (*sirchot*) (23).

Il y eut ensuite peu de descriptions valables de la tuberculose animale jusqu'à l'époque moderne. En 1795, Huzard décrit bien le lobe pulmonaire tuberculeux des bovins : « dense, très lourd, (...) à l'intérieur duquel le scalpel fait reconnaître une induration gangreneuse » ou « flétri, rempli d'obstructions très dures, d'hydatides, d'ulcères et d'abcès vides. » Ces dernières lésions pouvaient également être observées dans le foie (24). Les travaux de Gurlt (1831) furent les premiers à rapprocher les tubercules des bovins de ceux de l'homme. Cet auteur observa que les nodules développés dans le parenchyme pulmonaire des vaches étaient identiques à ceux décrits chez l'homme par Bayle, mais qu'ils dégénéraient ensuite, au point d'être rendus méconnaissables (25).

Toutefois, selon Johne, la tuberculose des bovidés aurait été décrite antérieurement en Occident, et notamment sa localisation pleurale, qui aurait été observée dès le XVe siècle en Allemagne (26).

Au XIXe siècle, les lésions de la tuberculose animale restent encore souvent confondues avec celles de la péripneumonie contagieuse et de l'hydatidose chez les bovins, ou avec celles de la ladrerie chez le porc, des tumeurs cancéreuses chez les chiens, ou de la morve chez les chevaux (27). En 1839, Hurtrel d'Arboval décrit les tubercules observés chez les animaux comme « une production morbide qui se présente sous l'aspect de corps arrondis, opaques, friables, assez durs cependant, formés d'une matière blanchâtre, inodore et sans nulle trace d'organisation ». Chez les chevaux, il observe de petites taches rouges..., de petites masses nacrées disséminées dans le parenchyme pulmonaire alors que, chez les ovins, ce sont surtout les nœuds lymphatiques qui sont atteints (28). Dupuy voit dans les altérations parasitaires de divers animaux l'origine des « dépôts tuberculeux », sans d'ailleurs soupçonner la relation existant entre les lésions du parenchyme pulmonaire et celles de la plèvre (29). En 1844, Delafond distingue, sur la base de l'observation des lésions et des symptômes des « maladies de poitrine du gros bétail », deux maladies à caractère enzootique (la péripneumonie chronique et la phtisie péripneumonite), et deux maladies à caractère sporadique (la phtisie tuberculeuse et la phtisie calcaire). La confusion restait donc encore largement possible entre ces quatre affections (30).

Deux progrès décisifs permettront alors de mieux comprendre le caractère des lésions tuberculeuses : la proclamation de l'unicité des diverses formes de tuberculose humaine (tubercules miliaires, crus, enkystés, etc.) par Laennec et la démonstration en 1865 de l'inoculabilité de la maladie d'une espèce à l'autre par Villemin (voir *supra*). Cette dernière découverte met provisoirement un terme aux erreurs des histologistes allemands (Niemeyer, Reinhard et Virchow) qui, depuis 1850, refusaient toute analogie entre tuberculoses humaine et bovine. Virchow, en particulier, pensait que les nodules tuberculeux observés sur les séreuses des bovins (« *Perlsucht* »), ou sur leurs viscères, se rapprochaient plutôt du lymphosarcome humain (31), alors que Leisering, en 1864, a bien souligné les spécificités des lésions tuberculeuses bovines (32).

Mais, en 1880, Virchow soutiendra encore que la « *Perlsucht* » bovine et la tuberculose caséeuse humaine étaient des lésions d'origine totalement différente, jusqu'à la découverte du bacille tuberculeux par Koch en 1882 (33).

Étiologie et pathogénie

L'origine bactérienne de la tuberculose ne fut donc révélée que le 24 mars 1882 par Koch, qui annonce à la Société de physiologie de Berlin avoir mis en évidence dans les produits tuberculeux « un parasite visible et tangible » (34).

Dans l'Antiquité indienne, Pālakāpya attribuait la tuberculose des éléphants à un excès de travail sous la chaleur du soleil [35]. En Allemagne, la localisation pleurale de la tuberculose des bovidés est signalée au XVe siècle sous le nom de « maladie des Français » et on lui attribue une origine syphilitique : cette opinion conduira les Allemands à la prohibition plus ou moins complète des viandes tuberculeuses jusqu'au XVIIIe siècle [36].

C'est Fracastor qui, dans son *De contagione et contagiosis morbis* (1546) soupçonne le premier l'intervention d'un agent transmissible. Cette idée est reprise par Marten qui, dans son ouvrage *A new theory of consumption* (1720), attribue la phtisie à « une certaine espèce d'*animalcula*, créatures vivantes merveilleusement petites, trop petites pour être visibles à l'œil nu, mais toutes issues d'un *ovum* ou œuf » [37]. Huzard attribue la tuberculose des vaches laitières, qu'il observe en 1795, à de mauvaises conditions d'hygiène, à une alimentation et une boisson insalubres et il complète en disant « que le germe de la maladie lui paraît même héréditaire » [38].

En 1839, Hurtrel d'Arboval résume les incertitudes de son temps en rappelant que « trois hypothèses se partagent les opinions eu égard à l'origine de ce produit morbide (les tubercules) : on le regarde ou comme une dégénérescence des tissus au milieu desquels il se rencontre, ou comme un tissu de nouvelle formation ou, enfin, comme le produit d'une sécrétion à laquelle l'état inflammatoire donnerait lieu en certaines circonstances » [39]. Ce même auteur attribue l'apparition des tubercules « aux froids humides, aux fatigues et à une mauvaise alimentation ». Ce n'est qu'après avoir reproduit la tuberculose chez le lapin que Villemin révèle l'étiologie réelle de la maladie en annonçant à l'Académie de médecine française (1865) : « la tuberculose est l'effet d'un agent causal spécifique, d'un virus, en un mot, (...) qui doit donc se reproduire et reproduire en même temps la maladie dont il est le principe essentiel et la cause déterminante. » [40].

Plus tard, on reviendra malheureusement à l'idée d'une maladie « constitutionnelle », plutôt que contagieuse, et le Docteur Pidoux raillera « le virus abstrait de M. Villemin » [41]. Reynal écrivait encore, en 1873 : « De nombreuses observations permettent d'affirmer, sans hésitation, qu'en dehors de toute influence héréditaire, le travail pathologique dont la production de tubercules est la conséquence, peut être provoqué par des circonstances extérieures. » Et il ajoute : « aucun argument valable n'a été invoqué en faveur du caractère contagieux de la tuberculose. » [42].

Épidémiologie

Contagiosité et modes de contagion

Les observations d'Aristote sur le caractère contagieux de la tuberculose animale ne seront reprises que très tard. Après les conceptions assez floues du

Moyen Âge sur les modes de transmission des diverses *pestilencia* animales (air, eaux, cadavres, effluves, etc.), il faut, en effet, attendre la Renaissance italienne pour que les idées se précisent en matière de tuberculose. C'est Fracastor qui reprend l'affirmation du caractère contagieux de la phtisie humaine, abandonnée depuis l'Antiquité (43).

En 1795 les opinions étaient encore très partagées sur la contagiosité de la tuberculose bovine et Huzard dit « qu'il ne la croit pas essentiellement contagieuse » tout en reconnaissant que « le plus grand nombre de nourrisseurs la regardent cependant comme contagieuse et prennent, à la mort de chaque vache, des précautions puériles et d'autant plus inutiles qu'elles ne remédient à aucune des causes » (44).

Il faudra donc se reporter au milieu du XIXe siècle pour trouver des textes officiels reconnaissant clairement les modes de contagion de la tuberculose animale et décrivant les mesures nécessaires pour l'éviter. Mais ces mesures arrivent souvent trop tard et, comme l'écrit Leclainche, « on songe d'autant moins à prendre les précautions nécessaires que la contagiosité n'est pas soupçonnée ». Heureusement rappelle-t-il, qu'au cours des siècles précédents « la difficulté de communication a limité étroitement le trafic commercial et que l'on a évité avec soin d'admettre, dans les troupeaux communaux, des sujets étrangers. » (45).

Espèces sensibles

Les connaissances anciennes concernant la réceptivité naturelle des différentes espèces animales sont restées très confuses jusqu'au début du XIXe siècle. En 1817, Dupuy, professeur à l'École d'Alfort, confondait encore l'affection tuberculeuse du cheval avec la morve, celle des bovins et des ovins avec divers parasitismes, celle des porcins avec la ladrerie, celles des lièvres avec l'hydatidose, etc. (46). Les idées exposées par le médecin français Rayer, dans le mémoire qu'il publia en 1843, étaient beaucoup plus claires. Il reconnaissait que la tuberculose pouvait frapper non seulement les bovins mais aussi les chevaux et nombre d'autres animaux [b] mais il avait bien fait la distinction entre les tubercules développés dans les poumons des animaux au cours de la tuberculose et au cours de la morve (47).

Selon Sanz Egaña, la tuberculose aviaire aurait été décrite dès le XIVe siècle par Pedro López de Ayala qui parle de « faucons qui se dessèchent » (48), mais c'est Rivolta qui distinguera définitivement la tuberculose des oiseaux de celle des mammifères (49). Il démontra expérimentalement que des poules inoculées avec des produits tuberculeux d'origine bovine restaient indemnes, tandis qu'elles succombaient à l'inoculation d'extraits de tubercules aviaires (50). La sensibilité du mouton et du porc restaient encore mises en doute par Reynal en 1873 (51). Mais Saint-Cyr (1874), puis Toussaint (1880) démontrent expérimentalement la totale réceptivité de cette dernière espèce. Toussaint démontre, en particulier, que la tuberculose se transmet facilement au porc par inoculation, par ingestion de matières virulentes (y compris lors de l'allaitement des mères contaminées), ou par simple cohabitation (52).

De fait, avant l'isolement du bacille tuberculeux en 1882, les hypothèses ou affirmations les plus contradictoires avaient cours concernant la sensibilité des différentes espèces animales à l'inoculation expérimentale. Malgré les travaux de Laennec et de Villemin, qui auraient dû convaincre de l'unicité de la tuberculose, les controverses se sont multipliées, notamment entre 1865 et 1882. Car, si Villemin avait bien réussi à contaminer avec des prélèvements humains des lapins, des cobayes, des chiens et des chats, d'autres n'arrivaient pas à reproduire ces résultats, ou prétendaient au contraire les reproduire avec du matériel non tuberculeux. Villemin lui-même conclut, en 1866 : « en dehors de l'homme (...) il n'y a guère que le singe, la vache, le lapin et quelques rongeurs analogues qui soient réellement reconnus susceptibles de devenir tuberculeux ; pour tout le reste il n'y a qu'incertitude, confusion, allégations controversables. » (53). Ce qui était bien vrai puisque, la même année, Niemeyer écrit : « le plus grand danger menaçant un phtisique est de devenir tuberculeux ! » (54). Reynal, en 1873, rejette toujours l'idée d'une identité entre tuberculose humaine et animale et Koch lui-même, en 1901, met en doute la réceptivité de l'homme au bacille bovin, malgré les résultats expérimentaux contraires de Chauveau et de MacFadyean[c] (55).

Matières virulentes

Les seules certitudes dans ce domaine furent apportées par les travaux de Villemin et Koch.

Mais, antérieurement, les soupçons s'étaient déjà portés sur un certain nombre de produits d'origine animale, notamment la viande et le lait. Les plus anciennes de ces suspicions semblent remonter aux récits du *Talmud* pour lequel « les viandes aux lésions purulentes » ne sont pas commercialisables contrairement à celles présentant des lésions calcifiées (56).

Ce point de vue a prévalu jusqu'au XIX[e] siècle. Pour Huzard, « il est difficile de répondre à la question de savoir si le lait et la viande des vaches affectées de cette maladie (la tuberculose, qu'il observa en 1795) peuvent être nuisibles à la santé de ceux qui s'en nourrissent[d] (57) ». Pour Reynal, en 1873, les poumons et autres organes tuberculeux des bovins ne sont à éloigner de la consommation humaine que « pour des raisons indépendantes de considérations sanitaires ». Selon cet auteur, « rien n'autorise à craindre que la consommation des viandes des animaux phtisiques puisse faire courir aucun risque à la santé humaine », de même que la « vente de lait de vache tuberculeuse est une opération licite » (58). Quelques années plus tard, la découverte du bacille tuberculeux allait changer radicalement le point de vue des vétérinaires et donner raison, contre Reynal, à Chauveau qui soutenait Villemin et avait écrit dès 1863 : « il y a dans l'alimentation avec la viande des animaux phtisiques un danger permanent pour la santé publique... » (59).

Sur le plan expérimental, Klencke indique, en 1846, la possibilité de transmission de la tuberculose au lapin par inoculation des matières contaminées, et celle de la contamination de l'homme par le lait de vache infecté (60) : voir *supra*. Les travaux de Villemin en 1868 le confirment : il réussit à infecter des lapins et des cobayes avec du *caseum* pulmonaire, du pus ganglionnaire, des crachats, etc. d'origine humaine et Chauveau (1868), puis Klebs (1873), font la même démonstration avec du matériel d'origine bovine (61). En 1882, Toussaint contamine des animaux de laboratoire par inoculation de jus de poumon, ou de tranches de muscles, de bêtes atteintes de tuberculose. Il en conclut : « Ces faits sont significatifs ; ils démontrent avec évidence le danger des viandes crues et du jus des muscles à peine chauffé, que l'on donne aux enfants et aux personnes débiles. » (62). Koch minimisera cependant l'infectiosité des produits tuberculeux d'origine bovine, antérieurement démontrée par Arloing, Chauveau et Klencke (63).

Prophylaxie sanitaire

Hygiène générale

Après l'époque d'Aristote, qui considérait la tuberculose comme contagieuse, aucun document ne concernera plus le contrôle de la maladie. C'est ainsi que l'on ne trouve pas, dans les textes latins, d'allusion susceptible d'être rapportée aux tuberculoses animales : Caton, Columelle, Pline, Varron et Virgile semblent les ignorer. Cependant, les sages préceptes généraux de ces auteurs concernant l'hygiène de l'élevage ont certainement contribué à éviter la contagion éventuelle, notamment la recommandation de séparer aussitôt les sujets malades (quels qu'ils soient) des sujets sains « puisqu'un seul malade, dit Varron, peut causer des désastres dans les troupeaux » (64).

Les nourrisseurs de vaches laitières des faubourgs de Paris, à la fin du XVIIIe siècle, recommandaient bien, pour éviter la tuberculose, « de tenir les étables et les bêtes qu'elles renferment dans un grand état de propreté, aérées autant que possible » (65). Mais, cent ans plus tard, Reynal affirmait encore que la tuberculose bovine était héréditaire et ne se révélait qu'à deux conditions : une lactation excessive et le passage brusque du chaud au froid ! Éliminer ces deux facteurs favorisants suffisait donc, selon lui, à éviter la tuberculose (66).

Ce sont les expériences réalisées par Bang, quelques années plus tard, qui démontrèrent que les veaux s'infectaient au contact de leur mère et que ceux qui étaient isolés aussitôt après la naissance ne contractaient pas la maladie (67).

Isolement

Les auteurs latins précédemment cités conseillaient en général l'isolement des animaux nouvellement acquis par leur propriétaire, mais sans préciser la durée de cet isolement. Cette dernière ne le sera d'ailleurs jamais dans le cas de la tuberculose, même si elle peut être déduite de celle du délai de garantie de la tuberculose « pommelière », considérée comme un vice rédhibitoire (quarante jours à trois mois : voir *infra*).

Abattage

Pratiquement considéré comme non contagieux jusqu'au XIXe siècle, le bétail atteint de tuberculose échappe aux règlements prescrivant l'abattage des sujets victimes de maladies plus spectaculaires : fièvre charbonneuse, péripneumonie contagieuse bovine, peste bovine, etc. L'abattage sanitaire ne sera rendu obligatoire, en France, que par la loi du 21 juin 1898 sur le *Code rural* dont l'article 36 impose l'abattage « sur ordre du maire, dans les cas de morve et de farcin, de tuberculose dûment constatés » (68).

Destruction des matières virulentes

Le *Talmud* recommandait aux Hébreux de ne consommer le lait des chèvres « apparemment tuberculeuses » qu'après ébullition (69). En Europe, la première réglementation concernant l'élimination des lésions tuberculeuses semble avoir été celle d'une ordonnance royale française de 1495 qui prévenait que « si c'est le bœuf ou la vache vendus qui aient le fil ou la pommelée [(e)], bosses ou autres aposthumes, la chair en sera gettée en Saine » (70). Ces dispositions originales apparaissent donc avoir été plus motivées par le caractère répugnant des lésions tuberculeuses que par la crainte d'une contamination des consommateurs... ou de l'environnement.

En fait, la tuberculose n'avait jusque-là que peu inquiété les Services médicaux ou vétérinaires, et ce qu'écrit Mammerickx pour la Belgique pouvait être étendu à d'autres pays : « avant les recherches de Jean-Antoine Villemin la phtisie pommelière du bœuf était considérée en Belgique comme une maladie se développant sous l'effet de causes banales chez des sujets plus ou moins prédisposés par hérédité : dès lors la tuberculose n'était l'objet d'aucune mesure sanitaire particulière. » (71).

Prophylaxie médicale

Même si certains traitements préventifs avaient pu exister aux siècles précédents, aucune méthode de prophylaxie médicale ne fut proposée pour la tuberculose animale avant la découverte du bacille tuberculeux [(f)]. Neuf ans après cette découverte, Von Behring annonce à l'Académie des sciences de

Stockholm (où il était allé recevoir le prix Nobel) qu'il était possible de prévenir la tuberculose bovine par inoculation d'un « bovo-vaccin » spécifique : il s'agissait d'une culture de bacilles humains, naturellement peu ou pas pathogènes pour le bœuf [72]. Cette proposition se rapprochait de celle faite à la même époque par Koch et Schütz et qui consistait à inoculer au veau, par voie intraveineuse, des bacilles tuberculeux humains vivants, mélangés à de l'acide phénique (*tauruman*) [73]. On imagine le danger de toutes ces méthodes qui seront heureusement supplantées, dès 1921, par l'utilisation d'un bacille réellement atténué par culture en série sur pomme de terre biliée : le vaccin Bilié-Calmette-Guérin, ou BCG [74].

Traitement

Pour traiter toutes les « maladies du gros bétail » romain, Caton l'Ancien recommandait, sans distinction, de faire avaler un œuf cru à l'animal malade en précisant bien que la personne qui faisait avaler l'œuf devait être à jeun ! [75]. Mais Columelle, deux siècles plus tard, déclare qu'il n'existe aucun remède contre la maladie « qui cause des cavernes dans les poumons des bovins » [76]. Vers l'époque du Moyen Âge occidental, Pālakāpya traitait déjà la tuberculose des éléphants indiens avec des infusions végétales, des bains de vapeur et une suralimentation carnée, tout en reconnaissant lui-même le peu d'efficacité de cette thérapeutique [77]. Huzard, en 1795, rappelle que « jusqu'à présent, (le traitement de la tuberculose bovine) a toujours été infructueux » [78]. C'est toujours l'opinion d'Hurtrel d'Arboval en 1839, qui écrit : « jusqu'à présent la cure de la dégénérescence tuberculeuse (des animaux) n'a jamais été obtenue et l'on ne peut espérer de prévenir la manifestation de cet état qu'en changeant les conditions propres à la faire naître. (...) Malheureusement, on n'est pas maître de changer la manière d'être des animaux (...), ce qui éloigne beaucoup tout espoir de guérison. » [79].

Aux périodes suivantes, les recherches sur le traitement de la tuberculose animale ne semblent pas avoir eu plus de résultats sauf, en 1856, celle des Allemands Erdmann et Hertwig qui considèrent *Aqua calcis* (une solution de sels de calcium) comme une excellente thérapeutique de la tuberculose bovine [80].

En 1890, Koch, ayant réussi à cultiver le bacille tuberculeux, récolte le surnageant de cette culture qu'il appelle « lymphe » (tuberculine). En 1890, il propose au Congrès médical de Berlin de l'utiliser pour traiter la tuberculose, sans doute inspiré par les succès de la vaccination contre la rage après contamination. Mais les essais cliniques chez l'homme ne rencontrèrent pas le succès escompté et la tuberculine, après les travaux de von Pirquet (1907) et Mantoux (1908), ne restera utile qu'au diagnostic de l'infection [81].

Réglementation sanitaire

Systèmes de déclaration ou d'alerte

Il était logique de n'attendre aucune règle particulière concernant la déclaration d'une maladie dont on ignorait le caractère contagieux jusqu'à la fin du XIXe siècle. Si les mesures prises dans la plupart des pays européens au cours du siècle précédent obligeaient les propriétaires à déclarer les cas de maladies contagieuses, elles visaient surtout les grandes épizooties de cette époque : peste bovine, clavelée, morve, etc [(82)]. D'après la loi française du 21 juillet 1881 sur la police sanitaire des animaux, les seules maladies bovines réputées contagieuses et donnant lieu à déclaration obligatoire étaient la fièvre aphteuse, la péripneumonie contagieuse, le charbon et la rage. La tuberculose ne sera ajoutée aux précédentes que sept ans plus tard par la loi du 28 juin 1898 qui précisera que la tuberculose bovine doit donner lieu à déclaration [(83)].

Interdiction de vente et rédhibition

L'incertitude sur le caractère contagieux de la tuberculose n'a nullement empêché les autorités de réglementer le commerce des animaux atteints de cette maladie et même de donner lieu à des actions en résolution de vente portant sur ces animaux. Les codes du pays de Galles publiés en 940 par le *brenn* Howal Dda (voir *supra*) considéraient l'*yzgyfaint* comme un vice rédhibitoire et laissaient un délai de trois mois pour attaquer la vente [(84)]. Au Moyen Âge, deux ordonnances du Roi de France (1495 et 1497) imposaient que « Nul ne puisse vendre ni exposer en vente aucun bœuf qui soit entaché de filz, pommelière, emposthume ou autre maladie dangereuse » [(85)].

Avant le XVIIIe siècle, le droit coutumier français signalait la « pommelière » et la phtisie pulmonaire comme vices cachés donnant lieu à une action en résolution de vente [(86)]. En France, un arrêt rendu par le Parlement le 14 juin 1721 fixait à quarante jours le délai de garantie de la pommelière des vaches laitières et amouillantes, et ce délai sera réduit à neuf jours par l'arrêté du 7 septembre 1765, puis par la loi du 20 mai 1838. Mais une nouvelle loi, promulguée le 2 août 1884 dans le cadre du *Code rural*, exclut les maladies bovines de la liste des vices rédhibitoires. Il règne alors une grande confusion dans les tribunaux jusqu'au 28 juillet 1888 où un décret, pris en application de la loi du 21 juillet 1881, permet de rajouter la tuberculose à la liste des maladies légalement réputées contagieuses. La tuberculose devient alors plus qu'un vice rédhibitoire ou caché : elle entraîne *ipso facto* la nullité de la vente des animaux qui en sont atteints [(87)].

Conclusion

L'histoire des recherches sur la tuberculose animale permet de mieux réaliser *a posteriori* le risque que peuvent faire courir, aux animaux aussi bien qu'à l'homme, des erreurs d'appréciation répétées sur les causes et les modes de transmission d'une anthropozoonose. On peut en effet distinguer quatre grandes périodes dans l'histoire de ces recherches :

Au temps d'Aristote : la tuberculose ne devait pas préoccuper outre mesure les éleveurs, mais elle était bien reconnue comme contagieuse, et donc sans doute évitée dans les élevages.

Des Romains à la Renaissance : la maladie, et surtout son caractère contagieux, semblent un peu oubliés, même si les éleveurs en limitent les effets néfastes par l'application de préceptes généraux d'hygiène des étables ou de contrôle des ventes.

À la Renaissance : Fracastor confirme le caractère contagieux de la tuberculose humaine. Le chapitre 9, « *De phtisi contagiosa* », de son traité *Opera omnia* (1555) sera à l'origine de recommandations générales qui seront prises ultérieurement en Italie, pour éviter la contagion inter-humaine par isolement des malades et désinfection de leurs effets personnels (88). Malheureusement, ces vues judicieuses ne furent pas étendues aux animaux. Faute d'observation correcte, la tuberculose bovine restera considérée comme une maladie parasitaire ou néoplasique favorisée par une sensibilité héréditaire ou le manque d'hygiène, quand elle ne fut pas confondue avec la syphilis...

Après les travaux de Villemin (1865) et Koch (1882) qui démontrent la transmissibilité puis la contagiosité de la tuberculose, les vétérinaires vont corriger leurs erreurs. Cela prendra un temps assez long, et les mesures propres à assurer une surveillance et un contrôle efficaces de la tuberculose animale ne seront guère mises en place avant le début du XXe siècle. Mais l'on peut encore conclure, avec Calmette, que « l'œuvre initiale de Villemin et la découverte de Robert Koch sont les bases scientifiques de nos connaissances actuelles sur l'infection tuberculeuse » (89).

Avec le recul historique, on peut expliquer ces différentes erreurs de jugement des éleveurs et vétérinaires par les raisons suivantes :

- La tuberculose animale (essentiellement bovine), était une maladie à incubation longue, et son caractère contagieux n'était ni constant ni frappant, surtout en élevage extensif.
- Les lésions tuberculeuses évoquaient plus un parasitisme ou une néoplasie qu'une maladie contagieuse classique, qui est plus souvent accompagnée de lésions de la peau ou des muqueuses et de symptômes spectaculaires (salivation, diarrhée, hémorragie, etc.).
- Les animaux tuberculeux, qui ne mouraient pas subitement, pouvaient être sacrifiés et consommés sans perte économique grave pour l'éleveur, et ceci d'autant plus facilement qu'aucun lien évident n'existait entre tuberculoses humaine et animale.

Notes complémentaires

(a) Les lésions osseuses observées sur des squelettes humains de l'époque précolombienne n'avaient pas pu être attribuées avec certitude à l'action du bacille tuberculeux avant la caractérisation de l'ADN spécifique du genre *Mycobacterium* dans le nœud lymphatique trachéobronchique d'une momie péruvienne morte il y a environ 1000 ans. S'il s'agissait de *M. tuberculosis* cela signifierait que la bactérie aurait été introduite en Amérique au cours de la dernière période glaciaire qui permit aux hommes et aux animaux de franchir le détroit de Bering il y a 15 à 30 000 ans. S'il s'agissait de *M. bovis*, cela confirmerait l'hypothèse selon laquelle la tuberculose humaine est une zoonose d'origine bovine. Cela resterait en cohérence avec les études du polymorphisme génétique des espèces *M. tuberculosis* et *M. bovis* qui indique que les deux espèces ont probablement divergé il y a 15 à 20 000 ans [90].

(b) Dans un article très complet publié en 1843 par Pierre-François-Olive Rayer, cet auteur étudie la réceptivité des mammifères et oiseaux sauvages à la tuberculose et la signale chez l'éléphant, le lion, le tigre, les corvidés, les échassiers, les gallinacés, les passereaux, etc. [91].

(c) Le désaccord entre MacFadyean et Koch reposait sur deux observations contradictoires. Koch n'ayant pas réussi à infecter des jeunes bovins avec un bacille d'origine humaine en concluait, *a contrario*, que le bacille d'origine bovine, n'était pas dangereux pour l'homme et qu'on pouvait donc consommer sans danger du lait de vache infecté. MacFadyean avait, pour sa part, isolé des bacilles dans la mamelle de vaches atteintes de tuberculose en Angleterre et il avait, par ailleurs, observé nombre de lésions intestinales chez des jeunes enfants atteints de tuberculose : il en concluait à la réceptivité de l'homme au bacille bovin et à la nécessité d'interdire la consommation de lait des vaches malades. Les deux savants s'affrontèrent lors d'une réunion scientifique organisée en juillet 1901 à Londres, mais le prestige de Koch était tel que le point de vue de son adversaire ne put prévaloir [92]. Cette « querelle d'experts » est d'autant plus curieuse qu'elle ne tient pas compte des travaux bien antérieurs réalisés en France par Chauveau. À la suite de l'infection réussie de trois génisses par ingestion de matières tuberculeuses, Chauveau écrivait, en effet, dès 1868 : « Ces expériences mettent hors de doute la virulence et la propriété contagieuse de la tuberculose, et montrent que les travaux de M. Villemin n'ont pas été récompensés comme ils le méritent. Le tube digestif constitue, chez l'homme, comme dans l'espèce bovine, une voie de contagion qui est des mieux disposées pour la propagation de la tuberculose. » Et Chauveau en conclut au danger de la consommation des viandes tuberculeuses [93].

(d) À la fin du XVIIIe siècle, les vétérinaires n'étaient pas outre mesure inquiets de la transmission des zoonoses par les aliments. Huzard dit qu'« il pourrait citer un grand nombre d'observations qui prouvent qu'on a mangé impunément des animaux morts de toute sorte de maladies, même de la rage » et il approuve Chabert qui pense « que la cuisson, les assaisonnements, le mélange des différents aliments s'opposent aux mauvais effets qu'ils pourraient produire » [94]. Prudent, Huzard recommande toutefois de jeter les « parties affectées dans les vaches malades » et « d'éviter que la cupidité des nourrisseurs et des bouchers ne fasse conduire aux boucheries des bêtes mortes (...) qui alimenteront les guinguettes du quartier » [95].

(e) Selon Moulé, les expressions médiévales « fi, fy, fic, fil, fieux, pomelée, pommellerie » désignaient toutes sortes de tumeurs pédiculées, quel que soit leur siège, et s'appliqueraient également aux grappes tuberculeuses [96].

(f) Huzard rapporte, en 1795, que « plusieurs espèrent avoir à se louer des moyens préservatifs que le citoyen Novion leur a indiqué et qui consiste à frotter les auges, les murs et même les longes et les dents des animaux avec de l'ail (...) et à faire un fréquent usage du sel » [97].

Rappels sur la tuberculose

La tuberculose est une zoonose grave à localisation le plus souvent pulmonaire, d'évolution généralement lente, pouvant atteindre pratiquement toutes les espèces de vertébrés et sévissant dans presque tous les pays du monde.

Classification et caractéristiques de l'agent causal : bactérie de la famille des Mycobacteriacæ, du genre *Mycobacterium* et d'espèces variées : *M. tuberculosis* retrouvé surtout chez l'homme, *M. bovis* surtout chez les bovins et *M. avium* surtout chez les oiseaux. Elle est détruite au-delà de 50°C, aux pH fortement basiques ou acides, par les rayons ultraviolets et par des doses élevées de soude (4 %), de formol (8 %), de phénol (5 %)... Elle peut résister dans le milieu extérieur pendant des mois dans un sol humide, et pendant près d'un an dans des tissus congelés.

Espèces sensibles : éventail extrêmement large de mammifères ou oiseaux, domestiques et sauvages. Les grands ruminants, les primates et certaines espèces sauvages (cervidés, blaireaux, possums,...) sont particulièrement importants au plan épidémiologique.

Transmission : par voie respiratoire (aérosols) dans plus de 90 % des cas. Possible par ingestion des bacilles contenus dans le lait (1 à 5 % des vaches tuberculeuses en excrètent).

Sources de bacilles : le plus souvent, les matières virulentes sont éliminées par voie laryngo-pharyngée. Le lait, les fèces et le sperme peuvent être contaminés. Il n'existe pas de porteurs sains.

Diagnostic clinique : la période d'incubation est très variable, pouvant atteindre des mois. Il n'existe pas de signes pathognomoniques de la tuberculose, qui évolue de façon lente et chronique. C'est surtout l'appareil respiratoire qui est atteint (toux, dyspnée,...), mais également l'appareil digestif (diarrhée, constipation,...) ou d'autres organes... La mort survient le plus souvent par cachexie.

Diagnostic différentiel : cliniquement impossible, notamment vis-à-vis de la péripneumonie contagieuse bovine. À l'autopsie, les lésions tuberculeuses peuvent être confondues avec celles de l'actinobacillose, de la coccidioidomycose, de diverses parasitoses, de certains néoplasmes, d'abcès divers...

Diagnostic biologique : *identification de l'agent* par examen microscopique (bacille acido-alcoolo résistant), mise en culture (aspect des colonies, tests métaboliques...) ou caractérisation du génome bactérien. *Tests immunologiques in vivo* (tuberculination), ou *in vitro* (détection des anticorps par hémoagglutination passive, immunodiffusion, ELISA, et titrage de l'interféron gamma).

Lésions : la lésion *macroscopique* débute en général par un « complexe primaire » situé dans le parenchyme pulmonaire suivi de réaction du système lymphatique au niveau du pharynx, des poumons, puis de l'ensemble de l'organisme si l'infection s'étend. Les lésions organiques peuvent toucher tous les tissus (poumons, foie, intestins, squelette, etc.) sous forme caséeuse, caséocalcaire, calcifiée, etc. Au niveau *microscopique,* la lésion caractéristique est le tubercule, avec une zone nécrotique entourée d'une inflammation granulomateuse.

Prophylaxie sanitaire : abattage des animaux réagissant à la tuberculine, désinfection des locaux et objets contaminés, quarantaine, pasteurisation du lait,...

Prophylaxie médicale : la vaccination par le BCG a été abandonnée chez les bovins dans les années 1950. Elle est à nouveau envisagée dans les élevages extensifs, ou pour certaines espèces sauvages.

Traitement : possible par les antibiotiques ou l'isoniazide, mais non recommandé (voire interdit) chez l'animal pour éviter la sélection de souches résistantes de *Mycobacterium.*

Bibliographie

Basset J. – *Immunologie et prophylaxie de la tuberculose.* Vigot Frères, édit., Paris, 1952, 175 pp.

Belitz W. – « *Wiederkäuer und ihre Krankheiten im Altertum* ». *Veterinärhistorisches Jahrbuch*, 1927, **3** : 1-128.

Calmette A. – *L'infection bacillaire et la tuberculose.* Payot, édit., Paris, 1916, 619 pp.

Castiglioni P. – *Histoire de la médecine.* Édition française, Payot, édit., Paris, 1931, 781 pp.

Chiodi V. – « *La veterinaria attraverso i secoli* ». Extrait de l'*Annuario Veterinario Italiano 1934-1935*, imprimé par le Sindicato nazionale fascista veterinario, Anno XII, 76 pp.

Conte A. – *Police sanitaire des animaux.* Baillière & fils, édit., Paris, 1906, 532 pp.

Delafond H.M.O. – *Traité sur les maladies de poitrine du gros bétail connues sous le nom de péripneumonie contagieuse*, Labbé, édit., Paris, 1844, 319 pp.

Dunlop R.H. et Williams D.J. – *Veterinary medicine. An illustrated history*, Mosby Yearbook Inc., édit., St Louis, 1996, 692 pp.

Dupuy A.C. – *De l'affection tuberculeuse, vulgairement appelée morve, pulmonie, gourme, farçin, fausse gourme, pommelière, phtisie du singe, du chat, du chien, et des oiseaux domestiques.* Crochard & Gabon, édit., Paris, 1817, 479 pp.

Galtier P.V. – *Traité des maladies contagieuses et de la police sanitaire des animaux domestiques.* Troisième édition, Asselin & Houzeau, édit., Paris, 1897, 1 280 pp.

Gauthier A. – « Histoire de la médecine vétérinaire dans l'Antiquité ». *In* « Histoire de la médecine ». M.J.F. Hecker, édit. *Rec. Méd. vét. prat.*, 1884, 592-616.

Hadani A. et Shimshony A. – « *Traditional veterinary medicine in the Near East: Jews, Arab Bedouins and Fellahs* ». *Rev. sci. tech. Off. int. Epiz.*, 1994, **13** (2) : 581-597.

Hurtrel d'Arboval L.H.J. – *Dictionnaire de médecine, de chirurgie et d'hygiène vétérinaires.* Tome VI, Seconde édition, Baillière & fils, édit., Paris, 1839, 546 pp.

Hutyra F. von, Marek J. et Manninger R.S. – *Spezielle Pathologie und Therapie der Haustiere. Erster Band, Infecktionskrankheiten.* Verlag von G. Fischer, édit., Jena, 1938, 868 pp.

Huzard J.-B. – « Essai sur la maladie qui affecte les vaches laitières des fauxbourgs et des environs de Paris » (« par le Citoyen Huzard, vétérinaire »), *Feuille du cultivateur*, 1795 (« Pluviose, an 3 de la République Française »), **12** : 65-71.

Januschke E. – *Die Tuberkulose des Rindes*, Urban und Schwarzenberg, Berlin, 1928, 340 pp.

Jussiau-Chevallier N. – *Henry Toussaint, l'œuvre d'un microbiologiste pionnier.* Université Claude Bernard, Lyon-I, Thèse de la Faculté de Pharmacie, n° 92, 1998, 149 pp.

Leclainche E. – **(a)** *Histoire illustrée de la médecine vétérinaire.* Tome I, Albin Michel, édit., Paris, 1955, 250 pp. ; **(b)** *Histoire illustrée de la médecine vétérinaire.* Tome II, Albin Michel, édit., Paris, 1955, 245 pp.

Linon G. – *Essai sur la législation française des tuberculoses animales.* Librairie du Recueil Sirey, Paris, 1951, 744 pp.

Mammerickx M. – « Histoire de la médecine vétérinaire belge ». *Mémoire de l'Académie Royale de Médecine de Belgique*, 1967, Sér. 2, **5** (4) : 261-708.

Mazars G. – « La médecine vétérinaire traditionnelle en Inde ». *Rev. sci. tech. Off. int. Epiz.*, 1994, **13** (2) : 433-442.

McKinney J.D., Jacobs W.R. Jr. et Bloom B.R. – « *Persisting problems in tuberculosis* ». *In : Emerging infections*, R.M. Krause, édit., Academic Press, Londres, 1998, 513 pp.

Moulé L. – *Histoire de la médecine vétérinaire.* Deuxième période : « Histoire de la médecine vétérinaire au Moyen Âge ». Deuxième partie : « La médecine en Europe ». Extrait du *Bulletin de la Société centrale de médecine vétérinaire.* Imprimerie A. Maulde, Doumenc et Cie, Paris, 1900, 178 pp.

Nocard E. et Leclainche E. – *Les maladies microbiennes des animaux.* Tome I, Seconde édition, E. Masson & Cie, édit., Paris, 1898, 956 pp.

Oury M. – « Histoire de la tuberculose ». *In Histoire de la médecine, de la pharmacie, de l'art dentaire et de l'art vétérinaire.* Tome VIII, Albin Michel, Laffont/Tchou, édit., Paris, 1980, 341 pp.

Reynal J. – *Traité de police sanitaire des animaux domestiques.* Asselin, édit., Paris, 1873, 1 012 pp.

Ruckebusch Y. – « *An historical profile of veterinary pharmacology and therapeutics* ». *J. vet. Pharmacol. Therap.*, 1982, **5** : 1-20.

Sanz Egaña C. – « *Noticias acerca de la medicina de los animales en la España cristiana de la Edad Media* ». *Rev. Hig. San. Pecuaria*, 1936, **12** : 22-63.

Seyfarth D. et Seyfarth H.-J. – « *The dispute on the pathogenesis of bovine "Perlsucht"* (Pearls disease) *in the 19th Century* ». *Hist. Med. Vet.*, 1998, **23** (3-4) : 86-87.

Shoshan A. – *Animals in Jewish literature. The Jew and his animal*, Shoshanin, édit., Rehovot, 1971, 372 pp.

Smith F. – *The early history of veterinary literature and its British development* (originally published in *Journal of Comparative Pathology and Therapeutics* 1912-1918). J.A. Allen & Co., édit., Londres, 1976, vol. I, 373 pp.

Théodoridès J. – **(a)** « Sebastiano Rivolta (1832—1893) parasitologiste et microbiologiste ». *Histoire des Sciences médicales*, Tome XIV, n°2, 1980, 227-232 ; **(b)** *Des miasmes aux virus – Histoire des maladies infectieuses.* Louis Pariente, édit., Paris, 1991, 377 pp. ; **(c)** « Un grand médecin : Pierre-François-Olive Rayer (1793-1867) pionnier de l'étude des zoonoses et fondateur de la pathologie comparée ». *Bull. Acad. vét. France*, 1991, **64** : 93-100.

Théry A. – « Villemin, Guérin, B.C.G., vous connaissez ? ». *Hist. Médic. vét.*, 1990, **15** (1) : 33-35.

Wilkinson L. – *Animals and disease. An introduction to the history of comparative medicine.* Cambridge University Press, 1992, 272 pp.

Bibliographie complémentaire

Cette liste rassemble les références de quelques travaux antérieurs au XXe siècle analysés par les auteurs figurant sur la liste précédente, mais dont nous n'avons pu consulter le texte original intégral.

Bang O. – « *Tuberkulinsagen og Tuberkulinpïoverne* ». *Maanedskrift for Dyrlaeger*, 1897, **9** : 219.

Chauveau J.B.A. – « Application de la connaissance des conditions de l'infection à l'étude de la contagion de la phtisie pulmonaire ». *Bull. Acad. Méd.*, 1868, **33** : 1 008.

Koch R. – « *Die Aetiologie der Tuberculose* ». *Berl. Klin. Wschr.*, 1882, **19** : 221-230 ; « Nouvelle communication sur un traitement de la tuberculose ». *La semaine médicale*, 1890, 417.

MacFadyean J. – « *The prevalence of tuberculosis among cattle in Great Britain* ». *J. comp. Pathol. Therap.*, 1892, 56.

Nocard E. et Roux E. – « Sur la culture du bacille de la tuberculose ». *Ann. Inst. Pasteur*, 1887, **1** : 19.

Toussaint H. – « Contribution à l'étude de la transmission de la tuberculose. Infection par le jus de viandes chauffées ». *C.R. Acad. Sci.*, Paris, 1er août 1881.

Villemin J.A. – « Causes et nature de la tuberculose ». *Bull. Acad. Méd.*, Paris, 1866, **32** : 152.

Virchow R. – « *Ueber die Perlsucht der Haustiere* ». *Berl. Klin. Wochenschr.*, 1880, **14**.

Références citées

(1) Calmette, p. V
(2) Calmette, p. 1 ; Leclainche, p. 39 ; Théodoridès (b), p. 162
(3) Dunlop et Williams, p. 128 ; Leclainche (a), p. 69 ; Mazars, p. 434
(4) Théodoridès (b), p. 162
(5) Smith, p. 26
(6) Huzard, p. 69
(7) Huzard, p. 68
(8) Reynal, p. 677
(9) Leclainche (a), p. 149
(10) Reynal, p. 678
(11) Basset, p. 1 ; Théodoridès (b), p. 166
(12) Théodoridès (b), p. 166
(13) Basset, p. 2
(14) Théodoridès (b), p. 166
(15) Reynal, p. 725
(16) Basset, p. 2 ; Calmette, pp. 6-7
(17) Basset, p. 2
(18) Calmette, p. 1 ; McKinney *et al.*, pp. 52 et 53 ; Théodoridès (b), pp. 161-162
(19) Théodoridès (b), p. 161
(20) Théodoridès (b), p. 162
(21) Chiodi, p. 24
(22) Smith, p. 26
(23) Hadani et Shimshony, p. 588
(24) Huzard, p. 69
(25) Basset, p. 1 ; Nocard et Leclainche, p. 540
(26) Nocard et Leclainche, p. 539
(27) Reynal, pp. 694-695
(28) Hurtrel d'Arboval, pp. 191-192
(29) Nocard et Leclainche, p. 539
(30) Delafond, p. 113
(31) Januschke, p. 1
(32) Seyfarth et Seyfarth, p. 86
(33) Nocard et Leclainche, p. 541
(34) Oury, p. 49
(35) Dunlop et Williams, p. 128
(36) Januschke, p. 1 ; Nocard et Leclainche, p. 539 ; Seyfarth et Seyfarth, p. 86
(37) Théodoridès (b), p. 164 ; Wilkinson, p. 48
(38) Huzard, p. 68
(39) Hurtrel d'Arboval, p. 191
(40) Oury, p. 49
(41) Oury, p. 49
(42) Reynal, pp. 722-723
(43) Théodoridès (b), p. 162
(44) Huzard, p. 70
(45) Leclainche (b), p. 128
(46) Dupuy, pp. 254 et 255
(47) Théodoridès (c), p. 99
(48) Sanz Egaña , pp. 23, 24 et 26
(49) Castiglioni, p. 658
(50) Théodoridès (a), p. 230
(51) Reynal, pp. 675-676
(52) Jussiau-Chevallier, p. 135
(53) Nocard et Leclainche, p. 542
(54) Théodoridès (b), p. 166
(55) Reynal, pp. 674-675 ; Seyfarth et Seyfarth, p. 87 ; Wilkinson, pp. 112-113
(56) Shoshian, pp. 109-110
(57) Huzard, p. 71
(58) Reynal, p. 727
(59) Nocard et Leclainche, p. 543
(60) Théodoridès (b), p. 166 ; von Hutyra *et al.*, p. 451
(61) Théodoridès (b), p. 166
(62) Jussiau-Chevallier, p. 136
(63) Nocard et Leclainche, p. 544 et 545
(64) Belitz, p. 86
(65) Huzard, p. 70
(66) Reynal, pp. 722-723
(67) Calmette, p. 234 ; von Hutyra *et al.*, p. 451
(68) Conte, p. 321
(69) Hadani et Shimshony, p. 588
(70) Moulé, p. 140
(71) Mammerickx, pp. 287-288
(72) Basset, p. 2
(73) Ruckebusch, p. 16 ; Oury p. 62
(74) Théry, pp. 33-34
(75) Gauthier, p. 602
(76) Chiodi, p. 24
(77) Leclainche (a), p. 69 ; Mazars, p. 434
(78) Huzard, p. 70
(79) Hurtrel d'Arboval, p. 192-193
(80) Ruckebusch, p. 16
(81) Basset, p. 2 ; Castiglioni, p. 657
(82) Galtier, p. 245
(83) Linon pp. 37-38 ; Conte, p. 318
(84) Leclainche, p. 99
(85) Moulé, p. 140
(86) Linon, p. 35
(87) Linon, pp. 35 à 38
(88) Castiglioni, p. 527
(89) Calmette, p. 7
(90) McKinney *et al.*, p. 52
(91) Théodoridés (b), pp. 98-99
(92) Wilkinson, pp. 112 et 113
(93) Nocard et Leclainche, p. 543
(94) Huzard, p. 71
(95) Huzard, p. 71
(96) Moulé, p. 140
(97) Huzard, p. 70

Autres maladies infectieuses

Ce chapitre regroupe les principales maladies animales pour lesquelles les informations disponibles ne permettaient pas une étude aussi complète que celles présentées dans les autres chapitres de cet ouvrage.

Cette insuffisance d'informations peut s'expliquer soit par le peu d'attention portée, aux temps passés, à certaines maladies ou aux espèces animales qu'elles affectaient, soit du fait de l'apparition beaucoup plus récente de ces maladies.

Pour ordonner l'exposé, ces maladies seront regroupées en fonction des espèces animales qu'elles affectent de façon préférentielle, et présentées par ordre alphabétique.

Maladies des équidés

Gourme

Certainement connue depuis très longtemps, mais confondue par les anciens hippiatres avec d'autres maladies catarrhales ou suppuratives du cheval. Les Arabes semblaient l'avoir bien identifiée et Ibn Ali Hizam affirmait son caractère contagieux, et la nécessité d'isoler les chevaux malades, dès le IXe siècle (1). En Europe elle fut bien caractérisée par Solleysel en 1664 : « c'est une vuidange ou décharge des humeurs superflues contractées dans la jeunesse... nous ne pouvons mieux la comparer qu'à la petite vérole des enfants. » Il considérait la maladie comme contagieuse et recommandait l'isolement du cheval malade, dont l'odeur seule était capable, selon lui, de communiquer le mal. Il considérait aussi que la gourme pouvait dégénérer en morve : « un cheval peut prendre la morve de celui qui ne jettera que la gourme. » (2). Cette confusion entre les deux maladies (appelées également camoire ou cymourre) date de Rufus.

Au siècle suivant, les auteurs français (Bourgelat, Lafosse, Vitet...), italiens (Brugnone), allemands (Kersting, Pilger, Wolstein...) s'accordent à penser que la gourme est due à un « poison » qui circule dans le sang, d'où il s'élimine par des foyers de suppuration locaux (3).

Ce sont Viborg (1802), puis Erdelyi (1813) et Toggia (1823) qui réussirent la première reproduction expérimentale de la maladie. Cela n'empêcha pas d'autres auteurs (Delafond, Hurtrel d'Arboval, Vatel...) de mettre en doute la contagiosité de la maladie, au cours des années suivantes...

Comme pour d'autres maladies, les polémiques sur le caractère contagieux ou non de la gourme ne prendront fin qu'avec l'isolement du germe responsable, *Streptococcus equi* par Schuetz, en 1888 (4).

Lymphangite épizootique

Cette maladie a pu être confondue, par les anciens auteurs, avec la morve (voir chapitre correspondant). Il est cependant difficile de l'affirmer puisqu'il a fallu attendre la découverte de l'agent causal (dénommé *Cryptococcus farciminosus*), par Rivolta et Micellone en 1883, pour distinguer les deux affections.

Auparavant on confondait sans doute la maladie avec les formes cutanées de la morve, même si Renaud écrivait en 1838 que « la morve est le farcin du nez, et le farcin la morve de la peau » (5). Bouley (1860), pose cependant clairement la question de savoir si le farcin (bénin) d'Afrique est de même nature que le farcin d'Europe (plus sévère). Ce sont des vétérinaires d'Algérie (Barrier et Chénier) qui distinguèrent clairement, dès 1878, morve et farcin cutané et décidèrent alors d'appeler ce dernier « farcin d'Afrique » ou « farcin des rivières » (6).

Maladie de Borna

Selon Galiberti, les plus anciens documents concernant cette maladie pourraient dater de 1660 et décrivent des chevaux apathiques, souffrant de céphalées et de paralysie des cordes vocales. En 1716, Trichtern rapporte à son tour ces symptômes (auxquels il ajoute des signes d'excitation) et le Baron Von Sind signale de nouveaux cas 50 ans plus tard. C'est en 1822 que les lésions d'inflammation du cerveau, caractéristiques de la maladie, sont décrites par Veith et en 1911 que Joest et Degen découvrent des corps d'inclusion spécifiques dans les cellules infectées. La maladie sévissait alors avec une particulière gravité autour de la ville de Borna, près de Leipzig, en Allemagne (7).

Peste équine

Selon Moulé, le document le plus ancien décrivant une maladie des chevaux qui puisse être considérée, avec raison, comme la peste équine, serait le *Kitāb al-Akouāl el Kafiah wa el Fouçoul el Chafiah* écrit vers l'an 728 de l'Hégire, c'est-à-dire entre les années 1327 et 1328 de notre ère par Al Malek al Modjahed Ali Ibn Davoud roi du Yémen et d'Arabie (8). À cette époque une épizootie très grave aurait tué « un nombre incalculable » de chevaux, et moindre de mules, au Yémen. La maladie se déclarait sans prodrome et se caractérisait par un

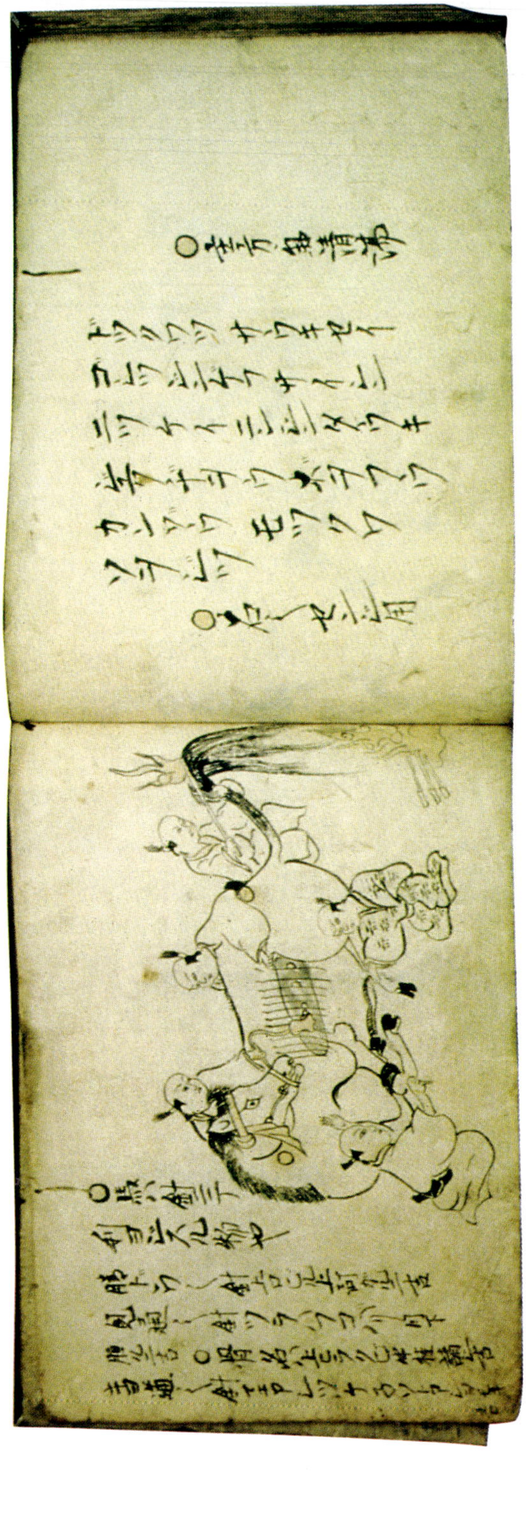

Certaines maladies des animaux ont été traitées par l'acupuncture depuis des millénaires
Estampe publié dans l'ouvrage intitulé *Gyusho*, représentant le traitement d'un cheval par acupuncture, Japon 1774
Photographie : K. Yamanouchi

jetage muqueux, une faiblesse des muscles cervicaux (tête penchée) et une mort brutale. Le *Kitāb al-Akouāl* cite même l'exemple d'un vendeur dont le cheval mourut à la foire d'Aden avant qu'il ait eu le temps de débattre de son prix avec l'acheteur ! D'après l'auteur, la maladie était contagieuse et liée aux déplacements des chevaux. Les acheteurs indiens de chevaux yéménites diagnostiquaient la maladie en soulevant la paupière pour rechercher un ictère éventuel [(9)].

Pour les auteurs vétérinaires, cet épisode de peste équine au Yémen serait le premier rapporté dans l'Histoire [(10)]. En réalité, il semble bien qu'un autre rapport l'ait précédé d'un quart de siècle : c'est celui de Rusius, qui décrit en ces termes une épizootie survenue chez des chevaux, en 1301, à Rome (où à Séville, selon Arrendondo et Calvo) : « *Febris equorum est quædam infirmitas in equo quasi incurabilis : Equus enim portat caput demissum, parum vel nihil coledit, oculos habet lacrymosos, ilia ejus continue pulsant. Dicta autem infirmitas epidemialis est, et ex ipsa anno 1301 fuerunt in urbe mortui plus quam mille* equi. » [(a)] [(11)]. Ces symptômes, ainsi que le caractère contagieux de la maladie et le taux élevé de mortalité chez les seuls équidés, évoquent bien la peste, même si Fleming, repris par Leclainche, pense plutôt à la grippe équine [(12)]. L'existence très probable de nombreux insectes vecteurs en région méditerranéenne, ainsi que les relations de ses habitants avec ceux des pays arabes, pourraient expliquer les échanges de virus de la peste équine, dès le XIVe siècle, entre l'Europe méridionale, l'Afrique et le Moyen-Orient. Lancisi signale d'ailleurs une autre épizootie meurtrière des chevaux survenue dans différentes régions d'Italie, en l'an 1712, et il préconise, pour la maîtriser, les mêmes moyens qu'il avait choisis pour lutter contre la peste bovine. Selon Mantovani, les symptômes décrits par Lancisi correspondraient à ceux de la peste équine [(13)].

En Afrique, la maladie fut signalée au Zambèze en 1569, à la suite de l'importation de chevaux d'Afrique du Sud par la Compagnie hollandaise des Indes orientales. Les rapports de cette Compagnie signalent encore plusieurs épisodes meurtriers en Afrique australe, en 1719, en 1749 (1 700 morts), en 1763 (2 500 morts), en 1769 (700 morts). Par la suite, d'autres épizooties semblent s'être produites tous les vingt ans, la plus grave ayant eu lieu dans l'est de l'Afrique du Sud en 1854 et 1855, où elle tua 64 850 chevaux sur les 160 784 recensés.

La peste équine, qui frappait plus gravement les chevaux importés, gêna considérablement la cavalerie anglaise durant la guerre des Boers [(14)]. Elle ne s'est répandue en Afrique occidentale qu'à partir de 1882.

Connue, dès 1719, sous le nom de *Peerdeziekte,* la maladie fut étudiée scientifiquement à partir de 1876 par Villoresi et Apostoloides, mais elle fut encore confondue avec la fièvre charbonneuse par Lambert, Hutcheon ou Sanders de 1881 à 1895, ou attribuée en 1891 à l'action d'un champignon baptisé *Œdemamyces* par Edington.

C'est finalement MacFadyean (1900), puis Nocard (1901) qui démontrèrent que l'agent causal était un ultravirus filtrable, inoculable, présent dans le sang des malades. Le rôle des arthropodes dans la transmission du virus fut démontré expérimentalement par Reinicke en 1910 (avec des tiques), puis par Dutoit, en 1944 (avec des *Culicoides*) (15).

Tétanos

Cette maladie, déjà décrite chez l'homme par Hippocrate, semble avoir été rapportée pour la première fois chez les animaux trois siècles avant J.-C. par Aristote, qui décrivit les symptômes caractéristiques du tétanos du cheval (16). Elle fut mentionnée à nouveau par Porphyrios au IIIe siècle (17). Les hippiatres grecs ou latins redécriront le tétanos aux IVe et Ve siècles, désignant la maladie tantôt sous le nom de *roborosus* (« raide comme du bois »), tantôt sous celui d'*opisthotonos* (« tension en arrière »). Moulé renonce à distinguer deux formes différentes en rappelant seulement les symptômes généraux : tête étendue sur l'encolure, lèvres retroussées, oreilles et queue droites et raides, masséters contractés, membres postérieurs raides et immobiles (18).

Les causes de la maladie sont judicieusement rapportées, par Apsyrte et Végèce, à l'existence de blessures accidentelles des membres et notamment des pieds (clous de rue), ou à des brûlures profondes, ou à la castration (19). Les hippiatres confondaient cependant parfois tétanos et rigidité *a frigore*. C'est ainsi que dans son chapitre consacré au tétanos, Théomneste décrit chevaux et cavaliers raides-morts de froid au passage des Alpes[b] (20).

Pour Végèce, le tétanos était le plus souvent incurable, notamment si le cheval ne pouvait plus se nourrir, du fait de la contraction permanente de ses mâchoires. Le traitement préconisé par les hippiatres consistait essentiellement à provoquer une sudation abondante, à enfouir le corps entier du cheval dans du fumier ou dans du sable exposé au soleil, à le plonger dans un bain chaud, ou à l'enfermer dans une étable obscure où étaient placés des charbons incandescents. Mais ils pratiquaient également des cautérisations autour des yeux, ou au niveau des muscles de l'encolure ou des lombes (21).

Par la suite, la maladie sera signalée chez le cheval par de nombreux auteurs, notamment au XVIe siècle, par Blundeville, puis au XVIIe siècle par Markham. Ce dernier attribuait l'origine du mal à : « des choses qui privent les nerfs de l'humeur qui les rendait souples et obéissants. » (22). Crawshey la signale également chez l'agneau, et cet auteur attribue la maladie à l'ingestion ou l'inhalation de certaines plantes toxiques (23).

Solleysel estimait que pour guérir un cheval atteint de tétanos, il fallait le faire suer et l'alimenter par une sonde nasale (24).

La cause réelle du tétanos ne sera élucidée qu'avec la reproduction expérimentale de l'infection par Carle et Rattone en 1884, suivie de l'isolement par Nicolaïer puis Rosenbach de la bactérie causale, *Clostridium tetani,* en 1884 et 1886.

Jusqu'alors, beaucoup d'auteurs (Panum, Rose, Travers...) confondaient tétanos et intoxication (25). C'est ainsi que, en 1854, Raspail attribue le tétanos à un « désordre profond survenu dans le système nerveux » après une piqûre, mais aussi après l'ingestion d'acide prussique, de noix vomique, de champignons vénéneux ou après une chute violente, ou après exposition au froid (26).

Maladies des bovins

Charbon symptomatique

Il est difficile de dater l'origine de cette maladie car elle fut sans doute longtemps confondue avec la fièvre charbonneuse. Ce n'est qu'en 1790 que Chabert distingua la fièvre charbonneuse, sans manifestations extérieures, du « charbon à tumeurs ». Mais, dans ce dernier cas, Chabert confondait certainement encore les deux affections qu'il dénommait tantôt « charbon essentiel », tantôt « charbon symptomatique » en fonction du délai d'apparition des tumeurs. En 1877, Pasteur et Joubert distinguent la fièvre charbonneuse de la septicémie due à *Clostridium septicum.* Il faudra cependant attendre l'isolement de la bactérie responsable, *Clostridium chauvœi,* par Arloing, Cornevin et Thomas en 1884, puis sa caractérisation par Roux (1887) et Kitasato (1889), pour distinguer définitivement les deux « charbons » (27).

Coryza gangreneux

Selon plusieurs historiens vétérinaires, les bovins « avec vents » décrits dans le *Papyrus vétérinaire de Kahun* (2000 ans avant J.-C.) « dont les yeux suppurent, le front est plissé, les gencives sont rouges et le cou est enflé » auraient pu être atteints soit de coryza gangreneux, soit de peste bovine (voir chapitre sur cette maladie). Cette hypothèse n'est pas invraisemblable dans la mesure où la maladie pourrait avoir existé depuis très longtemps sur le continent africain, où les Européens la découvrirent lorsqu'ils s'installèrent en Afrique australe, au XVIIIe siècle. L'existence d'un réservoir de virus chez les animaux sauvages africains (gnous) pourrait expliquer la persistance, sur le continent africain, d'une maladie qui ne fut identifiée en Europe qu'au XIXe siècle (28).

Dermatose nodulaire contagieuse

Cette affection semble également d'origine africaine. Elle fut décrite pour la première fois par MacDonald en 1929 en Zambie (alors Rhodésie du Nord) sous le nom de « pseudo-urticaire ». Sa nature infectieuse ne fut reconnue qu'en 1945, par Von Backstrom (29).

Fièvre de la Vallée du Rift

La maladie a été décrite pour la première fois au Kenya, en 1931, par Daubney et Hudson. Elle devait cependant exister depuis très longtemps en Afrique orientale, puisque les éleveurs y avaient toujours observé un grand nombre d'avortements et d'animaux mort-nés au cours des années humides [(30)].

Septicémie hémorragique

La pasteurellose des bovidés aurait été rapportée pour la première fois avec certitude en 1761 par Trutta dans son *Jardin de la pratique et de l'expérience.* En 1817, elle fut décrite chez le buffle d'Asie par Metaxa sous le nom de « gourme » puis, en 1878, par Bollinger chez des bovins sauvages en captivité à Munich.

Les auteurs italiens la décrivirent sous le nom de « *barbone* ». Tombazi la considéra comme un paludisme animal, et Fauvet (1854) comme un typhus. Le *barbone* ne sera rapproché de la maladie des bovidés qu'en 1887, par Oreste et Armanni [(31)].

C'est Hueppe qui démontra, en 1886, que l'agent causal de la maladie était un coco-bacille proche de celui du choléra des poules. La maladie fut ensuite observée dans les Indes néérlandaises en 1891 (par van Eecke), et en 1917 en Égypte (par Piot Bey) [(32)].

Maladies des ovins

Fièvre catarrhale du mouton

Cette affection était sans doute connue depuis des siècles sur le continent africain mais elle ne fut décrite pour la première fois qu'en 1880, par Hutcheon, en Afrique du Sud. Elle fut ensuite reconnue en Afrique orientale, en 1913, et occidentale, en 1918 [(33)].

Du continent africain, où elle semblait confinée, la maladie gagna l'île de Chypre en 1943 (peut-être même dès 1924), puis les États-Unis d'Amérique, l'Europe, l'Asie et l'Australie [(34)].

Peste des petits ruminants

Cette maladie n'a été que tardivement reconnue comme due à un virus différent de celui de la peste bovine, avec laquelle elle a certainement été longtemps confondue. Des épizooties de « peste bovine » chez les moutons et les chèvres avaient été signalées en Hongrie en 1851 par Roll, puis Marsh (1861). En 1863, la maladie tua 20 000 moutons et chèvres en Sicile [(35)]. Il se pourrait même que la maladie ait été connue des Romains puisque Columelle a signalé une maladie d'évolution foudroyante, dévastatrice, des troupeaux de chèvres et de moutons, dénommée *caprarum pestilencia.* La seule méthode de lutte consistait alors à sacrifier les malades et saigner les animaux encore en bonne santé (36).

En Afrique, les petits ruminants semblaient, en revanche, relativement résistants à la peste bovine et le passage de ce virus sur les chèvres permit à Edwards de réaliser un vaccin modifié contre la maladie (voir chapitre correspondant). Les quelques épisodes graves de « peste bovine » observés chez les petits ruminants d'Afrique occidentale et orientale étaient donc probablement causés par le virus de la peste des petits ruminants, comme l'ont montré des études sérologiques rétrospectives (37).

La maladie sera décrite comme une entité morbide à part entière en Côte-d'Ivoire en 1942, par Gargadennec et Lalanne.

Tremblante

Cette maladie est l'encéphalopathie spongiforme animale transmissible la plus anciennement connue, mais ses lésions caractéristiques (vacuolisation de la substance nerveuse) ne furent décrites qu'en 1898 par Besnoit et Morel, et son caractère transmissible ne fut démontré qu'en 1936, par Cuillé et Chelle (38). Ses premières descriptions cliniques remonteraient à 1732 (au Royaume-Uni), 1765 (en Allemagne) et 1810 (en France). En 1829, l'ensemble des connaissances sur cette maladie fut présentée par Girard à l'École royale d'Alfort, qui résuma le résultat des recherches effectuées depuis le début du siècle, notamment en Allemagne et en France. Ces dernières avaient abouti à une description clinique claire des deux symptômes les plus caractéristiques de l'affection : l'incoordination motrice (épilepsie, névralgie lombaire) et le prurit lombaire. En revanche, son étiologie restait très confuse et la maladie était alors attribuée à des causes très variées : présence d'un « animalcule » sous la peau du dos (Richthosen), parasitisme par des sarcocystes (39), action d'un acarien, malnutrition, refroidissement et même « résultat du coït inassouvi de béliers trop ardents »... Girard concluait, pour sa part, « que la maladie pouvait se développer spontanément, puis se transmettre ensuite par voie de génération » (40). Les Anglais et les Français considéraient que son traitement était sans espoir et qu'il valait mieux sacrifier les malades et réformer les béliers dont la descendance était atteinte de tremblante. Les Allemands prétendaient avoir obtenu des résultats favorables par l'injection sous la peau du dos, avec une canule, de la valeur de deux cuillerées d'essence de térébenthine (41).

Les encéphalopathies spongiformes transmissibles des autres espèces, dont l'homme (voir *rappels*), ne seront bien décrites qu'au XXe siècle.

Maladies des porcins

Maladie d'Aujeszky

Selon Remlinger et Bailly : « l'origine de la maladie d'Aujeszky, comme celle de presque toutes les maladies infectieuses, se perd dans le passé, mais les constatations récentes montrent qu'elle existait en des lieux du globe très éloignés les uns des autres où elle était confondue avec d'autres affections. » (42).

L'agent causal fut mis en évidence en 1902 par Aladár Aujeszky, professeur à l'École vétérinaire de Budapest, par inoculation au lapin d'un broyat de bulbes rachidiens d'un veau et d'un chien mort avec des troubles rabiformes (d'où le nom de « pseudo-rage » employé dans certains pays). Peu de temps après, Marek et Hutyra confirment cette découverte et dénomment la maladie « paralysie bulbaire infectieuse ».

Il semblerait cependant que la maladie ait été décrite antérieurement dans l'Ohio (États-Unis d'Amérique), dès 1813, sous le nom de *mad itch* ou « prurit fou » (43). On découvrit de même, en 1912, que la maladie était déjà connue depuis longtemps au Brésil sous le nom de *peste da coçar* ou « peste démangeante ». Les deux dénominations précédentes se référaient à un signe caractéristique de la maladie : le prurit (44).

Peste porcine africaine

Compte tenu de la difficulté de distinguer cette maladie de la peste porcine classique, il apparaît impossible de considérer avec certitude l'origine de cette maladie comme antérieure au XXe siècle. Il est cependant fort probable qu'elle soit restée très longtemps confinée en Afrique, où se trouvent ses hôtes naturels (les suidés sauvages, et les argasidés qui les parasitent). C'est en 1910 qu'elle fut décrite pour la première fois au Kenya, où elle entraîna une mortalité élevée pendant plusieurs années. La maladie fut ensuite signalée dans plusieurs autres territoires d'Afrique orientale et centrale (45).

Entre 1910 et 1927, Montgomery montra que l'agent causal de la peste porcine africaine (ou « maladie de Montgomery ») était différent de celui de la peste porcine classique (46). Par la suite, la maladie se répandit dans d'autres pays, notamment en Europe et en Amérique latine.

Peste porcine classique

Cette maladie a peut-être existé depuis très longtemps, confondue avec d'autres maladies épizootiques du porc. Paulet rapporte en effet des observations faites dès 1729 par Loew, en Autriche et en Hongrie, qui évoquent assez bien le tableau clinique de cette virose [c] (47).

Toutefois, le premier rapport scientifique précis la concernant a été publié par le bureau de l'industrie animale des États-Unis d'Amérique qui établit que la maladie (*hog cholera* ou *swine fever*) fut signalée pour la première fois en 1833 dans l'État de l'Ohio. Selon d'autres rapports, elle aurait pu avoir été observée dans l'Indiana en 1830 et peut-être dès 1810 dans le Tennessee. De là, elle gagna les autres États et elle coûta 415 millions de dollars aux éleveurs américains, de 1914 à 1924 (48).

Plus tard, la maladie fut reconnue en Angleterre (1850), puis en Allemagne (1854) et peut-être en France (dès 1846) dans les Côte-du-Nord (aujourd'hui Côtes d'Armor) où Hamon avait signalé une gastro-entérite avec ulcères de l'intestin et complication de pneumonie (49).

La découverte de l'agent causal sera longtemps retardée par l'existence de complications bactériennes de la maladie (salmonellose, notamment) et le virus responsable ne fut isolé qu'en 1903, par Schweinitz et Dorset.

Rouget

Selon Leclainche, la *splenis dolor* – signalée comme fréquente chez les porcs par Didymos entre le IVe et le Ve siècle – serait due à une tuméfaction de la rate, lésion habituelle chez les animaux atteints de rouget (50). Mais cette maladie a sans doute été longtemps confondue avec la fièvre charbonneuse, du fait de symptômes assez similaires (fièvre, taches rouges sur la peau), et dénommée « érysipèle charbonneux » en Europe.

Ce sont Haubner (dès 1846), puis Schmidt (1862) qui différencièrent cliniquement les deux maladies. Brauell, en 1865, démontra bien que les « baguettes » caractéristiques de la fièvre charbonneuse n'étaient pas retrouvées dans le sang des animaux morts de rouget.

Le 15 mars 1882, Thuillier isola le germe causal, une bactérie qui tue le porc, le lapin et le pigeon inoculés expérimentalement, puis Pasteur atténua cette bactérie pour en faire un vaccin, en 1883 (51). En 1891, Emmerich et Mastbaum proposèrent un sérum immunisant (52).

Maladies des carnivores

Maladie de Carré

Selon Nocard et Leclainche, la maladie de Carré (« maladie du jeune âge » du chien) n'a été clairement différenciée des autres maladies des canidés qu'en 1746. Cette année-là, Ulloa décrivit, dans son ouvrage *Voyage historique en Amérique* une maladie éruptive des chiens observée couramment en Amérique du Sud. Heusinger pensait, d'ailleurs, que cette maladie avait été importée en Espagne au cours du XVIIe siècle, par des chiens originaires du Pérou[d] et

Laosson croyait reconnaître la maladie de Carré dans plusieurs « pestes » du Moyen Âge [53].

La maladie serait apparue en France dès 1740, en Allemagne en 1748, en Angleterre en 1759, en Italie en 1764, en Louisiane en 1767, en Russie en 1770. Webster affirme que 900 chiens en moururent à Madrid en une seule journée de l'année 1763 [54]. Duhamel, Desmars, puis Brasdor la redécrivirent à la même époque en France et Verrier de la Conterie lui consacra une brochure en 1778 [55] de même que Blaine en Angleterre, en 1800, qui prétendit avoir trouvé un remède contre la maladie [56].

La première transmission expérimentale de la maladie fut réalisée par Karle en 1844, en badigeonnant les lèvres de jeunes chiens avec le jetage de sujets atteints. Elle sera reproduite par Kraiewsky, en 1881, par simple cohabitation.

L'étiologie de la maladie restera longtemps sujette à controverse. Jacquot (1849) l'assimila à la fièvre typhoïde de l'homme et il distingua des formes abdominale, pectorale, inflammatoire et nerveuse. Raspail, en 1854, l'attribua à une intoxication par l'arsenic [e]. Jenner, pour sa part, pensa qu'il s'agissait d'une affection varioliforme (*canine distemper*) et il tenta même de la prévenir par la vaccination, comme il l'avait fait pour l'homme [f]. Trasbot fera la même erreur en 1879, et c'est Dupuis, en 1887, qui démontra l'indépendance entre vaccine et maladie des chiens [57].

La recherche de l'agent causal s'avéra infructueuse jusqu'à ce que Carré, en 1905, démontre qu'il s'agissait d'un virus utrafiltrable.

Maladies des volailles

Choléra des poules

La maladie fut bien décrite par Chabert en 1782, mais il la confondit avec la fièvre charbonneuse. Elle était déjà connue depuis un siècle sous le nom de « peste des poules » ou « typhus des volailles ». C'est Maillet, en 1836, qui lui donna le nom de « choléra des poules ». La contagiosité de la maladie fut expérimentalement démontrée par Benjamin, puis par Delafond et Renault, en 1851. Mais l'étiologie de la maladie resta obscure, Delafond la tenant toujours pour une manifestation de la fièvre charbonneuse alors que Renault la rapprochait du choléra de l'homme.

Ce sont Semmer et Perroncito qui décrivirent la morphologie de la bactérie responsable en 1878, Toussaint qui la cultiva en 1879 dans de l'urine neutralisée, et Pasteur qui réussit à la multiplier par passages successifs en bouillon nutritif et l'atténua en 1880 par culture en présence d'oxygène. Pasteur fut également le premier à proposer un vaccin contre la maladie, dont le germe causal portera son nom : *Pasteurella gallicida*, puis *Pasteurella multocida* [58].

En 1887, Pasteur proposa de contaminer les lapins (en surpopulation en Australie et en Nouvelle-Zélande) avec l'agent du choléra des poules, mais le projet ne fut pas exécuté (59).

Pestes aviaires

Il est, bien entendu, impossible de distinguer l'étiologie des multiples épizooties ou « pestes » signalées chez les oiseaux domestiques ou sauvages, au cours de l'Histoire[g], et la peste aviaire (*influenza*), la maladie de Newcastle et le choléra aviaire furent très certainement confondus, dans de nombreux pays, jusqu'à l'isolement de leurs agents respectifs.

Il semble que ce soient Rivolta et Delprato qui aient différencié les premiers la peste du choléra aviaire en 1880, par leurs caractères cliniques. En 1894, Perroncito signala la peste en Italie et, en 1899, Mazza remarqua que le sang des volailles atteintes ne contenait aucune bactérie cultivable. Deux ans plus tard, Centanni et Savonuzzi démontrèrent que l'agent responsable était un virus ultrafiltrable (60). La maladie de Newcastle fut décrite pour la première fois en 1926, à l'occasion d'une épizootie observée en Hollande par Kraneveldt, puis en Angleterre à Newcastle-upon-Tyne, par Doyle (61).

Variole aviaire

Selon Heusinger et Fleming, la variole aviaire aurait été mentionnée pour la première fois par Palladius, vers l'an 300, sous le nom de *grana circa oculos* et alors attibuée à la consommation de lupin jaune par les volailles. La maladie fut redécrite, mille ans plus tard, par Démétrios Pepagomène, puis par Pietro di Crescenzi, sous le nom de *varioli circa oculos* (62).

Au XVIIIe siècle, plusieurs auteurs, et notamment Toggia, affirmèrent que la clavelée des ovins n'était qu'une forme de la variole aviaire, que leur transmettaient les dindons (voir chapitre *Clavelée*). Plus tard, Bechstein affirma que la variole des tourterelles n'était qu'une forme de la variole humaine (63).

Maladies communes à plusieurs espèces

Botulisme

Des cas de botulisme animal ont été rapportés dès le XVIIIe siècle, en particulier par Le Vaillant en Afrique du Sud, où la maladie était connue sous le nom de *Lamsiekte* et où, dès 1880, Hutcheon remarqua qu'elle était liée à une perversion du goût qui conduisait les animaux à ingérer des ossements dans les régions carencées en chaux et phosphates. En Australie, la maladie aurait été observée au XIXe siècle sous le nom de *Bushsick*.

Le botulisme fut identifié chez l'homme, en 1895, par Van Ermengem. L'attention des vétérinaires ne fut réellement attirée sur les dangers du botulisme animal qu'après de nombreux cas de cette affection rapportés aux États-Unis d'Amérique en 1917 chez les chevaux (*forage poisoning*) ou chez des volailles (*limber neck*).

Theiler, en Afrique du Sud, montra alors, en 1919, que l'agent causal était une toxine persistant dans les cadavres et la bactérie anaérobie responsable fut isolée quelques années plus tard. En Europe, la maladie ne sera signalée qu'à partir des années 1920 [(64)].

Brucellose

La découverte de l'agent causal de la brucellose des différentes espèces animales date de la fin du XIXe siècle et du début du XXe siècle[(h)]. Antérieurement, la maladie était désignée sous le nom d'« avortement épizootique », l'un de ses symptômes les plus caractéristiques. Elle était signalée depuis le XVIIIe siècle dans différents pays d'Europe, chez les vaches, les juments et les brebis. Chez l'homme, il semblerait que le plus ancien cas connu ait été observé, en 1581, chez un évêque de Malte qui présentait une fièvre prolongée et une splénomégalie, ce qui indiquerait l'existence d'un réservoir animal dès cette époque [(65)]. Toutefois la maladie aurait peut-être déjà été décrite, chez l'homme, dans la Grèce antique[(i)].

Jusqu'en 1875, la contagiosité de la maladie animale fut l'objet d'un désaccord entre médecins, vétérinaires ou éleveurs. Ces derniers semblaient les plus perspicaces puisque, au début du XIXe siècle, les fermiers français évacuaient les avortons, enveloppés, « par une fenêtre ou non par la porte » pour éviter que les vaches saines n'entrent en contact avec eux, et que les fermiers anglais brûlaient ces avortons [(66)]. Mais dans beaucoup de pays, les spécialistes refusaient l'idée de la contagion (Toggia en Italie, Rychner en Suisse, Hering en Allemagne, Youatt en Angleterre, Hurtrel d'Arboval[(j)] en France, etc.). Ils accusaient plutôt les intempéries, l'alimentation, les mauvaises odeurs, l'épuisement des taureaux, etc.

Dans les années 1870, Franck, puis Lehnert et Brauel provoquent l'avortement en déposant, dans le vagin de vaches saines, des fragments de placenta de vaches avortées. Dès 1875, Saint-Cyr conclut définitivement : « L'avortement épizootique est évidemment transmissible par l'intermédiaire d'un agent qui reste à déterminer ; (...) cet agent est véritablement spécifique. » En 1886, Woodhead provoque l'avortement de vaches et de chèvres en déposant, dans leurs voies génitales, l'écoulement vaginal de vaches infectées. Les recherches sur la bactérie responsable de l'avortement conduiront à beaucoup de confusions, notamment avec les pasteurelles (Galtier) ou le bacille de la tuberculose (Lignières).

L'isolement du véritable agent causal de la maladie interviendra en trois étapes. En 1887, Bruce, médecin militaire anglais travaillant dans l'île de Malte isola de la rate de soldats morts de « fièvre de Malte » (ou « mélitococcie ») un cocco-bacille qu'il nommera *Micrococcus melitensis* en 1893. La même bactérie fut isolée du lait des chèvres en 1905 par Zammit et Horrocks, ce qui expliqua *a posteriori* la contamination des soldats anglais et contraria beaucoup Bruce, qui n'avait pas lui-même envisagé cette hypothèse (67). À la suite de cette découverte, la consommation de lait de chèvre cru fut interdite en mai 1905 aux soldats anglais (mais pas à la population civile) : c'était une petite révolution puisque, depuis 1897, le fortifiant recommandé aux soldats anglais hospitalisés était... du lait de chèvre cru ! (68). En 1897, Bang et Stribolt, au Danemark, isolèrent le « bacille de Bang » (*Bacterium abortus*) de vaches victimes d'avortements épizootiques et ils reproduisirent l'avortement par inoculation intravaginale de culture bacillaire à la vache, la brebis et la jument.

En 1897, Wright et Smith mirent au point un diagnostic sérologique par agglutination de la bactérie tuée. Wright tenta même de se vacciner avec cette bactérie tuée, mais contracta la maladie. En 1918, Alice Evans rapprocha les bacilles de Bruce et de Bang pour lesquels Meyer et Shaw proposèrent de créer un genre commun (*Brucella*) avec les espèces *B. melitensis* et *B. abortus*. En 1920, Huddlson rajoutera à ce genre l'espèce *B. suis*, isolée par Traum dès 1914 sous le nom de « American melitensis » (69).

Leptospirose

Selon certains historiens vétérinaires, la maladie appelée *yerakon* (= vert jaunâtre) dans le *Talmud* (IVe siècle) aurait été la leptospirose porcine. Ils attribuèrent en effet l'ictère et l'anémie, alors fréquemment observés chez les porchers, au contact avec des animaux infectés. Cela expliquerait, selon eux, l'interdiction de consommer la viande de porc, plutôt que son infestation par les trichines (70).

L'agent de la leptospirose du chien (« ictère infectieux », « maladie de Stuttgart ») fut découvert en 1918 par Uhlenhuth et Fromme qui le dénommèrent « *Leptospira icterohæmorrhagiæ* »). Les lepstospires des autres espèces furent identifiés ultérieurement chez les bovins (1937), chez les porcs (1944), le cheval (1947), etc.

Stomatite vésiculeuse

Cette maladie semble originaire des Amériques, où elle affecta plus de 4 000 chevaux durant la guerre de Sécession américaine, de 1861 à 1865. Les cas signalés en Afrique du Sud en 1884 et 1897, puis en France en 1915, pourraient avoir été liés à l'importation de chevaux américains. Les cas observés chez d'autres espèces (bovins et suidés) ont été, le plus souvent, associés à une épizootie chez les équidés (71).

Notes complémentaires

(a) Traduction : « La fièvre des chevaux est une maladie presque incurable des chevaux. Le cheval porte la tête basse ; il mange peu ou pas, il a les yeux larmoyants, ses flancs battent sans arrêt. Cette maladie, on l'a dite épidémique, fit plus de mille morts parmi les chevaux en l'an 1301. » On ne peut que rapprocher cette description de celle des auteurs arabes, en 1327, en y rajoutant un symptôme caractéristique supplémentaire : la dyspnée.

(b) Selon Moulé, l'anecdote suivante, relatée par Théomneste dans le chapitre d'un ouvrage sur le tétanos, témoigne de la confusion que faisait l'auteur entre cette maladie et la rigidité *a frigore*. « Après que nous eumes passé les Alpes », écrit en effet Théomneste, « il tomba une telle quantité de neige que les gens de guerre mouraient tout raides de froid, de sorte qu'ils demeuraient roides et droits sur les chevaux morts. Si, par hasard le cheval était encore en vie, il portait le corps de son maître et suivait l'armée, le mort tenant encore la bride de son cheval en une main et son écusson dans l'autre, et assis si raide sur son cheval qu'il semblait collé et on ne pouvait l'en arracher, ni l'en descendre. Quand le cheval mourait, il demeurait fiché et tout raide. » [(72)].

(c) L'épidémie porcine observée par Loew, en Autriche et en Hongrie en 1729, est décrite en ces termes par Paulet : « La maladie commençait par une fièvre très sensible, avec un trouble à la tête ; et dans l'intervalle de quatre jours, elle se terminait par une hémorragie du nez, ou par une dysenterie, ou par un vomissement de matières stercorales. Les mêmes symptômes se manifestaient sur les hommes, et elle ressembloit à celle du quinzième siècle, qu'on appela en France le *Tac* dont on a parlé. (...) Les excréments des sangliers offroient des traces d'une suppuration interne. » [(73)]. En 1775, Paulet décrit à nouveau la maladie connue à cette époque sous le nom de « mortalité des cochons » ou « feu de Saint Antoine » : « La maladie s'annonce d'abord par une inquiétude, un dégoût, une nonchalance qui dure de cinq à six jours. Cet état devient plus sensible, à mesure que le mal fait des progrès ; enfin la vacillation des jambes est plus marquée, l'animal porte ses oreilles pendantes, a des alternatives de froid et de chaud, et a de la peine à soutenir la tête. Ses oreilles deviennent froides. Cet état se décide ainsi du 7e au 8e jour, avec un changement très sensible dans la couleur de la langue, une haleine fétide, et un écoulement par les naseaux d'une morve épaisse, muqueuse : le tout est accompagné d'une rougeur érysipélateuse point saillante, qui est surtout très sensible sous le ventre. C'est alors que l'animal pousse des cris extrêmement aigus. Cet état de phlogose se convertit bientôt en gangrène décidée, qui se manifeste par une couleur livide, et enfin bleuâtre ou violette. Dans l'ouverture des corps, on ne trouve ordinairement des traces de cette maladie que dans les premières voies, surtout dans l'estomac et les intestins grêles. » [(74)].

(d) Heusinger (1853), suivi par Nocard et Leclainche, reconnaît la maladie de Carré dans ce passage du *Voyage historique en Amérique* d'Ulloa : « Les chiens de ce pays (Amérique du Sud) sont sujets à un mal que l'on peut comparer à la petite vérole des créatures raisonnables ; car étant encore petits ils prennent cette maladie, et il y en a très peu qui en soient exempts. S'ils en échappent, ils en sont quittes pour toujours. Cette maladie est aussi appelée Peste. Le chien qui en est atteint a des convulsions dans toutes les parties de son corps, il mord continuellement autour de lui, il a des vertiges, il jette des grumeaux de sang par la gueule. S'il n'est pas assez fort pour résister à ces accidents, il crève. Au reste, ce mal est commun à tous les chiens des Provinces et Royaumes de l'Amérique méridionale. » (75). Heusinger rapproche cette observation de celle d'une « épizootie générale et grande mortalité des chiens dans toute l'Espagne » en 1760 et il écrit : « il est fort probable que (cette maladie des chiens) était importée de l'Amérique méridionale, où elle était générale depuis longtemps et où elle avait été très répandue en 1759. » (76).

(e) Selon Raspail, chats et chiens sont tous atteints d'une seule et même maladie. Il s'agit, selon lui, « d'animaux domestiques et gloutons, qui fouillent leur nourriture dans les endroits les plus sales, et sont exposés à ingurgiter plus d'un de ces poisons dont l'industrie ne se fait pas faute et que l'on jette chaque jour aux tas d'ordures ; et la maladie (des chats et des chiens) offre tous les caractères d'un empoisonnement par l'arsenic ; on la remarque chez les jeunes animaux de trois à quatre mois (...) parce que leurs tissus étant plus mous, l'absorption du venin se fait avec plus de facilité. » (77).

(f) Jenner rapporte ainsi les circonstances de ses essais de vaccination : « Vous connaissez, sans doute, ce que l'on appelle la maladie des chiens. (...). Tous les chiens sont sujets à cette maladie. Elle est si meurtrière, en particulier pour les chiens de chasse, qu'il en meurt la moitié de ceux qui la prennent dans le chenil. Or, il paraît que les chiens sont très susceptibles de prendre la vaccine par inoculation et qu'elle produit en eux tous les symptômes de la maladie qui leur est propre, mais d'une manière si bénigne qu'ils n'en meurent point. Et cependant, ils sont mis par là à l'abri de la possibilité de la prendre à l'avenir. Sur quarante-trois petits chiens, vaccinés avec succès – à savoir : trois sous mon inspection immédiate et quarante sous celle d'un particulier, dont je puis garantir la véracité –, il n'en est pas mort un seul. Tous se sont trouvés inaccessibles à la contagion. » (78). Jenner ne fait pas mention d'animaux témoins non vaccinés dans cette expérience, ce qui peut expliquer ses conclusions erronées.

(g) Des épizooties graves ont été rapportées chez les oiseaux domestiques ou sauvages, depuis l'Antiquité, puis aux différentes périodes de notre ère. Heusinger a cité les plus importantes dans son ouvrage *Recherches de pathologie comparée*. Elles ont touché diverses espèces aviaires, notamment les poules, en 671, en 1111 et en 1131 en Angleterre, en 1286 en Autriche et en 1578 à Paris ou en 1614 en Bohème. En 1656, les pélicans des Antilles meurent en très grand nombre (« plusieurs îles étaient couvertes de leurs cadavres »). En 1697 ce sont les pigeons et les dindes et les poules de France qui sont frappées de « petite vérole » et en 1714 on ordonne de tuer tous les pigeons de Paris parce qu'on croyait qu'ils transportaient le virus de la petite vérole chez les hommes et les brebis. Les oies sont particulièrement touchées en 1718 et 1719 en Silésie et la maladie s'étend aux cigognes durant la même année. En 1755 et 1763 on signale une « maladie aphtongulaire maligne » des volailles en Allemagne, une « ophtalmie charbonneuse des poules » en France en 1775, du « charbon des pigeons » à Rome en 1815 et en Russie en 1817, etc. (79).

(h) En l'an 278, une vague d'avortements est signalée, à Rome, chez les vaches. Mais le même phénomène est décrit, simultanément, chez les femmes sous le nom d'*Abortus epidemicus* (80). Il ne semble pas, selon les caractères pathogènes actuellement connus des brucelles, qu'il puisse s'agir de la même maladie. Peut-être s'agissait-il de listériose ?

(i) Selon Eyre, cité par Durán de Cottes, Hippocrate aurait déjà décrit des cas de brucellose humaine en Grèce il y a plus de 23 siècles : ils se caractérisaient par des accès de fièvre modérés mais récurrents, et des sueurs profuses et irrégulières [81].

(j) En 1839, Hurtrel d'Arboval décrit ainsi le déroulement, les causes et les mesures préventives de l'avortement épizootique des bovins : « L'avortement dans les vaches a lieu, le plus ordinairement, plusieurs années de suite, et il est toujours plus près du terme dans les dernières années. On ne s'est pas contenté de le croire épizootique, on l'a dit aussi contagieux ; mais en cela on a avancé une erreur de plus. Il suffit de s'appliquer à détruire la plupart des causes qui l'occasionnent et agissent d'une manière uniforme sur toutes les bêtes d'une même étable, de changer un régime vicieux, et de réformer une mauvaise manière de gouverner les animaux, pour prévenir l'accident qui les menace. » [82].

Rappels sur les maladies citées dans ce chapitre

Botulisme

Maladie causée par l'ingestion de la toxine d'une bactérie anaérobie, *Clostridium botulinum*. Elle se traduit essentiellement par une paralysie musculaire (trouble de la mastication et de la déglutition), des troubles visuels et une faiblesse générale précédant la mort par asphyxie. Les bovins, les ovins, les équidés et les carnivores (visons) sont également atteints lorsqu'ils ingèrent des produits contaminés. Les cas les plus nombreux sont observés chez les oiseaux et notamment les oiseaux aquatiques sauvages. Les traitements et la vaccination préventive sont d'une efficacité limitée.

Brucelloses

Maladies contagieuses affectant de nombreuses espèces animales et l'homme, dues à des bactéries du genre *Brucella*. Ce genre est divisé en sept espèces généralement inféodées à des hôtes différents : bovidés (*B. abortus*), petits ruminants (*B. melitensis*), suidés (*B. suis*), canidés (*B. canis*), etc. L'infection concerne principalement l'appareil génital (avortements, métrites, orchites) et l'appareil locomoteur (arthrite). La maladie peut être traitée par les antibiotiques et prévenue par des vaccins spécifiques.

Charbon symptomatique

Maladie affectant essentiellement les bovidés et due à la toxine d'une bactérie anaérobie, *Clostridium chauvœi*. La forme aiguë, généralement mortelle, se caractérise par une prostration générale et l'apparition d'une « tumeur » œdémateuse, chaude et douloureuse. Des formes atténuées peuvent être observées, notamment chez d'autres espèces que les bovidés. La maladie se contracte par inoculation accidentelle des spores bactériennes, qui se conservent longtemps dans les cadavres ou le milieu extérieur. Il existe un traitement et la vaccination est possible avec une anatoxine.

Choléra aviaire

Maladie contagieuse bactérienne des oiseaux domestiques et sauvages, due à *Pasteurella multocida*. Elle se traduit généralement par une affection septicémique (avec morbidité et mortalité élevées), mais il existe aussi des formes chroniques, voire inapparentes. Les principaux symptômes sont l'abattement, la diarrhée, la dyspnée et un écoulement mucoïde du bec. Les traitements ou les vaccins sont réservés aux élevages où la prophylaxie sanitaire est impossible.

Coryza gangreneux

Maladie infectieuse, généralement mortelle chez les bovins, due à un *Herpesvirus*. Elle affecte essentiellement les ruminants domestiques ou sauvages (ex. : cervidés). Certains peuvent être porteurs sains (ovins, gnous en Afrique). Les formes cliniques sont variées (suraiguë, oculaire, intestinale, bénigne ou chronique) se caractérisant le plus souvent par une kératoconjonctivite et une ulcération des gencives, mais aussi par de la diarrhée ou des signes nerveux. La maladie est connue dans presque tous les pays. Il n'existe ni vaccin ni traitement efficaces.

Dermatose nodulaire contagieuse

Maladie des bovins due à un *Capripoxvirus* transmis uniquement par des moustiques ou des diptères piqueurs. La maladie n'est pas toujours exprimée cliniquement : elle est caractérisée par de la fièvre, un écoulement oculo-nasal, des boiteries et l'apparition de nodules au niveau des muqueuses ou de la peau, sur toutes les régions du corps, avec réaction ganglionnaire. Il n'existe pas de traitement, mais des vaccins efficaces.

Fièvre catarrhale du mouton

Maladie non contagieuse des ruminants due à un *Orbivirus* transmis le plus souvent par des insectes du genre *Culicoides*. Seuls les ovins extériorisent les symptômes de la maladie : fièvre, érosions de la muqueuse buccale, cyanose de la langue (*bluetongue*), boiteries, avortements, pneumopathie. La mortinatalité est importante. Les autres espèces ne présentent qu'une réaction sérologique à l'infection. Répandue dans les pays chauds, elle est rarement exprimée cliniquement. Il n'existe aucun traitement, mais des vaccins spécifiques.

Fièvre de la Vallée du Rift

Zoonose due à un *Phlebovirus* transmis par les moustiques, caractérisée par une incubation courte, de la fièvre, de la diarrhée, un jetage purulent, des avortements et une mortinatalité parfois élevée chez les ruminants, les carnivores ou les être humains. Il n'existe pas de traitement, mais un vaccin efficace.

Gourme

Maladie microbienne contagieuse frappant surtout les jeunes équidés, due à *Streptococcus equi*. Elle se traduit par des symptômes très variés : éruptions cutanées, catarrhes diffus des muqueuses, suppuration des parenchymes, etc. On distingue deux formes cliniques : la gourme purulente et la gourme septicémique. Un traitement antibiotique est possible (mais à très forte dose), la vaccination est pratiquée dans certains pays.

Leptospiroses

Zoonoses bactériennes répandues dans le monde entier, dues à l'infection par divers sérotypes du genre *Leptospira*. La maladie peut frapper presque toutes les espèces (équidés, suidés, bovins, carnivores, rongeurs...), y compris l'homme. Elle peut être asymptomatique ou se traduire par de la fièvre, un ictère, une hémoglobinurie, et des avortements. Les germes se localisent dans le système urogénital d'où ils sont excrétés par les urines. La transmission se fait généralement par contact de la peau ou des muqueuses avec des eaux ou des éléments contaminés par l'urine. L'antibiothérapie peut guérir ou prévenir la maladie, et il existe des vaccins spécifiques.

Lymphangite épizootique

Maladie contagieuse, inoculable, atteignant essentiellement et spécifiquement les équidés, due à l'action d'un champignon microscopique, *Histoplasma farciminosum*. Elle se caractérise par une infection suppurée chronique de la peau, des vaisseaux et des nœuds lymphatiques ainsi que des muqueuses. Elle peut guérir spontanément. Elle est connue en Afrique, en Asie et en Europe, où elle doit être différenciée de la morve et des infections à corynebactéries.

Maladie d'Aujeszky

Maladie contagieuse affectant essentiellement les suidés, hôtes principaux et réservoirs de l'agent causal qui est un *Herpesvirus*. Les principaux symptômes de la maladie chez le porc sont la fièvre, l'anorexie, les troubles respiratoires, intestinaux et nerveux et l'avortement. Les autres espèces (ruminants, carnivores) sont atteintes sporadiquement. Chez ces dernières, la maladie évolue rapidement vers la mort après des signes nerveux et, souvent, un prurit très violent. La maladie est connue dans la plupart des pays. Il n'existe aucun traitement, mais la vaccination est possible.

Maladie de Borna

Maladie contagieuse due à un virus de la famille des Bornaviridae et surtout connue en Europe Centrale mais existant sans doute aussi au Proche-Orient. Les hôtes naturels du virus sont les équidés et les ovins, mais la maladie affecte occasionnellement d'autres espèces, dont peut-être l'homme. Elle se transmet par contact direct, le virus étant présent dans la salive, le jetage et les urines. Les principaux symptômes sont liés à l'évolution d'une méningoencéphalomyétite (excitabilité, hyperesthésie, paralysies et parfois cécité) qui se termine le plus souvent par la mort. Les lésions microscopiques sont caractérisées par des inclusions cellulaires intranucléaires (« corps de Joest-Degen »).

Maladie de Carré

Maladie très contagieuse de nombreux carnivores (chiens, furets, visons, mangoustes, ratons laveurs) et due à un *Morbillivirus* antigéniquement très proche de celui de la peste bovine et de la rougeole. La maladie se manifeste par de la fièvre, un écoulement oculo-nasal, des symptômes digestifs, respiratoires et nerveux (ataxie, parésie) avec hyperkératose des coussinets plantaires. Elle frappe surtout les jeunes sujets (« maladie du jeune âge ») et elle est connue dans le monde entier. Il n'existe pas de traitement, mais des vaccins efficaces.

Pestes aviaires

Sous cette double appellation ont longtemps été désignées deux maladies contagieuses des volailles d'étiologie très différente. L'*influenza aviaire hautement pathogène* (ou peste aviaire vraie) est une maladie contagieuse due à un *Influenzavirus A* ou *B*. Elle peut atteindre toute espèce d'oiseaux qui se contaminent par voie directe (contact) ou indirecte (aliments, matériel souillé, etc.). La maladie se caractérise par une prostration, un œdème de la tête, une chute de ponte et des hémorragies internes. Elle se termine par une mort subite. La maladie est répandue dans de très nombreux pays. Il n'existe pas de traitement et la vaccination est déconseillée lorsqu'un abattage sanitaire est possible. La *maladie de Newcastle* (ou pseudo-peste aviaire) est très proche à de nombreux égards de la maladie précédente mais due à un *Rubulavirus*. Les symptômes diarrhéiques et respiratoires dominent le tableau clinique.

Peste des petits ruminants

Maladie contagieuse des ovins et surtout des caprins due à un *Morbillivirus* antigéniquement proche du virus de la peste bovine. La maladie est transmissible par contact direct. Elle se traduit par une forte fièvre, de la diarrhée, un écoulement nasal, de la broncho-pneumonie et des avortements. Les bovins et les porcins développent des formes inapparentes. La peste des petits ruminants est connue en Afrique, en Asie et au Moyen-Orient. Elle ne connaît par de traitement, mais peut être prévenue par l'emploi d'un vaccin homologue ou hétérologue (vaccin de la peste bovine).

Peste équine

Maladie contagieuse due a un *Orbivirus* de la famille des Reoviridæ qui se retrouve dans le sang et les viscères des animaux infectés. Elle affecte principalement les équidés (chevaux, ânes, zèbres...) et, occasionnellement, d'autres espèces, mais pas l'homme. Elle est transmise par un vecteur biologique, généralement un insecte du genre *Culicoides*. Les principaux symptômes sont l'abattement, l'hypothermie, l'œdème facial et thoracique, le jetage spumeux. Les formes cliniques sont variées : subaiguë (cardiaque) et aiguë (pulmonaire), entraînant la mort en quelques jours, la mortalité variant aussi de 10 % chez les ânes à plus de 90 % chez les chevaux. La maladie est enzootique dans les régions tropicales centrales d'Afrique, mais peut faire des incursions en Europe méridionale ou au Moyen-Orient. Elle peut être prévenue par une vaccination spécifique, mais ne cède à aucun traitement.

Peste porcine classique

Maladie contagieuse des suidés, domestiques et sauvages, due à un *Pestivirus*, transmise par contact direct ou indirect (alimentation notamment). La forme aiguë se traduit par de la fièvre, des troubles intestinaux (vomissements, diarrhée), respiratoires (écoulement nasal) ou nerveux (incoordination motrice) et des lésions cutanées (érythème, cyanose). La mort survient en une dizaine de jours, mais parfois beaucoup plus tard dans les formes subaiguës ou chroniques. Il existe des formes congénitales. La maladie est répandue en Asie, en Afrique et dans certaines parties de l'Amérique latine et d'Europe. Il n'existe aucun traitement, mais de bons vaccins.

Peste porcine africaine

Maladie contagieuse des suidés, domestiques et sauvages, due à un virus proche des *Iridovirus* et des *Poxvirus*, transmissible par contact direct ou indirect (aliments contaminés) ou par des tiques du genre *Ornithodoros*. Elle se traduit par de la fièvre, de la diarrhée, de l'ataxie et une rougeur de la peau. Il existe des formes aiguë, subaiguë et chronique. Chez les porcs domestiques la mortalité est très élevée, alors que la maladie reste souvent inapparente chez les suidés africains sauvages qui servent de réservoir au virus. La maladie est enzootique en Afrique d'où elle a pu gagner d'autres régions (Amérique latine, Europe) au cours de l'Histoire. Il n'existe ni traitement ni vaccin.

Rouget

Maladie contagieuse bactérienne due à *Erysipelothrix rhusiopathiæ,* touchant principalement les suidés. La forme aiguë, septicémique, est mortelle et s'accompagne d'érythème cutané et de fièvre, alors que les formes chroniques se manifestent par une arthrite et une endocardite. La bactérie peut survivre très longtemps dans le milieu extérieur ou chez des porteurs sains. Il existe des traitements antibiotiques et des vaccins efficaces.

Septicémie hémorragique des bovidés

Maladie grave, frappant essentiellement les bovins et les buffles domestiques et due à *Pasteurella multocida* (sérotype B ou E). La maladie aiguë se traduit par de la fièvre, un écoulement nasal, de la dyspnée et un œdème de la gorge et du poitrail qui peut entraîner la mort en une journée. Il existe des porteurs sains. D'autres espèces peuvent être atteintes (équidés, suidés, camélidés...). La maladie sévit surtout en Afrique et en Asie. Elle peut être guérie par antibiothérapie et prévenue par la vaccination.

Stomatite vésiculeuse

Maladie infectieuse due à un *Vesiculovirus* pouvant affecter les herbivores (chevaux surtout), les suidés et l'homme. Le virus se transmet par voie transcutanée ou par piqûres d'arthropodes. La maladie entraîne une mortalité faible, mais la morbidité peut atteindre 90 %. Elle se caractérise par une hypersalivation et l'apparition d'éruption dans la bouche, sur le trayon et sur les onglons, ce qui peut la faire confondre avec la fièvre aphteuse. Sévit essentiellement en Amérique. Aucun traitement ou vaccin n'est appliqué actuellement.

Tétanos

Intoxination due à *Clostridium tetani*, une bactérie anaérobie stricte, sporulée. Elle peut affecter toutes les espèces, y compris l'homme, auxquelles elle est le plus souvent transmise par inoculation accidentelle de spores bactériennes, généralement d'origine tellurique. La multiplication, puis l'autolyse des bactéries au point d'inoculation libère une puissante neurotoxine qui entraîne de violents spasmes des muscles masséters (trismus), cervicaux ou lombaires (*opisthotonos*) et la mort par suffocation ou crise cardiaque. La maladie est répandue dans le monde entier. Elle peut être prévenue par une vaccination spécifique et cède à un traitement précoce par des antitoxines.

Tremblante

La tremblante fait partie du groupe des encéphalopathies subaiguës spongiformes transmissibles. Ces maladies constituent un ensemble nosologique dans lequel sont également classées l'encéphalopathie du vison, la cachexie chronique des cervidés et l'encéphalopathie spongiforme bovine (« maladie de la vache folle »). Les maladies du même groupe observées chez l'homme sont le Kuru, la maladie de Creutzfeldt-Jakob et le syndrome de Gerstmann-Sträussler-Scheinker. Ces maladies affectent essentiellement le système nerveux central, elles sont d'incubation très longue (parfois plusieurs années) et toujours mortelles. Elles entraînent des symptômes nerveux (troubles de l'équilibre), des prurits (dans le cas de la tremblante). Elles sont caractérisées par les lésions histopathologiques de spongiose diffuse, liées à une vacuolisation neuronale, ainsi que par la formation de structures fibrillaires caractéristiques et par des signes inflammatoires. La nature exacte des « agents transmissibles non conventionnels » responsables de ces maladies reste controversée. L'hypothèse la plus courante est celle de l'existence, chez les malades, d'une protéine modifiée capable de s'autorépliquer dans les cellules nerveuses, le « prion ».

Variole aviaire

Maladie contagieuse due à *Avipoxvirus* de la famille des Poxviridæ pouvant affecter les poules et les dindons. Elle est caractérisée par la formation de nodules cutanés (surtout au niveau des parties déplumées de la tête : crête et pourtour des yeux) qui se transforment peu à peu en croûtes. Des membranes diphtéroïdes peuvent également se former dans les voies digestives ou respiratoires supérieures. La mortalité est faible. Aucun traitement spécifique n'existe, mais la maladie peut être prévenue par l'emploi de vaccins à virus vivants hétérologues.

Bibliographie

Coetzer J.A.W., Thomson G.R. et Tustin R.C. – *Infectious diseases of livestock with special reference to Southern Africa.* Oxford University Press, Cape Town, 1994, 1 605 pp.

Constantin A. – « Histoire naturelle des encéphalopathies subaiguës spongiformes transmissibles (ESST) ». *Bull. Acad. nat. Méd.*, 1994, **178** (5) : 859-871.

Crespo León F. – *Brucelosis ovina y caprina.* Office international des épizooties, Paris, 1994, 451 pp.

Curasson G. – **(a)** *Traité de pathologie exotique vétérinaire et comparée.* Tome I : *Maladies à ultra virus*, seconde édition, Vigot Frères, édit., Paris, 1942, 367 pp. ; **(b)** *Traité de pathologie exotique vétérinaire et comparée.* Tome II : *Maladies microbiennes.* Vigot Frères, édit., Paris, 1936, 688 pp.

Dunne H.W. – *Les maladies du porc.* Tome II. (Traduit de l'américain.) Vigot Frères, édit., Paris, 1962, 687 pp.

Dunlop R.H. et Williams D.J. – *Veterinary medicine. An illustrated history*, Mosby Yearbook Inc., édit., 1996, 692 pp.

Erk N. – « *A study of Kitab al-Hail wal-Baitara, written in the second half of the 9th Century by Muhammed Ibn ahi Hizam* ». *Hist. Med. Vet.*, 1976, **1** (4) : 101-104.

Fleming G. – *Animal plagues: their history, nature and prevention.* Chapman & Hall, édit., Londres, 1871, 548 pp.

Hadani A. et Shimshony A. – « *Traditional veterinary medicine in the Near East: Jews, Arab Bedouins and Fellahs* ». *Rev. sci. tech. Off. int. Epiz.*, 1994, **13** (2) : 581-597.

Heusinger C.F. – **(a)** *Recherches de pathologie comparée.* Cassel chez H. Hotop, édit. ; vol. I, 1853, 674 pp. ; **(b)** *Recherches de pathologie comparée.* Cassel chez H. Hotop, édit. ; vol. II, 1853, DXLIX pp.

Hurtrel d'Arboval L.H.J. – **(a)** *Dictionnaire de médecine, de chirurgie et d'hygiène vétérinaires*, Tome I, Seconde édition, Baillière & fils, édit., Paris, 1838, 696 pp. ; **(b)** Tome VI, Seconde édition, Baillière & fils, édit., Paris, 1839, 546 pp.

Jussiau-Chevallier N. – *Henry Toussaint, l'œuvre d'un microbiologiste pionnier.* Université Claude Bernard, Lyon-I, Thèse de la Faculté de Pharmacie, n° 92, 1998, 149 pp.

Leclainche E. – *Histoire illustrée de la médecine vétérinaire.* Tome I, Albin Michel, édit., 1955, 250 pp.

Lesbouyries G. – *Pathologie des oiseaux de basse-cour.* Vigot Frères, édit., Paris, 1965, 719 pp.

Ludwig H. et Bode L. – « *Borna disease virus: new aspects on infection, disease, diagnosis and epidemiology* ». *Rev. sci. tech. Off. int. Epiz.*, 2000, **19** (1) : 259-278.

McGowan J.P. – « *Scrapie in sheep* ». *Scottish J. Agric.*, 1922, 366-375.

Mantovani A. et Zanetti R. – « Giovanni Maria Lancisi *: De bovilla peste and stamping out.* » *Hist. Méd. vét.*, 1993, **18** (4) : 97-110.

Mornet P. et Gilbert Y. – *La peste équine.* L'Expansion, édit., Paris, 1968, 203 pp.

Moulé L. – **(a)** *Histoire de la médecine vétérinaire.* Première période : « Histoire de la médecine vétérinaire dans l'Antiquité ». Extraits du *Bulletin de la Société centrale de médecine vétérinaire.* Imprimerie A. Maulde, Doumenc et Cie, Paris, 1891, 200 pp. ; **(b)** *Histoire de la médecine vétérinaire.* Deuxième période : « Histoire de la médecine vétérinaire au Moyen Âge ». Première partie : « La médecine vétérinaire arabe ». Extraits du *Bulletin de la Société centrale de médecine vétérinaire.* Imprimerie A. Maulde, Doumenc et Cie, Paris, 1896, 125 pp.

Nocard E. et Leclainche E. – **(a)** *Les maladies microbiennes des animaux.* Tome I, Seconde édition, E. Masson & Cie, édit., Paris, 1898, 956 pp. ; **(b)** *Les maladies microbiennes des animaux.* Tome I, Troisième édition, E. Masson & Cie, édit., Paris, 1903, 668 pp. ; **(c)** *Les maladies microbiennes des animaux.* Tome II, Troisième édition, E. Masson & Cie, édit., Paris, 1903, 645 pp.

Pasteur L. – « Sur la destruction des lapins en Australie et dans la Nouvelle-Zélande ». *Ann. Inst. Pasteur*, 1888, **2** : 1-8.

Paulet J.-J. – **(a)** *Recherches historiques et physiques sur les maladies épizootiques avec les moyens d'y remédier, dans tous les cas.* Première partie. Ruault, édit., Paris, 1775, 416 pp. ; **(b)** *Recherches historiques et physiques sur les maladies épizootiques avec les moyens d'y remédier, dans tous les cas.* Seconde partie. Ruault, édit., Paris, 1775, 501 pp.

Raspail F.V. – *Le fermier-vétérinaire ou méthode aussi économique que facile de préserver et de guérir les animaux domestiques et même les végétaux cultivés, du plus grand nombre de leurs maladies.* Raspail, édit., 1854, Paris, 288 pp.

Remlinger P. et Bailly J. – *La maladie d'Aujeszky.* Masson, édit., Paris, 1938, 204 pp.

Richoux B.A.J. – « La médecine vétérinaire au 17e siècle d'après les œuvres de Markham et Solleysel ». Faculté de médecine de Créteil, Thèse de médecine vétérinaire, 1999, 219 pp.

Shoshan A. – *Animals in Jewish literature. The Jew and his animal*, Shoshanin, édit., Rehovot, 1971, 372 pp.

Smith F. – *The early history of veterinary literature and its British development* (originally published in *Journal of Comparative Pathology and Therapeutics* 1912-1918). J.A. Allen & Co., édit., Londres, 1976, vol. I, 373 pp.

Théodoridès J. – « Bref historique de la fièvre de Malte ». *Histoire des sciences médicales*, **30** (1) : 87-90.

Vassallo D.J. – « *The saga of brucellosis: controversy over credit for linking Malta fever with goat's milk* ». *Lancet*, 1996, **348** : 804-808.

Wrotnowska D. – « Recherches de Pasteur sur le rouget du porc ». *C.R. 90ᵉ Congrès national des Sociétés savantes* (Nice), Bibliothèque nationale, 1966, 147-159.

Bibliographie complémentaire

Cette liste rassemble les références de quelques travaux antérieurs au XXᵉ siècle analysés par les auteurs figurant sur la liste précédente, mais dont nous n'avons pu consulter le texte original intégral.

Besnoit M. et Morel C.H. – « Note sur les lésions nerveuses de la tremblante du mouton ». *Rev. Méd. vét.*, 1898, **23** : 397-400.

Bruce D. – « *Note on the discovery of a microorganism in Malta fever* ». *The Practitioner*, 1887, **39** : 161-170.

Kraiewsky A. – « *Die Staupe, ihre Contagiosität und Uebertragbarkeit durch die Impfung* ». *Rev. für Thierheik.*, 1881, **5**.

Pasteur L. – « Sur le choléra des poules. Étude des conditions de la non-récidive de la maladie et de quelques autres de ses caractères ». *Bull. Acad. Méd.*, 1880, 2ᵉ série, **9** : 390-401. « La vaccination du rouget des porcs à l'aide du virus mortel atténué de cette maladie ». *C.R. Acad. Sci.*, Paris, 1882, **47** : 1163-1169.

Pasteur L. et Joubert J.F. – « Charbon et septicémie ». *C.R. Acad. Sci.*, Paris, 1877, **85** : 101-105.

Perroncito E. – « *Epizoozia, tifoide nei gallinacei* ». *A cura della reale Academia di Agricoltura di Torino*, Torino, 1878.

Smith T. et Fabyan M. – « *Ueber die pathogen Wirkung des bacillus abortus Bang* ». *Zentbl. Bakt. Parasitkde*, 1912, **51** : 549-555.

Toussaint H. – « Identité de la septicémie expérimentale aiguë et du choléra des poules ». *C.R. Acad. Sci.*, Paris, 2 août 1880.

Ulloa – *Relación histórica del viage a la América meridional.* Madrid, vol. I, 1748.

Références citées

(1) Erk, p. 102
(2) Richoux, p. 183
(3) Nocard et Leclainche (c), pp.275-278
(4) Nocard et Leclainche (c), p. 277
(5) Curasson (b), p. 205
(6) Curasson (b), p. 206 ; Nocard et Leclainche (c), pp. 260 et 261
(7) Ludwig et Bode, pp. 260 et 261
(8) Moulé (b), p. 89
(9) Moulé (b), p. 89 ; Fleming, p. 95 ; Mornet et Gilbert, p. 8
(10) Mornet et Gilbert, p. 8
(11) Fleming, p. 90 ; Heusinger (b), p. CLIX
(12) Fleming, p. 90 ; Leclainche, p. 175
(13) Mantovani, p. 103
(14) Curasson (b), p. 171
(15) Mornet et Gilbert, pp. 10, 102 et 105
(16) Smith, p. 10
(17) Leclainche, p. 92
(18) Moulé (a), p. 83
(19) Moulé (a), p. .83
(20) Moulé (a), p. 84
(21) Moulé (a), p. 84
(22) Richoux, p. 136
(23) Smith, pp. 253 et 297
(24) Richoux, p. 136
(25) Nocard et Leclainche (c), p. 497
(26) Raspail, p. 265
(27) Nocard et Leclainche (b), pp. 402-404
(28) Coetzer *et al.*, p. 946
(29) Coetzer *et al.*, p. 604
(30) Curasson (a), p. 328
(31) Curasson (b), p. 7 ; Nocard et Leclainche, p. 40
(32) Curasson (b), p. 7
(33) Curasson (a), p. 286
(34) Coetzer *et al.*, p. 443
(35) Curasson (a), p. 81
(36) Fleming, p. 24
(37) Coetzer *et al.*, p. 758
(38) Constantin, pp. 859 et 860
(39) McGowan, pp. 371-373
(40) Hurtrel d'Arboval (b), p. 180
(41) Hurtrel d'Arboval (b), p. 181
(42) Remlinger et Bailly, p. 8
(43) Dunne, p. 219
(44) Remlinger et Bailly, p. 9
(45) Curasson (a), p. 209
(46) Dunne, p. 145
(47) Paulet (a), pp. 156 et 157
(48) Dunne, p. 111
(49) Nocard et Leclainche (b), p. 158
(50) Leclainche, p. 244
(51) Wrotnowska, pp. 153-157
(52) Nocard et Leclainche (b), pp. 265 et 266
(53) Nocard et Leclainche (a), p. 480
(54) Fleming, p. 408
(55) Nocard et Leclainche (a), pp. 477 et 480
(56) Dunlop et Williams, p. 596
(57) Nocard et Leclainche (a), pp. 478 et 479
(58) Jussiau-Chevallier, p. 85 ; Lesbouyries, p.215 ; Nocard et Leclainche (b), pp. 9 et 10
(59) Pasteur, pp. 1-8
(60) Nocard et Leclainche (b), pp. 504 et 505
(61) Lesbouyries, p. 312
(62) Fleming, pp. 168 et 169
(63) Fleming, p. 170
(64) Curasson (b), pp. 73 et 74
(65) Cassar, cité par Théodoridès, p. 88
(66) Nocard et Leclainche (c), p. 400
(67) Vassallo, p. 807
(68) Vassallo, pp. 804 et 806
(69) Théodoridès, p. 80 ; Crespo León, p. 18
(70) Hadani et Shimshony, p. 588 ; Shoshan, pp. 111 et 112
(71) Coetzer *et al.*, p. 561
(72) Moulé (a), p. 84
(73) Paulet (a), pp. 156 et 157
(74) Paulet (b), p. 333
(75) Heusinger (a), p. 655
(76) Heusinger (a), p. 656
(77) Raspail, p. 217
(78) Nocard et Leclainche (a), p. 478
(79) Heusinger (a), pp. 666 et 667, numérotées par erreur 649 et 656
(80) Fleming, p. 16
(81) Crespo León, p. 11
(82) Hurtrel d'Arboval (a), p. 198

ECTOPARASITOSES ANIMALES

Les maladies parasitaires ont été parmi les premières à faire l'objet de descriptions détaillées de la part des anciens auteurs et le mot grec *parasitos*, puis latin *parasitus* avaient la même signification : « hôte, invité au repas » [(1)].

Cette attention particulière tient sans doute au fait que, contrairement à ceux des maladies microbiennes, les agents des maladies parasitaires, et notamment des ectoparasitoses, étaient très souvent visibles à l'œil nu. Mais là s'arrête leur avantage. Pas plus que dans le cas d'infection microbienne, il n'était, en effet, aisé d'établir un lien entre la cause et l'effet de l'infestation parasitaire et encore moins de supprimer cette cause ou cet effet : si les Anciens observaient bien les symptômes du parasitisme d'une part, et des parasites d'autre part, ils établissaient souvent des liens erronés entre ces deux observations.

Malgré ces difficultés, il est remarquable de constater que, dès l'Antiquité, les mesures prises pour lutter contre une ectoparasitose comme la gale égalaient en perspicacité et en efficacité celles utilisées pour lutter contre certaines maladies infectieuses.

Symptomatologie, diagnose et lésions

Contrairement au plan généralement suivi dans le reste de cet ouvrage, il sera plutôt question dans ce chapitre de diagnose des parasites et des lésions qu'ils provoquent que de description clinique des ectoparasitoses.

Les parasites seront décrits dans l'ordre de leur classification phylogénétique. Beaucoup de genres, voire de familles zoologiques, auxquels appartiennent ces parasites ne sont pas clairement identifiés dans les documents historiques. Nous désignerons donc ces parasites soit par leur nom commun (poux, punaises, mouches, etc.), soit par le nom scientifique qui leur a été attribué à l'époque de leur découverte, soit par leur nom scientifique actuel, s'il peut être avancé d'après la description donnée dans le texte historique. Pour les replacer dans la classification actuelle, on peut se référer à la nomenclature adoptée par Hopla [(2)].

Par ailleurs, nous avons inclus, dans cette description, certains genres zoologiques (exemple : les sangsues) dont le statut de parasite est consacré par l'usage mais contesté par certains auteurs, qui les considèrent plutôt comme des microprédateurs.

Les sangsues

Ces annélidés avaient été clairement identifiés par les Chinois (Ve siècle avant J.-C.), par les Indiens (la *Suśrutasamhitā*, au Ier siècle de notre ère, en mentionne douze espèces dont six venimeuses) et par les Grecs et les Romains. Hérodote signale que les pluvians fluviatiles débarrassent les crocodiles du Nil des sangsues fixées dans leur gueule (3).

Les hippiatres grecs du IVe siècle considéraient les sangsues comme dangereuses pour les animaux qui les avalaient en buvant, surtout lorsqu'elles se fixaient dans l'arrière-gorge ou l'estomac (4). Cependant, Végèce distinguait le genre *Hirudo* du genre *Araneus* (araignée ?) dont l'ingestion était plus dangereuse, « car elle faisait gonfler l'animal » (5). Pline, puis d'autres auteurs latins, en mentionnent dans la trachée et l'oreille des éléphants (6). Au VIIe siècle Isidoro de Sevilla décrit le mode d'attachement des *sanguisuga* à la gorge des animaux (7).

Les Arabes et les chevaliers du Moyen Âge redoutaient les sangsues car elles se fixaient dans les premières voies digestives ou respiratoires de leurs chevaux. Toujours au Moyen Âge, Tardif signale que les oiseaux peuvent également avaler des sangsues, lorsqu'ils se baignent dans une mare, et mourir asphyxiés (8).

Les copépodes

Aristote (IVe siècle avant J.-C.), et Oppien, six siècles plus tard, signalent qu'une « sorte de taon » (œstros : οἶστρος) peut s'attaquer aux thons et aux espadons (9).

Ces parasites « qui ressemblent aux scorpions, de la grosseur d'une araignée » se fixent par leurs dards entre les nageoires de ces poissons et leur infligent de si cruelles piqûres « qu'ils se jettent sur les plus hauts vaisseaux, ou se précipitent, palpitants, sur la terre et remplacent leurs tourments par la mort » (10). Le parasite ainsi décrit par Aristote était sans doute un crustacé copépode (*Pennatula filosa*) selon Cuvier, ou *Philicthys xiphix* selon Coutière, consulté par Moulé. De même, les « poux » observés par Aristote sur les poissons de mer sont-ils plus vraisemblablement des copépodes du genre *Lernea* ou *Icthyophia*, selon Aubert et Wimmer (11). Les « poux de baleine » (*Cyamus ceti*) auraient été décrits dans le *Talmud* (IIe au Ve siècle) selon Lewysohn (12).

Les poux

Aristote signale plusieurs espèces mal déterminées de poux chez les bovins, chez les porcs (qui hébergent des poux « plus gros et plus durs que ceux des bovins »), chez les faisans (« qui en meurent, s'ils ne peuvent se rouler dans la

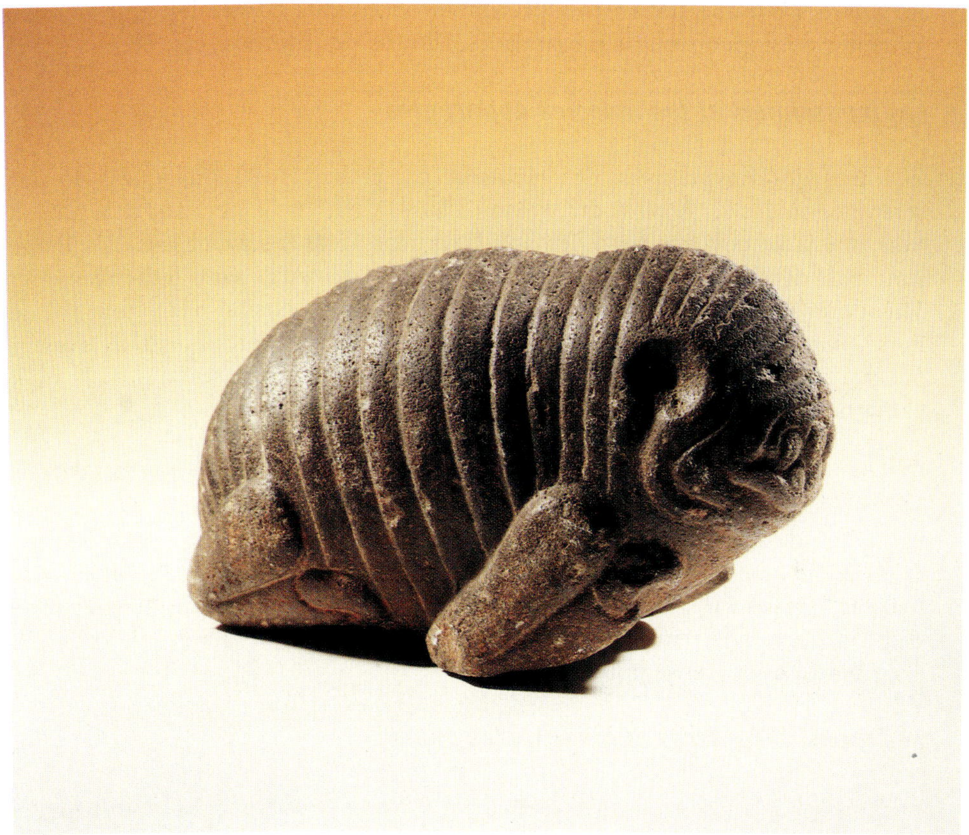

Dans toutes les civilisations les ectoparasites furent parmi les premiers agents pathogènes identifiés et combattus par l'homme
Puce taillée dans la pierre, civilisation aztèque, 1400-1500
(*Museum für Völkerkunde Hamburg*)
Photographie : J. Liepe

poussière ») [13], ou au niveau des branchies des poissons [14]. Les poux ont été également reconnus par les hippiatres grecs comme parasites des chevaux et des volailles [15], puis par les auteurs du Moyen Âge (Phébus, Tardif...) qui recommandaient « d'exposer les oiseaux au soleil de midi, alors ces parasites se montreront par-dessus les plumes » [16]. Au IXe siècle Al-Gahiz précise que les poules, les pigeons et les singes ont des poux [17].

Les punaises

Signalées par Aristote, qui les classe parmi les insectes carnivores « comme les poux et les puces, car elles vivent du suc des animaux vivants », elles ont surtout été utilisées comme traitements préventifs ou curatifs contre les sangsues, les morsures de serpents ou de musaraignes, l'anurie des chevaux, etc. [18].

Les moustiques et les insectes apparentés

Redoutés des Égyptiens et des Hébreux, ce seraient des moustiques (ou des cératopogonidés ?) (*Kinnim*) qui, selon l'*Exode* (VIII, 16-7), auraient constitué la troisième plaie envoyée par Dieu aux Égyptiens 1500 ans avant J.-C. [19]. Ils ne sont pas décrits comme dangereux pour les animaux, sauf indirectement : Théodoret rapporte qu'au IIIe siècle, lors du siège de Nisibe par Sapor, roi de Perse, une nuée de ces insectes aurait mis l'armée en déroute car ils avaient pénétré dans la trompe des éléphants ou les oreilles et les naseaux des chevaux et des bêtes de trait [20].

Ce sont probablement des moustiques, ou des culicoïdes, qu'a observés Varron au Ier siècle de notre ère lorsqu'il recommande aux Romains de ne pas construire de fermes au voisinage des marais « car ceux-ci venant à se dessécher, engendrent une multitude d'insectes microscopiques qui occasionnent des maladies graves » [21]. Quant à Pline, il s'émerveille de la structure de la trompe des *Culex*, « que la nature a dotée d'un double mécanisme qui la rend pointue pour perforer, et creuse pour pomper » [22].

Les taons, les œstres et les insectes apparentés

D'après les hellénistes cités par Moulé, les « œstres » (οἶστρος) qui tourmentent les bovins dans les récits de l'*Odyssée* (80 ans avant J.–C.), puis dans ceux d'autres auteurs grecs ou latins, seraient des taons [23].

Aristote, dans son *Histoire des animaux*, affirme que ces taons « prennent naissance à partir de petits animalcules aplatis courant à la surface des eaux » et que les formes adultes « percent la peau de l'homme et des animaux avec leur langue, dont la nature fait comme un équivalent de la trompe de l'éléphant » [24]. La seule conséquence néfaste de ces piqûres, selon les auteurs de l'Antiquité, était tantôt la fuite en forêt des animaux, tantôt la fureur destructrice des taureaux piqués par l'insecte [a] (25).

Les larves d'œstres cavicoles sont signalées par les hippiatres du IVe siècle (Eumèle, Hiéroclès, Pélagone, Théomneste...) chez plusieurs espèces animales, notamment chez les chevaux où elles adhèrent « au pli du siège » conduisant les animaux parasités « à frotter leur queue ou leur derrière aux parois ». Les cerfs souffrent également d'une infestation par les larves « qui s'engendrent au ventre et se tiennent serrées au gosier » : pour s'en défaire l'animal parasité « a une astuce, car il dévore serpents et autres reptiles, qui l'expédient et font mourir ces vers » (26). Selon Aristote (repris par Pline), les cerfs auraient dans la tête une vingtaine de vers vivants, « gros comme de forts asticots, pressés sous la langue ». Moulé identifie ces vers aux larves de *Cephenemyia,* parasites connus du naso-pharynx des cervidés (27).

Rufus (vers 1250) décrit, sous le nom de *Scalmatus* une parasitose gastro-intestinale des équidés caractérisée par l'expulsion, par l'anus, de petits vers rouges ou blancs, respectivement *Œstrus* (= *Gasterophilus*) *hæmorrhoidalis* et *O. duodenalis* selon Poulle-Drieux (28). Les larves de gastrophiles sont également signalées par les Arabes sous le nom de *Ramy el-doûd* (29). Curieusement, leur existence sera niée par certains auteurs aux siècles suivants. C'est ainsi que Gibson, en 1720, affirme qu'aucun ver ne peut survivre dans l'estomac d'un animal vivant, car « autant prétendre qu'une souris pourrait vivre sous la roue d'un moulin en marche » ! (30). La morphologie et la physiologie des larves et mouches d'*Œstrus equi* et *O. hæmorrhoidalis* ont été décrites avec une précision remarquable, dès 1797, par Bracy Clark (31).

Concernant le parasitisme des larves d'œstres cuticoles, une controverse subsiste au sujet de l'interprétation à donner à l'un des plus vieux manuscrits du monde : *le Papyrus vétérinaire de Kahun*, transcrit entre les années 2130 et 1930 avant J.–C. Selon Oefele le passage intitulé « examen d'un bœuf avec le nid d'un ver » serait la description des lésions cutanées dues aux larves d'*Hypoderma bovis.* Mais, selon Neffgen (approuvé par Griffith et Moulé), il s'agirait plutôt de la description d'une conjonctivite et le « ver » ne serait qu'une sécrétion oculaire coagulée d'aspect vermiforme (32). À moins qu'il ne s'agisse d'un ver de la conjonctive ? En revanche, les parasites que le *Talmud* désigne sous le nom de « vers de viande », placés entre la peau et le muscle, seraient bien des varrons, selon Moulé (33). De même, selon Théodoridès, il s'agirait clairement de larves d'*H. bovis* dans la description donnée au XIIe siècle par Avenzoar : « Il survient entre peau et chair un ver ; on a coutume d'appeler cet accident « maladie bovine » à cause de la fréquence de ce parasite chez les bœufs. Ce ver rampe sous la peau, et si le médecin tarde à intervenir, il arrive souvent qu'il gagne l'œil, par où il sort en détruisant l'organe. » (34).

Les autres mouches

Dans le plus ancien traité connu de zoologie, écrit en Mésopotamie il y a plus de 3 600 ans sous le règne d'Hammourabi, l'une des tablettes d'argile décrit dix espèces de mouches différentes : bleue, verte, piqueuse, etc. (35). Le chasse-mouches était déjà indispensable à la cour des pharaons, pour éloigner *Musca domestica.* Mais ce que craignaient le plus les Anciens étaient les larves carnivores de certaines mouches, qui se développaient sur les cadavres ou les être vivants. Dénommés « fils de ver » par les Égyptiens, *Rimmah* par les Hébreux, *Scôlex* par les Grecs, *Vermes* par les Latins, ces larves appartenaient sans doute aux genres *Calliphora*, *Lucilia* ou *Sarcophaga*... (36).

Dès l'Antiquité, les larves de mouches ont été décrites chez les êtres humains [b] comme chez les animaux. Elles sont signalées par les Grecs (chez les chevaux), par les Romains (chez les chiens) et par Végèce chez diverses espèces. Columelle et Pline (Ier siècle) précisaient que les chiens ne peuvent même pas se débarrasser des mouches en les mordant et que les lésions qu'elles provoquent peuvent entraîner la chute du pavillon auriculaire (37).

Une myiase auriculaire du chien a été ainsi décrite dans le *Libro de Montiera de Alfonso XI* imprimé à Séville en 1582 : « *gusanos que se les fasen dentro de las orejas* » [c] (38).

Les puces

On trouve mention des puces dans les textes égyptiens : *le Papyrus d'Ebers* (1550 ans avant J.-C.) donne des recettes pour chasser ces insectes. Les Hébreux, les Grecs et les Romains les signalent chez l'homme et diverses espèces de mammifères, d'oiseaux ou de poissons. Dans ces deux derniers cas, il y a sans doute confusion avec les acariens et les copépodes (39). Le rôle des puces dans la transmission du bacille de la peste humaine ne fut démontré qu'en 1898 par Simond, même si une gravure de Snellinck de 1627 représente simultanément un homme mourant de peste, des insectes et des rats (40).

Les tiques

Une étude approfondie des textes anciens a convaincu Moulé que le crotôn (κρότων) des Grecs et le *Ricinus* des Latins étaient des ixodes, probablement *Ixodes ricinus* ou *I. hexagonus.* Il est question de tiques dans les textes d'Aristote et d'Homère : la plupart des commentateurs de l'*Odyssée* pensent que la « vermine » qui rongeait Argos, le chien fidèle qu'Ulysse retrouve mourant après vingt ans d'absence, étaient des tiques (41). Pline décrit la femelle de tique, gorgée de sang, comme « le plus immonde des êtres vivants car c'est le seul qui n'ait point d'issue pour les excréments et dont la digestion ne finit que par sa mort » (42). Cette observation de l'absence d'un anus fonctionnel chez les tiques sera reprise au Moyen Âge : Mounet les décrit alors comme des « vers sans ouverture pour se décharger, suçant le sang des chiens et de la bouvine » (43). En 1712, Terashima décrit des tiques parasites des bovins, des chiens et des oiseaux au Japon (44).

Les agents des gales

Si les Anciens pouvaient difficilement observer les minuscules agents de la gale, humaine ou animale, ils avaient bien reconnu le caractère contagieux et les diverses localisations de la maladie et les Chinois (livre *Suwen*) les auraient identifiés il y a près de deux mille ans [(d)] (45).

Selon Tacite, la gale des porcs aurait été fréquente dans l'Ancienne Égypte et cela aurait conduit les Égyptiens à prohiber la consommation de ces animaux (46). Dans la Bible (*Lévitique*), il est recommandé de ne pas sacrifier d'animaux galeux. La gale est décrite chez le cheval (par les hippiatres grecs), chez le bœuf (par Columelle), chez le porc (par Juvénal), chez le chien (par Gratius Faliscus, dans le *Cynegeticon*) et surtout chez le mouton, par Virgile [(e)] dans les *Géorgiques* (livre III, vers 441 et 463). Ce dernier propose plusieurs traitements contre ce parasitisme. Polybius (IIe siècle) fait état d'une épidémie de gale qui aurait frappé à la fois les cavaliers et les chevaux d'Hannibal en Gaule cisalpine (47).

La maladie contagieuse des « crins durs du cheval » (*Cha'r el-zakar*) décrite au XIIe siècle par les Arabes était sans doute la gale, selon Moulé (48). Les Arabes décrivaient cette parasitose comme très commune et contagieuse chez les dromadaires. La gale est également décrite par les auteurs du Moyen Âge chez les moutons sous le nom de « rogne » ou « poacre », et signalée comme contagieuse par Phébus chez le chien, ainsi que par Albert le Grand, Borgognoni, Rufus et Rusius chez les chevaux (49). Salamiella décrit, en 1290, une gale des bovins (*tiñuela*) que Cordero del Campillo attribue à *Chorioptes bovis* (50).

La plupart des auteurs du Moyen Âge occidental ignoraient la cause exacte de la gale équine et l'attribuaient à la « pourriture du sang » dont le principe volatil nuisible se transmettait par l'haleine du malade (51).

L'agent causal de la gale sera découvert beaucoup plus tard (1687), par Bonomo et Cestoni, élèves de Redi. Mais, selon Cordero del Campillo, cette découverte aurait été postérieure aux descriptions faites par les « albeitares » espagnols (52). Cette découverte sera confirmée par Abildgaard, chez le mouton, au siècle suivant (53). Malgré les multiples observations de l'agent de la gale humaine, son rôle sera remis en question pendant tout le XIXe siècle, notamment par Lugol, et ne sera définitivement admis qu'après la démonstration de Renucci (1834) à l'hôpital Saint-Louis de Paris. C'est au siècle suivant que sera établie la spécificité zoologique des différents agents de la gale.

Étiologie et pathogénie

La croyance en une possible génération spontanée des êtres vivants, et notamment des parasites, n'a été réellement abandonnée qu'après les travaux de Redi à la fin du XVIIe siècle. Il n'est donc pas étonnant de trouver de multiples exemples de ces croyances relatives à l'apparition *ex nihilo* de divers parasites. Sans être exhaustif, on peut rappeler celles des principaux auteurs :

Les textes bibliques mettaient en garde « contre les puces, les mouches et les moustiques qui prennent naissance dans les champs maudits » (54).

Aristote disait que les puces « naissent du moindre degré de putréfaction et se développent aux endroits où il y a des saletés desséchées ». Ayant observé judicieusement qu'elles produisaient des œufs, il pensait cependant que « de ceux-ci ne naît rien d'autre puisqu'ils viennent de l'humeur qui sort sous la peau des animaux », ce qui prouve qu'il n'avait pas été jusqu'à observer leur éclosion (55). De même, il disait que les mouches naissaient spontanément de substances en décomposition et s'accouplaient ensuite pour produire de petits vers « qui restent uniquement ce qu'ils sont ». Cette erreur sera répétée au XIIIe siècle par Albert le Grand, puis par Aldrovandi et Mouffet au XVIe siècle (56), alors que Lucien de Samosate avait bien affirmé dès le IIe siècle, que « (la mouche) est d'abord un ver éclos d'un homme ou d'un animal (...) puis fécondée à son tour, elle enfante un petit ver qui sera une mouche par la suite » (57). Aristote pensait aussi que les tiques « prennent naissance dans les herbes », ce qui était une observation parfaitement exacte, mais incomplète (58).

Galien pensait que « la gale venait de la bile noire ou de l'humeur mélancolique », alors qu'Apsyrte l'attribuait à un épanchement d'humeur par la peau, Hiéroclès à l'amaigrissement et Théomneste à la putréfaction du sang... (59). Pline écrivait que les moustiques « naissaient des liquides aigris... » (60), et Virgile, puis Columelle, associaient l'apparition de la gale ovine aux pluies froides et pénétrantes, aux gelées, aux écorchures ou à la malnutrition...[d] (61).

Au XIIIe siècle, Albert le Grand affirme que « les puces naissent de la poussière humide et échauffée, principalement s'il s'y ajoute la chaleur des animaux » (62) : cette idée avait déjà été avancée par Hildegarde un siècle auparavant (63).

Finalement, l'étiologie des parasitoses restera très confuse jusqu'au XIXe siècle. Si en 1657, Hauptmann redécrit et dessine (fort mal) *Sarcoptes scabiei*, la gale restera encore longtemps attribuée soit « à l'inflammation des humeurs âcres et salées » (selon Hastfer), soit à la fatigue, la chaleur et la disette (selon Daubenton), soit à la rétention « des parties excrémentielles », à la « viscosité du sang », selon Gibson en 1720, ou « à l'âcreté et à l'épaississement de la lymphe » selon Bourgelat ou Chabert au milieu du XVIIIe siècle (64). Il faudra attendre

1809 pour que Walz reconnaisse l'acare comme agent causal de la gale chez les moutons, et 1812 pour que Gohier le reconnaisse comme celui de la gale du cheval.

Épidémiologie

Transmissibilité et modes de transmission des ectoparasites

Le mode de transmission des ectoparasites semble avoir été ignoré jusqu'au XIXe siècle, à l'exception de celui de la **gale**.

Bien que les acares responsables n'aient pas été observés avant le Moyen Âge en Europe (voir *infra*), la nature contagieuse de cette parasitose avait été reconnue dès la plus haute Antiquité. Les auteurs grecs (notamment Galien) reconnaissaient aussi la nature contagieuse de la gale. Les auteurs romains, bien qu'attribuant son origine à des causes très diverses, la disaient également contagieuse. C'est ainsi que Columelle écrivait : « il faut aller au-devant de cette maladie dès qu'elle commence à paraître, d'autant que les brebis sont sujettes à la contagion plus particulièrement encore que les autres bestiaux. » Juvénal : « un porc galeux suffit pour faire périr tout un troupeau. » Et Faliscus recommande l'abattage des chiens galeux contagieux (voir *infra*). Ces principes généraux sont repris dans la *Mulomedicina Chironis* : « cette gale est un mal contagieux, qui d'elle-même contamine plusieurs bêtes. » (65). La tonte des moutons est judicieusement mentionnée par Calpurnius comme une occasion de transmission de la gale, alors que Faliscus pense, à tort, que c'est le sang qui est « le germe et la source de la contagion » (66).

Les *Capitulaires* de Charlemagne, qui était personnellement très attentif à l'état sanitaire de ses chevaux puisqu'il les passait tous en revue le jour de la Saint-Michel, précisaient qu'il ne fallait pas vendre la viande d'un cheval galeux mais sans en donner la raison (67).

Plus tard, les Arabes ont observé la transmission de la gale entre les dromadaires : « le séjour d'un animal avec d'autres dromadaires galeux lui transmet la maladie. » (68).

Au XIIIe siècle, Albert le Grand, puis Rusius, dénonçaient le risque de contamination des chevaux qui séjournaient dans l'écurie des sujets galeux, ou qui étaient pansés avec des objets déjà utilisés pour ces mêmes sujets (69). Tuberville (en 1576) signale que la gale du chien peut se transmettre par une litière souillée (70).

Espèces sensibles

Les anciens auteurs n'indiquaient pas toujours, dans leurs descriptions du parasitisme, quelles étaient les espèces animales affectées. Dans certains cas, au contraire, ils étaient très affirmatifs sur l'espèce hôte du parasite. Voici quelques exemples d'ectoparasitoses décrites avant le XXe siècle :

Aristote disait que tous les animaux à poil ou à plumes sont exposés aux **poux**, sauf l'âne, le mouton et la chèvre (71). Cette résistance naturelle de l'âne au parasitisme des poux restera admise durant près de deux mille ans. Au XVIe siècle, Mouffet renchérit même en expliquant que, si l'âne n'a pas de poux, c'est parce qu'il est tellement paresseux qu'il ne transpire pas et donc ne produit pas l'humidité nécessaire à l'apparition des poux ! (72). Il faut attendre les publications (illustrées) de Redi en 1668 pour constater que les poux parasitent non seulement l'âne, mais aussi les pigeons, les sarcelles, les tourterelles, les étourneaux, etc. (73).

Concernant **les tiques,** Aristote les signalait chez les bovins, les porcs, les moutons, les chèvres et les chiens (qui hébergeaient une espèce particulière), mais prétendait encore que l'âne n'en avait jamais (74) et Pline en dit autant des chevaux (75). En 1668, Redi décrit et dessine les tiques du tigre... (76). En 1785, Éloy de Beauvais, envoyé par Bourgelat à l'île de France (île Maurice actuelle), décrit des tiques parasites des bovins qui vivent sur cette île (77).

La gale est signalée par tous les auteurs de l'Antiquité comme affectant le cheval, les bovins, le chien mais surtout les ovins. Des chameaux et des éléphants galeux sont également décrits dans les *Géoponiques* (78). En 1613, Poma de Ayala décrit la gale des lamas péruviens, mais on ne sait si cette maladie existait, ou non, avant la conquête espagnole (79) et Chabert décrira la gale du singe en 1783 (80).

Prophylaxie sanitaire

Hygiène générale

Certaines mesures d'hygiène générale prises dans les temps anciens permettaient de limiter les conséquences des maladies transmissibles (dont les parasitoses...), sans qu'aient nécessairement été élucidés les causes et mécanismes de ces maladies. Parmi ces mesures on peut rappeler celle préconisée par Varron (Ier siècle avant J.-C.) de ne pas installer d'élevage dans les zones marécageuses (81). Au Ier siècle Virgile écrit, dans les *Géorgiques* : « Je prescris de laisser les brebis brouter leur herbe dans des bergeries confortables, jusqu'au retour de l'été feuillu, d'étendre sur le sol rude une abondante couche de paille et des brassées de fougère pour préserver le bétail délicat de la froidure du gel, de la gale et de la goutte déformante. » (82). En 1500, Durante écrit que la fumée des feuilles de citrouille chasse mouches et moustiques (83).

Isolement

L'isolement des animaux atteints de maladies contagieuses (dont la gale) fut préconisé dès l'Antiquité notamment par Columelle (Ier siècle avant notre ère) qui recommandait de toujours séparer les animaux malades des animaux sains[f] (84). Les Arabes reprirent cette précaution avec les chevaux galeux (85).

En 1351, le roi de France ordonnait à ses conseils de la ville de Guiole « de limiter et donner un certain terrain pour les animaux malades (atteints de gale ?), où ils seront enfermés par ordre des juges (...) et lorsqu'ils seront guéris il sera permis de les relâcher de cette terre » (86).

En 1756, Hastfer écrit : « Dès qu'on s'aperçoit qu'une brebis est galeuse, il faut la séparer du troupeau qui, sans cela, en pourrait être entièrement infecté. » (87). Un arrêt du Conseil du roi de France du 16 juillet 1784, obligeait les propriétaires de chevaux et autres bestiaux atteints de gale à les marquer au front d'un cachet de cire verte portant les mots « animal suspect » et à les enfermer dans des lieux séparés et isolés (88).

Abattage

Au Ve siècle, Faliscus conseillait, en cas d'apparition de la gale canine dans un chenil, d'abattre le premier chien qui en présentait les symptômes[g] (89).

En 1550, le duc de Poméranie, Philippe Ier, ordonna d'abattre les moutons atteints de gale ou de les conduire hors du pays (90).

Prophylaxie médicale

On peut citer, dans ce chapitre, les différentes méthodes utilisées pour éviter ou repousser les ectoparasites et limiter leurs nuisances. Ces méthodes différaient selon les ectoparasites en cause :

Sangsues : pour en protéger leurs chevaux, les Arabes leur attachaient une musette à la bouche lorsqu'ils devaient boire dans une mare ou une rivière (91).

Mouches : pour protéger les oreilles des chiens de l'attaque des mouches, Columelle et Varron conseillaient de les frotter avec des amandes amères pilées (92). Pour protéger les ulcères contre les larves de mouche, Pline conseille le mille-pattes broyé mélangé de térébenthine et de terre de Sinope (93). Pour tuer les mouches adultes, il conseille indifféremment fumigation de nigelle, décoction de feuilles de sureau ou ellébore pilé dans du lait. Au IIe siècle,

African recommande de frictionner le corps des chevaux avec des baies de lauriers broyées et cuites dans l'huile pour les protéger de la ponte des mouches dans les plaies (94). Les mouches étaient alors écartées des autels sacrificiels en disposant, alentour, des cadavres qui servaient « d'attrape-mouches » et les *Géoponiques* compléteront ce dispositif par des formules spéciales de fumigation ou d'aspersion insecticides (95).

Tiques : Varron conseillait, comme pour les mouches, l'application d'une lotion d'amande amère pour en protéger les chiens. Pour éviter que ces acariens ne se fixent à la peau des moutons fraîchement tondus, Caton recommandait de les frictionner avec une lotion d'amurque et une macération de graines de lupin (96).

Puces : de nombreux procédés pour chasser les puces sont décrits dans les *Géoponiques* et les *Hippiatriques.* Certains devaient être efficaces contre les larves (saupoudrer le sol de chaux tamisée, l'arroser avec de l'eau de mer dans laquelle avaient macéré diverses plantes, ou avec de l'eau salée), mais d'autres étaient plus fantaisistes, tel celui recommandé par Pline : saupoudrer les lieux avec de la terre prélevée sous le pied droit de quelqu'un ayant entendu chanter le coucou par la première fois ! (97). En 1370, le chevalier de la Tour Landry recommande à ses filles d'utiliser la fourrure d'un carnivore sauvage comme « piège à puces », ce qui fut utilisé jusqu'au XVIIIe siècle (98).

Gales : Caton le Censeur, dans son ouvrage *De agricultura* (IIe siècle avant J.-C.) conseille de protéger les moutons et autres quadrupèdes de la gale (et des tiques) en enduisant leur peau tondue d'un mélange de graisse, de lie de vin et de graine de lupin, puis en les lavant à l'eau de mer ou à l'eau salée (99). Ces recommandations seront reprises aux siècles suivants, par Celse, puis Columelle et, mot pour mot, par Palladius (100). Virgile, dans les *Géorgiques*, enseigne que les bergers protégeaient leurs moutons de cette parasitose en les baignant dans les rivières (e). Au Ve siècle, Théomneste recommandait la saignée « car la corruption du sang et de la bile engendre la gale à toutes sortes d'animaux » (101).

Traitement

Les traitements préconisés contre les ectoparasites ont été si nombreux, et d'une telle variété, qu'il faudrait un ouvrage entier pour en rendre compte. Nous avons dû nous contenter d'en résumer l'essentiel au tableau ci-dessous, en nous limitant aux plus connus et à ceux qui ont été décrits avant le XXe siècle.

Exemples de traitements des ectoparasitoses antérieurs au XXe siècle

Espèces parasites	Traitements par des produits d'origine animale	des produits d'origine végétale	des produits d'origine minérale	d'autres procédés
Sangsues	fumigations à base d'insectes (1)	moutarde sur le nez (1)	–	arrachage manuel (1)
Poux	bouillon de vipère (2)	« herbe à poux » (2)	alun, soufre (2)	arrachage manuel (2)
Punaises	fumigations à base de sangsues (3) enduit à base de bile (3)	enduit à base de diverses feuilles (3)	–	–
Mouches	poudre de corne de bouc brûlée (4)	poix fondue et jus de poireau (4)	poudre de chaux vive (4)	arrachage manuel (4)
Puces	–	huile (5), fumigations de feuilles de pouliot (5)	lotion d'eau salée (5)	–
Tiques	–	huiles diverses, décoction de racines (6)	–	arrachage manuel (chez le veau), bain de soleil (6)
Agents de la gale	excréments, urine, grenouilles cuites, tortue brûlée vive... (7)	huile de cèdre, feuilles de laurier-cerise, cendres de sarments de vigne (7)	alun, bitume, soude, soufre, sels, bain de mer ou de soleil, grattage des lésions (7)	saignée, extraction manuelle (7)

Les détails concernant les traitements cités dans le tableau et affectés d'une référence entre parenthèses (1) à (7) sont les suivants :

1. Au XIIIe siècle, Tardif, préconisait, pour les chiens parasités par les **sangsues**, des fumigations à base de « mouches volant en été devant les yeux de chevaux », qui seraient des taons, selon Moulé (102). Les Arabes enlevaient les sangsues fixées dans l'arrière-gorge des chevaux en s'enveloppant les doigts d'une feuille de figuier, pour éviter que le parasite ne glisse (103). Tardif et Franchières proposaient également de leur déposer de la moutarde sur le nez, ou de leur faire respirer de la fumée de punaises écrasées (104). Ce dernier traitement (inhalation de punaises écrasées) avait déjà été recommandé chez l'animal par les hippiatres grecs (105).

2. Pour chasser les **poux** des volailles, Æmilianus recommandait de les frictionner avec une décoction « d'herbe à poux » (?), de cumin grillé et de lupin amer mélangés dans du vin (106).

3. Pour détruire les **punaises,** les textes romains et les *Géoponiques* conseillaient un enduit de poix fondue, un mélange d'huile et de soufre, des mélanges à base de feuille de citronnier ou de fougères, de la colle de poisson, un mélange de bile de taureau ou de bouc dans du vinaigre etc. Pline et Florentinus suggéraient de faire brûler des sangsues ou des scolopendres desséchées (107).

4. Aux temps passés, faute d'insecticides efficaces pour lutter contre les **mouches** « qui gâtent la viande » on les... excommuniait ! Telle fut la sentence prononcée contre ces insectes par Saint-Loup, évêque de Troyes en 478 (108). Abou Bekr (XIIIe siècle) disait, plus prosaïquement, que « l'assistant du vétérinaire » devait se graisser la main et la passer sur l'anus des chevaux pour le débarrasser des mouches « bourdonnantes et noirâtres » (hippobosques, selon Moulé) (109).

   Pour détruire les larves de mouches dans les plaies des animaux, plusieurs traitements étaient préconisés dans l'Antiquité. Pour Columelle, il fallait toiletter la plaie puis la remplir de charpie imbibée de poix, d'huile et d'axonge fondues. L'application de jus de poireau salé sur la plaie était recommandée dans les *Géoponiques.* Végèce faisait laver les plaies à l'eau froide, puis rincer avec du jus de poireau ou de concombre, du vinaigre, de la gomme de cèdre, etc. ou saupoudrer avec de la chaux vive et de la corne de bouc brûlée (110). Pour débarrasser les chevaux des larves de mouches gastrophiles (ou d'helminthes ?), les hippiatres (Eumèle, Hiéroclès, Pélagone, Théomneste...) recommandaient d'enlever ces vers (*Tinea, Vermes, Cossi...*) à la main lorsqu'ils se présentaient aux marges de l'anus. L'expulsion des larves pouvait être favorisée par l'administration à l'entonnoir (par la bouche ou par la narine gauche) de divers produits : sels, vin, huile, racines, figues sèches et même... quatre scrupules de vers de terre broyés dans du vinaigre (111).

5. Pour tuer les **puces** des animaux, Pline conseillait les fumigations de fleurs fraîches de pouliot alors que Varron recommandait une lotion d'amandes amères. Théomneste (*Géoponiques*, Livre XIX) suggérait une friction à l'eau de mer (ou à l'eau salée) suivie d'une onction à huile de cèdre (112).

6. Galien (dans son ouvrage *De simplicium medicamentorum facultatibus, libri XI*), puis Columelle, proposaient des frictions d'huile de cèdre (ou de cade) contre les **tiques** des animaux. Nemesien, dans un poème sur la chasse publié au IIIe siècle, conseillait de frotter les petits chiens et leurs mères avec un mélange d'huile d'olive et de vinaigre, puis de les exposer à un soleil ardent pour les débarrasser de leurs tiques ou de détacher les parasites avec

un couteau brûlant (113). Didyme (dans les *Géoponiques*) recommandait également l'huile de cèdre ainsi que les décoctions de racines d'érable et de mandragore contre les tiques des chevaux et des moutons. Columelle était partisan de l'arrachage manuel des tiques chez le veau, mais pas chez le chien « car cela entraîne la formation d'ulcères » (114).

7. La **gale** est la maladie parasitaire qui a inspiré les recettes thérapeutiques les plus variées et les plus étranges, notamment dans l'Antiquité.

Pour tous les animaux les Grecs recommandaient, en général, la saignée, une friction des croûtes jusqu'à la rosée, puis l'application d'onguents à base de bitume soufré, suivie d'un bain de soleil. Mais ils suggéraient aussi des applications plus originales : excréments d'enfants, vieille urine humaine, etc. (115).

Virgile, chez les moutons, conseillait la saignée puis la tonte suivie d'une friction de bitume soufré [d] (116). La saignée était également prescrite dans la *Mulomedicina Chironis* (117). Chez le chien, Columelle préconisait le grattage au vif des lésions, le rinçage à l'urine ou les bains d'eau sulfureuse dans la caverne de Vulcain, en Sicile. Pour les oiseaux, Galien recommandait l'huile de cèdre et, pour les chevaux, Pline (repris plus tard par Pélagone) a énuméré plusieurs recettes à base de plantes. Il écrit aussi : « la gale des chevaux est atténuée par des grenouilles que l'on fait cuire dans l'eau, jusqu'à ce qu'elles puissent être appliquées en liniment. On dit que les chevaux ainsi guéris ne sont plus repris par ce mal. » (118). Tibère eut aussi l'idée des grenouilles, mais cette fois-ci cuites, en vinaigrette assaisonnée de fleur de nitre (119). Faliscus traitait le chien galeux avec un mélange de poix bitumée, complété par un bain de mer [h].

Pour les chevaux et les bovins, les hippiatres restaient partagés sur le moment du traitement : Apsyrte, Hiéroclès puis Végèce pensaient qu'il valait mieux soigner l'animal en phase de guérison (favorisée par la saignée), avec des onguents végétaux « pour éviter de boucher les pores par où l'humeur doit sortir qui est le chemin que la nature lui a préparé, car les médicaments dont on se sert étant astringents, il faut nécessairement que la gale se retire au-dedans, qu'elle exerce sa malignité » (120). Ils utilisaient aussi le soufre et l'anhydride arsénieux naturel (As_2O_3) appelé sandaraque, réalgar ou réagal (121). Ce traitement fut repris par Rufus vers 1250 qui recommandait, en cas de gale du cheval, « que le cuir dou lieu de la gale soit taillé d'une lancette et la vessie de coy la gale est fete sachee moult sagement par jarsement des ongles (...) et que de la poudre de reagal soit mise dedans les glandes » (122).

Les Arabes (Abou Bekr notamment) reprirent la plupart de ces traitements : saignée, friction au soufre et à la lessive de soude, feuilles de laurier-cerise, etc. tout en rappelant que la gale était l'une des maladies les plus difficiles à traiter et les plus réfractaires à la guérison (123). Pour l'éléphant et le dromadaire, ils préféraient, depuis très longtemps, l'huile de cèdre (124) et, pour la seconde espèce, le prophète Mahomet recommandait aussi le goudron (125).

Au Moyen Âge, Jehan de Brie faisait frictionner les agneaux parasités avec de l'axonge mélangée à de la cendre de sarments de vigne, réservant l'alun et le vert-de-gris pour les adultes (126).

En 1756, Hasfter recommanda l'administration de poudre de fourmis aux moutons galeux (127). En 1771, Lafosse proposera une composition à base de poudre de canon, de poivre, d'ammoniac et de tabac. Ce dernier produit, préconisé en 1560 par Nicot contre les migraines, était effectivement un bon parasiticide. Il fut d'abord interdit en France (1628), puis autorisé mais taxé par Richelieu ! (128). En 1783, Chabert signale le bon résultat obtenu par Lecau, sur la gale du chien, par application d'une bouillie de raie fumée et séchée (129) et Daubenton était partisan du grattage des lésions et de l'application d'un onguent à base de graisse (ou de suif) et d'huile de térébenthine.

En 1815, l'artiste vétérinaire Aich, domicilié à Luxembourg, recommandait la tonte du mouton galeux, puis le raclage de sa peau. Ce dernier était complété par une friction avec un onguent à base de mercure, d'essence de térébenthine et de saindoux ou un lavage avec une décoction de feuilles de tabac additionnée de cendres, de soufre, de vitriol et de vert-de-gris. En cas de gale invétérée, l'animal devait avaler un mélange de sublimé de mercure, de racine d'aunée, d'eau-de-vie et de croûte de pain (130).

Réglementation sanitaire

Systèmes de déclaration et d'alerte

La gale est la seule ectoparasitose qui semble avoir, très tôt, justifié des mesures de surveillance sanitaire, du fait de sa contagiosité.

Dans le *Code* d'*Hammourabi*, élaboré en Mésopotamie il y a près de 3800 ans, l'article 267 prévoyait le montant de l'amende à infliger aux bergers dont la négligence aurait permis la propagation d'une épizootie de gale. En revanche, ces bergers n'étaient pas pénalisés si les bêtes confiées à leurs soins étaient victimes de l'attaque d'un lion ou de « l'attouchement d'un dieu ». Ce dernier était considéré comme la cause d'autres maladies dont le caractère contagieux était, sans doute, moins évident (131).

En Europe, le plus ancien texte visant expressément cette affection semble être le décret pris en 1550 par Philippe Ier, duc de Poméranie. Ce texte obligeait les propriétaires de moutons galeux (*Reudige Schäfe*) à les déclarer, puis à les abattre ou les conduire hors du pays avant Noël, sans les vendre, pour ne pas infecter les environs (132).

En France, le premier texte concernant particulièrement la gale est l'arrêt du Conseil d'État du roi, du 16 juillet 1784, dont l'article 1er oblige à déclarer « sur le champ » aux autorités locales tous les cas de maladie contagieuse (dont la gale) sous peine de 500 livres d'amende. L'article 10 de cet arrêt encourage par ailleurs la dénonciation des contrevenants à l'article 1er, puisqu'il promet au délateur le tiers de l'amende ainsi qu'une récompense « proportionnelle au mérite de la dénonciation » (133). La loi du 21 juillet 1881 reprendra certaines dispositions de cet arrêt royal, et elle étendra au vétérinaire traitant l'obligation de déclaration de la gale ovine et caprine.

Interdiction de vente et rédhibition

Le seul texte ancien prévoyant une rédhibition en vente pour cause de maladies parasitaires vise, encore, la gale. Il s'agit de la loi celte du pays de Galles (Xe siècle) qui prévoit, pour la gale des ovins, un délai de reprise de l'animal galeux assez long (de la Toussaint au 1er avril). Pour la gale des bovins, le délai était plus court (jusqu'à la Saint-Patrick), mais l'acheteur devait alors jurer qu'il avait placé l'animal acheté dans une étable où la gale n'avait pas existé depuis sept ans (134). Par contre, ultérieurement, la gale n'apparaîtra plus dans la liste des vices rédhibitoires des ovins, contrairement à la clavelée (135).

Restriction des importations

C'est le *Mandat* publié le 15 juillet 1560, à Stettin, par les fils et l'oncle de Philippe Ier, duc de Poméranie (voir *supra*) qui est le plus impératif, puisqu'il était relu publiquement tous les trois mois ! Il concerne plusieurs maladies contagieuses des moutons, mais en particulier la gale. Selon ce *Mandat*, les habitants de la région ne devaient importer que des moutons exempts de gale, et n'embaucher que des bergers n'ayant jamais eu de contact avec des animaux galeux. Les personnes immigrant (ou transitant) dans la région avec des moutons reconnus galeux voyaient leurs animaux et tous leurs autres biens confisqués (136).

Conclusion

La plupart des ectoparasites visibles à l'œil nu ont été reconnus depuis des temps très anciens même si, dans certains cas, leur observation tenait du prodige (notamment pour ce qui est de l'agent de la gale...). Cependant, les méthodes générales de lutte contre les ectoparasitoses n'ont pas été aussi développées que celles des maladies infectieuses, probablement du fait que leurs conséquences (morbidité, mortalité) étaient moins spectaculaires, à l'exception notable de la gale. Elles faisaient le plus souvent appel à des mesures de bon sens : hygiène générale, isolement des malades, protection physique contre le contact des ectoparasites, etc.

Les méthodes de traitements, préventif ou curatif, contre les ectoparasites étaient plus fantaisistes, notamment lorsqu'elles employaient des produits d'origine animale. Il faut cependant reconnaître que certains produits préconisés dès l'Antiquité, qu'ils soient d'origine minérale (le soufre) ou végétale (à base d'absinthe, d'ail, d'aloès, d'huile de cèdre, etc.), possédaient de réelles vertus antiparasitaires, qui furent confirmées par la suite.

Avant même d'avoir découvert les cycles biologiques des ectoparasites, ou d'avoir isolé les molécules actives contre leurs différentes espèces, l'homme a donc su éviter leurs effets les plus néfastes, par la simple observation des conditions de l'infestation parasitaire, ou par le recours à la pharmacopée végétale.

Notes complémentaires

(a) Oppien (IIe siècle) donne une description particulièrement impressionnante de la réaction des bovins aux piqûres : « Lorsque cet odieux insecte s'attache aux bœufs et perce de son aiguillon le cuir tendre de leurs flancs, leur conducteur, le pâturage, le reste du troupeau, rien ne peut les retenir. Délaissant leurs étables, leurs parcs, leur nourriture, ils se portent partout en proie au plus cruel délire. Les fleuves, les mers, les précipices, les rochers escarpés ne sont plus pour eux que de faibles barrières ; sitôt que d'ardentes piqûres de cet aiguillon pénètrent leur corps et le déchirent des plus cuisantes douleurs, ils vont mugissant et s'élançant par bonds de tous côtés, tant la fureur qui les transporte est terrible et orageuse. » [(137)].

(b) La victime humaine la plus célèbre fut Antiochus Épiphane, roi de Babylone, que le *Livre des Maccabées* décrit « dévoré vif par les vers, à cause de sa dureté envers les Juifs ». Dénommé par la suite « maladie d'Antiochus », ce parasitisme fut considéré comme un châtiment divin réservé à ceux qui persécutaient les Juifs (Hérode le Grand) ou les chrétiens : Hérode Agrippa, Galerius Valerianus Maximus, Julien... [(138)]. Dans certains cas la justice humaine offrait elle-même le criminel aux mouches [(139)] : les Persans l'enfermaient vivant dans un coffre, d'où ne dépassaient que la tête, les pieds et les mains, sur lesquels les mouches venaient pondre jusqu'à ce que tout son corps soit rongé par leurs larves (« scaphisme ») ; les Romains faisaient de même, mais en enfermant le corps du supplicié dans le cadavre d'un animal éviscéré puis recousu (« cyphonisme »).

(c) Traduction : « des vers qui se forment à l'intérieur des oreilles. »

(d) Le plus ancien texte concernant la gale humaine serait le *Suwen* chinois (écrit peu avant notre ère) où l'on peut lire : « quand on gratte, l'épiderme s'enlève et il en sort du sang et de l'eau qui se cristallisent et produisent des croûtes sèches (...) qui contiennent des insectes que l'on peut retirer avec une épingle » [(140)]. Ces connaissances seront transmises au fil des siècles en Chine, puis en Europe, où, au Moyen Âge, les acares étaient communément extraits avec une épingle [(141)]. Au XVIe siècle, Ambroise Paré précise : « Les cirons sont des petits animaux cachés sous le cuir (...), ils se doivent tirer avec épingles ou aiguilles. » [(142)]. La gale humaine est redécrite par Amad al-Tabari (IXe siècle) puis, à nouveau, par Avenzoar au XIIe siècle [(143)]. En 1700, paraît un livre intitulé *De la génération des vers dans le corps de l'homme* écrit par Nicolas Andry, surnommé *Homo vermiculosus* (ou *verminosus*), tant ses connaissances en parasitologie étaient étendues. À propos de la gale humaine il écrit : « le ciron est un ver qui passe pour le plus petit des animaux (...). On l'appelle en latin *Acarus*, d'un mot grec qui signifie très petit. On le nomme ciron en français parce que la cire y est sujette quand elle est vieille. (...) Le ciron se traîne sous la peau, qu'il ronge peu à peu (...). On a découvert par le microscope toutes les parties du ciron : il a six pieds, avec lesquels il creuse de longs sillons sous l'épiderme. » [(144)].

(e) Dans les *Géorgiques* (livre III, vers 461 à 463), Virgile donne une description remarquable de la gale ovine et de son traitement : « La hideuse gale infecte les brebis lorsqu'une pluie froide ou les âpres frimas de l'hiver les a pénétrées profondément, ou quand la sueur mal essuyée s'est attachée à leurs corps nouvellement tondu et que les buissons épineux ont entamé leur peau. Alors les bergers baignent tout le troupeau dans les eaux douces ; le bélier, avec sa toison humide, est plongé à l'endroit le plus profond, et s'abandonne au courant du fleuve ; ou bien, après la tonte, on leur frotte le corps avec du marc d'huile amer, mêlé d'écume d'argent épuré, du soufre vif, de poix de l'Ida, de cire grasse et visqueuse, d'oignon marin, d'ellébore fétide et de noir de bitume. Mais il n'est pas de remède plus efficace pour combattre ce fléau que d'ouvrir avec le fer l'orifice de l'abcès ; le mal s'envenime et de développe sourdement tant que le berger se refuse à livrer la plaie aux mains du médecin et implore, sans agir, l'assistance des dieux. Que dis-je ? Si le poison, pénétrant jusqu'à la moelle des os, y exerce ses ravages et qu'une fièvre brûlante consume les membres des brebis, il faut éteindre ce feu dévorant en ouvrant sous le pied de l'animal une veine d'où jaillisse le sang. » (145).

(f) À propos de la gale des animaux, et notamment des moutons, Columelle écrit : « On s'aperçoit que cette maladie commence à gagner les animaux lorsqu'ils se grattent et se mordent la partie malade, qu'ils y portent la corne du pied et qu'ils la frottent contre un arbre ou contre la muraille. Aussitôt que l'on voit une brebis occupée à ces petits manèges, il faut la prendre et écarter sa laine pour examiner la peau de dessous, qui doit être rude et couverte d'une espèce de crasse. Il faut aller au-devant de cette maladie dès qu'elle commence à paraître, de peur qu'elle n'infeste tout le troupeau, et même promptement, d'autant que les brebis sont sujettes à la contagion plus particulièrement encore que les autres bestiaux. » (146).

(g) Dans un poème sur la chasse écrit en l'an 464 et intitulé *Cynegeticon*, Gratius Faliscus décrit ainsi la gale du chien et sa prophylaxie : « La gale hideuse s'empare aussi des chiens. Les démangeaisons qu'excite en eux cette maladie horrible les forcent à se déchirer eux-mêmes et les conduisent lentement à la mort. Dès que le mal se déclare, il faut, pour l'étouffer, recourir à un moyen cruel. Sacrifiez l'animal qui en a le premier ressenti les atteintes, afin de préserver la meute d'une contagion funeste. » (147).

(h) Le traitement de la gale canine préconisé par Gratius Faliscus dans son *Cynegeticon* est le suivant : « Si la maladie est bénigne et n'étend pas soudainement ses ravages, voici la méthode que l'art nous enseigne pour en prévenir les suites. Faites fondre ensemble sur le feu du bitume et de la poix avec du vin et du marc d'huile ; appliquez ce liniment sur les corps infirmes ; baignez-les ensuite. Le mal perdra de sa violence et de son intensité. Mais ne bornez pas là vos soins : garantissez aussi les malades des pluies et des rigoureux autans ; en conséquence, faites-les reposer, pendant les jours de chaleur, dans de molles vallées, à l'abri du vent, aux rayons ardents du soleil, afin qu'ils se dégagent de toute humeur impure et que la vertu du médicament s'insinue plus aisément dans les veines. On peut encore plonger les jeunes chiens dans les flots écumants ; Apollon approuve ce remède et en seconde les effets. » (148).

Rappels sur les ectoparasites

Les lignes suivantes résument quelques-unes de nos connaissances actuelles sur la biologie des principaux ectoparasites cités dans ce chapitre. La plupart de ces informations figurent dans l'article de Hopla *et al.*, l'ouvrage de Bussieras et Chermette ou la thèse de Raude, cités en bibliographie.

Les copépodes

Avec les *Brachyoures*, les copépodes constituent l'une des deux sous-classes des crustacés qui peuvent se nourrir du sang ou de la lymphe des poissons et de certains autres animaux aquatiques.

Les poux

Insectes de l'ordre de *Phtiraptères*, sans ailes, classés en deux ordres : les *Anoploures* (sucent le sang) et *Mallophages* (mangent les débris de peau ou de plumes). Une vingtaine d'espèces d'anoploures (notamment des genres *Hæmatopinus* et *Linognathus*) parasitent les grands mammifères et certains peuvent être vecteurs de maladies (anaplasmose). Environ 2 200 espèces de mallophages (dont les genres *Ischnocera*, *Amblycera* et *Rhynchophthirina*) parasitent les oiseaux.

Les punaises

Appartiennent à l'ordre des *Hémiptères* qui comprend plus d'une centaine d'espèces. Ce sont des insectes suceurs de sang, capables de tuer les jeunes oiseaux au nid par leur simple action spoliatrice.

Les moustiques et insectes apparentés

Deux sous-ordres d'insectes, les *Nématocères* et les *Brachycères* (voir *infra*) comprennent des espèces parasites. Parmi les 3 200 espèces de Nématocères culicidés, une centaine parasitent mammifères et oiseaux. D'autres Nématocères (simulidés et cératopogonidés) les parasitent également et peuvent transmettre différentes maladies à protozoaires (leishmaniose) ou à virus (fièvre catarrhale du mouton, peste équine)...

Les taons, œstres et insectes apparentés

Plus de 3 600 espèces de taons (famille de *Tabanidés*, sous-ordre des *Brachycères*) ont été décrites, dont plusieurs, notamment du genre *Tabanus*, attaquent indifféremment divers animaux. Ce parasitisme est redouté pour ses conséquences directes (gêne des animaux, anémie...) et indirectes (transmission de maladies telles que les trypanosomoses, l'anaplasmose, la fièvre charbonneuse, l'anémie infectieuse équine, les filarioses, etc.).

La famille des *Œstridés* (sous-ordre des *Brachycères*) comprend quelques genres parasites. Chez les ovins, les larves d'*Œstrus ovis* se développent dans les sinus frontaux, entraînant des symptômes nerveux graves. Chez les bovins, les larves d'*Hypoderma bovis* se logent dans le tissu conjonctif et chez les cervidés les larves de *Cephenemyia* se retrouvent dans les cavités nasales et le pharynx. Les larves de *Gastérophilidés* (jadis classées parmi les œstres) peuvent se fixer dans la bouche ou l'estomac des équidés, et sortir au niveau de l'anus (*Gasterophilus*, sp.).

Les autres mouches

Musca domestica appartient à la famille des *Muscidés* et n'a qu'un rôle pathogène très indirect. Les larves des genres *Calliphora, Cochliomyia, Lucilia* (famille des *Calliphoridès*) et *Sarcophaga* (famille des *Sarcophagidés*) se nourrissent des tissus de l'animal parasité, vivant ou mort.

Les puces

Sur les 2 200 espèces constituant l'ordre des *Siphonaptères*, une vingtaine seulement parasitent les animaux. Insectes de type piqueur, dépourvu d'ailes, qui se nourrissent du sang des mammifères et oiseaux. Les femelles pondent sur leur hôte ; des œufs tombés à terre sortent des larves qui, après métamorphose, recherchent leur hôte spécifique. C'est ainsi que le genre *Pulex* parasite surtout l'homme, mais que ce dernier peut, tout de même, héberger la puce du chat (*Ctenocephalides felis*). Les puces peuvent être vecteurs de plusieurs maladies, dont la peste humaine, la rickettsiose (typhus), la myxomatose, la tularémie et le téniasis du chien (la puce avale l'œuf du ver, puis est elle-même avalée par le chien), etc.

Les tiques

Elles appartiennent à l'ordre des Acariens et se répartissent en trois familles dont les plus connues sont celles des *Ixodidés* (tiques dures) et des *Argasidés* (tiques molles). Il existe sept genres principaux de tiques dures, dont le genre *Ixodes*. Ils ont une étroite spécificité d'hôte, la tique se fixant sur la peau où elle se gorge de sang, puis tombe au sol : la larve sortie de l'œuf se fixe sur un brin d'herbe où elle attend le passage d'un nouvel hôte. Les tiques molles parasitent oiseaux et mammifères. Toutes les tiques, outre leur action spoliatrice directe, peuvent être vecteurs de nombreuses maladies animales : babésiose, rickettsiose, théilériose, tularémie, viroses, etc.

Les gales

Les agents des gales animales appartiennent à l'ordre des Acariens. Ils sont répartis en deux familles. Les agents appartenant à la famille des *Sarcoptidés* (genres *Cnemidocoptes, Notoedres* et *Sarcoptes*) sont globuleux et mesurent de 0,2 à 0,3 mm de diamètre. Les femelles creusent des galeries dans la couche cornée de l'épiderme de l'animal parasité. Les *Psoroptidés* (genres *Chorioptes, Otodectes* et *Psoroptes*) sont deux fois plus gros que les précédents, et vivent à la surface du corps. Au début du parasitisme chaque acarien se localise en un point particulier du corps (tête, ligne du dos, pattes...) et entraîne un fort prurit. L'affection est hautement contagieuse, frappant d'abord les sujets mal portants. Chaque espèce animale est sensible à des genres différents : *Chorioptes, Psoroptes* et *Sarcoptes* parasitent presque tous les grands mammifères, *Notoedres* et *Otodectes* plus particulièrement les carnivores, *Cnemidocoptes* les oiseaux...

Les ectoparasites sont sensibles aux traitements insecticides modernes (carbamates, pyréthrines, roténone, organo-chlorés, organo-phosphorés, avermectine, etc.) ou aux acaricides (anhydride arsénieux...).

La prophylaxie des ectoparasitoses est essentiellement basée sur des mesures sanitaires (protection physique, isolement, hygiène), éventuellement complétée par la sélection génétique des sujets résistants, l'amélioration de l'environnement, la lutte biologique, les essais de vaccination, etc.

Bibliographie

Agard J.L. – *Contribution à l'histoire des médicaments vétérinaires.* Thèse de médecine vétérinaire, Imprimerie Bosc, Lyon, 1968, 159 pp.

Andry M. – *De la génération des vers dans le corps de l'homme. De la nature et des espèces de cette maladie; des moyens de s'en préserver et de la guérir.* Troisième édition, Tome 1, Paris, 1741, 395 pp.

Aristote – *Histoire des animaux* (texte établi et traduit par P. Louis, édit.). Les Belles Lettres, Tome III, Livres VIII à X, Paris, 1969, 191 pp.

Bodson L. – **(a)** « La médecine vétérinaire des origines au XVIe siècle : esquisse de ses caractères et tendance ». *In De l'art à la science.* Éditions des *Annales de médecine vétérinaire*, Bruxelles, 1986 ; **(b)** « Le vocabulaire latin des maladies pestilentielles et épizootiques ». *In Le latin médical. La constitution d'un langage scientifique.* Publications de l'Université de St Étienne, 1991, 216-241 ; **(c)** *Les Invasions d'insectes dévastateurs dans l'Antiquité gréco-romaine. Contribution à l'histoire des connaissances zoologiques.* Université de Liège, 1991, 122 pp. ; **(d)** « *Ancient views on pests and parasites of livestock* ». *Argos*, 1994, **10** : 303-310.

Busvine J.R. – *Insects, hygiene and history.* The Athlone Press, édit., Londres, 1976, 262 pp.

Bussieras J. et Chermette R. – « Abrégé de parasitologie vétérinaire ». Fascicule IV. Entomologie. Ecole nationale vétérinaire d'Alfort, 1991, 163 pp.

Conte A. – *Police sanitaire des animaux.* Baillière & fils, édit., Paris, 1906, 532 pp.

Cordero del Campillo M. – « *The history of veterinary parasitology in Spain* ». *Vet. Parasitol.*, 1989, **33** : 93-116.

de Brie J. – *Le Bon Berger, ou le vray régime et gouvernement des bergers.* Réimpression en 1879 de l'édition originale par I. Liseux, édit., Paris, 1542, 160 pp.

Doby J.M. – **(a)** *Des compagnons de toujours.* I. « La puce ». Imprimerie Bayeusaine, Bayeux, 1996, 184 pp. ; **(b)** *Des compagnons de toujours.* II. « Punaises des lits, moustiques, gale et son acarien ». Imprimerie Bayeusaine, Bayeux, 1997, 236 pp. ; **(c)** *Des compagnons de toujours.* IV. « La mouche ». Imprimerie Bayeusaine, Bayeux, 1998, 261 pp.

Hadani A. et Shimshony A. – « *Traditional veterinary medicine in the Near East: Jews, Arab Bedouins and Fellahs* ». *Rev. sci. tech. Off. int. Epiz.*, 1994, **13** (2) : 581-[illegible]7.

Hoeppli R. – « *The knowledge of parasites and parasitic infections from the ancient time to the 17th Century* ». *Exp. Parasitol.*, 1956, **5** : 398-419.

Hopla C.E., Durden L.A. et Keirans J.E. – « *Ectoparasites and classific* [illegible] *tech. Off. int. Epiz.*, 1994, **13** (4) : 985-1017.

Leclainche E. – **(a)** *Histoire illustrée de la médecine vétérinaire.* Tome I, Albin Michel, édit., 1955, 250 pp. ; **(b)** *Histoire illustrée de la médecine vétérinaire.* Tome II, Albin Michel, édit., 1955, 245 pp.

Mammerickx M. – « Histoire de la médecine vétérinaire belge ». *Mémoire de l'Académie Royale de Médecine de Belgique*, 1967, Sér. 2, **5** (4) : 261-708.

Melin A. – *Contribution à l'étude des médicaments de l'art vétérinaire ancien.* Thèse doc. vét., Lyon, 1939, 63 pp.

Moulé L. – **(a)** *Histoire de la médecine vétérinaire.* Première période : « Histoire de la médecine vétérinaire dans l'Antiquité ». Extraits du *Bulletin de la Société centrale de médecine vétérinaire.* Imprimerie A. Maulde, Doumenc et Cie, Paris, 1891, 200 pp. ; **(b)** *Histoire de la médecine vétérinaire.* Deuxième période : « Histoire de la médecine vétérinaire au Moyen Âge ». Première partie : « La médecine vétérinaire arabe ». Extraits du *Bulletin de la Société centrale de médecine vétérinaire.* Imprimerie A. Maulde, Doumenc et Cie, Paris, 1896, 125 pp. ; **(c)** *Histoire de la médecine vétérinaire.* Deuxième période, Deuxième partie : « La médecine en Europe ». Extrait du *Bulletin de la Société centrale de médecine vétérinaire.* Imprimerie A. Maulde, Doumenc et Cie, Paris, 1900, 178 pp. ; **(d)** « La parasitologie dans la littérature antique – I. L'οἶστρος des Grecs ». *Archives de parasitologie,* 1908, vol. XIII, 251-264 ; **(e)** « La parasitologie dans la littérature antique – II. Les parasites du tube digestif ». *Archives de parasitologie,* 1911, vol. XIV, 335-383 ; **(f)** « La parasitologie dans la littérature antique – III. Les parasites de la peau et des tissus sous-jacents ». *Archives de parasitologie,* 1911, vol. XV, 543-595.

Penso G. – *La conquête du monde invisible. Parasites et microbes à travers les siècles.* Roger Dacosta, édit., Paris, 1981, 379 pp.

Pline l'Ancien – *Histoire naturelle.* Livre XXXII (texte établi, traduit et commenté par E. de Saint-Denis). Les Belles Lettres, édit., Paris, 1966, 147 pp.

Prévot B. – *La science du cheval au Moyen Âge. Le Traité d'hippiatrie de Jordanus Rufus.* Klincksieck, édit., Paris, 1991, 304 pp.

Poulle-Drieux Y. – « L'hippiatrie dans l'Occident latin du XIIIe au XVe siècle ». *In Médecine humaine et vétérinaire à la fin du Moyen Âge,* Librairie Droz, Genève, Paris, 1966 : 11-167.

Raude C. – *Les gales animales : connaissances et traitements de l'Antiquité romaine aux pratiques populaires du vingtième siècle.* Thèse de Doctorat vétérinaire, Ecole nationale vétérinaire de Nantes, 1997, 151 pp.

Reynal J. – *Traité de police sanitaire des animaux domestiques.* Asselin, édit., Paris, 1873, 1 012 pp.

Rieck W. – « *Schafseuchenbekämpfung im 16. Jahrhundert* ». *Veterinärhistorische Mitteilungen,* 1930, **10-11** : 75-79.

Robin B. – « Les parasites des animaux en Europe et leurs traitements décrits dans la seconde moitié du XVIIIe siècle ». *Rev. sci. tech. Off. int. Epiz.,* 1994, **13** (2) : 559-580.

Smith F. – **(a)** *The early history of veterinary literature and its British development* (originally published in *Journal of Comparative Pathology and Therapeutics* 1912-1918). J.A. Allen & Co., édit., Londres, 1976, vol. I, 373 pp. ; **(b)** *The early history of veterinary literature and its British development* (originally published in *Journal of Comparative Pathology and Therapeutics* 1912-1918). J.A. Allen & Co., édit., Londres, 1976, vol. II, 244 pp.

Théodoridès J. – **(a)** « Les grandes étapes de la parasitologie ». *Clio Medica,* 1966, **1** : 129-145 ; **(b)** « Histoire de la parasitologie ». *In Histoire de la médecine, de la pharmacie, de l'art dentaire et de l'art vétérinaire.* Albin Michel, Laffont, Tchou, édit., Tome VIII, 1980 : 149-175 ; **(c)** « Considérations historiques sur les ophtalmomyiases ». *Bull. Soc. fr. Parasitol.,* 1996, **14** (2) : 237-245.

Theves G. – *La médecine vétérinaire dans l'histoire du Luxembourg.* Publication du Bicentenaire de la médecine vétérinaire au Luxembourg, SNVL, 1992, 123-166.

Bibliographie complémentaire

Cette liste rassemble les références de quelques travaux antérieurs au XXe siècle analysés par les auteurs figurant sur la liste précédente, mais dont nous n'avons pu consulter le texte original intégral.

Clark B. – *An essay on the bots of horses and other sheet.* Londres, 1815.

Ercolani G.B. – *Dei parassiti e dei morbi parassitari.* Giacomo Monte Tipografo, Bologne, 1859.

Moffett T. – *Insectorum sive minimorum animalum theatrum. Ex. Off. Typ. Thone Cotes,* Londini, 1634.

Renucci S.F. – « Sur l'*Acarus scabiei* ». *L'Institut. Journal Universel des Sciences et des Sociétés Savantes en France et à l'étranger.* Première section, 1834, **2** : 298.

Références citées

(1) Bodson (d), p. 305
(2) Hopla *et al.*, pp. 988 et 989
(3) Hoeppli, p. 404
(4) Moulé (a), p. 167
(5) Moulé (a), p. 168
(6) Hoeppli, p. 404
(7) Cordero del Campillo, p. 95
(8) Moulé (c), p. 125
(9) Moulé (d), p. 260
(10) Moulé (d), p. 262
(11) Moulé (d), p. 262
(12) Théodoridès (a), p. 131
(13) Moulé (f), pp. 569 et 570
(14) Aristote, *in* P. Louis, p. 46
(15) Moulé (a), p. 135 et (f), p. 569
(16) Moulé (c), p. 134
(17) Busvine, p. 131
(18) Moulé (f), p. 560 et 561
(19) Doby (b), p. 63 ; Moulé (f), p. 548
(20) Doby (b), pp. 63 et 65
(21) Moulé (f), p. 552
(22) Moulé (f), p. 551
(23) Moulé (d), p. 258
(24) Moulé (d), p. 253
(25) Moulé (d), p. 254
(26) Moulé (e), p. 375
(27) Moulé (e), p. 377
(28) Poulle-Drieux, p. 93
(29) Moulé (b), p. 49
(30) Smith (b), p. 18
(31) Robin, p. 566
(32) Moulé (f), pp. 581 et 582
(33) Moulé (f), p. 582
(34) Théodoridès (c), p. 239
(35) Doby (c), p. 38
(36) Moulé (f), pp. 574 et 575
(37) Moulé (f), p. 581
(38) Cordero del Campillo, p. 97
(39) Moulé (f), p. 554
(40) Doby (a), pp. 15 et 21
(41) Moulé (f), p. 544
(42) Moulé (f), p. 546
(43) Moulé (c), p. 112
(44) Penso, p. 42
(45) Théodoridès (b), p. 149
(46) Doby (b), p. 138
(47) Hoeppli, p. 405
(48) Moulé (b), p. 78
(49) Moulé (b), p. 115 ; Poulle-Drieux, pp. 93 et 94
(50) Cordero del Campillo, p. 98
(51) Poulle-Drieux, p. 94
(52) Cordero del Campillo, p. 103
(53) Touratier, p. 48
(54) Hadani et Shimshony, p. 584
(55) Moulé (f), p. 554
(56) Doby (c), pp. 7 et 8
(57) Doby (c), p. 8
(58) Moulé (f), p. 545
(59) Melin, p. 19 ; Moulé (f), p. 586
(60) Moulé (f), p. 551
(61) Moulé (f), pp. 588 et 589
(62) Doby (a), p. 10
(63) Busvine, p. 130
(64) Robin, p. 562 ; Smith (b), p. 18
(65) Bodson (b), p. 231
(66) Moulé (a), pp. 125 et 131
(67) Leclainche (a), p. 150
(68) Moulé (b), p. 93
(69) Moulé (c), p. 137

(70) Smith (a), p. 182
(71) Moulé (f), p. 569
(72) Busvine, p. 127
(73) Penso, p. 150
(74) Moulé (f), p. 544
(75) Penso, p. 62
(76) Penso, p. 150
(77) Touratier, *in litteris*
(78) Moulé (f), p. 592
(79) Hoeppli, p. 413
(80) Robin, p. 561
(81) Moulé (a), p. 24
(82) Raude, p. 33
(83) Doby (c), p. 61
(84) Moulé (f), p. 589
(85) Moulé (b), p. 87
(86) Moulé (c), p. 147
(87) Robin, p. 561
(88) Reynal, p. 925
(89) Moulé (f), p. 590
(90) Rieck, p. 75
(91) Moulé (b), p. 47
(92) Moulé (f), p. 581
(93) Doby (c), p. 62
(94) Moulé (f), p. 580
(95) Bodson (c), p. 55
(96) Moulé (f), p. 546 et 547
(97) Moulé (f), p. 556
(98) Busvine, p. 185 ; Doby (a), p. 53
(99) Penso, p. 59
(100) Raude, pp. 33 et 34
(101) Melin, p. 19
(102) Moulé (c), p. 118
(103) Moulé (b), p. 47
(104) Moulé (c), p. 125
(105) Moulé (a), p. 168
(106) Moulé (f), p. 570
(107) Moulé (f), p. 560
(108) Leclainche (a), p. 136
(109) Moulé (b), p. 50
(110) Moulé (f), pp. 580 et 581
(111) Moulé (e), pp. 375 à 376
(112) Moulé (f), p. 557
(113) Moulé (a), p. 168
(114) Moulé (f), p. 546 ; Penso, p. 67
(115) Moulé (f), p. 587
(116) Moulé (f), p. 589
(117) Bodson (b), p. 231
(118) Penso, pp. 64 et 69 ; Pline, *in* E. de Saint-Denis, p. 69
(119) Moulé (f), p. 587
(120) Melin, pp. 18 et 19
(121) Agard, p. 37
(122) Prévot, p. 91
(123) Moulé (b), p. 88 et (f), p. 590
(124) Moulé (f), p. 590
(125) Robin, p. 562
(126) de Brie, chapitre XXXVII
(127) Robin, p. 561
(128) Melin, p. 21
(129) Robin, p. 564
(130) Theves, p. 129
(131) Bodson (a), p. 2
(132) Leclainche (b), p. 50 ; Rieck, p. 75
(133) Conte, pp. 2 et 3 ; Reynal, pp. 923 à 926
(134) Leclainche (a), p. 149
(135) Reynal, p. 133
(136) Rieck, pp. 76 et 77
(137) Moulé (d), p. 254 ; Penso, p. 52
(138) Moulé (f), p. 575-578
(139) Moulé (f), p. 578 ; Doby (c), pp. 28-31
(140) Théodoridès (b), p. 149
(141) Cordero del Campillo, p. 96 ; Mammerickx, p. 293
(142) Théodoridès (b), p. 155
(143) Hoeppli, p. 408
(144) Andry, p. 128
(145) Moulé (f), p. 588
(146) Moulé (f), p. 589
(147) Moulé (f), p. 590
(148) Moulé (f), pp. 590 et 591

ENDOPARASITOSES ANIMALES

Comme les ectoparasites, les endoparasites ont fait très tôt l'objet de descriptions détaillées de la part des médecins de l'homme ou de l'animal puisque ces parasites pouvaient, dans la plupart des cas, être observés sans l'aide du microscope.

Cependant, comme dans le cas des ectoparasitoses, il n'était pas toujours évident de rapprocher les symptômes observés chez l'hôte, de l'observation du parasite qu'il hébergeait, et il l'était encore moins de soupçonner le rôle des hôtes intermédiaires indispensables au cycle parasitaire.

Nous constaterons dans ce chapitre que, malgré ces difficultés, plusieurs auteurs firent des observations fort pertinentes et eurent des intuitions remarquables dans ce domaine particulièrement important de la biologie.

Symptomatologie, diagnose et lésions

Ce sous-chapitre sera développé selon le plan adopté pour les ectoparasitoses puisqu'il traite, généralement, de la diagnose du parasite plutôt que du diagnostic de la maladie dont il est la cause. En effet, comme nous l'avons indiqué précédemment, ce diagnostic ne se pose pas dans les mêmes termes que celui des maladies microbiennes, soit du fait de la présence visible des parasites, soit du fait de l'absence de signes pathognomoniques de l'infestation. Toutefois, dans certains cas, les Anciens avaient développé des méthodes spécifiques de reconnaissance de l'infestation par les endoparasites, dont nous donnerons quelques exemples dans ce sous-chapitre.

Les vers plats

Sous cette dénomination générale nous rassemblerons tous les vers appartenant aux sub-phylums des Trématodes et des Cestodes, désignés par leurs noms communs français.

Les plus connus de ces vers plats sont certainement les diverses espèces de **ténias.** Leurs formes adultes ont été décrites chez l'homme par les auteurs grecs (Aristote, Hippocrate, ...), romains (Caton, Galien, ...) ou arabes (Avicenne) sans que l'on puisse savoir s'il s'agissait du ténia inerme (*Tænia saginata*), du ténia armé (*T. solium*) ou d'un bothriocéphale. Selon Moulé l'infestation bothriocéphalique était fréquente dans l'Égypte ancienne car le poisson (mal cuit, faute de bois) était l'aliment le plus répandu dans les classes inférieures (1).

Les larves (dont les vésicules ladriques) que forment les ténias dans les tissus de l'homme ou des porcs parasités étaient tout aussi connues, sans qu'un lien ait jamais été établi avec le parasite adulte. Les Grecs comparaient ces vésicules à des perles (« les perles naissent dans la substance des mollusques comme les grêlons dans la chair des porcs » : Androsthène), à des tubercules (Archigène) à des pustules (Arétée) à des « grains de grêle » ou à des grêlons (Aristote, Hippocrate) (2). Hippocrate signale également des kystes dans le cerveau des chèvres atteintes de « tournis », qui pourraient être des cœnures, larves de *T. multiceps* (3).

Le diagnostic de la ladrerie du vivant de l'animal ainsi que l'exclusion des viandes ladres de la consommation étaient chose courante dans l'Antiquité mais uniquement du fait du caractère répugnant ou inalibile de ces viandes (voir *infra*). À cette époque on confondait souvent ladrerie du porc et lèpre humaine (4). Cette confusion persistera très longtemps et notamment de la part d'Albert le Grand dans son *Histoire des animaux* (5). La cysticercose du porc aurait été décrite, en 1560, en Espagne, par Friar Miguel Agustí (voir *infra*).

La présence de larves de ténias chez le porc était déjà détectée, chez les Grecs, par « langueyage ». Cette palpation des formes larvaires enkystées dans les muscles de la langue, qui se pratique sur l'animal vivant dont on maintient la bouche ouverte, est ainsi décrite 380 ans avant J.-C. dans la comédie d'Aristophane *Les Chevaliers* : « Par Jupiter ! introduisons-lui, comme le font les cuisiniers, un pieu dans la gueule puis, attirant sa langue en dehors, nous regarderons bien en conscience par ses mâchoires béantes jusqu'à son derrière, s'il est ladre... » (6). Aristote prétendait aussi reconnaître les porcs ladres, de leur vivant, quand les soies arrachées du dos étaient sanguinolentes, ou quand leurs membres postérieurs étaient atteints de tremblements. Au XVIIIe siècle certaines méthodes furent proposées pour reconnaître les porcs parasités par des ténias : leur donner des lentilles (ils ne les mangent que s'ils sont ladres...), toucher leur groin (il n'est sensible que si l'animal est parasité) ou écouter leur cri (rauque chez le malade) (7).

Certains auteurs Arabes (Serapion, IXe siècle) ne considéraient pas les ténias comme des vers, mais comme des replis membraneux de l'intestin protégeant les organes du ver « cucurbitain » (8). La première mention de *Tænia solium* est faite vers l'an 1300 par Arnauld de Villeneuve (9). Toutefois, selon Cordero del Campillo et Rousset, le mot *solium* résulterait d'une erreur de copiste et aurait dû se lire *folium*, c'est-à-dire « en forme de feuille » (10). En 1650, Wepfer observe, dans l'encéphale d'un cheval « une vessie très molle, plus grosse qu'un œuf de poule », sans doute un cœnure, larve de *T. multiceps* selon Penso (11). C'est Redi, en 1683, qui a soupçonné que les vésicules ladriques renfermaient une larve vivante, ce qui sera confirmé par Hartmann, en 1685. À la même époque Malpighi découvre et décrit la tête du cysticerque et c'est Pallas qui

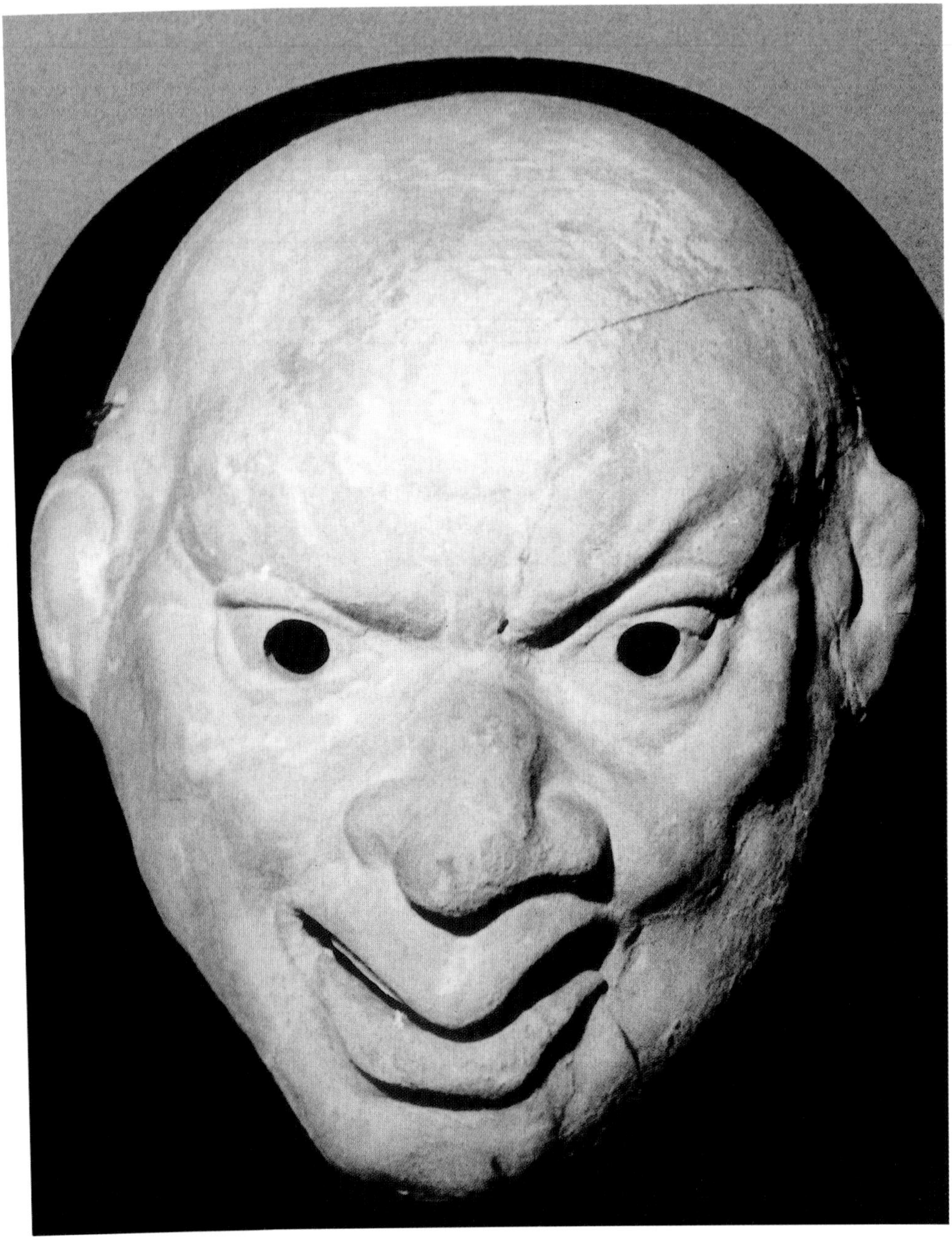

Le parasite, commensal le plus souvent indésirable, était déjà un personnage du théâtre grec cent ans avant notre ère

Masque en terre cuite du Parasitos de la nouvelle comédie grecque, retrouvé à Myrina (Proche-Orient), 100 avant J.-C.

(Pergamon Museum, Berlin)

Photographie : Th. Hiepe

décrira ses ventouses et ses crochets au siècle suivant (12). À la fin du XVIIe siècle, Hartmann, puis Caldani, observent, chez un brochet et des grenouilles, les larves plérocercoïdes de *Diphyllobothrium latum* et au siècle suivant, Abildgaard reproduit le cycle du ténia par ingestion forcée au canard (13). En 1852, Küchenmeister établit que les larves des ténias du chien peuvent infester les ovins, les bovins ou les lapins. Il confirme le rapport entre le *T. solium* de l'homme et la larve observée chez le porc, déjà établi par Van Beneden en 1854 (14). Le rapport entre le *T. saginata* et la larve observée chez les bovins sera démontré par Leuckart en 1861 (15).

Les larves d'*Echinococcus granulosus* étaient également connues des Anciens : Hippocrate signale dans les poumons humains la présence des kystes hydatiques qui, parfois, éclatent dans la cavité thoracique. Il les compare aux « tumeurs ayant de l'eau » que l'on trouve à l'autopsie des bœufs ou des porcs. Plus tard, Galien observera aussi des kystes hydatiques dans le foie ou les yeux mais sans reconnaître leur nature animale (16). En 1683, Tyson décrit sans doute des larves d'*Echinococcus granulosus* lorsqu'il découvre, dans le péritoine d'une gazelle « des membranes pleines de liquide, de la taille d'un œuf de pigeon », qu'il baptise *Lumbrici hydropici* (17). En 1782, dans son *Traité des maladies vermineuses dans les animaux*, Chabert décrit certains ténias des ruminants et du chien « qui y paraît aussi exposé que le mouton l'est à la douve », et Rivolta décrira d'autres cestodes parasites du mouton un siècle plus tard (18).

Les **trématodes** et notamment les douves, ne seront décrits que beaucoup plus tard, même si l'analyse de coprolithes humains a révélé l'existence d'oeufs de *Fasciola hepatica* datant de 3 500 ans (F. Bouchet, *in litteris*). Il semblerait que la première relation entre une maladie des moutons (appelée « *Kebet* » : maladie du foie) et l'existence d'un ver plat dans le parenchyme hépatique ait été établie par Muhammed Ibn ahi-Izam dans son ouvrage intitulé *Kitāb al-Hail wal-Baitara*, écrit dans la seconde moitié du IXe siècle (19). En Europe, l'œdème sous-maxillaire caractéristique de la fasciolose des moutons est décrit à la fin du XIIIe siècle par Pietro di Crescensi. C'est Jehan de Brie, dans son ouvrage *Le Bon Bergier* (1379) qui signale le premier l'existence, chez les moutons atteints de cette maladie, « d'une manière de vers qui corrompent le foie de la bête, dont elle est mise à mort par l'infection » (20). En 1523, Fiztherbert, qui associe déjà la présence des larves dans le foie des moutons à celle « d'escargots » sur leurs pâturages (voir *infra*), reconnaît les malades à leur conjonctive blanche et striée de brun, à leur peau décolorée et œdémateuse, ainsi qu'au fait que leur laine s'arrache facilement (21). À l'autopsie, il fonde son diagnostic sur la découverte des parasites : « *There will be little live things like flokes in the liver, full of knots and white blisters* » [a] (22). De 1663 à 1665, de nombreux cas de distomatose furent observés en France chez les ovins et les jeunes bovins et, en 1674, chez les bovins hollandais (23). En 1684, Redi décrit scientifiquement la douve du foie dans son ouvrage fondamental intitulé : *Osservazioni intorno agli animali viventi che si trovano negli animali viventi* (24). En 1738, Swammerdam découvre les formes intermédiaires des parasites (rédies) chez les limnées, mais c'est Bajanus, en 1818, qui établit le cycle parasitaire complet (25).

En 1891, Blanchard et Railliet ont extrait de la chambre antérieure de l'œil d'un cheval, un parasite qu'ils ont décrit comme un trématode nommé *Monostoma setteni* (26).

Parmi les autres trématodes, les schistosomes ont été observés chez l'homme dès l'Antiquité égyptienne [(b)].

Les vers ronds

Déjà connus des Égyptiens, selon Oefele, les **ascaris** étaient décrits par les Grecs (Aristote, Hippocrate) comme la forme cylindrique (*Teretis*) des *Helmins* (ἕλμινς) ou sous le nom de *Lumbricus* par les Romains (Pline, Celse). Leur « forme plate », considérée comme plus dangereuse, était certainement l'objet d'une confusion avec les ténias (27). Avicenne aurait, également, décrit des ascaris.

Dans le *Huang Di Nei Jing*, écrit en Chine vers le début de notre ère, il est fait mention de vers logés dans l'œil des chevaux, ou des chameaux, qui pourraient être des *Thelazia* selon Hsü (28).

Les **strongles** des chevaux ont été bien décrits par Borgognoni (vers 1266) dans le chapitre *De vermibus* de sa *Mulomedicina*, où il parle de « vers qui naissent au ventre » (29). C'est également au XIIIe siècle que Joannes Actuarios aurait découvert le trichocéphale (30) et que Tardif observe des « filandres en la gorge des oiseaux » (*Syngamus trachea).* Il les aperçoit au fond du gosier des sujets parasités « lorsqu'ils bâillent, pensant se débarrasser ainsi de leurs parasites » (31).

En 1737, Ruysch observe et dessine un *Strongylus vulgaris* trouvé dans l'anévrisme de l'aorte du cheval (32).

Chez les animaux les descriptions cliniques de l'infestation par les vers ronds sont rares et très vagues. Aristote signale que les chiens parasités par les vers aiment bien manger du blé en herbe (33). Le parasitisme des gastrophiles entraîne « frissons et prurit » chez les chevaux ou animaux d'autres espèces (Hiéroclès, Pélagone, Théomneste). Selon Columelle, la présence d'ascaris chez les chevaux se traduit par des coliques, du ténesme, de l'amaigrissement. Selon Chiron, la bête de somme parasitée « se tourne beaucoup, se jette à terre, hennit de douleur, ne prend ni aliment ni boisson, a de la fièvre... » (34). Au Moyen Âge, Tardif et Phébus décrivent les symptômes du parasitisme interne chez les rapaces : plaintes nocturnes, ventres déplumés, serres crispées, etc. (35).

Les **spiruridés**, qui comprennent notamment les filaires, les sétaires et autres vers apparentés, ont été observés très tôt, du fait de leur taille ou de leur localisation spectaculaire. C'est le cas de la filaire de Médine, identifiée chez l'homme depuis des temps très reculés[c]. En 1674, Velsch a retracé l'histoire de ce parasite et dressé l'inventaire des autres filaires observées chez les animaux : loups, porcs, oiseau sauvages, écrevisse, etc. (36).

Selon Moulé, une filaire des paupières des faucons (*Filaria abbreviata*) aurait été signalée au XIIIe siècle par Démétrios Pépagomène (37).

Chez les animaux, ce sont surtout les sétaires logées dans la chambre antérieure de l'œil des herbivores qui a attiré l'attention. Elles ont été décrites en Chine au IXe siècle (par Li-shi), puis au XIVe siècle (par Bian-bao) et au XVe siècle par Yuan et Heng. Ces auteurs attribuaient la présence des vers qu'ils avaient observés (probablement *Setaria digitata*) à l'action des brouillards, ou à celle des dragons (esprits) des eaux ou du feu, ou à une infestation par des araignées (38). En Europe c'est Bartholomée Grisone de Bologne qui aurait, le premier, signalé le même parasite, dans l'œil des bovins, en 1429 (39). Le parasite sera signalé à nouveau par Spiegel (en 1622), par Royo (en 1730), par Morgan et Hopkinson (en 1786), et décrit sous le nom de *Setaria equina* par Abilgaard en 1789 (40). Royo et Morgan avaient pensé que les vers étaient de petits serpents, ou des lombrics... (41).

L'habronémose cutanée du cheval sera décrite en 1886, par Rivolta (42).

Divers **autres vers ronds** ont été observés aux siècles suivants. En 1570, Jean de Clamorgan décrit un ver dans le rein du loup (probablement *Dioctophyme renale*) redécrit chez la même espèce par Rayger en 1675 (43), puis par Redi chez le chien et la martre en 1684 (44). En 1782, Van Swieten suggère que ce ver pourrait être la cause de la rage du chien (45). En 1645, Severinus observe de grands vers chez le porc (*Macracanthorhynchus hirudinaceus* ?) (46). En 1789, Fröhlich observe et décrit le genre *Uncinaria* chez le renard (47).

Les **trichines** (dont des kystes ont été retrouvés dans les muscles d'une momie égyptienne) seront décrites en 1835, par Paget, chez l'homme et, la même année, par Owen (qui nomma l'espèce *Trichina spiralis*), puis dix ans plus tard par Leidy chez le porc (48). Son cycle fut élucidé en 1860 par Zenker qui prouva qu'une femme morte de cette maladie avait consommé un porc parasité et qui infesta expérimentalement divers mammifères avec la chair de ce porc (49). En 1895 Railliet modifia le nom de *Trichina* (déjà attribué à un diptère en 1830) en *Trichinella*[d] (50).

Les protozoaires

Ces minuscules parasites ne pouvaient, bien entendu, être découverts avant l'invention du microscope. C'est d'ailleurs Leeuwenhoek, l'inventeur du microscope, qui observa le premier des ookystes de coccidies dans la bile de lapin en 1695 [51]. Cependant le pouvoir pathogène de certains protozoaires était déjà connu, tel celui de *Trypanosoma equiperdum*, agent de la dourine des équidés. Les Arabes craignaient beaucoup cette maladie, contre laquelle ils proposaient des moyens de prévention originaux. Abou Bekr et Ibn al-Awan décrivent les lésions de la dourine chez l'étalon (œdème du fourreau et squames noirâtres sur le pénis) ainsi que chez la jument : œdème et écoulements vulvaires, couleur jaunâtre de la muqueuse vaginale [52]. Salamiella aurait été le premier Européen à décrire les lésions cutanées de la maladie, en 1290, sous le nom d'*alvaraz* [53]. C'est Ammon qui, en 1798, identifia l'agent causal, sur les chevaux du haras prussien de Trakehnen [54] et Rouget isola ce même agent d'un cheval atteint de dourine en Algérie, en 1896 [55]. Le premier trypanosome sanguin fut observé par Valentin, en 1841, chez la truite [56], mais c'est Gruby qui créa le genre *Trypanosoma* en 1843.

Étiologie et pathogénie

Comme dans le cas des ectoparasites, les anciens auteurs croyaient souvent en la génération spontanée des endoparasites. Parmi ces croyances, on peut rappeler celles des principaux auteurs de l'Antiquité : les médecins indiens qui, dans l'*Āyurveda* écrivent que les vers (une vingtaine d'espèces différentes) naissent d'une mauvaise alimentation ou d'une mauvaise hygiène de l'homme [57] ; Hippocrate, qui avait bien analysé la reproduction des nématodes (« les vers ronds font des petits »), mais pas celle des ténias (« le ver plat ne fait pas de petits, mais il se rompt ») ; Plutarque et Ælianus, qui pensaient que les viandes ladres étaient dangereuses à consommer parce qu'elles transmettaient la lèpre humaine, alors que les Égyptiens pensaient que c'était le lait de truie qui transmettait cette maladie [58].

Au Moyen Âge, l'étiologie des maladies parasitaires restait souvent inconnue, et dans certains cas moins bien connue que dans l'Antiquité. C'est le cas de celle du « tournis » (cœnurose) des moutons que Jehan de Brie (1379) attribuera non plus aux larves du ténia (comme l'avait fait Hippocrate), mais à l'action du soleil « car il pénètre et perce de ses raies jusqu'au cerveau des agneaux et leur engendre une merveilleuse maladie, que l'on appelle avertin, qui les fait tourner, dont ils sont tous écervelés, en affolent et meurent par maintes fois »... [59]. En revanche, il attribua fort pertinemment l'infestation par la douve à la consommation « d'une petite feuillette ronde et bien nette que l'on appelle dauve [c] et que les brebis convoitent moult à manger, mais elle leur est trop nuisante et dommageuse » [60].

L'étiologie des endoparasitoses est en fait restée fort longtemps mystérieuse : Chabert, pourtant considéré comme l'un des fondateurs de la parasitologie vétérinaire, et l'auteur du premier ouvrage complet d'helminthologie animale, confessait avec découragement en 1782 : « l'origine des vers dans le corps des animaux est un mystère qui, vraisemblablement, nous restera caché longtemps. » (61). La voie avait cependant été ouverte au siècle précédent par Harvey, qui concluait dès 1651 : « *ovum est primordium omnibus animalibus commune* »[f] , puis par Malpighi, Swammerdam et Redi qui déclarèrent : « *omne vivum ex ovo* » (62) et par Andry qui écrit : « des vers s'engendrent dans le corps de l'homme, et dans ceux des autres animaux par le moyen d'une semence qui y est entrée et dans laquelle ils sont enfermés. » (63). En 1898, Loos démontre le pouvoir infestant percutané d'*Ancylostoma duodenale* (64).

Épidémiologie

Transmissibilité et modes de transmission des endoparasites

Les modes de transmission des endoparasites semblent avoir été ignorés jusqu'au XIXe siècle, à l'exception notable de celui de la dourine, de la ladrerie et des distomatoses hépato-biliaires.

Dourine : les Arabes considéraient la jument comme le réservoir de son agent causal (car elle était responsable « d'une évaporation maligne et vénéneuse » par ses organes génitaux) et l'étalon comme une simple victime (65). Ils utilisaient la saillie d'une jument saine par l'étalon contaminé comme une méthode de diagnostic et de traitement (voir *infra*).

Curieusement, le mode de transmission de parasites plus gros, et très visibles à l'œil nu, n'a été élucidé que beaucoup plus tard. Il faut dire que la complexité de certains cycles parasitaires nécessitait des observations approfondies et des instruments d'investigation (loupes, microscopes) inexistants à l'époque. En voici deux exemples :

Ladrerie *:* une controverse a toujours existé sur les raisons de l'interdiction faite par plusieurs peuples de l'Antiquité, de consommer de la viande de porc. Était-ce pour des raisons hygiéniques, liées au pouvoir infestant possible des viandes de porcs atteints de ladrerie et (ou) de trichinellose ? Certains auteurs penchent pour cette hypothèse (Gach, Mammerickx, Renan...) alors que d'autres la rejettent formellement, notamment Reinach, qui écrit, en 1909 : « l'explication hygiénique d'une prohibition alimentaire doit être considérée comme une marque d'ignorance... Si les Juifs pieux s'abstiennent de manger du porc c'est parce que leurs lointains ancêtres, cinq ou six mille ans avant notre ère, avaient pour totem le sanglier. » (66). Moulé partage ce point de vue puisque, selon lui, les Grecs ne proscrivaient les viandes ladres de l'alimentation que parce qu'elles étaient molles et aqueuses chez les sujets très parasités (67). En effet, bien qu'Hippocrate et Aristote aient décrit la forme adulte du ténia chez l'homme et les vésicules ladriques chez le porc, il ne semble pas qu'ils aient établi de lien entre ces deux observations.

En revanche, Anthinus semble l'avoir fait ultérieurement puisqu'il signale au roi des Francs, Théodoric (511-534), que « l'expulsion des ténias se produit après consommation de viande de porc grasse et crue » (68). Mais cette perspicacité ne semble pas avoir été partagée par Tusser, lorsqu'il écrit ce petit quatrain, en 1557, dans *Five hundred points of good husbandry* (69) :

> Thy measled bacon, hog, sow or thy bore,
> Shut up for the heale, for infecting thy store;
> Or kill it for bacon, or sowce it to sell,
> For Flemming that loves it so daintily well. [g]

En 1560, Miguel Agustí décrit une maladie des porcs (qui serait la cysticercose, selon Cordero del Campillo) et il précise que leur viande est dangereuse à consommer (« *muy ruín comida* ») (70).

Mais, à ces quelques exceptions près, l'ignorance quasi générale du pouvoir infestant des viandes ladres persistera jusqu'au milieu du XIXe siècle, puisque, en 1838, Hurtrel d'Arboval conseille « d'abattre de bonne heure les porcs ladres et d'en utiliser la chair » même s'il déconseille de la vendre « non à cause du danger de l'usage de la chair du cochon ladre, mais parce qu'elle est d'une qualité inférieure » (71). Il faudra attendre 1855 pour que Küchenmeister, en collaboration avec Haubner, soupçonne la transmission possible du cysticerque de *Tænia solium* aux animaux et à l'homme. En janvier 1860, Küchenmeister le confirme en administrant des cysticerques à un condamné à mort, qui sera exécuté le 31 mars suivant : des ténias, plus ou moins développés seront retrouvés à l'autopsie (72).

Distomatoses hépato-biliaires : le cycle de la petite douve ne sera élucidé qu'au XXe siècle. En revanche, deux éléments du cycle de la grande douve avaient été suspectés, bien plus tôt. C'est tout d'abord le rôle des feuilles de « dauves » qui croissent dans les marais, et sur lesquelles se fixent les éléments infestants, signalé dès 1379 par Jehan de Brie (voir *supra*) [h]. C'est ensuite Fiztherbert (1523) qui considère les pâturages marécageux comme très malsains pour les moutons car, écrit-il : « *White snail be ill for sheep in pastures and in fallows.* » [i] (73). Ceci indique qu'il aurait associé la présence de mollusques gastéropodes à l'incidence de la distomatose dans certains pâturages. En 1873, Weinland trouve une limnée dont le foie est rempli de cercaires et il émet l'hypothèse que ces dernières s'enkystent sur les végétaux consommés par les herbivores (74). C'est Thomas qui décrira le cycle complet des douves hépatiques en 1881. Ses travaux ne furent, malheureusement, publiés que l'année suivante et onze jours après ceux de Leuckart, auquel cette découverte sera donc attribuée à tort (75).

Espèces sensibles

Les anciens auteurs n'indiquaient pas toujours, dans leurs descriptions de l'endoparasitisme, quelles étaient les espèces animales affectées. Dans certains cas, au contraire, ils étaient très affirmatifs sur l'espèce hôte du parasite.

Selon Aristote, les larves de ténias (vésicules ladriques) ne pouvaient se rencontrer que chez les porcs, et jamais chez les jeunes à la mamelle [(76)]. Aristote signale également que chez les brèmes se développe, à la canicule, un ver intestinal qui les fait venir en surface et les affaiblit [(77)]. Hippocrate, qui avait bien décrit l'hydatidose pulmonaire chez l'homme, la comparait à celle des bovins et des porcs : « C'est en effet principalement chez les quadrupèdes que se produisent, dans les poumons, des tumeurs ayant de l'eau... » [(78)]. Vitet, en 1771, précise qu'il n'a jamais observé chez le bœuf, le cheval, la chèvre et le porc, les ténias qu'il a trouvés chez les ovins et les chiens [(79)]. Chabert (1782) décrit des larves de ténias chez le rat, le loup, le renard, la taupe, la belette, la fouine, le putois et le loir [(80)].

Prophylaxie sanitaire

Hygiène générale

En 1252, les lois anglaises édictées sous le règne d'Henry III interdisaient de vendre de la viande ladre [(81)]. Des mesures similaires furent prises, au siècle suivant, contre la ladrerie du porc en France. Elles pouvaient sembler fondées sur la crainte d'une transmission du ténia à l'homme et la volonté de rompre le cycle parasitaire si l'on considère les mesures préconisées à Paris (incinération obligatoire des viandes ladres). Cependant, les mesures prises dans d'autres villes françaises montrent bien que le danger d'une telle transmission n'était pas soupçonné puisque à Aix ces mêmes viandes ladres étaient distribuées aux malades, à Rouen elles étaient offertes aux prisonniers ou aux pauvres, et à Caen le gras des animaux saisis était donné... à l'inspecteur qui avait constaté le délit ! [(82)].

En 1337, le Conseil de la ville de Valence, en Espagne, interdit la vente de la viande des porcs ladres [(83)].

En 1375, une ordonnance du roi de France organise la profession de langueyeur en France : il est assermenté et chargé de reconnaître et marquer à l'oreille les porcs ladres. La viande de ces porcs ne peut être vendue avant d'avoir subi une salure de quarante jours [(84)]. En 1710, Antoine Dubout, coupable d'avoir débité des viandes ladres, dut payer une amende de 50 000 livres, et s'exhiber en chemise, la corde au cou, en tenant une torche [(85)].

En ce qui concerne les mesures visant à prévenir la faciolose il faut citer celles préconisées, en 1379, par Jehan de Brie qui recommandait aux bergers de ne pas laisser leurs moutons pâturer sur des terres « marécageuses, basses et moites » (86).

Isolement

Aucune mesure d'isolement des animaux souffrant d'endoparasitose ne semble avoir jamais été préconisée. Cela peut évidemment s'expliquer par la difficulté et l'inutilité d'isoler des sujets atteints d'affections aussi répandues, mais également par l'ignorance des modes de transmission de la plupart des endoparasites jusqu'au XXe siècle.

Abattage

Le *Mandat* pris en 1550 par Philippe Ier, duc de Poméranie, obligeait les propriétaires de moutons reconnus atteints de distomatose ou de cœnurose à les abattre ou à les conduire hors du pays (87).

Prophylaxie médicale

Dans l'Antiquité les seules références à un traitement préventif des maladies vermineuses des animaux semblent être celle d'Aristote qui recommande de donner des céréales aux porcs pour leur éviter la ladrerie (88) ou celle de Columelle qui prescrit dans son poème *De agricultura* : « que l'on distribue dans l'intervalle étroit d'un sillon le cresson aliénois, mortel aux vers qui se forment secrètement dans un ventre chargé de nourriture mal digérée. » (89).

Traitement

Comme dans le cas des ectoparasites, les traitements préconisés contre les endoparasitoses ont été très nombreux et nous avons dû nous limiter aux plus connus et à ceux qui ont été décrits avant le XXe siècle.

Contre les helminthes en général, les Grecs utilisaient de préférence les décoctions de plantes (feuilles, fleurs, racines) qu'ils faisaient ingérer à l'animal parasité. Ils avaient recours aux plantes les plus variées : lupin, absinthe (Oribase, Galien), thym, fougère, graines de choux (Dioscoride) ail, (Hippocrate), etc. Mais les traitements pouvaient aussi faire appel à des produits minéraux tels que les sels ou les cendres (Oribase) ou à des produits animaux tels que la bile de bœuf ou de la raclure de corne de cerf (Galien, Hippocrate). Les produits pouvaient être administrés soit en lavement, à base d'huile de cèdre ou de feuilles de câprier (Oribase, Hippocrate le vétérinaire), soit en suppositoires aux feuilles de vitex (Hippocrate), soit en collyre à base de figues sèches (Hippocrate le vétérinaire) (90). Le plus efficace de tous ces produits restait, certainement, l'absinthe sous forme d'un mélange de fleurs d'armoise (*Artemisia* sp.), appelé semen-contra et dont le produit actif était la santonine (91).

Les Romains ont souvent utilisé les plantes déjà préconisées par les Grecs (notamment l'absinthe, le lupin, la fougère, les feuilles de figuier, les feuilles ou racines de grenadier, l'ail, etc.), mais dans des préparations en général très complexes. Pour administrer ces décoctions végétales, ils utilisaient soit l'entonnage (qui consistait à verser le produit thérapeutique à l'aide d'un entonnoir dans le pharynx, ou dans la narine chez le cheval), soit le lavement complété dans certains cas par une fouille rectale et l'arrachage manuel des vers (92). Comme pour beaucoup d'autres maladies, l'*Histoire naturelle* de Pline (livres XXVIII et XXX) rapporte, bien entendu, quelques curieuses recettes des « Mages », dont celles-ci : « on délivre les bêtes de somme de l'infestation par les vers en passant trois fois un ramier autour du sexe. Chose étonnante : le ramier lâché meurt et la bête est aussitôt guérie ! » Ou : « on sait que les os de sabot des porcs brûlés, introduits dans le gosier des bêtes de somme, les guérissent des vers. » (93).

Au Moyen Âge les divers auteurs ont souvent copié les traitements préconisés par les Grecs et les Romains, notamment Albert le Grand qui recommande l'absinthe, la poudre de corne de cerf et de vers de terre, le tout mélangé à du miel (94). Pour les parasites des oiseaux, Tardif et Phébus recommandent de placer, sur le ventre déplumé du volatile, un emplâtre constitué d'un mélange de poudre de lentilles, de vers de terre et de miel. Ils conseillent également de faire avaler à l'oiseau parasité un boyau de poule lié aux deux bouts et contenant du jus de feuilles de pêche et d'herbe. Si les vers se tenaient sur les paupières de l'oiseau, il fallait les extraire manuellement puis rincer au vinaigre et à l'eau miellée (95). Contre la fasciolose ovine, Jehan de Brie dit « qu'il n'y a peu ou néant de remède » (96).

Au XIIe siècle, les Arabes traitaient la dourine par des lavages répétés de la verge de l'étalon à l'eau froide et à l'huile de sésame et par des rinçages du vagin de la jument avec de l'huile, du vinaigre, du blanc d'Espagne et du jus de feuilles de saule (97). Mais, selon Ibn al-Awan, en cas d'échec « le seul remède restant pour l'étalon est de lui faire saillir une jument propre, sans lésions vaginales, car lui communiquant ainsi le mal dont il souffre, il s'en libère, si Dieu le veut » ! (98).

Au XVIIe siècle, les Serbes traitaient la distomatose ovine par des extraits de fougères (99).

Au XVIIIe siècle, les progrès en matière de traitement des maladies vermineuses n'étaient guère avancés, puisque Chabert, directeur de l'École d'Alfort, vendait une « huile empyreumatique » à base de corne de pied de cheval ou de bœuf bidistillée additionnée de térébenthine (100). Cette huile fut utilisée très longtemps et le professeur Hertwig (Berlin) la célébrait encore en 1872 : « *Das stinkende Thieröl... ist ein sehr beachstenswertes Mittel im thierartzlichen Arzneischatz* »[j] (101).

À la même époque, subsistaient encore, en Europe, des pratiques « magiques » comme celle consistant à « attraper une taupe vivante (au mois de mai), la saigner (de la main droite) et faire avaler son sang séché, pendant neuf jours, à l'animal parasité » (102).

Réglementation sanitaire

Interdiction de vente et rédhibition

L'obligation faite au Moyen Âge de déclarer les porcs ladres et l'interdiction de faire commerce de ces animaux, ou de leur viande (voir *supra*), avait plutôt pour objectif de protéger le consommateur de l'achat d'une viande inalibile que de limiter l'extension du parasitisme.

En France, la ladrerie du porc ne sera déclarée vice rédhibitoire que par la loi du 2 août 1884 (103), alors qu'elle ne l'était pas dans la loi précédente (1838). Cela est étonnant car, au XVIIIe siècle, elle l'était déjà dans les « coutumes » de Paris et d'autres villes françaises (104).

En 1863, Virchow et Leuckart obtiennent qu'une loi oblige à rechercher *Trichinella spiralis* chez tous les porcs abattus en Saxe-Gotha, puis à Berlin (105).

Conclusion

L'étude des endoparasitoses, plus encore que celle des ectoparasitoses, ne fut pas tâche aisée avant l'avènement des méthodes modernes d'investigation.

Ce manque de méthodes conduisit à de nombreuses erreurs dont la plus grave fut, certainement, la croyance en la possible génération spontanée de multiples « vers ».

En revanche, l'observation attentive des faits et des relations de cause à effet a parfois permis d'éviter les parasitoses les plus graves. C'est ainsi que de simples mesures d'isolement ou d'hygiène purent, en leur temps, réduire l'incidence de la cysticercose, de la fasciolose ou de la dourine, à défaut d'avoir découvert ou observé les parasites ou élucidé leur cycle biologique.

Par ailleurs, certains traitements à base de végétaux, ou d'extraits végétaux, avaient certainement une action préventive ou curative lorsqu'ils étaient administrés correctement.

Notes complémentaires

(a) Traduction : « On trouvera de petites choses vivantes semblables à des *flokes* (petits poissons plats) pleins de nœuds et de cloques. » Les « nœuds » devaient être l'appareil digestif ou génital, visible par transparence chez la douve, et les « cloques » devaient être les ventouses ventrales. Le mot anglais actuel *fluke* (douve) dérive de l'ancien mot « *floke* ».

(b) Des œufs de *Schistosoma haematobium* ont été découverts dans le rein de momies égyptiennes, datant de 1250 ans avant J.-C. Selon Jonckheere (1944), c'est l'hématurie provoquée par l'action de ces parasites qui serait décrite sous le nom de « maladie a.a.a. » dans les *Papyrus d'Ebers* (106). Toutefois, les travaux postérieurs de Ghalioungui (1962) ont remis cette hypothèse en question et suggéré qu'il s'agissait d'une infection simultanée par divers autres parasites, dont les ancylostomes et les ascaris (107).

(c) Selon Oefele, la filaire de Médine (*Dracunculus medinensis*), déjà signalée par les Babyloniens, serait décrite dans les mythes égyptiens du Dieu Soleil. Elle est aussi mentionnée par Moïse (« serpent de feu »), par Plutarque, par Galien et par Avicenne. Cette filaire aurait servi de modèle au serpent enroulé (*As*, *Klepios*) d'Asclépios (Esculape) figurant sur le caducée des médecins (108). Les filaires responsables des spectaculaires déformations de l'éléphantiasis humain ne pouvaient être vues des Grecs ou des Romains, qui confondaient sans doute cette maladie avec la lèpre, condamnant ses victimes à la prison, ou à la mort si elles étaient étrangères (109).

(d) Nous ne parlerons pas dans ce chapitre du fameux « petit ver sous la langue » des chiots dont l'ablation était censée protéger l'animal contre la rage, selon une superstition qui dura de l'Antiquité au XVIIIe siècle (et même de nos jours, selon certains rapports !). Il s'agissait, selon toute vraisemblance, du raphé lingual dont l'aspect peut évoquer celui d'un nématode (voir chapitre *Rage*). Mais les vers ont été également accusés d'autres maux, notamment les « vers des dents » (logés dans les caries, pensaient les Mésopotamiens), les « vers de la phtisie » (imaginés par les Chinois), etc. (110). Andry (1741) décrit les spermatozoïdes de l'homme et des animaux sous le nom de « vers spermatiques » (111).

(e) Selon Neumann (1892), une croyance séculaire des bergers attribuait la distomatose ovine à la consommation de certaines espèces de renoncules et de la numulaire, appelées communément « douves », d'où dérive le nom actuel des parasites hépatiques (112).

(f) Traduction : « L'œuf est indispensable et commun à tous les animaux » et « tout être vivant provient d'un œuf ». Ce qui paraît étonnant est le peu de cas que font certains auteurs des observations antérieures. Ainsi la filaire de Médine, connue depuis les Égyptiens, correctement identifiée comme un ver par Rhazès, sera considérée ensuite comme un « parasite mort » par Avicenne, puis comme un « abcès causé par un sang trop chaud » par Ambroise Paré (113).

(g) Traduction : « Porcs charcutiers, truies ou verrats ladres doivent être écartés du troupeau pour éviter l'infection des jeunes. Il faut les abattre pour en faire du jambon, ou mariner leur viande et la vendre aux Flamands, qui en sont très friands. » Tusser a donc bien discerné le danger d'une transmission du parasite, mais pas aux infortunés Flamands ! Le mot anglais « *measled* » est à rapprocher des vieux mots français « mesel » ou « méseau », qui signifiaient « ladre ».

(h) Le danger de la consommation humaine de cresson (très apprécié depuis l'époque gallo-romaine) ne semble pas avoir été connu pour autant. Les fouilles récentes du Grand Louvre ont révélé que la fosse d'aisance de Pierre des Essarts contenait une quantité importante d'œufs de *Fasciola hepatica*, infestation dont souffraient donc beaucoup d'habitants de son manoir, au XIVe siècle. Ces fouilles permirent également de montrer qu'il devait exister, dans ce manoir, un poulailler (découverte d'œufs du genre *Heterakis*), un chenil (découverte d'une association d'œufs des genres *Trichuris* et *Toxocara*) et, peut-être, un élevage de porcs (association, sous des squelettes de porcelets, d'œufs du genre *Metastrongylus* et *Trichuris*) [114].

(i) Traduction : « Les escargots blancs sont néfastes pour les moutons dans les pâturages et dans les friches. »

(j) Traduction : « l'huile puante (...) est l'un des produits remarquables du trésor pharmaceutique vétérinaire ».

Rappels sur les endoparasites

Les principales connaissances actuelles concernant des endoparasites cités dans ce chapitre sont résumées ci-dessous, tirées pour la plupart de l'ouvrage de Bussieras et Chermette.

Les vers plats, également appelés *Acœlomates*, appartiennent à l'embranchement des Plathelminthes, qui n'ont pas de cavité générale et sont presque toujours hermaphrodites. Ils sont subdivisés en de nombreuses classes, dont deux surtout comprennent des parasites des vertébrés : celle des cestodes et celle des trématodes.

- Parmi les cestodes, plusieurs espèces parasitent les animaux :

  - le « ténia des lacs » (*Diphyllobothrium latum*, ordre des *Pseudophyllidés*) dont les larves parasitent des animaux aquatiques et dont les formes adultes parasitent les carnivores qui consomment ces animaux.

  - divers membres de la famille des tæniidés (ordre des *Cyclophyllidés*) avec deux genres importants. Dans le genre *Tænia* (vers de 0,1 cm à plus de 5 mètres) certaines espèces (*T. marginata, T. serrata, T. crassicolis*) ont des larves de type cysticerque à localisation hépato-péritonéale, retrouvées chez les carnivores, les suidés ou les rongeurs.

  D'autres larves cysticercoïdes, à localisation musculaire, parasitent surtout l'homme, le ver adulte étant hébergé par les bovins (*T. saginata*) ou les porcs (*T. solium*) . Dans ce dernier cas les larves (« vésicules ladriques ») sont le plus souvent dissimulées dans les muscles de la langue, où elles sont sensibles à la palpation. Enfin les larves de type cœnures peuvent se retrouver dans l'encéphale de ruminants ou le tissu conjonctif de léporidés contaminés par les œufs des formes adultes de *T. multiceps* et *T. serialis*, qui sont elles-mêmes hébergées par les carnivores.

Dans le genre *Echinococcus* (petits vers de quelques millimètres) deux espèces sont importantes : *E. granulosus* (surtout parasite du chien) et *E. multilocularis* (surtout parasite du renard). Leurs larves se développent chez l'homme ou l'animal (contaminés en ingérant les œufs rejetés par les carnivores) où elles forment des kystes hydatiques dans différents organes : foie, poumon, cerveau, etc. En cas d'échinococcose multiloculaire le kyste hépatique est souvent mortel.

- Parmi les trématodes, les groupes les plus connus sont ceux des schistosomes, qui parasitent surtout l'homme en pays tropicaux, et des distomes. Plusieurs espèces de distomes parasitent les ovins (surtout *Dicrocœlium lanceolatum* et *Fasciola hepatica*) ou les bovins (*Fasciola hepatica*), ainsi que de nombreuses autres espèces de mammifères ou d'oiseaux, chez lesquels elles entraînent une forte anémie et des lésions hépatiques graves. Le développement des trématodes peut requérir des cycles assez complexes à plusieurs hôtes : vertébrés, gastéropodes, insectes, etc., chez lesquels peuvent se retrouver les formes adultes ou larvaires (cercaires).

Les vers ronds appartiennent pour la plupart à l'embranchement des Némathelminthes, comprenant lui-même les Nématodes (qui ont un tube digestif) et les Acanthocéphales (qui en sont dépourvus). Parmi les Nématodes, la classe des Secernentea comprend l'ordre des Ascaridides où se rencontrent plusieurs espèces parasites des mammifères (genres *Ascaris, Toxocara, Oxyuris*), des poissons (*Anisakis*) ou des oiseaux (*Heterakis*). L'ordre des Stronglylidés comprend, également, de nombreux parasites des mammifères (genres *Œsophagostomum, Ancylostoma, Uncinaria*) ou des oiseaux (*Syngamus*). L'ordre des Spiruridés comprend des parasites oculaires (*Thelazia*) et des parasites du tissu conjonctif des genres *Parafilaria, Dirofilaria* ou *Setaria.* La « filaire de Médine » (*Dracunculus medinensis*) est classée dans un ordre voisin des Spiruridés. Ses larves se développent chez un minuscule copépode (cyclops) et sa forme adulte se retrouve sous la peau de l'homme qui a ingéré ce cyclops.

Le parasite musculaire *Trichinella spiralis* et le parasite rénal géant *Dyoctophyme renale* appartiennent tous les deux à une seconde classe de Nématodes appelée Adenophora. Enfin, parmi les Acanthocéphales, *Macracanthorynchus hirudinaceus* est le parasite le plus connu, mais il est rare : il vit dans l'intestin grêle des suidés.

La plupart des endoparasites sont sensibles aux traitements antihelminthiques modernes qui font principalement appel aux halogénophénols, aux produits de fermentation biologique (ivermectine) ou aux dérivés végétaux (arécoline).

La prophylaxie des endoparasitoses consiste à rompre le cycle parasitaire (hygiène, élevage hors sol, destruction des œufs et des larves, etc.). Elle est éventuellement complétée par la sélection génétique, la vaccination, la lutte biologique, etc.

Les protozoaires

Le seul protozoaire traité dans ce chapitre, celui de la dourine, est *Trypanosoma equiperdum.* Après une phase parasitémique, plus ou moins fugace, le trypanosome se localise dans les voies génitales et circumgénitales des équidés, chez lesquels il se transmet par voie vénérienne.

Bibliographie

Andry M. – *De la génération des vers dans le corps de l'homme. De la nature et des espèces de cette maladie ; des moyens de s'en préserver et de la guérir.* Troisième édition, Tome 1, Paris, 1741, 395 pp.

Aristote – *Histoire des animaux.* (Texte établi et traduit par P. Louis). Les Belles Lettres, Tome III, Livres VIII à X, Paris, 1969, 191 pp.

Bathia B.B. – « *History of parasitology with special reference to veterinary parasitology in India* ». *J. vet. Parasitol.*, 1997, **11** (2) : 111-124.

Bodson L. – « *Ancient views on pests and parasites of livestock* ». *Argos*, 1994, **10** : 303-310.

Bouchet F. – « La paléoparasitologie au Grand Louvre ». *Association des anciens élèves de l'Institut Pasteur*, 1995, **143** : 8-11.

Bussieras J. et Chermette R. – « Abrégé de parasitologie vétérinaire ». Fascicule III. Helminthologie. École nationale vétérinaire d'Alfort, 1988, 267 pp.

Conte A. – *Police sanitaire des animaux.* Baillière & fils, édit., Paris, 1906, 532 pp.

Cordero del Campillo M. – **(a)** « *The history of veterinary parasitology in Spain* ». *Vet. Parasitol.*, 1989, **33** : 93-116 ; **(b)** « *Veterinary medicine in the medieval period: the Christian Kingdoms in Spain* ». *Hist. Med. Vet.*, 1997, **22** (4) : 73-96.

Cordero del Campillo M. et Rousset J.J. – « Le *Tænia* ne serait-il pas *folium* ? » *Histoire des sciences médicales*, 1997, Tome XXXI, (1) : 57-60.

de Brie J. – *Le bon bergier, ou le vray régime et gouvernement des bergiers* (1542). Réimpression de l'édition originale par I. Lisieux, édit., Paris, 1879, 160 pp.

Erk N. – « *A study of Kitab al-Hail wal-Baitara, written in the second half of the 9th Century by Muhammed Ibn ahi-Hizam* ». *Hist. Med. Vet.*, 1976, **1** (4) : 101-104.

Enigk K. et Habil H.C. – « *History of veterinary parasitology in Germany and Scandinavia* ». *Vet. Parasitol.*, 1989, **33** : 65-91.

Euzéby J. – *Les zoonoses helminthiques.* Vigot Frères, édit., Paris, 1964, 388 pp.

Gach G.A. – « *Die Finnigkeit des Schweinefleisches* ». *In historischer Beleuchtung Veterinärhistorisches Jahrbuch*, Jahrgang II, Verlag Walter Richter, Leipzig, 1926, 65-98.

Gauthier A. – « Histoire de la médecine vétérinaire dans l'Antiquité ». *In* « Histoire de la médecine ». M.J.F. Hecker, édit. *Rec. Méd. vét. prat.*, 1884, 592-616.

Guardia J.M. – « La ladrerie du porc dans l'Antiquité ». *Rec. Méd. vét.*, 1866, 34-51.

Hadani A. et Shimshony A. – « *Traditional veterinary medicine in the Near East: Jews, Arab Bedouins and Fellahs* ». *Rev. sci. tech. Off. int. Epiz.*, 1994, **13** (2) : 581-597.

Harant H. – *Histoire de la parasitologie, Histoire des sciences.* Imprimerie Poulet-Malassis Alençon, 1955, 5-25.

Hoeppli R. – **(a)** « *The knowledge of parasites and parasitic infections from the ancient time to the 17th Century* ». *Exp. Parasitol.*, 1956, **5** : 398-419 ; **(b)** « *Morphological changes in human schistosomiasis and certain analogies in ancient Egyptian sculptures* ». *Acta Tropica*, 1973, **30** : 1-10.

Humphery-Smith I. – « *The French school of parasitology*. Sept siècles de parasitologie en France ». Société Française de Parasitologie, édit., Paris, 1996, 211 pp.

Humphery-Smith I., Theodorides J., Touratier L. et Le-Flohic A.M. – « *Parasitology in France* », *Parasitology Today*, 1990, **6** (7) : 217-224.

Hurtrel d'Arboval L.H.J. – *Dictionnaire de médecine, de chirurgie et d'hygiène vétérinaires.* Tome III, Seconde édition, Baillière & fils, édit., Paris, 1838, 618 pp.

Karasszon D. – *A concise history of veterinary medicine.* Akadémiai Kiadó, Budapest 1988, 458 pp.

Katić R.V. – « La médecine vétérinaire en Serbie au Moyen Âge ». *Rec. Méd. vét.*, 1955, **131** (3) : 188-196.

Leclainche E. – **(a)** *Histoire illustrée de la médecine vétérinaire.* Tome I, Albin Michel, édit., 1955, 250 pp. ; **(b)** *Histoire illustrée de la médecine vétérinaire.* Tome II, Albin Michel, édit., 1955, 245 pp.

Mammerickx M. – « Histoire de la médecine vétérinaire belge ». *Mémoire de l'Académie Royale de Médecine de Belgique*, 1967, Sér. 2, **5** (4) : 261-708.

Melin A. – *Contribution à l'étude des médicaments de l'art vétérinaire ancien.* Thèse doc. vét., Lyon, 1939, 63 pp.

Moulé L. – **(a)** *Histoire de la médecine vétérinaire.* Première période : « Histoire de la médecine vétérinaire dans l'Antiquité ». Extraits du *Bulletin de la Société centrale de médecine vétérinaire.* Imprimerie A. Maulde, Doumenc et Cie, Paris, 1891, 200 pp. ; **(b)** *Histoire de la médecine vétérinaire.* Deuxième période : « Histoire de la médecine vétérinaire au Moyen Âge ». Première partie : « La médecine vétérinaire arabe ». Extraits du *Bulletin de la Société centrale de médecine vétérinaire.* Imprimerie A. Maulde, Doumenc et Cie, Paris, 1896, 125 pp. ; **(c)** *Histoire de la médecine vétérinaire.* Deuxième période, Deuxième partie : « La médecine en Europe ». Extrait du *Bulletin de la Société centrale de médecine vétérinaire.* Imprimerie A. Maulde, Doumenc et Cie, Paris, 1900, 178 pp. ; **(d)** « La parasitologie dans la littérature antique – II. Les parasites du tube digestif ». *Archives de parasitologie,* 1911, vol. XIV, 353-383.

Penso G. – *La conquête du monde invisible. Parasites et microbes à travers les siècles.* Roger Dacosta, édit., Paris, 1981, 379 pp.

Pline l'Ancien – *Histoire naturelle.* **(a)** Livre XXVIII (traduit et commenté par A. Ernout). Les Belles Lettres, édit., Paris, 1962, 179 pp. ; **(b)** Livre XXX (traduit et commenté par A. Ernout). Les Belles Lettres, édit., Paris, 1962, 108 pp.

Poulle-Drieux Y. – « L'hippiatrie dans l'Occident Latin du XIIIe au XVe siècles ». *In Médecine humaine et vétérinaire à la fin du Moyen Âge*, Librairie Droz, Genève, Paris, 1966 : 11-167.

Reynal J. – *Traité de police sanitaire des animaux domestiques.* Asselin, édit., Paris, 1873, 1 012 pp.

Rieck W. – « *Schafseuchenbekämpfung im 16. Jahrhundert* ». *Veterinärhistorische Mitteilungen*, 1930, **10-11** : 75-79.

Robin B. – « Les parasites des animaux en Europe et leurs traitements décrits dans la seconde moitié du XVIIIe siècle ». *Rev. sci. tech. Off. int. Epiz.*, 1994, **13** (2) : 559-580.

Sanz Egaña C. – « *Notas para la Historia de la Veterinaria – Veterinaria árabe española* ». *Rev. Vet. de España*, 1930, **3** : 156-168.

Shoho C. – « Chronological review of the literature relating to the "Worm in the eye" of the horse and cattle ». *Japan J. Vet. Hist.*, 1994, **31** : 19-45.

Smith F. – *The early history of veterinary literature and its British development* (originally published in *Journal of Comparative Pathology and Therapeutics* 1912-1918). J.A. Allen & Co., édit., Londres, 1976, vol. I, 373 pp.

Théodoridès J. – **(a)** « Histoire de la parasitologie ». *In Histoire de la médecine, de la pharmacie, de l'art dentaire et de l'art vétérinaire.* Albin Michel, Laffont, Tchou, édit., Tome VIII, 1980 : 149-175 ; **(b)** « Considérations historiques sur les ophtalmomyiases ». *Bull. Soc. fr. Parasitol.*, 1996, **14** (2) : 237-245.

Theves G. – **(a)** « Helminthologie vétérinaire ». *Ann. Méd. vét.*, 1995, 139 : 241-248 ; **(b)** « Remèdes des maladies animales au Luxembourg pendant les XVIIe et XVIIIe siècles ». *Rev. sci. tech Off. int. Epiz.*, 1994, **13** (2) : 513-528.

Touratier L. – « *History of veterinary parasitology in France* ». *Vet. Parasitol.*, 1989, **33** : 45-63.

Bibliographie complémentaire

Cette liste rassemble les références de quelques travaux antérieurs au XXe siècle analysés par les auteurs figurant sur la liste précédente, mais dont nous n'avons pu consulter le texte original intégral.

Chabert Ph. – *Traité des maladies vermineuses dans les animaux.* Imprimerie Royale, Paris, 1782.

Kuchenmeister G.F.H. – « *Erneute Versuche der Umwandlung des* Cysticercus cellulosæ ». *In Tænia* Solium hominis. *Deutsch. Klinik*, 1860, **12** : 187.

Owen R. – « *Description of a microscopic entozoon infesting the muscles of the human body* ». *Trans. Zool. Soc.*, Londres, 1835, **1** : 315.

Redi F. – *Osservazioni intorno agli animali viventi che si trovano negli animali viventi. Per Pietro Matini all'insegna del Lion d'Oro*, Florence, 1684.

Valentin G.G. – « *Ueber ein Entozoon im Blute von Salmo fario* ». *Arch. Anat. Phys. Wissenschaft. Med.*, 1841, 435.

Références citées

(1) Moulé (d), p. 371
(2) Moulé (d), p. 365
(3) Moulé (a), p. 122
(4) Hoeppli (a), p. 401
(5) Guardia, p. 48
(6) Guardia, p. 39 ; Moulé (d), p. 368
(7) Gach, p. 77 et 78 ; Moulé (d), p. 366
(8) Hoeppli (a), p. 406
(9) Hoeppli (a), p. 410 ; Humphery-Smith, p. 217
(10) Cordero del Campillo et Rousset, p. 59
(11) Penso, p. 144
(12) Gach, p. 69 et 70
(13) Enigk et Habil, p. 66 et 67 ; Penso p. 207
(14) Gach, p. 72
(15) Enigk et Habil, p. 73
(16) Moulé (d), p. 370 ; Theves (a), p. 241
(17) Penso, p. 152
(18) Touratier, p. 47

(19) Erk, p. 103
(20) de Brie, p. 94
(21) Leclainche (a), p. 207
(22) Smith, p. 134
(23) Leclainche (b), p. 52
(24) Penso, p. 146-148
(25) Bathia, p. 114
(26) Théodoridès (b), p. 240
(27) Moulé (d), p. 356
(28) Hoeppli (a), p. 408
(29) Poulle-Drieux, p. 93
(30) Harant, p. 8
(31) Moulé (c), p. 128
(32) Penso, p. 143
(33) Aristote, *in* P. Louis, p. 77
(34) Moulé (d), p. 357
(35) Moulé (c), p. 127
(36) Penso, p. 140
(37) Gauthier, p. 609
(38) Shoho, p. 42-43
(39) Smith, p. 103
(40) Cordero del Campillo (a), p. 101
(41) Shoho, p. 44-45
(42) Penso, p. 260
(43) Penso, p. 141
(44) Penso, p. 146
(45) Penso, p. 204
(46) Hoeppli (a), p. 410
(47) Penso, p. 209
(48) Théodoridès (a), p. 165
(49) Theves (a), p. 245
(50) Theves (a), p. 247
(51) Théodoridès (a), p. 156
(52) Moulé (b), p. 87 ; Sanz Egaña, p. 165
(53) Cordero del Campillo (a), p. 98
(54) Leclainche (b), p. 126
(55) Touratier, *in litteris*
(56) Enigk et Habil, p. 80
(57) Hoeppli (a), p. 405
(58) Hoeppli (a), p. 401
(59) de Brie, p. 96
(60) de Brie, p. 93
(61) Touratier, p. 47
(62) Theves (a), p. 241
(63) Andry, p. 11
(64) Enigk et Habil, p. 76
(65) Sanz Egaña, p. 165
(66) Leclainche (a), p. 54
(67) Moulé (d), p. 367
(68) Gach, p. 68
(69) Smith, p. 146
(70) Cordero del Campillo (a), p. 100
(71) Hurtrel d'Arboval, p. 482 et 488
(72) Penso, p. 263
(73) Smith, p. 134
(74) Harant, p. 19
(75) Theves (a), p. 245 et 246
(76) Moulé (d), p. 366 et 369
(77) Aristote, *in* P. Louis, p. 46
(78) Moulé (d), p. 370
(79) Robin, p. 572
(80) Robin, p. 573
(81) Fleming, p. 77
(82) Moulé (c), p. 173
(83) Cordero del Campillo (b), p. 91
(84) Euzéby, p. 368
(85) Mammerickx, p. 305
(86) de Brie, p. 93
(87) Rieck, p. 75
(88) Moulé (d), p. 369
(89) Moulé (d), p. 360
(90) Moulé (d), p. 375-376
(91) Melin, p. 21 et 23
(92) Moulé (a), p. 375
(93) Pline, *in* A. Ernout (a), p. 83 et (b), p. 74
(94) Moulé (c), p. 119
(95) Moulé (c), p. 127
(96) de Brie, p. 146
(97) Sanz Egaña, p. 165
(98) Sanz Egaña, p. 165
(99) Katić, p. 196
(100) Touratier, p. 48
(101) Theves (a), p. 242
(102) Theves (b), p. 516
(103) Euzéby, p. 368
(104) Hurtrel d'Arboval, p. 482
(105) Enigk et Habil, p. 75
(106) Hoeppli (a), p. 400
(107) Hoeppli (b), p. 3 ; Théodoridès (b), p. 150
(108) Karasszon, p. 57
(109) Hoeppli (a), p. 412
(110) Harant, p. 12 et 13
(111) Théodoridès (a), p. 161
(112) Theves (a), p. 246
(113) Harant, p. 14 et 15
(114) Bouchet, p. 9 et 10

MALADIES DES ESPÈCES SAUVAGES

Quelle que soit la période historique considérée, les maladies animales ont surtout été décrites et étudiées chez les espèces domestiques. Toutefois, et surtout lorsqu'il s'agit d'histoire ancienne, la frontière entre espèces sauvages et domestiques est parfois assez floue. Certaines de ces espèces n'ont jamais réellement perdu leur caractère sauvage, notamment les antilopes élevées par les Égyptiens, les éléphants, les furets, les oiseaux de proie, etc.

Le but de ce chapitre est de rassembler, parmi les documents historiques antérieurs au XXe siècle, les passages qui concernent les maladies des « vrais » animaux sauvages. Sous ce terme nous regrouperons donc toutes les espèces de mammifères, oiseaux ou poissons qui ne sont pas élevées ou nourries régulièrement et directement par l'homme.

Mammifères

Nous présenterons les différentes espèces de mammifères dans l'ordre de leur classification zoologique actuelle : insectivores, chiroptères, primates, lagomorphes, cétacés, carnivores (fissipèdes et pinnipèdes) proboscidiens, périssodactyles (hippomorphes et cératomorphes), artiodactyles (suiformes, ancodontes, tylopodes, ruminants).

Musaraignes

La musaraigne (*Crocidura* sp.) joue un rôle très important dans l'histoire des maladies animales, de la période gréco-romaine au XVIIIe siècle. Cette espèce a, en effet, été accusée d'être à l'origine d'une intoxication aiguë des chevaux que la plupart des commentateurs de l'histoire vétérinaire pensent avoir été, en fait, confondue avec la fièvre charbonneuse. C'est Aristote qui le premier, jette la suspicion sur le malheureux animal dans son *Histoire des animaux* (333 ans avant J.-C.). Il l'accuse d'être le réservoir du poison, qui serait plus nocif (il entraîne la formation d'éruptions cutanées) lorsque la musaraigne est une femelle gestante (1). Cette superstition persistera jusqu'en... 1757, où P.E. Lafosse « le prince des hippiatres » présente à l'Académie des sciences française *un Mémoire sur la morsure de la musaraigne* qui réfute définitivement cette légende en démontrant scientifiquement que la mâchoire de cet animal ne peut pas s'ouvrir assez largement pour pouvoir pincer le cuir du gros bétail (2). Il faut cependant noter que, sans être mortelles, les morsures de certaines espèces de musaraignes sont réellement venimeuses [3].

Chauves-souris

Il est fait très rarement mention de la chauve-souris dans les documents de l'Antiquité occidentale ou orientale, alors qu'en Amérique du Sud cette espèce est représentée sous la forme d'une divinité maya, le dieu *Zotz*, durant près de trois mille ans (1000 avant J.-C.-1697 après J.-C.). Elle est aussi représentée sous les traits du « dieu chauve-souris » de la civilisation zapotèque (650 avant J.-C.-1521 après J.-C.). Dans ces deux civilisations, ce dieu était associé à l'idée de la mort et des ténèbres. Selon de nombreux auteurs [4], ces croyances pourraient être liées à l'existence d'une endémie persistante de rage chez les chauves-souris hématophages (vampires) sur le continent sud-américain. Les conquistadores espagnols en découvrirent les dangers dès leur arrivée sur ce continent, comme en témoigne ce paragraphe de l'ouvrage *De Orbe Novo* écrit au début du XVIe siècle par l'évêque martyr Angheira et cité par Théodoridès : « Dans beaucoup d'endroits, des chauves-souris aussi grosses que des tourterelles voltigeaient à l'entour des Espagnols aux premières obscurités du crépuscule et, pleines de fureur, les mordaient si cruellement qu'ils en devenaient enragés. » [5].

Singes

En 1866, Villemin conclut que les seuls animaux sensibles à la tuberculose sont la vache, le lapin, « quelques rongeurs analogues » et le singe [6]. En 1783, Chabert (Directeur de l'École vétérinaire d'Alfort) décrit la gale du singe [7].

Lièvres

En 1674, aux Pays-Bas (Zélande) Willius signale de nombreux cas de téniasis (?) chez les lièvres sauvages (*Lepus europaeus*). Les lièvres trouvés morts dans les champs furent autopsiés et « leur foie étoit plus noir que dans l'état naturel et rempli d'hydatides qui ressembloient à des grappes de raisin et tenoient à la membrane du foye par une manière de pédicule. Le mésentère en avoit aussi : l'humeur contenue étoit semblable à celle du corps vitré de l'œil » [8]. En 1683, Redi décrit également des larves d'un ténia situés dans le mésentère d'un lièvre, ainsi qu'une douve [9].

Dans les années 1890, Jourdan observe une maladie des lièvres qui ressemble à la clavelée mais il s'agit d'une confusion, selon Curasson [10].

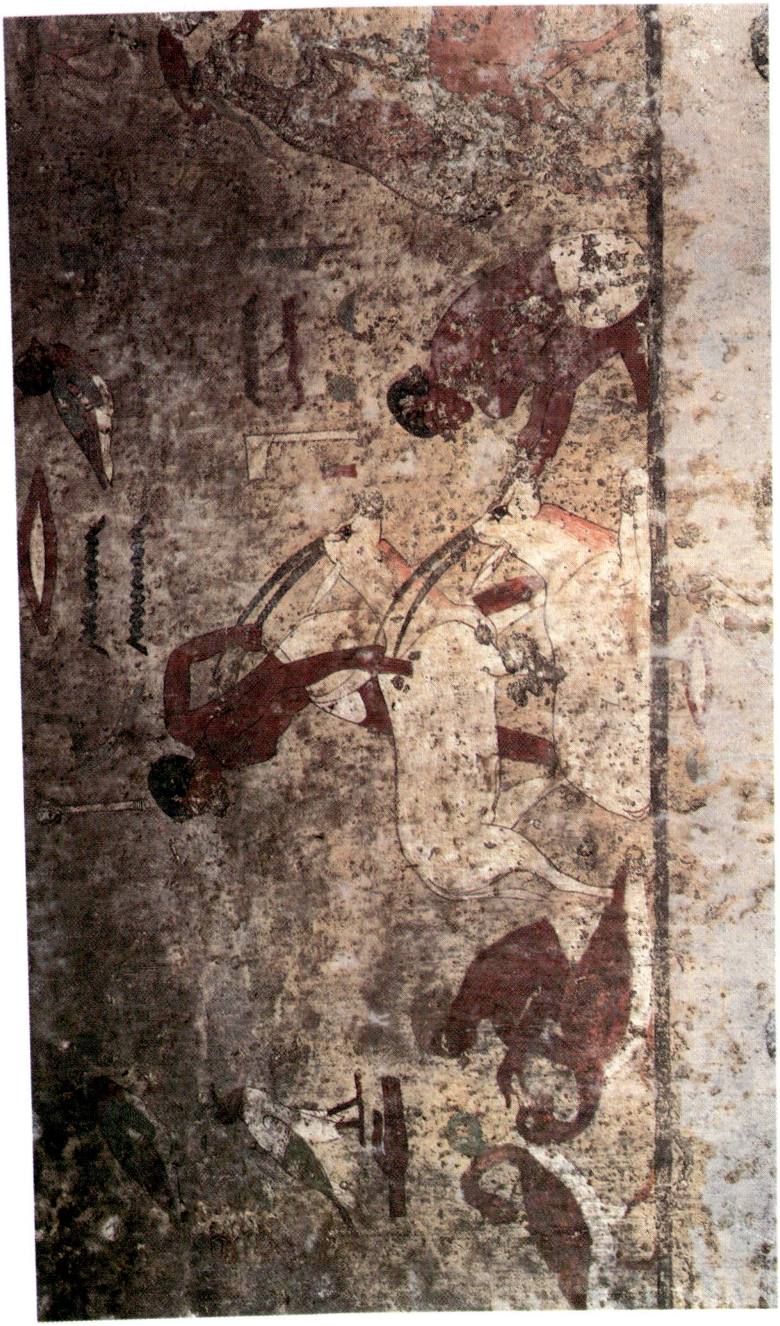

Les maladies de certaines espèces sauvages, ou semi-apprivoisées, furent souvent mieux décrites dans l'Antiquité que de nos jours

Scène de nourriture des antilopes ornant le mur nord de la tombe rupestre de Khnoumhotep, Beni-Hassan, Égypte

Exemple très caractéristique de la composition soignée des peintures du moyen Empire, XIIe dynastie, circa 1900 avant J.C.

Photographie : J. Vertut

Lapins

En 1724, Astruc dans une *Dissertation sur la contagion de la peste* écrit qu'en Languedoc, la clavelée des moutons se transmet aux lapins de garenne (*Oryctolagus cuniculus*) qui viennent brouter l'herbe où le troupeau a mangé et qu'ils périssent « par garennes entières ». Il semble que cet auteur ait confondu la « clavelée du lapin » avec une *pox*-virose (11). En 1867, Villemin (voir *supra*) les signale sensibles à la tuberculose expérimentale (12).

Rats et souris

Curieusement, le rat (et notamment le rat noir, *Rattus rattus*), qui est une espèce commensale de l'homme depuis des temps très reculés, a fait l'objet de peu de rapports documentés et son rôle dans le cycle du bacille de la peste ne sera réellement élucidé que par Simond, en 1898.

Au mois d'avril 1724, une mortalité massive de souris est signalée en Silésie : elles envahissaient les maisons, puis mouraient sur-le-champ (13).

En 1782, Chabert décrit des kystes hépatiques chez le rat « qui abritent un ténia très blanc, de 9 à 12 pouces de long ». Il observe des kystes similaires chez le loup, le renard, la loutre, la taupe, la belette, la fouine, le putois et le loir (14).

Cétacés

Dans le *Talmud* (IVe siècle), il est question d'un parasite « qui s'attache aux parties molles de la baleine, au voisinage des parties sexuelles, lui causant de cuisantes douleurs ». Selon Moulé, il s'agissait de crustacés (*Cyamus ceti*) que le *Talmud* distingue des crustacés copépodes du genre *Caligus* qui se trouvent entre la peau et les muscles du cétacé (15).

Loups

La rage du loup est décrite au XIe siècle (Avicenne), puis au XIIe siècle (Jorjani). Ce dernier pense que, comme le chien et le chacal, le loup contracte la rage soit par voie respiratoire (inhalation d'air pollué), soit par voie digestive (ingestion de sang, de viande ou d'eau contaminés... : voir chapitre *Rage*).

Le parasitisme du loup par le nématode *Dioctophyme renale* a été signalé en 1570 par Jean de Clamorgan qui les prend pour des « serpents ». Bauhin, en 1591, suggère que ces serpents pourraient transmettre la rage aux loups (16).

Renards

La rage du renard est signalée depuis l'Antiquité. Cependant la première mention réellement documentée d'une épizootie générale de rage vulpine semble celle faite par Bauhin en 1563 à Hohen Embs où des renards auraient contracté la maladie pour avoir mangé le cadavre d'un porc enragé mordu par les loups [17]. La rage vulpine a été décrite par Avicenne puis Jorjani en Orient, et redécrite au XVe siècle par Sidi Siouti sous le nom de *addat el-kalb*. Selon cet auteur le renard (ainsi que le chien et la fouine) contracteraient la rage « du fait de l'excès de mauvais phlegme et de l'atrabile remuée à l'entrée de l'hiver par les temps humides et pluvieux » [18]. Ceci indique que la recrudescence de la rage vulpine au début de l'hiver était déjà observée à cette époque.

Les vers du genre *Uncinaria* sont observés et décrits pour la première fois chez un renard par Fröhlich en 1789 [19].

Ours

Cælius Aurelianus (Ve siècle) cite l'ours comme un animal sensible à la rage [20].

Paulet cite un cas de fièvre charbonneuse survenu en Finlande chez un ours et rapporté par Hartmann à l'Académie de Stockholm en 1758. « Un ours qui déterra un bovin qui en était mort, en mourut lui-même. Un paysan de la paroisse d'Eumaki trouva cet ours et l'écorcha. Il fut à peine rentré chez lui qu'il tomba malade et mourut. Le curé avait reçu la peau de cet ours pour (prix de) l'enterrement... il la frotte, il la fend. Peu de temps après il tombe malade et meurt... » [21].

Chacals, fouines, hyènes, tigres

Trois autres espèces de carnivores sauvages sont reconnues comme réceptives à la rage en Inde au premier siècle de notre ère, où la *Suśrutasamhitā* évoque le chien, le chacal, l'hyène, le tigre « dont le vent corrompu par le phlegme installé dans les voies sensorielles égare la sensibilité. Alors la queue, la mâchoire et l'épaule tombante, bavant beaucoup, très sourds et très aveugles, ils se ruent sur tout autre... » [22].

Au Ier siècle Pline recommandait l'ingestion de la chair et du foie de l'hyène comme remède préventif contre la rage humaine [23]. La rage du chacal est décrite par Avicenne au XIe siècle en Orient [24], puis par Jorjani au XVIe siècle. Ce dernier auteur indique que cet animal (comme le loup) peut se contaminer en mangeant de la chair ou en buvant du sang de l'animal enragé [25]. La rage de la fouine (*Martes foina*) et du furet (*Mustela putorius*) sont également décrites par Avicenne, et Sidi Siouti (XVe siècle) reparle de la rage de la fouine (voir *infra*).

En 1684, Redi décrit le parasitisme de la martre par *Dioctophyme renale* [26].

Éléphants

Ces animaux étant très souvent capturés dans la nature avant leur dressage, nous les considérerons, biologiquement, comme des animaux sauvages. Des traités entiers ont été écrits sur la pathologie de ce pachyderme, en Asie et au

Moyen-Orient. Dans le traité indien de Pālakāpya, il est précisé que l'éléphant en liberté n'est pas malade, mais qu'après apprivoisement il peut contracter 232 maladies internes et 83 externes, dont la tuberculose (voir chapitre correspondant).

Parmi les maladies les plus fréquentes, Aristote signale les « vents » et la diarrhée (27). Il tenait probablement ces informations des récits rapportés d'Asie, notamment ceux de Mégasthène (ambassadeur grec en Inde vers l'an 300 avant J.-C.).

Pline signale que les éléphants peuvent être parasités par des sangsues qui se fixent dans leur trachée ou leur conduit auditif (28).

Dans les *Géoponiques* on parle d'éléphants galeux (29).

L'*Āyurveda* des animaux (début de l'ère chrétienne) ne dénombre pas moins de 76 maladies « avec vents » chez les éléphants (30).

Sangliers

Les sangliers sauvages étaient élevés de longue date par les Romains, « tant ceux qu'ils capturaient que les *cicures*, ceux qui étaient nés (en captivité), et y engraissaient bien, habituellement », écrit Varron, au Ier siècle de notre ère (31). Leurs maladies étaient donc, sans doute, échangées avec celles des porcs domestiques, notamment les infections microbiennes ou la cysticercose. Le sanglier sera cependant considéré, par Paulet, comme résistant à cette dernière affection : « parce qu'il ne vit point dans l'ordure, il n'y est jamais sujet. » (32).

Chameaux et dromadaires

Bien que domestiqués depuis des temps très reculés, ces deux espèces ont vécu longtemps à l'état semi-sauvage dans de très nombreux pays d'Afrique et d'Asie. Leurs maladies sont déjà évoquées 1700 ans avant J.-C. dans l'*Exode* qui signale une « peste très dangereuse » sévissant chez les camélidés (33).

Aristote mentionne des cas de rage chez le chameau, mais Moulé pense qu'il l'a peut-être confondue avec « la fureur génésique » (34).

Au XIIe siècle, les auteurs Arabes (Ibn al-Awan et Abou Bekr) signalent la gale et deux maladies contagieuses que Moulé ne peut déterminer : l'*orr* (fièvre aphteuse ?) et le *Djouchār* qui les frappe durant la nuit (35).

Pallas rapporte qu'en 1768 une épizootie de fièvre charbonneuse frappa bêtes et gens dans le sud de la Russie et ruina totalement l'élevage de chameaux de la province d'Isetsk : les habitants attribuaient la maladie à l'action d'insectes minuscules, qu'ils tentaient de chasser en allumant de grands feux (36).

Alpagas et lamas

En 1544, Garcilasso signale une mortalité massive des alpagas sauvages et domestiques du Pérou, conséquence d'une maladie cutanée [37].

En 1613, Poma de Ayala signale des cas de gale chez les lamas, mais ne précise pas si cette maladie existait ou non avant la conquête espagnole [38].

Chamois

En 1705, beaucoup de chamois (*Rupicapra rupicapra*) périrent d'une maladie cutanée (gale) en Suisse [39].

Cervidés

Dans l'Antiquité, la maladie la plus fréquemment signalée chez le cerf (*Cervus elaphus*) est une infestation du pharynx par des « vers » que Moulé identifie à des larves de mouches du genre *Cephenemyia* et *Pharyngomyia*. Dans son *Histoire des animaux* (livre II, chapitre X), Aristote écrit : « tous les cerfs ont dans la tête des vers (δκώληξ) vivants... au-dessous de la langue et encore près de la vertèbre où se rattache la tête. Leur grosseur est celle des plus forts asticots. Ils sont pressés les uns contre les autres... au nombre d'à peu près une vingtaine. » [40]. Pline reproduit textuellement cette observation quatre siècles plus tard : *cervis in capite inesce vermiculi sub linguæ inanitate... numero viginti prodontur* [41].

Un des livres des *Hippiatriques* (IVe siècle), cité par Moulé, relate aussi que « certains vers s'engendrent au ventre du cerf, lesquels montent à mont, quand il remâche et rumine, et se tiennent serrés au gosier, à cause de quoy le cerf n'a point d'arrest et court et raccourt maintenant de ça, maintenant de là. Mais il a une astuce contre ce mal, car il dévore serpents et autres reptiles qui l'expédient et font mourir ces vers ». Il s'agit, selon Moulé, de larves de mouches gastrophiles [42].

Virgile cite le cerf et le daim comme des victimes possibles de la péripneumonie contagieuse bovine (voir *infra*).

Un grand nombre de cerfs et autres bêtes sauvages auraient péri de fièvre charbonneuse en l'an 591, en France et en Belgique, selon Wirth [43]. D'autres épisodes de cette même maladie furent signalés en Thuringe (1748 et 1778), en France (1757), en Brandebourg et en Angleterre (1834) [44].

L'épizootie de peste bovine survenue en Autriche en 1771, aurait eu pour origine l'introduction, dans un troupeau de bovins, d'un cerf blessé par un braconnier [45].

Une épidémie de rage des daims (*Dama dama*) a été décrite en détail en Angleterre, en 1886 et 1887 [a].

Rennes

Les rennes (*Rangifer tarandus*) ont souffert d'une importante épizootie de fièvre charbonneuse survenue en Laponie durant l'année 1759 et rapportée à l'Académie de Stockholm par Ghisler (46).

Ils auraient également souffert de fièvre aphteuse et de « pulmonie » l'année précédente (47). Il y eut d'autres épizooties meurtrières (de la même maladie) en 1814 en Sibérie.

Autres espèces

En 1683, Tyson décrit une larve de parasite (*Echinococcus granulosus*, selon Penso) logé dans l'abdomen d'une gazelle (48).

En 1696, Sydenham signale une épizootie de fièvre aphteuse chez les animaux sauvages, sans préciser leur espèce (49).

En 1835, une épizootie de fièvre charbonneuse décima les élans de Prusse orientale (50).

Lors de l'épizootie de peste bovine qui sévit au Jardin des Plantes de Paris en 1865 de nombreux animaux sauvages succombèrent à la maladie : gazelle, pécari, yack, zèbre, etc. et lors de la grande pandémie de peste bovine africaine (1895-1902), presque toutes les espèces d'antilopes furent atteintes (51).

Oiseaux

Au Moyen Âge (et même plus tard), certains auteurs attribuaient la mortalité massive qu'ils avaient observée chez les oiseaux au résultat de batailles rangées qui auraient opposé différentes espèces de volatiles. C'est ainsi qu'en l'an 942, une grande bataille aurait opposé les mouettes et les corneilles à Clonvicknose (Irlande), faisant d'innombrables morts parmi les corneilles ! (52).

Rapaces

Les oiseaux rapaces diurnes et notamment les faucons (*Falco* sp.) ont été utilisés depuis l'Antiquité comme auxiliaires des chasses sportives, généralement réservées aux familles royales. Peu étudiées par les Grecs ou les Romains, et même par les Byzantins (sauf Démétrios Pépagomène), les maladies de ces oiseaux ont, au contraire, fait l'objet de beaucoup d'attention de la part des Arabes au XVIe siècle (et notamment de Moanin, dit aussi Al-Farabi) et du fauconnier du roi de Chypre, Michelin. La plupart des auteurs européens (Albert le Grand en Allemagne, Frédéric II et Di Crescenzi en Italie, Alphonse XI en Espagne, le roi Modus, Gaston de Foix, Jehan de Franchières et Tardif en France) s'inspirent de leurs écrits. Les œuvres de tous ces auteurs ayant été fidèlement résumées par Moulé, nous ne ferons que citer ici les maladies les plus importantes rapportées dans ces œuvres : sangsues dans le gosier (chassées par des fumigations de punaises brûlées), obstruction du jabot, entérite (« l'oiseau a l'orifice du fondement constipé et lui deult »), coryza, syngamose, congestion pulmonaire, fractures, crevasses, goutte articulaire, catarrhe auriculaire, cataracte, ectoparasites divers, etc. (53).

Faisans

Selon Aristote et Pline, les faisans souffriraient de l'invasion des poux (sans doute des mallophages) et « ils en meurent quand ils ne peuvent se rouler dans la poussière » (54).

Autres oiseaux

En l'an 661, une « abominable puanteur » se dégagea des cadavres d'innombrables oiseaux de toutes tailles morts en Italie (55). Une mortalité massive de grives et de merles fut signalée en Irlande, en 903 (56).

En l'an 1366, Short rapporte une « grande querelle » entre moineaux qui fit une véritable hécatombe de ces oiseaux en Angleterre (57).

En 1541, Fallope croit avoir observé un bouton de peste humaine sur un oiseau, dont il ne précise pas l'espèce (58).

En 1656, Dutertre signale une très forte mortalité des pélicans aux Antilles (59).

D'après Andry (citant Spigelius), le chardonneret (*Carduelis carduelis*) serait parasité par des filaires identiques à la filaire de Médine observée chez l'homme. Ce ver « d'un pied de long (...) est mince comme une petite corde de luth »..., « lorsqu'il est parfait et commence à se mouvoir, l'oiseau le tire le plus souvent avec le bec » (60).

Reptiles

Les reptiles sont parfois cités dans les documents historiques, mais pour signaler leur mortalité conjointe avec celle des mammifères et des oiseaux sauvages lors de grandes épidémies. C'est le cas de l'épidémie de Norique décrite par Virgile dans les *Géorgiques* et survenue en l'an 32 (ou 43 ?) de notre ère : voir chapitre *Fièvre charbonneuse.*

Les espèces signalées expressément dans les textes anciens sont les trois suivants :

Crocodiles

Selon Hérodote, les crocodiles (*Crocodilus niloticus*) seraient parasités par les sangsues, et en seraient débarrassés par des oiseaux (les pluvians fluviatiles) lorsqu'ils dorment la gueule ouverte [61]. Aristote avait déjà souligné l'intérêt de cette symbiose : « Lorsque les crocodiles ont la gueule ouverte, les trochiles y pénètrent en volant et leur nettoient les dents : ils trouvent ainsi à se nourrir, tandis que le crocodile comprend qu'ils lui sont utiles, et ne leur fait pas de mal : au contraire, quand il veut les faire sortir, il remue le cou, pour ne pas les mordre avec ses mâchoires. » [62].

Lézards

Selon Aristote, la morsure de « petits lézards », tout comme celle des musaraignes (voir *supra*) serait capable d'empoisonner les chevaux ; ces « empoisonnements » étant probablement, nous l'avons vu précédemment, des cas de fièvre charbonneuse [63].

Serpents

Selon Virgile (voir *infra*), les vipères auraient été victimes d'une épizootie de péripneumonie qui affectait les bovins ! [64].

Poissons

Bien qu'Aristote ait affirmé que les poissons ne puissent jamais être victimes de « maladies pestilentielles » [65], la mortalité des poissons fut souvent signalée, dans l'Antiquité, comme concomitante de celle des autres animaux sauvages (mammifères, oiseaux). Le fait que l'infestation par les larves des vers bothriocéphales ait été reconnue dans les descriptions des papyrus égyptiens fait notamment penser à Moulé que ce parasitisme était fréquent chez les poissons [66].

Les épizooties frappant animaux terrestres et aquatiques les plus souvent citées sont celle de l'an 488 avant J.-C. qui exerça ses ravages « sur tous les êtres animés », ou celle de 396 avant J.-C. qui frappa « tous les êtres vivants » (voir chapitre *Fièvre charbonneuse*).

Aristote, puis Oppien (IIe siècle), signalent un parasite des nageoires des thons et des espadons, qu'ils appellent « œstre ». Il est « semblable à un scorpion et de la grosseur d'une araignée et sa piqûre rend les poissons fous de douleur [b] ». Selon Moulé ce parasite serait un copépode non déterminable avec certitude [67].

Virgile (Ier siècle) prétend que la péripneumonie bovine frappe aussi « le loup, le cerf, le daim, la vipère et... les poissons » [68].

Au Moyen Âge, toute mortalité massive des poissons et autres animaux aquatiques était attribuée, comme celle des oiseaux, au résultat de batailles rangées entre espèces. Short décrit ainsi un « grand combat entre tous les poissons au large des côtes britanniques », survenu en l'an 1240 : à l'issue du combat, les cadavres de onze baleines et « ceux d'une multitude d'autres énormes poissons » (*sic*) vinrent s'échouer sur la plage (69).

En 1680, Stegman signale une mortalité très importante de poissons des lacs de Mansfeldi et de Langenbogia. Les poissons étaient couverts de taches multicolores et les eaux du lac couvertes « d'une écume verte » (70).

Une mortalité élevée fut également signalée, en 1722, parmi les poissons du lac de Constance : leurs viscères étaient couverts de pustules rouges (71).

Durant l'été 1760, une maladie contagieuse frappa tous les poissons du Calvados, en France : leur chair et leurs branchies étaient complètement décolorées (72).

Invertébrés

Les maladies des invertébrés ne sont généralement décrites que lorsqu'elles sont supposées transmissibles à l'homme ou lorsque cet invertébré (abeille, ver à soie,...) est considéré comme utile à l'homme. Leur rôle néfaste (attaque, envenimation) est également rapporté par de nombreux auteurs.

Voici les exemples les plus connus de ces rapports :

Les taons, les œstres hypodermes, les tiques, les poux, les puces, les moustiques, etc., sont signalés dans l'Antiquité comme des hôtes indésirables de l'homme et des animaux : voir chapitre *Ectoparasitoses*. Ces invertébrés sont également signalés comme se parasitant entre eux puisque Aristote signale un animalcule vermiforme « qui se loge dans les éponges ». Aristote a décrit également deux ectoparasites des abeilles : le *klerops* (sans doute *Trichodes apiarius*) et le *puraustes* (sans doute *Galleria* sp.), selon Bodson (73).

Pline, Columelle et Palladius déplorent que les abeilles soient toutes victimes du parasitisme des « œstres qui les tourmentent sans cesse... notamment vers le cinq des ides de mai ». Mais, selon Moulé, ces œstres seraient, en fait, les mâles ou « faux bourdons » (74).

Au XVIIIe siècle les deux maladies les plus redoutées chez les abeilles resteront la « dysenterie ou dévorement » et le « vertige ». Ces maladies actuellement reconnues comme d'origine microbienne ou parasitaire, étaient alors attribuées à la mauvaise qualité de la ruche ou au butinage d'ombellées toxiques (75).

Le protozoaire responsable de la pébrine du ver à soie (*Bombyx* sp.) a été étudié par Pasteur de 1860 à 1865, et décrit sous le nom de *Nosema bombycis* (76).

Conclusion

Ce bref aperçu de l'histoire des maladies des animaux sauvages et de leur rôle dans la transmission des maladies humaines ou animales peut laisser une impression de très grande hétérogénéité, et souligne surtout les nombreuses lacunes existant dans nos connaissances.

Mais ceci ne surprendra pas les spécialistes de la pathologie des animaux sauvages qui savent bien que, même de nos jours, l'homme ne s'intéresse aux maux qui frappent ces animaux que lorsqu'ils vivent dans son entourage, ou lorsqu'il craint de contracter leurs maladies.

Il n'est pas étonnant que, dans ces conditions, les documents analysés soient surtout anecdotiques. Plus étonnant est le fait que la plupart de ces anecdotes datent de l'Antiquité, la littérature du Moyen Âge étant très pauvre sur ce sujet, comme d'ailleurs sur beaucoup d'autres touchant la médecine vétérinaire. Seules les espèces sauvages utiles à l'homme (chameaux, éléphants, faucons, abeilles, vers à soie, etc.) échappent à ce désintérêt.

En revanche, l'homme s'est toujours intéressé aux animaux sauvages, terrestres ou aquatiques, pour en tirer des produits prétendument thérapeutiques. Dans les Livres XXVIII et XXX de l'*Histoire naturelle* de Pline sont citées plus d'une centaine d'espèces sauvages utilisées dans ce but, après avoir été découpées ou brûlées vivantes, broyées, écorchées, noyées, etc., selon des rites magiques. Mais le sort réservé encore aujourd'hui aux cervidés, aux ours, aux tigres ou aux rhinocéros, dont les différents organes sont supposés aphrodisiaques, peut aussi laisser rêveur...

Ce n'est en fait qu'au XXe siècle que l'homme essaiera concrètement de lutter contre les maladies des animaux sauvages autrement qu'en les mettant à mort, et qu'il tentera de les traiter ou de les vacciner par exemple contre la rage, la peste porcine classique ou la maladie de Newcastle.

Notes complémentaires

(a) L'enzootie de rage observée chez les daims du parc de Richmond en 1886 et 1887 constitue un des rares exemples de transmission de cette maladie entre herbivores. Sur 1 200 daims vivant dans le parc, 264 succombèrent. Pour vérifier le mode de transmission du virus, un daim enragé fut isolé et enfermé avec un animal sain : il s'élança sur lui, le mordit aux oreilles et au cou, et l'animal mordu succomba à la rage 19 jours plus tard [77].

(b) Moulé rapporte ainsi la description des tourments infligés aux thons et aux espadons par leurs parasites, tirée du Livre II (vers 506 à 520) de l'ouvrage d'Oppien *La Pêche* : « Le thon et le xiphias portent toujours avec eux un fléau qui les vexe et les déchire sans cesse : ils ne peuvent ni s'y soustraire, ni s'en délivrer ; c'est un insecte, l'œstre cruel qui se fixe entre leurs nageoires et qui, dans les chaleurs de l'ardente canicule, se presse avec force contre leur corps, y enfonce violemment son dard vif et acéré. Dans les maux dont il les accable, ils s'emportent à une rage affreuse et bondissent, incités malgré eux comme par des fouets terribles. Rendus furieux par ce noir aiguillon, ils s'agitent dans tous les sens. Là, poussés par les plus intolérables douleurs, ils se tourmentent en courses rapides sur les flots ; ici, transportés hors d'eux-mêmes par la véhémence des plus cruelles piqûres, ils sautent et se jettent sur les vaisseaux les plus élevés. Souvent aussi, s'élançant du sein des mers, ils se précipitent palpitants sur la terre et remplacent leurs tourments par la mort, tant leur violence est grande et sans aucune relâche. » [78].

Bibliographie

Andry M. – *De la génération des vers dans le corps de l'homme. De la nature et des espèces de cette maladie; des moyens de s'en préserver et de la guérir.* Troisième édition, Tome 1, Paris, 1741, 395 pp.

Aristote – *Histoire des animaux.* (Texte établi et traduit par P. Louis). Les Belles Lettres. Tome III, Livres VIII à X, Paris, 1969, 191 pp.

Barbier A. – *Les sources de la virulence rabique. Histoire d'une épizootie de rage sur le renard et le blaireau dans la région dijonnaise.* Bernigaud & Privat, édit., Dijon, 1929, 252 pp.

Belitz W. – « *Wiederkäuer und ihre Krankheiten im Altertum* ». *Veterinärhistorisches Jahrbuch*, 1927, **3** : 1-128.

Bodson L. – **(a)** « *Ancient views on pests and parasites of livestock* ». *Argos*, 1994, **10** : 303-310 ; **(b)** « Points de vue romains sur l'animal domestique et la domestication ». *In : Homme et animal dans l'Antiquité romaine.* Actes du Colloque de Nantes 1991, publiés en 1995 par le Centre de recherches A. Piganiol (Tours).

Bost J. – *Lyon, berceau des sciences vétérinaires.* Éditions lyonnaises d'art et d'histoire, Lyon, 1992, 220 pp.

Curasson G. – *Traité de pathologie exotique vétérinaire et comparée.* Tome I : *Maladies à ultra virus*, seconde édition, Vigot Frères, édit., Paris, 1942, 367 pp.

Doby J.M. – *Des compagnons de toujours.* I. « La puce ». Imprimerie Bayeusaine, Bayeux, 1996, 184 pp.

Fleming G. – *Animal plagues: their history, nature and prevention.* Chapman & Hall, édit., Londres, 1871, 548 pp.

Heusinger C.F. – *Recherches de pathologie comparée.* Cassel chez H. Hotop, édit. ; vol. I, 1853, 674 pp.

Hoeppli R. – « *The knowledge of parasites infections from the ancient time to the 17th Century* ». *Exp. Parasitol.*, 1956, **5** : 398-419.

Karasszon D. – *A concise history of veterinary medicine.* Akadémiai Kiadó, Budapest 1988, 458 pp.

Martínez Fernández A.R. – *Microsporidios: protistas parásitos nuevos patógenos humanos.* Inst. de España, Academ. de Farmacia Edit., Madrid, 1994, 166 pp.

Mazars G. – « La médecine vétérinaire traditionnelle en Inde ». *Rev. sci. tech. Off. int. Epiz.*, 1994, **13** (2) : 433-442.

Moulé L. – **(a)** *Histoire de la médecine vétérinaire.* Première période : « Histoire de la médecine vétérinaire dans l'Antiquité ». Extraits du *Bulletin de la Société centrale de médecine vétérinaire.* Imprimerie A. Maulde, Doumenc et Cie, Paris, 1891, 200 pp. ; **(b)** *Histoire de la médecine vétérinaire.* Deuxième période : « Histoire de la médecine vétérinaire au Moyen Âge ». Première partie : « La médecine vétérinaire arabe ». Extraits du *Bulletin de la Société centrale de médecine vétérinaire.* Imprimerie A. Maulde, Doumenc et Cie, Paris, 1896, 125 pp. ; **(c)** *Histoire de la médecine vétérinaire.* Deuxième période, Deuxième partie : « La médecine en Europe ». Extrait du *Bulletin de la Société centrale de médecine vétérinaire.* Imprimerie A. Maulde, Doumenc et Cie, Paris, 1900, 178 pp. ; **(d)** « La parasitologie dans la littérature antique – I. L'οἶστρος des Grecs ». *Archives de parasitologie,* 1908, vol. XIII, 251-264 ; **(e)** « La parasitologie dans la littérature antique – II. Les parasites du tube digestif ». *Archives de parasitologie,* 1911, vol. XIV, 355-383 ; **(f)** « La parasitologie dans la littérature antique – III. Les parasites de la peau et des tissus sous-jacents ». *Archives de parasitologie,* 1911, vol. XV, 543-595.

Nocard E. et Leclainche E. – *Les maladies microbiennes des animaux.* Tome I, Seconde édition, E. Masson et Cie, édit., Paris, 1898, 956 pp.

Paulet J.-J. – **(a)** *Recherches historiques et physiques sur les maladies épizootiques avec les moyens d'y remédier, dans tous les cas.* Première partie. Ruault, édit., Paris, 1775, 416 pp. ; **(b)** *Recherches historiques et physiques sur les maladies épizootiques avec les moyens d'y remédier, dans tous les cas.* Seconde partie. Ruault, édit., Paris, 1775, 501 pp.

Peakson P.O. – « *On the cause and nature of a poisonous action produced by the bite of a shrew* Blarina brevicauda ». *J. Mammal. nal.*, 1942, **23** : 159-166.

Penso G. – *La conquête du monde invisible. Parasites et microbes à travers les siècles.* Roger Dacosta, édit., Paris, 1981, 379 pp.

Robin B. – « Les parasites des animaux en Europe et leurs traitements décrits dans la seconde moitié du XVIIIe siècle ». *Rev. sci. tech. Off. int. Epiz.*, 1994, **13** (2) : 559-580.

Smith F. – *The early history of veterinary literature and its British development* (originally published in *Journal of Comparative Pathology and Therapeutics* 1912-1918). J.A. Allen & Co., édit., Londres, 1976, vol. I, 373 pp.

Tadjbakhsk H. – « *A survey of the views of Iranian savants (especially Muslim physicians) on the subject of contagious diseases and immunity* ». Med. J. Isl. Rep. Iran, 1992, **6** (3) : 57-70.

Théodoridès J. – **(a)** « Histoire de la rage transmise par les chauves-souris ». *Quipu*, 1985, **2** (3) : 477-480 ; **(b)** *Histoire de la rage. Cave Canem.* Fondation Singer-Polignac, Masson, édit., 1986, 289 pp.

Wilkinson L. – *Animals and disease. An introduction to the history of comparative medicine.* Cambridge University Press, 1992, 272 pp.

Bibliographie complémentaire

Cette liste rassemble les références de quelques travaux antérieurs au XXe siècle analysés par les auteurs figurant sur la liste précédente, mais dont nous n'avons pu consulter le texte original intégral.

Chabert Ph. – *Traité des maladies vermineuses dans les animaux.* Imprimerie Royale, Paris, 1782.

De Clamorgan J. – *La chasse du loup, nécessaire à la maison rustique.* J. Du Pays, édit., Paris, 1574.

Références citées

(1) Aristote, *in* P. Louis, p. 52
(2) Bost, p. 10 ; Paulet (b), p. 424
(3) Peakson, pp. 155-166
(4) Théodoridès (a), p. 477 ; (b), p. 77
(5) Théodoridès (b), p. 77
(6) Nocard et Leclainche, p. 542
(7) Robin, p. 561
(8) Paulet (a), p. 102
(9) Penso, p. 148
(10) Curasson, p. 243
(11) Paulet (a), p. 153
(12) Nocard et Leclainche, p. 542
(13) Fleming, p. 238
(14) Robin, p. 573
(15) Moulé (f), p. 571
(16) Théodoridès (b), p. 75
(17) Théodoridès (b), pp. 74 et 75
(18) Théodoridès (b), p. 51
(19) Penso, p. 210
(20) Barbier, p. 88
(21) Paulet (a), p. 330
(22) Théodoridès (b), p. 21
(23) Théodoridès (b), p. 44
(24) Théodoridès (b), p. 48
(25) Tadjbakhsk, p. 65
(26) Penso, p. 146
(27) Moulé (a), p. 135
(28) Hoeppli, p. 404
(29) Moulé (f), p. 592
(30) Mazars, p. 447
(31) Bodson (b), p. 13
(32) Paulet (b), p. 334
(33) Moulé (a), p. 137
(34) Moulé (a), p. 136
(35) Moulé (b), p. 94
(36) Fleming, pp. 440-441
(37) Heusinger, p. 653
(38) Hoeppli, p. 413
(39) Fleming, p. 178 ; Heusinger, p. 652
(40) Moulé (e), p. 377
(41) Moulé (e), p. 378
(42) Moulé (e), p. 375
(43) Fleming, p. 41
(44) Heusinger, pp. 653 et 654
(45) Karasszon, p. 325
(46) Paulet (a), p. 333
(47) Heusinger, p. 653
(48) Penso, p. 152
(49) Fleming, p. 168
(50) Heusinger, p. 654
(51) Curasson, p. 18
(52) Fleming, p. 52
(53) Moulé (c), pp. 124-134
(54) Moulé (f), p. 570
(55) Fleming, p. 4
(56) Fleming, p. 51
(57) Fleming, p. 115
(58) Fleming, p. 133
(59) Heusinger, p. 656
(60) Andry, p. 132
(61) Hoeppli, p. 404
(62) Aristote, *in* P. Louis, p. 76

(63) Aristote, *in* P. Louis, p. 52
(64) Paulet (a), p. 49
(65) Aristote, *in* P. Louis, p. 46 ; Fleming, p. 16
(66) Moulé (f), p. 371
(67) Moulé (d), p. 260 à 262
(68) Paulet (a), p. 49
(69) Fleming, p. 72
(70) Fleming, p. 150
(71) Fleming, p. 236
(72) Fleming, p. 402
(73) Bodson (a), p. 305
(74) Moulé (d), p. 260
(75) Paulet (b), pp. 347-350
(76) Martínez Fernández, pp. 10 et 11
(77) Barbier, p. 73
(78) Moulé (d), pp. 261 et 262

CONCLUSION GÉNÉRALE

Au terme de cet ouvrage, et malgré ses multiples lacunes, il apparaît bien que retracer l'histoire de la surveillance et du contrôle des principales maladies animales avant le XXe siècle constitue un exercice particulièrement complexe. En effet, comme le constatait Moulé en 1891 :

> « pour tous ceux qui se sont occupés de l'histoire des épizooties dans les temps antiques, (...) l'interprétation de la nature des maladies est rendue difficile par le laconisme des descriptions, la confusion des symptômes, l'imagination des poètes, mais aussi la diversité des espèces animales atteintes. »

Cette complexité peut même, dans certains cas, tourner à la confusion totale tant les théories ou les affirmations se bousculent et se contredisent aux différentes périodes de l'Histoire.

Il semble cependant exister un enchaînement logique du raisonnement au cours de ces périodes. Ce raisonnement est lui-même le reflet de l'évolution de la pensée humaine, successivement imprégnée de principes magiques, religieux, philosophiques et scientifiques.

Dans la haute Antiquité (et sans doute durant la préhistoire), ***les astres*** sont considérés comme gouvernant la destinée de chaque être vivant. Les causes de ses maladies sont alors, tout naturellement, attribuées à la position de ces astres ou à des personnages célestes : dieux, démons, etc.

Dans l'Antiquité, ce sont ***les variations climatiques*** (elles-mêmes sous l'influence des astres ou des dieux) qui sont accusées de favoriser le développement des maladies.

Aux premiers siècles de notre ère, c'est ***la corruption de l'air***, due aux fermentations des produits végétaux ou animaux (elles-mêmes tributaires des variations climatiques) qui produirait les « miasmes » à l'origine de différentes « pestilences ». À la même époque, puis aux siècles suivants, certains penseront que ce sont ***les humeurs viciées du corps*** (résultant elles-mêmes de la corruption de l'air ou des aliments) qui entraînent un déséquilibre physiologique et la maladie.

Au Moyen Âge, on commence à imaginer que ***la génération spontanée d'animalcules*** (eux-mêmes développés dans ces humeurs viciées...) pourrait être responsable de divers états pathologiques. Les auteurs de la Renaissance pensent ensuite que ***la circulation de ces animalcules*** ou *seminaria* pourrait expliquer la transmission des maladies à l'occasion de contacts, directs ou indirects, entre individus.

Les découvertes de Louis Pasteur et de ses contemporains, précédées par ***l'observation de ces animalcules*** au microscope de Leeuwenhoek, mettent un terme définitif aux théories de la génération spontanée et lèvent le voile sur la nature réelle du *contagium vivum* évoqué dès le XVIIe siècle.

Bien entendu, cet enchaînement chronologique n'est pas aussi rigoureux qu'il paraît, ou n'a pas toujours été le même selon les régions. C'est ainsi que la contagiosité de certaines maladies a pu être observée (mais non expliquée) dès l'Antiquité et que Varron attribuait déjà leur origine à l'existence de « petits animaux que les yeux ne peuvent voir ». *A contrario*, à des époques relativement récentes, certains auteurs ont nié la transmissibilité de maladies reconnues avec justesse comme contagieuses mille ans plus tôt. Et, de nos jours encore, certains pensent retrouver dans l'astrologie l'explication des maux qui affligent notre planète...

Mais dans l'ensemble, les progrès de nos connaissances sur les maladies animales s'inscrivent le long d'une courbe ascendante qui est la fidèle illustration de l'évolution des idées au cours des siècles.

Remerciements

Il m'est impossible de remercier toutes les personnes qui m'ont encouragé à écrire cet ouvrage et ont eu l'amabilité de me fournir des informations, ou accepté de relire tout ou partie des textes présentés.

Que tous trouvent ici l'expression de ma profonde gratitude, notamment Mesdames Liliane Bodson et Lise Wilkinson ainsi que Messieurs E.P. Barrairon, H. Bazin, J. Bost, F. Bourdy, J. Bussiéras, J. Chantal, F. Crespo León, J.M. Doby, A. Dodin, J.-P. Euzéby, A. Finet, G. Jannot, U. Kihm, J. Lehérissey, M. Lombard, M. Mammerickx, A.H.H.M. Mathijsen, J.-L. Martel, G. Mazars, H. Mollaret, F. Moutou, P.-P. Pastoret, M. Pépin, A. Provost, B. Robin, J. Rozier, G. Scott, H. Tadjbakhsh, J. Théodoridès, G. Theves, B. Toma, L. Touratier et K. Yamanouchi.

Je remercie également toutes les personnes qui, au Bureau central de l'Office international des épizooties, m'ont aidé dans la publication de ce livre, notamment Madame Laura Dessein pour la dactylographie et Monsieur Gueorgui Hodoulov pour le traitement informatique des références bibliographiques ainsi que Mesdames Gillian Dilmitis et Martine Risser pour la présentation du texte et la préparation de l'index ou des illustrations.

Liste des illustrations

Les chiens de chasse ou de berger ont parfois fait l'objet d'autant d'attention et de soins que le bétail
Enluminure du *Livre de la Chasse* de Gaston de Foix, 1390
(Bibl. nat. de Fr. – Paris)

Le *Papyrus hiératique de Kahun*, l'un des plus anciens textes connus sur les maladies animales et leur traitement
Photographie du papyrus vétérinaire, LV.2., présenté dans l'ouvrage intitulé *The Petrie Papyri. Hieratic papyri from Kahun and Gurob (principally of the middle kingdom)* édité par F.L. Griffith en 1898, planche n° VII
(The Wellcome Library, Londres)

La clavelée, fléau de l'élevage ovin jusqu'au XIXe siècle
Extrait de l'ouvrage de François Saint-Cyr (1824-1892) intitulé *Album des maladies cutanées des animaux domestiques*. Fascicule 2, Lyon, 1875-1891, planche 17, aquarelle de A. Lombard (1877)
Photographie : B. Lanneluc

Lésions buccales de fièvre aphteuse, longtemps confondues avec celles de la peste bovine
Lithographie du *Report on the cattle plague in Great Britain during the years 1865, 1866 and 1867, prepared by the Veterinary Department of the Privy Council Office*, Londres (1868), planche n° X (Vincent Brooks, Day and Son, Imp.)
G.T. Brown, del.

Avant la découverte d'un vaccin efficace contre la fièvre charbonneuse, cette maladie « des champs maudits » était la hantise de certains bergers
Illustration extraite du *Livre des trois âges*, intitulée *Le troupeau*, par Pierre Choisnet, Rouen, circa 1480
(Bibl. nat. de Fr. – Paris)

Le traitement de la morve est longtemps passé par l'injection forcée de divers produits dans les naseaux du cheval malade
Miniature extraite du *Libro de Menescalcia et de Albeyteria et Física de las bestias*, de Juan Álvarez de Salamiella, XIVe siècle
(Bibl. nat. de Fr. – Paris)

La corne frontale des « taureaux tricornus », selon Provost, pourrait figurer la cicatrice cornée d'une vaccination contre la péripneumonie par les Celtes
Statue en bronze de 45 cm, trouvée en 1756 à Avrigney (Haute-Savoie), et datant du 1er siècle de notre ère
(Musée des Beaux-Arts, Besançon)
Photographie : Ch. Choffet

De 1711 à 1769 près de 10 000 bêtes mouraient chaque jour de peste bovine en Europe

Lithographie d'époque ('La main de Dieu frappa les Pays-Bas en affligeant ses bovins de la peste')
(*Museum Diergeneeskunde, afdeling van het Universiteitsmuseum Utrecht*)
Photographie : F.L.T. Verdonk

Rage canine et rage humaine, deux maladies associées de temps immémorial

Peinture d'un chien enragé mordant un homme par Abdallah ibn al-Fadl, datant de l'an 1224, École de Bagdad (Mésopotamie)
(*Freer Gallery of Art, Smithsonian Institution, Washington, DC*)

Le danger de la consommation des viandes tuberculeuses ne fut reconnu qu'à la fin du XIXe siècle

Moulage réalisé par A. Richir, représentant des lésions pleurales de tuberculose bovine
(*Musée Fragonard, Maisons-Alfort*)
Photographie : C. Degueurce

Certaines maladies des animaux ont été traitées par l'acupuncture depuis des millénaires

Estampe publié dans l'ouvrage intitulé *Gyusho*, représentant le traitement d'un cheval par acupuncture, Japon 1774
Photographie : K. Yamanouchi

Dans toutes les civilisations les ectoparasites furent parmi les premiers agents pathogènes identifiés et combattus par l'homme

Puce taillée dans la pierre, civilisation aztèque, 1400-1500
(*Museum für Völkerkunde Hamburg*)
Photographie : J. Liepe

Le parasite, commensal le plus souvent indésirable, était déjà un personnage du théâtre grec cent ans avant notre ère

Masque en terre cuite du Parasitos de la nouvelle comédie grecque, retrouvé à Myrina (Proche-Orient), 100 avant J.-C.
(*Pergamon Museum, Berlin*)
Photographie : Th. Hiepe

Les maladies de certaines espèces sauvages, ou semi-apprivoisées, furent souvent mieux décrites dans l'Antiquité que de nos jours

Scène de nourriture des antilopes ornant le mur nord de la tombe rupestre de Khnoumhotep, Beni-Hassan, Egypte
Exemple très caractéristique de la composition soignée des peintures du moyen Empire, XIIe dynastie, circa 1900 avant J.-C.
Photographie : J. Vertut

INDEX ANALYTIQUE

A

B

C

D

E

F

G

H

I

J

K

L

M

N

Œ

O

P

Q

R

S

T

U

V

Y

Z

Index des noms propres

A

B

C

D

E

F

G

H

I

J

K

L

M

N

O

P

Q

R

S

T

V

Y

Z